生理腔道疾病
介入放射学钳夹活检术

主编　韩新巍　李　肖

心血管　消化道　呼吸道　泌尿道　生殖道

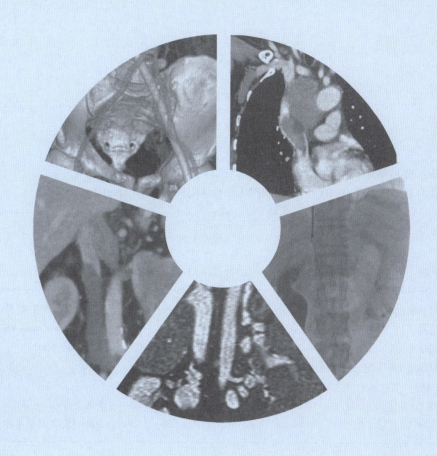

郑州大学出版社

图书在版编目(CIP)数据

生理腔道疾病介入放射学钳夹活检术／韩新巍,李
肖主编. -- 郑州：郑州大学出版社,2024.12.
ISBN 978-7-5773-0732-9

Ⅰ. R446.8

中国国家版本馆 CIP 数据核字第 2024EQ8421 号

生理腔道疾病介入放射学钳夹活检术

SHENGLI QIANGDAO JIBING JIERU FANGSHEXUE QIANJIA HUOJIANSHU

策划编辑	何晓红		封面设计	苏永生
责任编辑	张 华 何晓红		版式设计	苏永生
责任校对	白晓晓		责任监制	朱亚君

出版发行	郑州大学出版社		地 址	郑州市大学路 40 号(450052)
出 版 人	卢纪富		网 址	http://www.zzup.cn
经 销	全国新华书店		发行电话	0371-66966070
印 刷	河南瑞之光印刷股份有限公司			
开 本	890 mm×1 240 mm 1 / 16			
印 张	19.5		字 数	648 千字
版 次	2024 年 12 月第 1 版		印 次	2024 年 12 月第 1 次印刷

书 号	ISBN 978-7-5773-0732-9		定 价	168.00 元

主编简介

韩新巍,中原学者,二级教授,博士研究生导师,郑州大学第一附属医院首席科学家,郑州大学特聘学科带头人,河南省临床医学特聘学科带头人,河南省优秀专家,河南省创新争先奖章获得者。

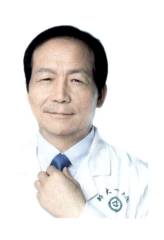

河南医学院学士,中山医科大学硕士,华中科技大学博士。国家放射与介入治疗临床医学研究中心分中心主任,郑州大学介入治疗研究所所长,郑州大学医学院介入医学教研室主任,河南省介入治疗与临床研究中心主任,河南省介入放射学重点实验室主任。韩新巍教授创建了中国规模庞大、亚专业齐全、科研能力强大的郑州大学第一附属医院介入科。

韩新巍教授从事影像诊断和介入放射学40余年,创建了多项介入新技术,发明了多个具有中国自主知识产权的介入新器械,解决了多个国际医学难题,发明的系列韩新巍式内支架(Han xinwei' Stent)享誉国内外。韩新巍教授是国家863项目首席科学家、国家重大研发计划评审专家。在国内外期刊发表研究论文700余篇,其中SCI收录300余篇。影像专业国际学术论文影响力中国排名前10名。连续入围国际前10万顶尖科学家榜单。取得国家专利90余项,10余项转化成系列韩新巍式内支架等介入产品。主编专著19部,其中英文1部。取得省部级科技进步一等奖2项、二等奖6项、三等奖4项。兼任国际静脉联盟中国理事、国际静脉联盟中国静脉学会副会长、中国白求恩精神研究会介入医学分会主任委员、中国抗癌协会肿瘤介入学专业委员会副主任委员、中国研究性医院协会介入医学分会副主任委员、中国医学教育促进会介入治疗分会副主任委员、中国医师协会介入医师分会常务委员、中国医院协会介入治疗中心分会常委。担任河南省研究型医院学会副会长兼法人代表,河南省介入医师分会等5个省级介入专业委员会主任委员。

韩新巍教授在介入放射学领域不断探索和研究。带领团队自上世纪末开始研究经皮经肝穿刺胆道造影监测下胆管阻塞疾病钳夹活检,进而开展输尿管阻塞病变钳夹活检,下腔静脉病变活检等各种生理腔道活检也全面开展。韩新巍教授带领和指导多个介入团队全方位开展了生理腔道狭窄与阻塞性病变介入放射学钳夹活检术,总结经验,编辑出版本专著,同时也获得了国际出版集团Springer授权,出版英文版本。

主编简介

李肖,临床医学博士、博士后,主任医师,北京协和医学院、四川大学、中国医科大学博士研究生导师、博士后合作导师,中国医学科学院肿瘤医院介入治疗科主任。

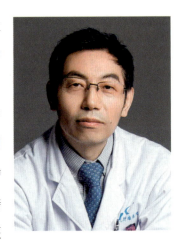

兼任世界华人肿瘤医师协会微创介入专业委员会候任主任委员、中国医师协会介入医师分会副会长、中华医学会急诊医学分会出血学组副组长、中国抗癌协会肿瘤消融治疗专业委员会副主任委员、中国临床肿瘤学会介入治疗专业委员会副主任委员、白求恩公益基金会介入专业委员会副主任委员、北京肿瘤学会介入专业委员会候任主任委员、北京医学会介入医学分会副主任委员、北京医师协会介入医师分会副会长、《中国介入影像与治疗学》杂志主编。

擅长经颈静脉肝内门腔静脉分流术(TIPS)治疗门静脉高压、肿瘤消融、粒子植入等微创介入诊疗。承担国家重大科技专项、国家自然科学基金重点与面上项目 8 项。荣获中华医学科技奖一等奖。培养研究生与博士后 60 余人。

作者名单

主　　编　韩新巍　李　肖

副 主 编　于世平　邵海波　黄　明　胡鸿涛　李庆东

主编助理　周学良

编　　委　（以姓氏笔画为序）

于世平　马　波　马　骥　王伟昱　王艳丽　牛洪欣

卢　伟　毕永华　任克伟　任建庄　刘　丹　刘娟芳

孙占国　严淑萍　李　肖　李　臻　李亚华　李庆东

李治国　李腾飞　吴正阳　宋　鹏　张文广　张全会

张建好　张萌帆　陈奎生　邵海波　周学良　赵玉平

赵亚楠　胡鸿涛　段旭华　钱瑞杰　郭　栋　黄　明

黄郭灏　韩新巍　焦德超　曾俊仁　路慧彬

插图设计　申　成

内容提要

　　本书从人体生理腔道解剖结构与组织学出发,详细介绍了介入放射学钳夹活检术在全身各处生理腔道结构中的临床应用,为临床各科医师开展这项操作技术提供有益参考。

　　介入放射学钳夹活检术,使用介入放射学的导管、导丝基本操作技术,先插入导管完成病变管腔X射线造影,参照管腔造影图像,再以导丝引入鞘管,经鞘管引入活检钳,在造影图像引导和透视监测下钳夹病变组织,取得组织块,完成病理学、免疫组化和基因突变等诊断。介入放射学钳夹活检术以X射线透视图像监测替代内镜直视监测,以鞘管内腔替代内镜器械孔,可准确定位病变,进行腔道病变钳夹活检,克服了临床腔道疾病诊断中严重狭窄纤维内镜无法通过、细小管腔纤维内镜不能通过和血管内纤维内镜不能明视等难题。

序

踏着改革开放的春风,我有幸获得第一批公派出国机会,1979年10月以访问学者来到美国纽约的爱因斯坦医学院研修神经放射学,历经2年于1982学成回国,在河南率先引进CT和介入放射学技术。1983年开始招收介入专业研究生,培养出李彦豪、李天晓等国内知名介入领军人物。

1990年6月韩新巍自广州中山医科大学研究生毕业回河南工作,恰逢医院引进全身CT,率先开展了CT导向下穿刺活检和囊肿硬化治疗等非血管性介入诊疗技术。1992年引进新型数字化血管造影机,全面开启血管性介入诊疗技术。

1992年10月韩新巍担任放射科副主任(主持工作),1993年李天晓研究生毕业留校,包括韩新巍与李天晓在内的2名医生、2名技师和1名护理的介入专业小团队形成,介入诊疗工作进入稳步发展状态。1998年3月在河南医科大学第一附属医院(现为郑州大学第一附属医院)东住院部开设介入病床,2001年12月介入病房迁入医院本部,拥有半个病区23张病床。独立病区的建立,具备了自主介入诊疗病人的优势,介入工作走向了临床诊疗与临床科研并举的高质量发展之路。

2008年乘着医院快速扩张发展的东风,1年半的时间内介入病床扩张至3个病区170张床。2010年6月放射介入科成立,在韩新巍主任带领下,介入科门诊、手术室和病区三位一体的完整临床学科体系建立。2013年启动全员科研行动,科室全体医、护、技师在做好临床工作的同时,全心身投入阅读文献、收集病例、总结分析,全面开展临床科研与技术创新,针对临床疑难重症、难治之症,探索新技术,开发新器械,同年获得河南省科技进步奖一等奖,2015年获评国家高技术研究发展计划(863计划)项目。2017年韩新巍主任入围河南省科技领军人才-中原学者。

术业有专攻,技术有特长,团队有名望。"不做科研的医生不是好医生",技术创新之理念已经深深扎在全体介入人心中。咽食管前庭解剖结构的发现,系列韩新巍式内支架的开发应用,韩新巍式可携带粒子引流管的上市,解决了一系列临床难题。

韩新巍带领团队自20世纪末探索经皮经肝穿刺胆管造影监测下胆管阻塞性疾病钳夹活检,进而全面开展输尿管阻塞病变钳夹活检、下腔静脉病变活检等各种生理腔道活检。本书是韩新巍等介

1

入团队多年探讨生理腔道疾病 X 线影像监测下活检的工作总结。这一介入放射学钳夹活检技术操作简单,物美价廉,特此向大家推荐。

郑州大学第一附属医院终身教授　李树新

2024 年 7 月

李树新(1930—),河南省介入放射学的开拓者,郑州大学第一附属医院终身教授。

前 言

现代临床医学诊疗疾病,包含诊断和治疗两大步骤,诊断疾病要精准,治疗疾病要高效。诊断是治疗的基础,只有达到精准诊断,才能避免误诊、误治,才能实现高效治疗。一个好的临床医师,一定要树立"诊断第一,治疗第二"的核心理念。

现代医学诊断疾病有3个"金标准":第一,病理学诊断是诊断良恶性肿瘤和类肿瘤疾病的必备技术;第二,生物学诊断是诊断感染性疾病如细菌、病毒、原虫感染的必备技术;第三,心血管造影诊断是诊断循环系统如心脏、动脉、静脉和淋巴管疾病的必备技术。

第一个"金标准"病理学诊断,必须取得病变的组织块或细胞才能实现。早期的组织块是通过手术切除病变或手术切开病变取得的,细胞是通过收集分泌物(如痰液、尿液)、积液(如胸腔积液、腹水)后经离心沉淀取得的。随着超声和CT等影像及纤维内镜技术的进步与普及,实体病变与实体脏器内病变的影像导向穿刺活检已经替代手术切除或切开活检,而生理腔道内病变的纤维内镜直视下钳夹活检也已经替代手术切除或切开活检。

纤维内镜由纤维光纤、器械孔和操作系统3部分组成。这3部分结构使镜体的整体直径粗大,一般在5~8 mm,镜体头端的平齐结构使其通过性差。生理腔道肿瘤等占位病变多数因管腔狭窄产生症状而促使人们就医。此时管腔严重狭窄,纤维内镜无法通过,内镜无法直视病变,无法在内镜下准确定位病变钳夹活检取得组织块,导致内镜检查失败。细小生理腔道如胆管、输尿管、输卵管的正常内径仅3~5 mm,而且一端或两端具有呈持续性收缩状态的括约肌,纤维内镜难以通过其管腔进行内镜下活检。心血管内流动的血液不透光,无法在纤维内镜直视下进行心血管内病变活检。生理管腔严重狭窄,细小的生理腔道纤细,使纤维内镜不能通过,心血管内腔血液不透光等,一直是临床的棘手难题,致使不少患者因无法取材进行病理学诊断而放弃诊疗,只能依靠支持治疗,等待生命结束……

以介入放射学进行插管在腔道造影,造影实时监测生理腔道替代纤维内镜局部直视监测;以介入放射学纤细的导管、导丝引入鞘管,经鞘管引入活检钳替代纤维内镜器械孔等技术,克服了生理腔

1

道严重狭窄、纤细致使生理腔道纤维内镜不能通过和心血管内腔血液不透光等临床难题，实现生理腔道介入放射学钳夹活检病理学诊断，为选择高效治疗方案、进行临床和基础研究奠定科学基础。

本书从人体生理腔道的解剖与组织学出发，详细介绍了介入放射学钳夹活检术在全身各处生理腔道结构中的临床应用，是作者多年、大量病例实践的经验总结，是临床一种变不能为可能的技术创新与提升。期盼本书抛砖引玉，促进生理腔道介入放射学钳夹活检术的应用与推广，为患者带来希望，为临床带来技术，为社会带来福音。

书中难免不足、不当之处，敬请不吝赐教，以期共同提高，为中国介入放射学争光。

郑州大学第一附属医院

郑州大学介入研究所

2023 年 11 月 20 日

目 录

1

下篇　各论

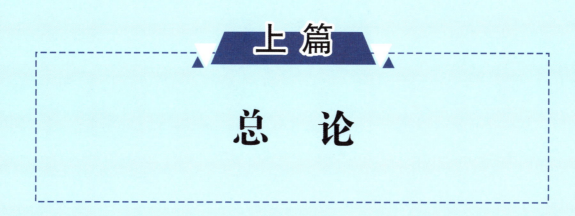

上 篇

总 论

1 生理腔道解剖与组织学概要

人体解剖结构从大体形态上分为实质脏器和空腔脏器两大类。空腔脏器多呈管腔或腔道状。有些腔道为独立解剖结构,如食管、胃和肠道等;另有一些腔道包含在实质脏器内,如肝内胆管、尿道等。人体空腔脏器的生理功能是运送物质或/和储存物质。这些物质或来自外界,如吃进的食物、吸进的空气等;或由身体分泌产生,如血液、胃液、胆汁、尿液等。人体空腔脏器的管壁都比较薄弱,穿刺、切割等操作易于引起管壁破裂,导致管腔内容物外溢,引起一系列严重反应。

空腔脏器的腔道狭窄,易引起物质运送或储存障碍,将严重影响正常物质代谢和生理活动,临床需要尽快明确病因以解除狭窄。空腔脏器管壁穿孔和破裂引起内部物质外溢,将产生一系列严重的刺激或破坏性反应,导致机体严重损伤或致命性损伤。临床要严格控制对空腔脏器管壁的穿刺或切割操作,一旦发现管壁破裂要明确病因,及时有效地修复破裂,恢复管壁完整性。

1.1 心血管解剖与组织学

1.1.1 心脏和心腔解剖与组织学

心脏是人体最重要的生命器官之一,是由肌肉为主组成的血液泵,通过每分钟数十次的收缩将血液高压喷射进入主动脉和肺动脉,输送到全身各个器官和组织,提供氧气和营养物质;通过与心脏收缩交替进行的舒张功能,借上、下腔静脉和肺静脉等大静脉,将代谢产物和获得的氧气带回心脏,维持血液循环在脑、肺、肝、肾和心脏自身等脏器进行新陈代谢,以保证正常生命活动。

1.1.1.1 心脏的解剖结构

1)心脏位置 心脏位于胸腔中央的前中纵隔下部偏左侧,形似倒置的、前后稍扁的圆锥体(图1-1),其基底部有大血管附着,长轴是从其基底部通过心脏房、室间隔而到心尖,呈倾斜状,与身体正中线构成约45°角。从正面观,心脏的右缘主要为右心房,左缘主要为左心室。心脏的两侧和前面的大部分被肺和纵隔胸膜覆盖,前面小部分右心室贴近胸骨和肋软骨,后面与食管、胸主动脉、奇静脉及迷走神经等相邻接,下面紧贴膈肌。

2)心脏壁结构 心脏内存在一个对心脏运动起支持和稳定作用的由蛋白质组成的框架,称为心纤维骨骼。该系统包括心脏瓣膜和心室中的心肌束,构成了一种网格状的结构,使心肌细胞能够相互连通,并协调收缩和舒张过程。此外,心纤维骨骼还与细胞膜和细胞外基质相互作用,形成一个整体,使心肌细胞能够对机械刺激和化学刺激作出反应。心脏瓣膜环由纤维组织和弹性组织构成;心室心肌束主要是由胶原纤维和弹性纤维构成的一种支撑结构,使心室保持形状和弹性,保持收缩和舒张的力量。

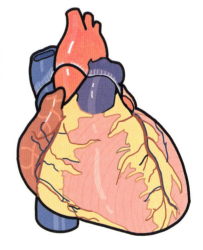

图1-1 心脏正面投影示意

（1）心肌　是心脏的主要组成部分，不同部位厚度差异大，心房壁肌层很薄，分深、浅两层。浅层心肌纤维包绕左、右心房壁并进入房间隔，呈"8"字形走行于两个房室环；深层心肌主要连接在一个房室环上，与浅层心肌一起强化房室环的结构与功能。心室肌极厚，左室厚于右室2~3倍。心肌纤维环形包绕心室，进入室间隔，并向心室腔内突出形成乳头肌、延续于腱索连接瓣膜。心房肌与心室肌被心纤维骨骼隔开，没有连续性，只有心脏传导束将心房和心室沟通，故而心房与心室的收缩和舒张是彼此的独立肌肉系统。

（2）心包　是心脏的外保护层，由外层纤维心包和内层浆液性心包两层膜组成的袋状结构。心包的主要功能是保护心脏，减少它在胸腔内的运动摩擦，防止邻近病变如炎症和肿瘤对心脏的侵袭。

（3）心内膜　是心脏的内保护层和功能层，覆盖在心室、心房的内表面，沿瓣环延伸形成的皱褶结构即心脏瓣膜，通过瓣膜的收缩关闭与舒张开放，让血流通过或阻止血液反流。

3）心腔结构（图1-2）　心脏有左、右心房和左、右心室4个心腔。左、右心房位于心脏的上部，左、右心室位于心脏的下部。心脏内部有三尖瓣、肺动脉瓣、二尖瓣和主动脉瓣4个瓣膜。心脏还有房间隔和室间隔，将左右心房和左右心室隔开，确保血液不会从一个腔室流入另一个腔室。

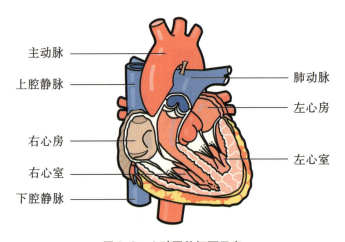

图1-2　心脏冠状切面示意
显示左右心室、左右心房和大血管。

（1）右心房　壁薄，右心耳上缘与上腔静脉交界处有窦房结，为心搏起点所在处。右心房内面有界嵴，界嵴自上腔静脉入口的前面伸至下腔静脉入口的前面。界嵴后面的心房光滑，界嵴前面的心房有高低不平的梳状肌分布。梳状肌间心房壁极薄如纸，施行心导管介入手术时，若操作不当可致导管、导丝穿透心房壁。右心房后壁为房间隔，近房间隔的中部有一卵圆形的浅凹陷，称为卵圆窝。卵圆窝若存在先天性的缺口而与左心房相通，称为卵圆孔未闭，可引起动脉系统异位栓塞，尤其是脑栓塞或顽固性头痛，现多主张封堵治疗。

三尖瓣孔位于右心房内面的前下部。胚胎期下腔静脉入口的前面有极大的右静脉窦，引导胎儿下腔静脉血流通向卵圆孔。出生后瓣膜大部分退化，部分遗留在下腔静脉入口前面形成下腔静脉瓣，可能是下腔静脉型布-加综合征形成的病因之一。在下腔静脉入口的内上方，与三尖瓣孔之间，有冠状静脉窦口。冠状窦口是房间隔上的一个重要解剖标志，因为它位于房室结的后方约0.5 cm处，自房室结起，有房室传导束沿房室纤维环上方横行于房间隔右面。

（2）右心室　略呈三角形，其上部呈圆锥形，通往肺动脉主干。与右心房交接处有房室环，其上附有三尖瓣。三尖瓣分为前、内和后3个瓣。右心室主要由2个部分构成：一个是流入道，为右心室的体或"窦部"；另一个是流出道，为右心室的漏斗部。行心内膜心肌钳夹活检时，其活检部位在右心室体即窦部。

右心室体的内面有许多纵横交织的肉柱小梁，少数肉柱特别发达而形成乳头肌，有腱索起自其顶端，附着于三尖瓣的游离缘。其中恒定不变且最突出者为前乳头肌，起源于右心室的外侧壁，借腱索附着于三尖瓣的前瓣,行心肌钳夹活检时,切忌伤害此最大的前乳头肌。其他乳头肌细小,多个排列成行,其腱索多附着于三尖瓣的隔瓣和后瓣。

室间隔由肌部和膜部组成。膜部位置甚高,其上方紧邻的主动脉瓣膜环基底部。室上嵴为一增厚的肌肉嵴,是右心室流入道和流出道的分界。右心室漏斗部的上界为肺动脉瓣,下界为室上嵴,其内壁光滑。漏斗部的后壁较薄,紧贴于主动脉根部的前壁。肺动脉瓣由3个半月瓣组成,肺动脉瓣环是处于肺动脉主干和右心室流出道肌壁之间的一个特殊结构,由纤维组织和心肌组织混合构成。

(3)左心房 左心房的前面有左心耳突出。左心耳形态狭长,壁厚,边缘有数个深陷的切迹,突向左前方,心律失常如心房颤动时,左房耳易于形成血栓,故介入封堵左房耳是预防血栓形成或防止血栓脱落的有效措施。左心房壁较右心房壁厚,内壁平滑,后壁有4个肺静脉的入口。二尖瓣孔位于左心房的下部,二尖瓣由大瓣和小瓣组成,大瓣位于前内侧靠主动脉的一边,而小瓣位于后外侧。

(4)左心室 略呈狭长形,肌壁为整个心脏肌壁的最厚部分。二尖瓣在开放时下垂入左心室内,二尖瓣为一袖状瓣膜,其游离缘无一处直接连接瓣环。左心室具有坚强有力的前乳头肌和后乳头肌,分别由心尖区的前壁和后壁突出。前乳头肌单个,后乳头肌2~3个,乳头肌的顶端有许多腱索联系于二尖瓣边缘和其下面。左心室壁内有许多排列稠密的肉柱小梁,特别是在心尖部和左心室后壁多而稠密。

室间隔突向右心室大部分为极厚的肌肉组成,从心室的横剖面可看到左心室肌壁为一圆筒形;冠心病心肌梗死可发生在室间隔,梗死的室间隔急性穿孔会引起急性右心力衰竭,及时以介入技术封堵室间隔穿孔是最有效的救命措施。室间隔的上部为薄膜状的纤维组织,称为室间隔膜部,此隔将主动脉前庭右心房下部和右心室上部隔开,先天性室间隔缺损多发生在此处,可行介入封堵治疗。主动脉前庭形似管状,壁极光滑,为左心室流出道的主要部分,前外侧壁为肌肉组织,由邻近的室间隔和心室壁组成;后内侧壁为纤维组织,由二尖瓣大瓣附着部分和室间隔膜部组成。

1.1.1.2 心脏的组织学

心脏由心壁和心腔组成,心壁由内到外分别为心内膜、心肌膜和心外膜。另外,心房与心室之间以及心室与大动脉之间还有心脏瓣膜。

1)心肌组织 是构成心脏的主要成分,由心肌细胞、少许结缔组织间质和大量丰富的毛细血管网组成。心肌纤维呈螺旋状排列,大致可分为内纵、中环与外斜3层,在大体上即可看到。心肌细胞是横纹肌细胞,长条形,具有分支状的形态,彼此之间有紧密的连接。心肌细胞这些连接包括细胞间连接、锚定连接和胶原纤维连接,这些连接物质称为间质。

2)心包 是包裹心脏的膜状组织,由纤维心包和浆膜心包两层组成。纤维心包即心包壁层,是一层粗厚的纤维性组织,与胸壁相连,保护和固定心脏。浆膜心包即心包脏层,是心脏外部的一层细胞膜,由间皮和薄层结缔组织组成,紧贴心脏表面,含有血管、神经、淋巴管及脂肪组织等。壁层和脏层心包构成心包腔,内含少量的液体,液体减少心脏摩擦;各种原因引起液体量增多,称为心包积液。

3)心内膜 衬于心腔内面,由内及外又可分为内皮、内皮下层和内膜下层。内皮下层较薄,为细密的结缔组织。内膜下层由疏松结缔组织组成,内含血管、神经和心脏传导系的分支。心内膜突向心腔折叠成瓣状即为心瓣膜,内部为致密结缔组织,附于纤维环,表面附一层内皮。

4)心腔 是心脏内部的空腔,分为左右心房和左右心室。心房和心室之间由房室瓣分隔开来,心房由房间隔、心室由室间隔分隔开来。在心腔内,心脏的收缩和舒张控制着血液的流动,维持正常血液循环。

5)心脏传导系统 心脏还有一套特有的传导系统以激发与维持心脏持续不断地搏动。该系统由特殊心肌纤维组成,包括3类:①起搏细胞,分布于窦房结,细胞呈梭形或多边形,胞体小、细胞器较少,无闰盘,是心肌兴奋收缩的起搏点。②移行细胞,分布于窦房结和房室结的周边及房室束,形态介于起搏细胞与心肌纤维之间,胞质内含较多的肌原纤维,起传导冲动作用。③浦肯野纤维,又称束细胞,广泛分布于心内膜下层,比心肌纤维短而粗,束细胞之间由发达的闰盘相连,束细胞负责快速将冲动传导至普通心肌纤维。

1.1.2 体循环动脉解剖与组织学

人体循环系统分为体循环(大循环)和肺循环(小循环)2个系统。体循环的动脉血管遍布全身,除了毛发、指(趾)甲、关节软骨和角膜以外的全身各个脏器和各种组织都分布有丰富的动脉血管。体循环动脉是从心脏的左心室发出运输携带营养物质和氧气的血液到全身器官的特殊输送管道,动脉依直径和管壁结构不同分为以下4类。①大动脉:起源于左心室、直径可达30 mm的主动脉。②中动脉:从主动脉逐级分支到直径大于1 mm的动脉。③小动脉:从中动脉进一步分支到直径0.3～1.0 mm的动脉。④微动脉:最后终结于组织内、直径小于0.3 mm的终末动脉。微动脉连接组织内网状的毛细血管床,毛细血管血液回流至微静脉,经各级静脉回流右心房。

1.1.2.1 大动脉的解剖结构与组织学

起源于心脏、直接与心腔相连的主动脉属于大动脉,是富含弹性纤维的弹性动脉,是动脉的一级血管,起始于主动脉窦,结束于髂总动脉开口,穿越人体胸腹部。大动脉包括胸主动脉和腹主动脉。

1)解剖结构

(1)胸主动脉(图1-3A)　胸主动脉又分为升主动脉、主动脉弓和降主动脉3部分。

升主动脉起自左心室底部,是全身最粗大的动脉,男性直径33～36 mm、女性28～32 mm,一般不超过40 mm;其长度在80～100 mm。起点约平对左侧第3肋软骨的下缘,升主动脉发出后斜向前上方走行,向右前侧弯曲,位于胸骨左侧后方,远端平对左侧第2肋软骨的上缘。

主动脉弓是升主动脉的直接延续,全长60 mm左右,直径随头颈动脉分支分出由粗逐渐变细,升主动脉和主动脉弓起点段直径与主动脉弓和降主动脉结束点直径相差5～10 mm。主动脉弓约位于右侧第2胸肋关节水平,在气管左前方斜向后上方走行,跨过气管前方后向左后方走行,后降至第4胸椎水平延续为降主动脉。正常主动脉弓的上缘位于胸骨柄中部或稍上方水平,下缘平胸骨角。主动脉弓凸面发出3支头颈动脉,分别是头臂干(无名动脉)、左颈总动脉和左锁骨下动脉,头颈动脉分支起点可在主动脉弓的起始部或升主动脉的上段,3支分支动脉的距离存在变异,通常状况下,左颈总动脉邻近头臂干。

降主动脉是主动脉弓的直接延续,局限于后纵隔的胸主动脉节段。它的起点位于第4胸椎下缘水平,与主动脉弓的联结处是一个特殊的结构,称为主动脉峡部,一些先天性主动脉疾病如主动脉缩窄、后天性主动脉疾病如主动脉夹层好发于此部位。降主动脉自脊柱左前侧向下走行,至第12胸椎下缘走行至脊柱前方中间,是其终点,后穿过膈肌的主动脉裂孔进入腹腔,延续为腹主动脉。降主动脉发出心包、肺、支气管和食管的供血动脉,发出9对肋间动脉,起源于降主动脉后方,沿肋骨下缘走行,供养胸壁组织。第1～3肋间动脉通常起源于上肋间动脉。胸主动脉最下1对分支沿第12肋下方走行,称为肋下动脉。肋间后动脉在肋骨关节颈部向腹侧走行,发出前支和后支,肋间动脉后支发出肌支和根髓动脉,根髓动脉发出神经节支后分为前根髓动脉和后根髓动脉,分别与前脊髓动脉和后脊髓动脉吻合。

(2)腹主动脉(图1-3B)　腹主动脉是降主动脉的延续,上端直径15～20 mm,起始于膈肌主动脉裂孔第12胸椎下部水平,紧贴椎体左前侧下行,在第4腰椎分成2支髂总动脉。腹主动脉从上到下依次发出腹腔动脉干、肠系膜上动脉、双肾动脉、肠系膜下动脉、卵巢(精索)动脉与骶正中动脉等内脏分支和5对腰动脉。腹腔干是腹主动脉发出的第一支腹侧血管,长约1.5 cm,于膈肌主动脉裂孔下发出,主要分支为胃左动脉、肝动脉和脾动脉。在脾功能亢进时,脾动脉可扩大3～4倍。第二分支肠系膜上动脉起点在腹腔干下1 cm处,供应小肠、右半结肠、大部分横结肠。肾动脉一般在肠系膜上动脉下1～2 cm处第1、2腰椎之间从腹主动脉侧壁发出,左肾动脉起始部一般高于右肾动脉。左侧卵巢(精索)动脉起源于左肾动脉,右侧卵巢(精索)动脉起源于腹主动脉中段右侧壁。肠系膜下动脉起源于腹主动脉的分叉处头侧数厘米,直径较细小,发出左结肠分支,进入乙状结肠并发出直肠上动脉,供应横结肠的左侧1/3、降结肠、乙状结肠及部分直肠。骶正中动脉发自腹主动脉下端后壁,直线下行供养直肠和肛管邻近组织。

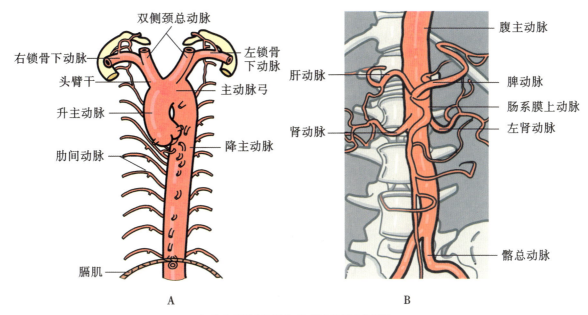

A.胸主动脉大体结构;B.腹主动脉大体结构。

图1-3 主动脉解剖示意

2)组织学 大动脉的血管壁均由3个同心层组成,最内层是内膜,结构菲薄,主要成分是血管内皮细胞。中膜是动脉中最厚的部分,主要成分为肌细胞、弹性纤维和胶原纤维。外膜是血管的最外层,由结缔组织、神经和血管毛细血管组成,将血管与周围的组织连接起来。不同类型的动脉,其各层的厚度及组成成分不同。

大动脉包括胸、腹主动脉,是弹性动脉,其腔大壁薄富含弹性纤维,依靠其强大的弹性功能,保持心脏收缩期与舒张期持续不断地将血液输送到各个器官动脉。大动脉内膜由位于基板上的内皮细胞和内皮下结缔组织层组成。内皮细胞轮廓扁平,呈多边形,其长轴平行于血流方向。内皮下层包含弹性纤维和Ⅰ型胶原纤维、成纤维细胞和小的平滑肌样肌内膜细胞。平滑肌样肌内膜细胞随着年龄的增长而积累脂质并导致动脉粥样硬化。内膜的增厚随着年龄的增长而发展,这一现象在主动脉的远端更显著。

1.1.2.2 中动脉的解剖结构与组织学

1)解剖结构 从胸、腹主动脉发出的各级动脉分支,直径大于1 mm的都属于中动脉,中动脉是富含平滑肌的肌性动脉,平滑肌具有强大的收缩与舒张特性,依平滑肌收缩与舒张的特性而缩小或扩大肌性动脉的内腔,调节循环系统的血压与血容量处于相对稳定状态,维持各个生命器官相对稳定的正常供血、供氧和生理代谢。

(1)头颈动脉分支(图1-4) 头颈部起源于主动脉弓的3条主要动脉分支。多数人群中头臂干为主动脉弓的第1条分支,左颈总动脉为第2条分支,左锁骨下动脉为第3条分支。右颈总动脉起自头臂干分叉处,右侧椎动脉起自头臂干的分支右锁骨下动脉。左颈总动脉由主动脉弓直接向上发出,左侧椎动脉起自左锁骨下动脉。可有以下变异:①左颈总动脉与头臂干共同发出,或者左颈总动脉起自头臂干的基底部。②左侧椎动脉在左颈总动脉和左锁骨下动脉之间,直接发自主动脉弓。③右锁骨下动脉迷走起源于主动脉弓远端至左锁骨下动脉之间,其经过纵隔时常位于食管后方。

颈总动脉可分为胸段和颈段,起始部位于气管前方,到达其颈段后在气管的两侧斜向走行。颈外动脉起自颈内动脉的前内侧,偶尔可起自颈内动脉的外侧。颈外动脉的分支包括甲状腺上动脉、舌动脉、面动脉、咽升动脉、枕动脉、耳后动脉、颞浅动脉和上颌动脉等。

颈内动脉通常在第4颈椎水平起自颈总动脉分叉处,位于颈外动脉的侧后方。约50%的颈内动脉在邻近起始处呈梭状扩张,称为颈动脉窦。颈动脉窦以外的颈内动脉管径均匀一致。颈内动脉可分为7 段:C_1段(颈段)自起点进入颞骨岩部的颈动脉管终止;C_2段(岩段)全程均在颈动脉管内,分垂直段及水平段,如倒 L 形;C_3段(破裂孔段)起于颈动脉管末端,在破裂孔的垂直管内上升止于岩舌韧带上缘;C_4段(海绵窦段)始于岩舌韧带上缘,穿过硬膜环而出海绵窦;C_5段(床突段)始于近侧硬膜环,止于颈内动脉进入蛛网膜下腔外的远侧硬膜环;C_6段(眼段)起自远侧硬膜环,止于后交通动脉起点近侧;C_7段(交通段)起自后交通动脉起点近侧,止于大脑前动脉和大脑中动脉分叉处。颈内动脉的分支有眼动脉、后交通动脉、脉络丛前动脉和大脑前动脉,最后延续于大脑中动脉;一侧大脑前动脉可发育不全,依靠对侧的大脑前动脉经前交通动脉供应两侧的胼胝体周动脉。大脑中动脉可被分为 3 段:水平段、外侧裂池段、皮质段。

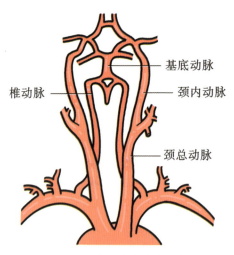

图 1-4 头颈动脉分支示意

椎动脉是锁骨下动脉最近端和最大的分支,起自锁骨下动脉第 1 段的后上面。椎动脉约有 1/3 变异为一侧优势,在左锁骨下动脉狭窄或闭塞的病例中,右侧和左侧椎动脉的扩张以及左侧椎动脉内血流的转向可导致盗血现象,此时多合并存在大脑后部循环血流的倒转。小脑下后动脉是椎动脉最大和最远端的分支,基底动脉由双侧椎动脉在脑桥延髓沟水平汇合形成,沿浅沟向上走行与脑桥的前部相邻。

(2)胸部动脉分支　升主动脉发出左右 2 支冠状动脉,主动脉弓发出 3 支头颈动脉,降主动脉发出心包、支气管、食管、纵隔和膈肌及胸壁的供血动脉。心包后面的供血动脉通常为多支,支气管动脉数量、大小和起点均有不同程度的变异。通常右侧支气管动脉仅有 1 支,而左侧支气管动脉常为 2 支。食管动脉多自降主动脉前缘或右侧发出,一般为 2~3 支,供应食管远端组织,而食管胸段组织多为支气管动脉供血。纵隔动脉为许多细小分支动脉供应淋巴结和肺泡组织,膈上动脉供应膈肌上表面,并且与膈肌动脉和心包动脉吻合。肋间后动脉通常为 9 对,第 1~3 肋间动脉通常起源于上肋间动脉。胸主动脉最下 1 对分支沿第 12 肋下方走行,称为肋下动脉。肋间后动脉发出前支和后支,肋间动脉后支发出肌支和根髓动脉,根髓动脉发出神经节支后分为前根髓动脉和后根髓动脉,分别与前脊髓动脉和后脊髓动脉吻合。

(3)腹部动脉分支(图 1-5)　腹腔动脉干是腹主动脉发出的第一支较粗的腹侧血管,长约 1.5 cm,恰好位于膈肌主动脉裂孔下发出,通常呈水平向前发出。胃左动脉和膈下动脉是腹腔干最小的分支,起始可在腹主动脉,紧贴于腹腔干,或起自腹腔干头侧,胃左动脉发出后在网膜囊后面向头侧左上升,到达胃的上端;膈下动脉分别向左右两侧上方走行至膈肌。腹腔干动脉的大分支为肝动脉和脾动脉。肝动脉起自腹腔干的分叉部,在肝门部分成左右支进入肝。肝动脉可分为肝总动脉和肝固有动脉,从腹腔干至胃十二指肠动脉起始为肝总动脉,从胃十二指肠动脉起始至分成左右支进入肝前为肝固有动脉。脾动脉发出分支至胰、胃和脾,大多数滋养胰体和胰尾的血管起自脾动脉。在脾大、脾功能亢进时,脾动脉直径可扩大 3~4 倍。

肠系膜上动脉是腹主动脉腹侧第二分支,起点约在胰腺后面腹腔干起始点下 1 cm 处,主干长 2~

3 cm,有多个分支向所有小肠、右半结肠、大部分横结肠供血。

肾动脉一般一侧为单个血管,在第1、2腰椎之间,两侧肠系膜上动脉下1~2 cm处发出。肾动脉通常稍向足侧倾斜走行靠近肾窦,肾动脉发出肾上腺下动脉后,分成前后两支。左肾动脉起始部高于右肾动脉,肾动脉常存在2~3支的解剖变异,变异较其他器官的动脉常见。

(4)盆腔动脉分支(图1-6) 腹主动脉下端约在第4腰椎水平分成左、右髂总动脉,直径8~11 mm,长度40~60 mm,腹主动脉的快速血流直泄而下冲击髂总动脉,易于出现粥样斑块、狭窄、钙化乃至闭塞病变。右髂总动脉越过左髂总静脉前方,压迫该静脉导致严重狭窄或完全梗阻,即为"髂静脉压迫综合征""May-Thurner综合征"或"Cockett综合征"。髂总动脉分出向内后下方走行的髂内动脉,主干延续髂外动脉向外下走行再延续为股动脉。髂总动脉还可发出一些小分支供应周围组织、腹膜、腰大肌、输尿管和盆腔神经等。

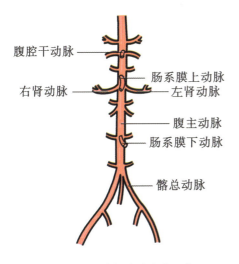

图1-5 腹部动脉分支示意

腹腔干动脉
右肾动脉
肠系膜上动脉
左肾动脉
腹主动脉
肠系膜下动脉
髂总动脉

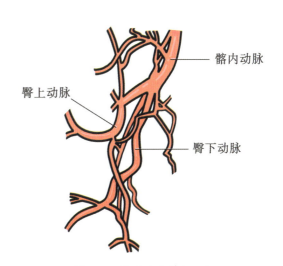

图1-6 盆腔动脉分支示意

髂内动脉
臀上动脉
臀下动脉

髂内动脉直径5~6 mm、长约40 mm。髂内动脉末端一般分成前干和后干两支。前干的分支供应膀胱、直肠、子宫、阴道(男性前列腺、外生殖器等),并通过闭孔动脉供应骨盆和骨盆内外的肌肉。后干的分支供应骨、肌肉和神经,包括形成坐骨神经的腰、骶神经的近段。子宫动脉是髂内动脉前干的一个分支,该动脉从子宫的前壁或后壁进入子宫。输卵管和卵巢的血供来自子宫动脉和卵巢动脉,子宫动脉供应卵巢的内1/2和输卵管的内2/3,其余部分由卵巢动脉供血。

髂外动脉是髂总动脉的直接延续,相比髂内动脉更为粗大,它沿着腰大肌的内侧缘下行,到达腹股沟韧带后移行为股动脉向下肢供血。

(5)四肢动脉分支(图1-7) 双侧上肢都是从锁骨下动脉获得血液供养,右侧锁骨下动脉起源于无名动脉,左侧锁骨下动脉直接起源于主动脉弓。锁骨下动脉依次延续为腋动脉、肱动脉和尺桡动脉等分支。锁骨下动脉的重要分支包括椎动脉、胸廓内动脉、甲状颈干、肋颈干和肩胛背动脉。腋动脉发出胸肩峰动脉、胸外侧动脉、肩胛下动脉、旋肱前动脉和旋肱后动脉。肱动脉位于前臂内、肱骨内侧并向骨的前方走行,肱动脉的重要分支包括肱深动脉、肱骨营养支、肌支、尺侧上副动脉、尺侧下副动脉、桡动脉及尺动脉。尺动脉是肱动脉相对粗大的分支,自桡骨颈水平发出,向内向下穿行,到达前臂的尺侧。尺动脉到达腕部后,经外侧至豌豆骨并发出深支,穿过手掌形成掌浅弓。手部动脉是尺动脉和桡动脉的远支,与骨间前动脉和骨间后动脉吻合。

股动脉在腹股沟韧带背侧延续于髂外动脉,发出股深动脉后更名为股浅动脉。股浅动脉向下沿下肢走行,经过收肌管后发出腘动脉。股深动脉是股动脉的最大分支,起源于腹股沟韧带下方约3.5 cm处,从股动脉后侧方发出。腘动脉是股浅动脉经过内收肌管后的直接延续,然后分出胫前动脉和胫后动脉。胫前动脉是腘动脉的一根终末分支,起源于小腿后面,向下走行于胫后肌二肌头中间,穿越骨间骨膜上端到达小腿前面,向腓骨头靠近,沿踝关节下行到达足背,更名为足背动脉。有时胫前动脉会比一般位置较高地从腘动脉中间发出。腘动脉分出胫前动脉后延续为胫后动脉,发出腓动脉之前的动脉段通常称为胫腓干,位于胫骨和腓骨之间。胫后动脉沿小腿后面走行,到达足穿越内踝背侧,分为足底外侧动脉和足底内侧动脉。

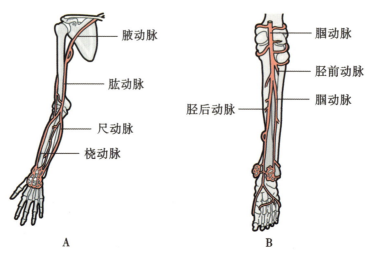

A. 上肢动脉分支示意;B. 下肢动脉分支示意。

图 1-7　四肢动脉分支示意

2)组织学(图 1-8)　中动脉为肌性动脉,肌性动脉的特征是中膜具有丰富的平滑肌,中膜约 75% 的成分都是平滑肌细胞,其他为平行于肌肉细胞的细弹性纤维,有 10 ~ 40 层的平滑肌细胞围绕血管壁呈螺旋状或环绕血管壁。肌细胞的细胞质体积大于大动脉壁的肌细胞,圆周排列,并紧密地缠绕在内皮细胞周围。肌性动脉通常由肾上腺素能型交感神经纤维支配。大量的平滑肌使中动脉管壁和管腔具有强大的收缩与舒张功能,收舒既对循环系统的血液容量和血压具备自身性主动的调节作用,也对外来干预因素发挥被动的血液循环调节作用。如收缩血管以升高血压,提高重要脏器的血流灌注;扩张血管以降低血压,缓解高血压、降低重要脏器的过多血流灌注。

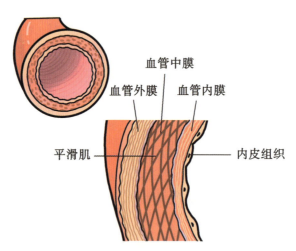

图 1-8　中动脉管壁组织结构示意

肌性动脉的内膜主要由内皮动脉组成,内皮细胞比在大动脉中更小,但其细胞核区域较厚,经常明显地突出于管腔内。内皮细胞核被拉长并平行于血管长度,就像细胞的长轴一样。内皮细胞的基底表面接触基底板,但内部弹性板缺失或高度开窗,并被肌肉或内皮细胞的细胞质突起穿过。内膜内皮下层较薄,内弹性膜明显,常呈波浪状。中动脉的外膜厚度几乎与中膜相等,中膜和外膜交界处有明显的外弹性膜也称外弹力层,需要注意的是全身动脉体系中颅内动脉没有外弹力层,颅内动脉是全身管壁结构最薄弱、最易于破裂的动脉。

1.1.2.3 小动脉和微动脉的解剖结构与组织学

1）解剖结构　深入器官组织内，直径 0.3~1.0 mm 的动脉属于小动脉，与中动脉一样也是肌性动脉，小动脉管腔具备强大的收缩与舒张功能，以调整循环系统的血容量和血压，维持组织不同生理代谢功能状态的供血供氧。各邻接小动脉之间存在大量潜在的侧支循环结构，当某处小动脉阻塞，尤其缓慢阻塞后，邻近侧支循环动脉开放，并逐渐代偿性增粗，以维持组织正常血液供养。

动脉系统的最远端分支、最细小分支是连接毛细血管网的微动脉，也称毛细血管前微动脉，包含直径<0.3 mm（300 μm）的全部末梢动脉。微动脉是动脉体系的终末动脉分支，其末端直接与毛细血管网相连，微动脉彼此之间缺乏潜在的侧支动脉连接。

2）组织学特点　小动脉与中动脉管壁结构类似，也属于肌性动脉，管壁中层也具有较为丰富的平滑肌，内、外膜具有完整的内弹力膜和外弹力膜，也是机体调节循环系统血容量和血压的重要组成部分。微动脉基本具备动脉的 3 层结构，血管内皮细胞与内膜完整，中层的平滑肌和弹性纤维菲薄但具有基本结构，外膜稀疏有欠完整性。

1.1.3 体循环静脉解剖与组织学

人体循环系统的静脉遍布全身各个器官和组织，静脉是从全身组织出发运输携带代谢物质和二氧化碳气体的血液回到右心的特殊输送管道。静脉依直径和管壁结构不同分为 4 类：①大静脉，与右心房相连的静脉，直径可达 20~30 mm 的下腔静脉和上腔静脉。②中静脉，收集血液回流至上、下腔静脉的多级分支，其直径 1~10 mm 且具有解剖学名称者。③小静脉，中静脉远端进一步的回流分支、直径 0.2~1.0 mm 的静脉。④微静脉，起源于组织内直接与毛细血管相连接的最远端静脉，是最末端、最原始的静脉，直径<0.2 mm（200 μm）。毛细血管内经过组织代谢的血液回流至微静脉，经各级静脉回流右心房。

1.1.3.1 大静脉的解剖结构与组织学

1）解剖结构　体循环的大静脉（large vein）包括上腔静脉和下腔静脉。上腔静脉（图 1-9）是人体上半身即上肢、头颈部和胸部的引流静脉，总长 50~70 mm，包括心包外长度 30~50 mm，心包内的长度 10~20 mm，直径 15~20 mm。上腔静脉由右侧锁骨下静脉和来自左侧的头臂静脉（无名静脉）汇合而成，几乎垂直走行于上纵隔右侧，其内腔光滑没有静脉瓣，终止于右心房。上腔静脉与右肺、胸膜、气管、右肺门、主动脉、胸腺等结构密切邻接，周围还有丰富的纵隔淋巴结分布。奇静脉在后纵隔升至第 4 胸椎水平，弓形跨过右肺门上方，汇合于上腔静脉。肋间后静脉、半奇静脉、副半奇静脉、食管静脉、纵隔静脉和心包静脉是上腔静脉的汇合分支，全身淋巴管汇合至锁骨下静脉，也经上腔静脉回流心脏。

下腔静脉（图 1-10）是人体最粗大的静脉干，是下半身即腹部器官与腹壁、盆腔器官与盆壁和下肢骨骼软组织的引流静脉，在第 4~5 腰椎高度由左、右髂总静脉汇合而成，沿途有粗大的双肾静脉、肝静脉等汇入，携带横膈以下所有的组织和器官的血液回流。它从脊柱前方向上逐渐行于腹主动脉右侧，在腹主动脉的右侧几乎呈直线上升，经肝腔静脉窝再向上穿过膈肌的腔静脉孔达胸腔，最后汇入右心房的后下部，入口处的左前方有一不太明显的下腔静脉瓣。

下腔静脉全长 23~28 cm，临床上习惯分为肝上段、肝后段、肝下段和肾静脉下段 4 部分。肝上段也称近心段、膈上段或胸段，是穿出肝和膈肌进入胸腔与右心房连接的一段，其直径最粗大，横径可达 30~35 mm，长度约 20 mm，此段内腔光滑，结构单一，无静脉分支汇入。肝后段也称肝段，走行于肝的腔静脉隐窝，与肝的关系密切，下腔静脉全周 360° 范围被全部或大部包绕在肝组织中，沿途汇入副肝静脉和肝静脉，总长度约 80 mm。肝下段是右肾静脉上缘至进入肝的一段，长 20~30 mm。肾静脉下段是从髂静脉汇合的起始段至右肾静脉汇入段，长约 130 mm。各段的直径不同，不同个体差异巨大；在正常生理状态下腔静脉内的压力接近零水平，零压力的下腔静脉形态在人体平卧位呈现横置的椭圆形，其横径较宽大而前后径较窄小。

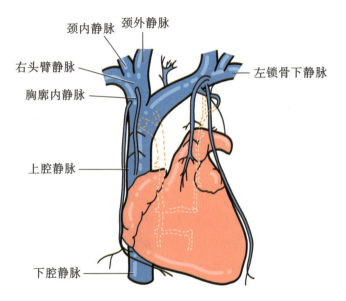

图 1-9 上腔静脉系统引流静脉示意

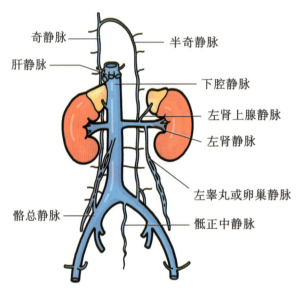

图 1-10 下腔静脉解剖结构示意

2)组织学　与管径近似的动脉相比,静脉的管壁相对较薄,管腔较大。血管壁的肌纤维含量明显少于动脉。在大多数静脉中,肌纤维大致沿管壁圆周排列,在上腔静脉和下腔静脉中,肌纤维可呈纵行排列。静脉管壁的中膜和外膜较难区分,而且缺乏相对分离的内弹力层。

静脉系统内的压力通常不超过 5 mmHg,随着静脉增粗,数量减少,静脉压逐渐降低,在心脏附近接近于零。静脉收缩是压力感受器反射的一个重要组成部分,收缩降低其内腔和容量,可有效地重新分配血液维持和增加中心静脉压,增加心输出量。例如,出血导致的血容量的突然下降,可引起静脉的弹性回缩和反射性收缩,以代偿失血,维持中心静脉压力和回心血量。

1.1.3.2　中静脉的解剖结构与组织学

1)解剖结构　中静脉(medium-sized vein)是收集血液回流至上、下腔静脉的多级分支。其直径 1 ~ 10 mm,具有解剖学名称者都属于中静脉。

(1)头颈部静脉　头颈部静脉分为浅静脉和深静脉,二者间具有大量交通支相互沟通。前额部的滑车上静脉、眶上静脉和颞浅静脉前部分支汇合形成面静脉,倾斜下行达下颌角与下颌后静脉连接,在邻近舌骨大角处汇入颈内静脉。面静脉通过多种分支与颅内海绵窦连接。颈外静脉主要引流头皮和面部及一些深部组织,在浅表部下降终止于锁骨下静脉。颈内静脉引流大部分来自皮肤、大脑以及颈面部表浅和深部的血液,它起自颅底的颈静脉孔,与颅内乙状静脉窦相连,下沿颈动脉鞘,在颈动脉的前外侧走行,到达锁骨下静脉。有近1/3的人群两侧颈内静脉发育不对称,一侧粗大为优势型发育,另一侧细小为劣势型发育。在左侧,胸导管开口于邻近左锁骨下静脉和颈内静脉联合处,右侧淋巴导管终止于右侧相同的位置。

颅和颅内静脉有板障静脉、脑膜静脉和幕上浅静脉与深静脉等,分别引流颅内血液进入上矢状窦、横窦、直窦(图1-11)。上矢状窦较长,呈三角形,位于硬脑膜内。上矢状窦通常从盲孔延伸至窦汇,窦汇是颅内引流静脉的大连接。它汇集上矢状窦、直窦和枕窦,并引流入横窦。在前方,眼上和眼下静脉引流入海绵窦,海绵窦构成了蝶鞍的外侧边界,其内包括动眼神经、滑车神经、眼神经和展神经及颈内动脉等重要结构。静脉引流的血管造影顺序恒定,浅表静脉系统充盈顺序从前至后依次为额静脉、大脑中静脉、顶静脉,随后是枕静脉和Labbe静脉,最后是Trolard静脉。深静脉系统充盈的时间晚于浅表静脉系统,因其血流缓慢造影持续时间更长。

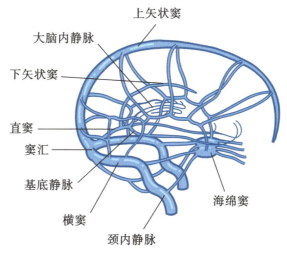

图1-11 颅内静脉分支引流示意

(2)胸部静脉 头臂静脉也称无名静脉,是颈内静脉和锁骨下静脉在上胸部汇合形成的大静脉,缺乏静脉瓣。右头臂静脉长约25 mm,和左侧的头臂静脉汇合形成上腔静脉。乳内静脉与乳内动脉并行,终止于头臂静脉,肋间静脉和心包膈静脉是其附属支。甲状腺下、上静脉和中静脉交通,汇入同侧头臂静脉。左肋间上静脉引流第2、3肋间后静脉,汇入左头臂静脉。

奇静脉引流右支气管静脉、食管静脉、肋下静脉和腰升静脉形成奇静脉主干。奇静脉开始走行于椎体的侧方,到达上腔静脉时转到胸椎的前方。半奇静脉和副半奇静脉引流肋间后静脉和左支气管静脉。

(3)腹部静脉 肝静脉(图1-12)引流消化道和消化腺汇集于肝实质的全部血液,起自肝小叶间静脉,引流小叶内血窦的血液。肝静脉无静脉瓣,有肝左、中、右静脉3条主干,在肝的后上顶部引流入下腔静脉,另有副静脉引流肝尾叶的血液。肝右静脉走行于肝右裂,引流肝右叶前部(Ⅴ段和Ⅷ段)及后部(Ⅵ段和Ⅶ段)血液。肝中静脉走行于肝中裂内,引流左肝内侧段(Ⅳ段)的血液,通常接受来自肝右叶(Ⅴ段)分支静脉的血液回流,多数肝中与肝左静脉形成单一静脉干汇入下腔静脉的前外侧壁。肝左静脉部分走行于肝动脉韧带裂内及肝左裂内,优先引流肝左叶的外侧(Ⅱ和Ⅲ段),而且接收肝Ⅳ段的血液回流。尾叶静脉是一个独立属支,在下腔静脉的开口更低,直径较小,数量较多,当主肝静脉梗阻时,会在肝内形成多条侧支代偿通路。

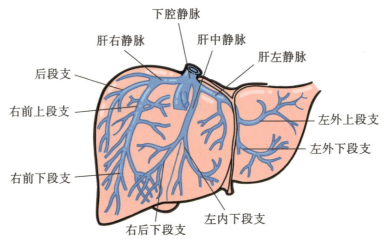

图 1-12 肝静脉分支分布示意

肾静脉（图 1-13）左右各一，直径相同（9～14 mm），长度差异大，右肾静脉较短（20～40 mm），左肾静脉较长（60～100 mm），这是因下腔静脉偏右。肾内静脉间呈丰富的自由吻合，肾皮质的小静脉，引流入小叶间静脉，并形成一系列的弓形连接，多个静脉弓汇成一条较大的静脉干，这些静脉干汇合而成肾内静脉主干，2 支或 3 支肾内静脉主干到达肾门汇成肾静脉，出肾门后肾静脉汇入下腔静脉。右肾静脉相对短而粗，顺血流向头侧倾斜汇入下腔静脉，既无其他属支，周围也无相邻脏器，极少受到疾病侵扰。左肾静脉较长，近于水平走行汇入下腔静脉，途中跨越腹主动脉，其末端位于肠系膜上动脉的根部后方，易于遭受此二动脉的压迫而狭窄；左肾静脉引流区域广泛，常收集左肾上腺下静脉、左膈下静脉、左性腺静脉（精索、卵巢）和左第 2 腰静脉血流等。左右两侧肾上腺静脉的走行分布差异较大，右肾上腺静脉小而短，直接或平行开口于右肾静脉头侧的下腔静脉外侧后部。左肾上腺静脉大且长，从肾上腺后部下降至胰体水平，开口于左肾静脉。经肾上腺静脉取血是诊断相关内分泌疾病的重要手段之一。

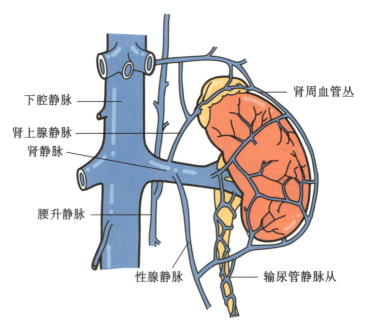

图 1-13 肾静脉解剖示意

腰静脉有 4 对，引流腹壁的腰肌和皮肤血液，也引流椎静脉丛血液，终止于腰升静脉。左侧腰静脉相对较长，从腹主动脉后面穿过。第 1、2 腰静脉可以汇入下腔静脉、腰升静脉或腰奇静脉。腰升静脉起源于髂总静脉，连接引流髂腰静脉的髂总静脉和腰静脉。腰升静脉在腰大肌后面、脊柱横突前方上行，末端汇入肋下静脉,并转而向内走行,在右侧形成奇静脉,在左侧形成半奇静脉。

(4)盆腔静脉(图1-14) 有髂总静脉、髂外静脉和髂内静脉3大支,还有2支特殊的生殖静脉(卵巢或精索静脉)。

髂总静脉在骶髂关节水平由髂内、外静脉汇合而成,并斜向内上行至第5腰椎水平,双侧髂总静脉在脊柱右前侧汇合成下腔静脉。右髂总静脉几乎是近垂直走向,而左髂总静脉倾斜走行而且较长。左髂总静脉从右髂总动脉的后面穿过,被动脉挤压在脊椎之上,易于受到压迫而狭窄。髂总静脉也接受髂腰静脉和骶外侧静脉的血液,骶正中静脉与骶正中动脉伴行到达骶骨前方,汇入左侧髂总静脉或汇入髂总静脉的汇合点。

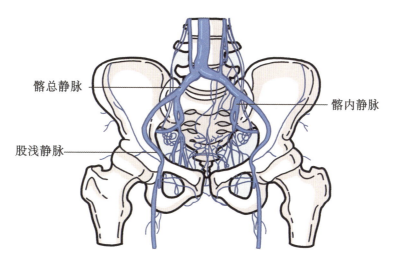

图1-14 盆腔静脉解剖分布示意

髂外静脉是股静脉的接续,收集全部下肢和部分臀部、会阴部血液,位于髂动脉的内侧,通常无静脉瓣。髂内静脉由数条静脉向上走行至坐骨大孔区汇合形成,髂内静脉与髂外静脉在骶髂关节前汇合形成髂总静脉。臀上静脉的各属支经坐骨大孔进入骨盆,汇合为单干加入髂内静脉。臀下静脉的各属支上升至大腿根近端与旋股内侧静脉、第一穿静脉汇合,经坐骨大孔的下部进入骨盆汇入髂内静脉。阴部内静脉和背静脉的各属支始于前列腺静脉丛,止于髂内静脉,它们接收来自阴茎球、阴囊(或阴唇)和直肠下静脉的血液。

直肠中静脉起于直肠静脉丛,接收来自膀胱、前列腺和精囊的血液。直肠静脉丛环绕着直肠,在前面与男性的膀胱静脉丛和女性的子宫阴道静脉丛相沟通。它有一个位于直肠上皮下的直肠内静脉丛和一个位于肌层外的直肠外静脉丛,在直肠的肛管部位,这些静脉易于膨大、曲张而形成内痔。直肠内静脉丛大部分流向直肠上静脉,与直肠外静脉丛形成广泛交通。下部的直肠外静脉丛通过直肠下静脉引流血液,中部的直肠外静脉丛通过直肠中静脉回流;直肠上静脉是肠系膜下静脉的起始静脉,还引流直肠外静脉丛上部的血液。位于皮下的直肠外静脉丛可能形成血栓,并发展成外痔。直肠静脉丛与髂内静脉、肠系膜下静脉之间的广泛吻合使门静脉和腔静脉之间建立沟通。

前列腺前静脉丛由浅、深2个静脉丛组成,起源于阴茎背深静脉,进入骨盆后分成浅支、右支和左外侧深静脉丛3个重要分支。由于外侧静脉丛(深静脉丛)与其他盆腔静脉丛存在自由吻合,耻骨外伤或手术都可能造成大出血。由于前列腺前静脉丛与脊柱旁静脉网相互交通,骨转移成为前列腺癌血行转移的最常见形式,常见的转移部位有骨盆、腰椎、股骨、胸椎和肋骨。

阴茎静脉包括阴茎背深静脉和阴茎背浅静脉。阴茎背浅静脉引流阴茎包皮及皮肤血液;阴茎背深静脉位于中线后部,在阴茎纤维鞘下走行,通过螺旋静脉收集来自阴茎球和阴茎海绵体的血液。阴茎背深静脉在耻骨联合下方有一个静脉瓣。

子宫静脉丛沿着阔韧带向两侧延伸,并与卵巢和阴道静脉丛相交通,子宫静脉汇入髂内静脉。阴道静脉丛与子宫、膀胱和直肠静脉丛相接续,汇入髂内静脉。

（5）四肢静脉（图 1-15） 包含双上肢和双下肢静脉。上肢静脉有浅静脉和深静脉两组,浅静脉较为粗大,深静脉比较细小,两组间有大量吻合支。浅静脉紧邻皮下位于浅筋膜内,包括头静脉、贵要静脉、前臂正中静脉和它们的属支。深静脉常与相应的动脉伴行,成对地沿着相应的动脉走行。桡动脉和尺动脉的伴行静脉,在肘弯水平汇合形成肱静脉,肱静脉沿着肱动脉成对走行,汇入腋静脉,偶尔也与贵要静脉相连。锁骨下静脉是腋静脉的延续,由肋外侧缘走行到前斜角肌的内侧缘,并与颈内静脉汇合形成头臂静脉。

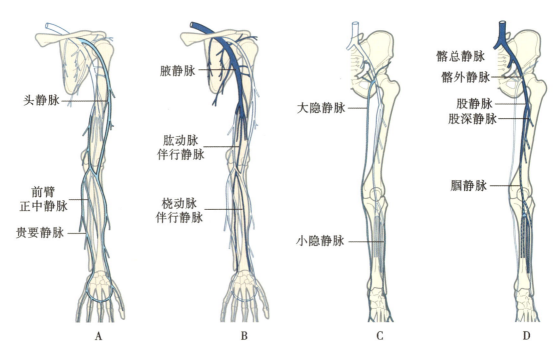

A.上肢浅静脉;B.上肢深静脉;C.下肢浅静脉;D.下肢深静脉。

图 1-15 四肢静脉解剖分布示意

下肢静脉也分为浅静脉和深静脉两组。在皮肤浅筋膜可看到的是浅静脉,深静脉与动脉伴行,两组静脉均具有瓣膜,但是深静脉更多见。

下肢主要的浅静脉是大隐静脉和小隐静脉。大隐静脉是人体内最长的静脉,起始于足底内侧缘,通过卵圆窝在腹股沟韧带下方汇入股静脉。大隐静脉通常在膝以下是双支,通过名为 Giacomini 静脉的浅静脉与小隐静脉相通。小隐静脉是足底外侧缘静脉的延续,位于小腿的后面,终止于腘静脉,与大隐静脉沟通。大隐静脉和小隐静脉通过穿静脉与深静脉相通。穿静脉有瓣膜,可以防止血液从深部引流入表浅静脉。

下肢深静脉与相应的动脉伴行。外侧和内侧足底静脉向后走行,在内踝后方汇合形成胫后静脉。胫前静脉穿越骨间隙与胫后静脉汇合形成腘静脉,腘静脉向上通过腘窝和内收肌管后更名为股静脉。小隐静脉、腓肠肌静脉和其他肌肉静脉汇入腘静脉,腘静脉移行为股静脉后沿股动脉走行,在腹股沟韧带水平移行为髂外静脉(也称股总静脉)。在腹股沟韧带水平,该静脉与相应动脉伴行,位于股动脉鞘内侧。大隐静脉穿越卵圆窝与股静脉汇合。

2)组织学 静脉的管壁相对动脉较薄,静脉管壁的厚度与血管的大小不完全相关,例如下肢静脉的壁比上肢中相似大小的静脉管壁厚。血管壁的肌纤维的含量明显少于动脉,血管壁的主要成分为胶原纤维和弹力纤维。髂静脉、头臂静脉和肾静脉中的肌纤维可呈纵行排列。胎盘静脉、硬脑膜静脉窦、视网膜静脉、骨小梁静脉和海绵体组织的静脉丛管壁缺乏肌纤维,这些静脉的内皮细胞由结缔组织支撑。静脉管壁的中膜和外膜较难区分,而且缺乏相对分离的内弹力层。

静脉瓣(图 1-16):多数静脉依赖瓣膜防止血液反流。瓣膜是由内膜向腔内突出形成的,瓣膜的结构包括胶原纤维和弹性纤维,其两面被覆方向不同的内皮细胞。朝向血管壁的内皮细胞横行排列,而朝向管腔的表面细胞沿血流方向纵向排列。瓣膜通常 2 个或 3 个相对排列,有时仅有 1 个瓣膜在静脉管腔内。静脉瓣通常位于小静脉或属支静脉汇合部位。瓣膜形状为半月瓣,凸面边缘连接在静脉壁上,凹面朝向血流。当血液回心流动时,静脉瓣贴近静脉管壁开放管腔;但当血流逆向流动时,静脉瓣打开从而闭合管腔阻挡血流。血液通过周围肌肉收缩产生的间歇性压力向心脏流动。在四肢,特别是下肢,静脉回流需要抵抗重力,瓣膜对防止血液反流非常重要。胸部和腹部的静脉没有瓣膜。

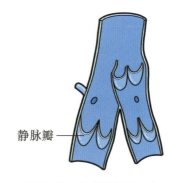

静脉瓣 ——

图 1-16　静脉瓣解剖示意

1.1.3.3　小静脉和微静脉的解剖结构与组织学

1)解剖结构　小静脉和微静脉是遍布全身各个器官的组织内的静脉网。小静脉(small vein)是直径 0.2 ~ 1.0 mm、汇合形成中静脉的静脉;微静脉(venule)是直径小于 0.2 mm(200 μm)、起源于组织内直接与毛细血管相连接的最远端静脉,是最末端、最原始的静脉,依照静脉血流方向属于静脉的起源。毛细血管内经过组织代谢的血液回流至微静脉,再至小静脉。

2)组织学　小静脉管壁结构菲薄,但基本具备内膜、中层和外膜 3 层血管结构。小静脉内膜只有内皮,内皮外有 1 层较完整的平滑肌;较大的小静脉中膜有一至数层平滑肌和少许弹性纤维及胶原纤维;外膜较薄,由结缔组织组成。微静脉管壁缺乏完整的平滑肌层或仅有少量平滑肌,直接连接和收集毛细血管内血液,是微循环的后闸门,外皮甚薄,对调节微循环内血量有意义,如微静脉收缩则微循环内血液淤积,不易流出,时间久则发生组织缺氧和渗出水肿等。

1.1.4　肺循环肺动脉解剖与组织学

肺循环和体循环是彼此相对独立的两个循环体系。肺循环也称为小循环,其循环压力较低,只向肺组织供血,在肺内吸收人体需要的氧气,排出人体代谢废物二氧化碳。肺循环包括起源于右心室的肺动脉及各级分支、在肺组织内进行气体交换的肺毛细血管床和回流至左心房的各级肺静脉。

1.1.4.1　肺动脉的解剖结构

1)肺动脉主干　属于弹性大动脉,发自右心室底部,直径与升主动脉类似,在 15 ~ 30 mm,在升主动脉前方向左后上方斜行,向上延伸约 50 mm 分为左、右主肺动脉。肺动脉主干及左右主肺动脉均位于心包内,肺动脉干起始处稍膨大,肺动脉干的管壁与肺动脉瓣的瓣膜之间所形成的内腔称为肺动脉窦。肺动脉干通过纤维性的条索-动脉韧带与主动脉弓相连,动脉韧带是胚胎时期一条重要的连通肺、体循环的胎儿血管(动脉导管)闭锁后的遗迹。

2)肺动脉分支(图 1-17)　由肺动脉主干一分为二形成左、右主肺动脉,因为正常人心脏位于胸腔偏左侧,所以右主肺动脉较左主肺动脉略长;通常双侧动脉直径大小基本相同,也可以其中一支明显大于另一支。右主肺动脉在升主动脉和上腔静脉后方、食管和右主支气管前方横向走行,进入右肺门后分为上、下两支,下方分支供应中、下叶肺组织,上方分支供应上叶。左主肺动脉比右主肺动脉短且细,向左横行,弓形跨过左主支气管,在左主支气管的上方进入左肺门后也分为上、下两支,上分支供应舌叶肺组织,下分支供应肺下叶。在肺内,左、右主肺动脉在主支气管后外侧下降并进一步分为肺叶、肺段和肺亚段动脉等,并不断分支至肺组织毛细血管床,其走行与分布与各级支气管的分支一致。

正常肺动脉内血液压力比体循环压力低,收缩压 10 ~ 30 mmHg,舒张压 5 ~ 10 mmHg,平均压 10 mmHg。右心房接收上、下腔静脉和冠状静脉流回的静脉血,经过心脏三尖瓣进入右心室,再通过心脏搏动、收缩进入肺动脉。右心室接收全身回流的静脉血,肺动脉连接右心室,所以肺动脉虽然是动脉,其内输送的血液为低氧、高二氧化碳含量的静脉血。

肺动脉始终与同级支气管伴行,肺动脉与邻近的支气管形状和直径相似,肺动脉各级分支的直径比伴行的支气管直径约大 30%。

下肢深静脉等血栓脱落可致肺动脉栓塞,若肺动脉急性血栓未及时清除,将发生血栓机化纤维化,导致管壁增厚、管腔狭窄乃至于闭塞。肺动脉内可以发生各种良恶性肿瘤,以肉瘤类居多,肿瘤生长可致管腔狭窄、血流阻塞。

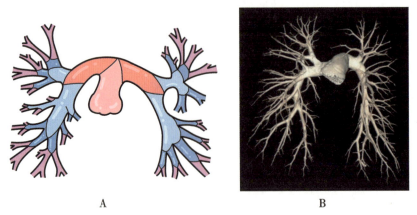

A. 肺动脉解剖示意,依次显示肺动脉主干、左右主肺动脉、肺叶动脉、肺段动脉和肺亚段动脉;B. 肺动脉 CTA 示意。

图 1-17　肺动脉解剖分支分布示意

1.1.4.2　肺动脉的组织学

　　肺动脉根据各级动脉管径、厚度、结构与组织成分差异,与体循环动脉一样分为 4 类:①大肺动脉,从右心室发出的肺动脉主干;②中肺动脉,直径>1 mm 的中远段的肺动脉;③小肺动脉,直径 0.3 ~ 1.0 mm 的远段肺动脉;④微肺动脉,直径<0.3 mm 的末段肺动脉,也称毛细血管前微动脉,其直接连接肺组织内的毛细血管。各类肺动脉管壁组织学上的差别以中膜变化最为明显。

　　1)大肺动脉　大肺动脉为典型的弹性动脉,动脉中膜最厚,含多层弹性膜和大量弹性纤维,平滑肌纤维较少。弹性动脉血管的强大弹性能够在心脏的收缩间期(舒张期)维持恒定的血压,持续性地将其内的血液推向前方各级分支。当心脏处于收缩期,右心室射出高压血流至肺动脉主干,此弹性动脉扩张,收缩间期的舒张期弹性动脉管壁反弹回缩,恢复原位,保证血流的平稳和连续性向前推进,发挥辅助泵的作用。

　　2)中肺动脉　中远段各级肺动脉分支属于中肺动脉,为肌性动脉。肌性动脉管壁中膜较厚,管壁中层富含平滑肌,由 10 ~ 40 层呈同心网排列的平滑肌纤维组成。动脉内皮下层较薄,在与中膜交界处有 1 ~ 2 层明显的内弹性膜,含有一定的胶原纤维以及少许平滑肌纤维。对血管收缩、舒张以及调整血流量,起到比较重要的作用。

　　3)小、微肺动脉　为肺动脉分支的远段和末段,血管壁各层均薄,中膜平滑肌纤维组织逐渐减少,与伴行外周支气管到终末细支气管水平。其平滑肌纤维受神经和多种体液因子的调节而舒缩,调节血流的外周阻力,调节局部血流量。

　　肺动脉形态学为分支状逐渐变细的管状结构,终止于肺泡壁、肺间质的毛细血管网,与支气管、淋巴管共同构成支气管动脉束,和肺动脉、支气管周围由疏松的结缔组织组成的周围间质,一起发挥肺循环的最终功能,即气血交换功能。把完成氧合交换后含氧量少的静脉血从右心输送到肺毛细血管-肺泡界面,把含氧量少的静脉血更新为含氧量多的动脉血。其中,肺动脉和支气管动脉之间存在大于毛细血管直径的吻合支,形成具有重要的生理功能和临床意义的侧支血流通路,如在心脏和大动脉出现畸形和缺损时,既可发生体肺循环分流彼此发挥代偿功能,也可能继发肺动脉高压。

1.1.5　门静脉系统解剖与组织学

　　一般与心脏的心腔直接相连的血管称为大血管,如大动脉(主动脉、肺动脉)、大静脉(腔静脉、肺静脉)等。门静脉是一套相对独立的静脉体系,尽管不与心脏直接相连接,其解剖结构与组织学也归属于大静脉。

1.1.5.1 门静脉系统的解剖结构

1)门静脉(图1-18) 门静脉(portal vein)直径 8 ~ 10 mm,长 70 ~ 80 mm。门静脉起于脾静脉和肠系膜上静脉的汇合处。门静脉自下而上向右上腹肝门部走行,穿过胰头后方和下腔静脉的前方,经肝胃韧带和小网膜孔的前方到达肝。在肝胃韧带及肝门部,门静脉位于胆管和肝动脉的后方。胆管位于外侧,而肝动脉位于内侧。至肝门部分成门静脉左、右两支。

门静脉内血流的正常压力 13 ~ 24 cmH$_2$O(1.27 ~ 2.35 kPa),门静脉高压时其直径大于 13 mm,因门静脉没有瓣膜,一旦门静脉高压会出现血液逆流,可与多种吻合支间(如食管胃底静脉等)形成侧支循环,导致侧支静脉扩张、曲张乃至破裂大出血。门静脉高压、血流缓慢或出现涡流,在高凝状态下易于形成门静脉血栓。

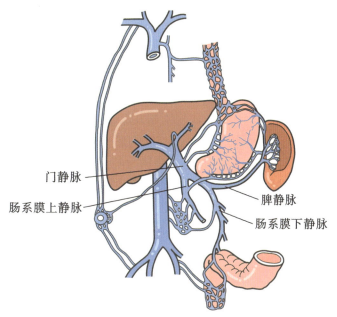

图 1-18　门静脉组成与分布示意

2)门静脉肝内分支(图1-19) 门静脉右支粗大,直径 5 ~ 8 mm,在接收胆囊静脉以后进入肝右叶,发出分支分别进入右叶的 4 个肝段(第Ⅴ、Ⅵ、Ⅶ、Ⅷ段),部分患者的门静脉右支还发出尾叶分支(第Ⅰ段)。门静脉左支相对较长,但直径较小(4 ~ 6 mm),进入肝左叶,发出分支进入左叶的 4 个肝段(第Ⅰ、Ⅳ、Ⅱ、Ⅲ段)。在肝左叶,门静脉还接收脐旁静脉和圆韧带(残存闭锁的左脐静脉)的血液。门静脉还可与下腔静脉间通过左静脉韧带(残留闭锁的静脉导管)相连接。

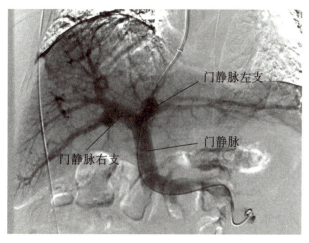

图 1-19　门静脉造影图像

显示门静脉肝内分支。

在肝内,门静脉遵循肝段的模式逐级分支,到达肝窦,在肝小叶与肝动脉的血液相互混合并经血液交换后,通过肝静脉流入下腔静脉,回流到右心房。

肝内恶性肿瘤,尤其原发性肝癌,易于直接浸润肝实质,进而侵犯门静脉肝内分支和主干,形成门静脉癌栓。

3)门静脉的汇合支 门静脉由肠系膜上静脉、脾静脉等汇合而成。肠系膜上静脉收集胰腺、胃、十二指肠、空肠和回肠、升结肠和部分横结肠的血液,脾静脉除汇集脾血液外,还收集胃底与胰腺体尾部等血流,并经肠系膜下静脉收集部分横结肠、降结肠、乙状结肠和直肠的血流。功能是将腹盆腔消化道和消化腺脏器的血液运输至肝这个人体的"化工厂",进行代谢废物(胆红素、血氨等)的解毒与排泄,进行人体需要物质(蛋白、凝血因子等)的合成。

脾静脉是门静脉的两大属支之一,它与肠系膜上静脉汇合共同构成门静脉。脾静脉正常直径 8 ~ 10 mm,在抵达门静脉处更粗。在正常情况下脾静脉走行笔直,但在门静脉高压情况下它会变得非常迂曲。脾分为数目不等的相对独立的脾段,每一个脾段具有一支独立的小梁静脉,各支小梁静脉汇合至脾门部,脾静脉起源于脾门,沿着胰尾、体的后方从左向右走行,沿途接收来自胰腺的静脉分支。肠系膜下静脉引流直肠、乙状结肠和左结肠血液,在胰体后方汇入脾静脉。脾静脉与胰腺的密切关系,极易受到胰腺疾病的累及,导致脾静脉狭窄乃至于闭塞,出现局限性门静脉高压或区域性门静脉高压。脾外科切除后,脾静脉血流淤滞、手术损伤脾静脉局部和血小板突然升高使血液高凝,极易形成脾静脉血栓。

肠系膜上静脉是门静脉的一个大属支,它引流小肠、盲肠、升结肠、横结肠的血液进入门静脉循环。该静脉从胰头和十二指肠水平部的后方穿过,在下腔静脉的前方与脾静脉汇合形成门静脉。各种原因导致的血液高凝状态,易于形成肠系膜上静脉血栓,血栓进展极易累及门静脉。肝内门静脉的癌栓也易于由肝门静脉分支逐步侵犯门静脉和肠系膜上静脉。

4)门静脉-体循环静脉的吻合 在门静脉梗阻或由于肝疾患导致的门静脉高压情况下,门静脉与体循环腔静脉之间的潜在侧支静脉吻合开放,门静脉内高压的血液流向体循环静脉,门腔静脉的侧支循环静脉异常扩张、增粗、曲张,将产生一系列症候群。主要的门体静脉侧支循环有 4 组:①食管胃底静脉曲张。胃的贲门部,门静脉系统的胃左静脉和胃短静脉与食管和奇静脉等腔静脉的分支吻合,形成食管胃底静脉曲张。②直肠静脉丛曲张。在肛门和直肠部,肠系膜下静脉的属支直肠上静脉与下腔静脉系统的直肠中、下静脉相互吻合,形成曲张的直肠静脉丛。③脐静脉丛曲张。通过镰状韧带内的脐旁静脉及胎儿时期脐静脉残留吻合,增大曲张的侧支静脉在脐部产生放射状、水母头状的静脉曲张。④脾肾静脉分流。门静脉系统通过脾静脉或膈静脉、胰腺静脉、左肾上腺静脉、性腺静脉或胃静脉直接与左肾静脉沟通。

1.1.5.2　门静脉系统的组织学

门静脉血管管壁的组织学特点参考体循环静脉的大静脉、中静脉和小静脉。

1.2　消化道解剖与组织学

消化系统包括空腔器官消化道和实质脏器消化腺 2 大类。消化腺包括肝、脾和胰腺等,消化道分为上消化道、下消化道、胆管和胰管等。以十二指肠悬韧带(Treitz 韧带)为标志,其以上十二指肠、胃和食管归为上消化道,以下空肠、回肠、阑尾、盲肠、结肠和直肠归为下消化道。十二指肠、空肠和回肠合称小肠,盲肠、结肠和直肠合称大肠。各处消化道部位不同,其管腔管壁组织结构和生理功能各异。

1.2.1　食管解剖与组织学

1.2.1.1　食管的解剖结构

1)食管的形态结构 食管是一前后扁平的管状器官,走行于后纵隔脊椎前方,上端平第 6 颈椎水平通过咽食管前庭连接喉咽,下端平第 11 胸椎水平通过贲门连接胃底。总长约 25 cm,内径是消化道最窄的部分,食管内腔在非进食和无吞咽动作时处于自然收缩接近闭塞状态,但进食和吞咽动作后由收缩到舒张变化较大。食管的主要功能是单方向将吞咽的食物输送到胃,并防止胃内容物逆方向反流。食管按照所在部位分为颈部(颈段)、胸部(胸段)和腹部(腹段),胸骨颈静脉切迹平面以上为颈部食管,膈肌食管裂孔以下为腹部食管,二者之间为胸部食管。

2)食管的生理狭窄区(图 1-20A) 食管全长沿颈椎和胸椎形成前后方向的弧形弯曲,在左右方向上几乎垂直向下直到通过膈肌才转向左下方与胃连接。食管形态上有 3 处生理性狭窄区。第一狭窄区位于食管的起始段,相当于第 6 颈椎水平,距中切牙约 15 cm,由环咽肌形成;第二狭窄区位于食管与左主支气管交叉处,相当于第 4、5 胸椎之间平面,距中切牙约 25 cm,是由左主支气管压迫形成的狭窄;第三狭窄区为食管通过膈肌的食管裂孔处,相当于第 10 胸椎水平,距中切牙约 40 cm,由食管下括约肌形成。第一和第三狭窄区为安静时肌紧张形成的高压区,起到防止空气进入食管和防止胃液反流的作用。这 3 处狭窄区是异物滞留和食管癌的好发部位。临床上进行食管造影诊断疾病、进行食管插管时要注意食管狭窄区。

3)食管的毗邻关系(图 1-20B) 食管颈段与上胸段前方及气管、隆突和左主支气管毗邻,下胸段前方与左心房毗邻;胸中下段左侧与降主动脉和奇静脉毗邻;周围还分布大量淋巴结,后方紧邻脊椎。邻近器官疾病,都可能会压迫、波及、侵犯食管。

中国食管癌发病率较高,每年新发的食管癌占到全世界新病例的半数以上,约 25 万例,而且病理学上绝大多数属于鳞癌,而欧美国家以腺癌为主。

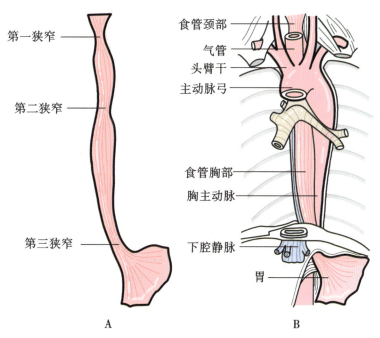

A. 食管的结构与外形;B. 食管的走行与毗邻关系。

图 1-20 食管解剖结构示意

1.2.1.2 食管的组织学

食管壁较厚,约 4 mm,由内向外分别为黏膜层、黏膜下层、肌层和外膜,是典型的 4 层消化道结构。黏膜层包括上皮、固有层和黏膜肌层,形成纵行黏膜皱襞向管腔突出。上皮为复层扁平上皮,具有保护作用;固有层为致密结缔组织,内有食管腺导管;黏膜肌层由纵行肌组成。黏膜下层由厚的疏松结缔组织构成,含有大量血管、神经、淋巴管和黏液腺等。上、中、下段管壁的肌层不同,上 1/3 段为横纹肌,下 1/3 为平滑肌,中段为横纹肌和平滑肌混合组成。外膜由疏松的结缔组织构成,含有较大的血管、淋巴管和神经,与食管周围的器官的关系较为密切。

1.2.2 胃解剖与组织学

胃介于食管和十二指肠之间,近端通过贲门与食管连接,远端通过幽门与十二指肠连接,是消化道各部中最膨大、内腔变化最大的部分,占据左上腹部的大部空间。成人胃容量约为 1 500 mL,除容纳食物外,还有分泌胃酸、初步消化食物和内分泌功能。

1.2.2.1 胃的解剖结构

1)胃的形态结构 胃一般呈前后略扁平的曲颈瓶状,其长轴由左上方斜向右下方。胃中度充盈时,大部分位于左季肋区,小部分位于腹上区。胃的形态和位置常因体位、呼吸、胃的充盈程度及肠管的状态而变化。胃分前壁、后壁,大弯侧、小弯侧,胃入口、胃出口。胃前壁朝向前上方,胃后壁朝向后下方。胃外侧缘称为胃大弯侧,胃内侧缘称为胃小弯侧,小弯侧最低点弯折明显处称为角切迹。胃与食管连接处是胃的入口,称为贲门;胃与十二指肠连接处是胃的出口,称为幽门。

2)胃的分部(图1–21) 一般分为4部。贲门附近的部分称为贲门部,离门齿约40 cm,约平第11胸椎,贲门被小网膜、腹膜和膈食管韧带包覆,此位置相对固定。贲门平面以上,向左上方膨出的部分是胃底部,亦称胃穹隆,内含吞咽时进入的空气,立位 X 线平片可见透亮的气泡影,贲门部与胃底部无明显界限。自胃底向下至角切迹之间的部分,称为胃体部,是胃的主体部分。胃体下界与幽门之间的部分称为幽门部,仰卧时幽门约平第1腰椎平面,站立时幽门约平第3腰椎或更低。幽门部的大弯侧有一浅沟称为中间沟,将幽门部分为左侧的幽门窦和右侧的幽门管,幽门窦常位于胃的最低处,临床所称的胃窦部通常是包括幽门窦的幽门管。

胃溃疡和胃癌多发生于幽门窦近小弯处,次见于贲门部,较少见于胃体部。

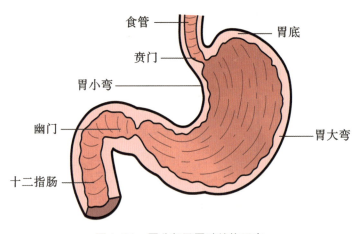

图1–21 胃分部及胃壁结构示意

3)胃的网膜与韧带 韧带是每一个脏器都具有的固定装置,如同舰船上的缆索。网膜是腹部脏器尤其是胃肠道特有的解剖结构,具有丰富的血管、淋巴等组织。

网膜,主要有大网膜和小网膜。大网膜连接胃大弯和横结肠,呈围裙状下垂,包括胃大弯上部与脾之间的胃脾韧带,以及胃大弯下部与横结肠之间的胃结肠韧带。当腹腔器官发生炎症、损伤时,大网膜能迅速将其包绕以限制炎症的蔓延或修补组织损伤。小网膜连接膈、肝静脉韧带裂和肝门与胃小弯以及十二指肠上部之间的双层腹膜,包括肝胃之间的肝胃韧带和肝幽门韧带,以及肝十二指肠之间的肝十二指肠韧带。

韧带,主要有胃膈韧带和胃胰韧带。胃膈韧带是连接胃贲门部右侧与膈之间的单层腹膜,向左移行为胃脾韧带,向右移行为膈食管韧带。胃胰韧带位于胃窦部后壁与胰头、胰颈相连的腹膜皱襞组织,其左2/3为单层腹膜,右1/3为双层腹膜。

4）胃的动脉 胃壁血管丰富，具有多支供养动脉，各支供养动脉之间都具有大量的侧支循环血管彼此相连接。无论外科结扎或介入栓塞阻断胃壁 1 支或多支动脉，一般不会造成胃壁缺血性坏死。主要动脉有 5 支：①胃左动脉，起于腹腔动脉干，向左上方至贲门部沿胃小弯下行发出许多分支供养食管下段、贲门和胃小弯区，末端与胃右动脉吻合。②胃右动脉，起于肝固有动脉或胃十二指肠动脉，沿胃小弯边缘向左上方走行与胃左动脉吻合，供养幽门窦和胃体小弯侧。③胃网膜左动脉，起自脾动脉在胃底下方沿胃大弯侧走行供血，末端与胃网膜右动脉吻合。④胃网膜右动脉，起于胃十二指肠动脉，沿幽门窦左行于胃大弯侧，末端与胃网膜左动脉吻合，向胃体和胃窦大弯侧供血。⑤胃短动脉，起自脾动脉，经胃脾韧带向胃底和胃体大弯侧供血。还有部分人群具有胃后动脉等分支。

1.2.2.2 胃的组织学

胃壁分前壁和后壁，由内向外均由黏膜层、黏膜下层、肌层和浆膜 4 层结构组成，是典型的消化道管壁结构。

黏膜层在胃收缩期间存在大量皱襞，并被小沟分隔成胃小凹，每个小凹底部有 3 ~ 5 个胃腺体开口。胃黏膜面积很大，约 800 cm^2，具有强大的分泌和吸收功能。胃黏膜由上皮、固有层和薄层平滑肌组成。上皮主要由单层柱状的表面黏液细胞构成，其间含有少量内分泌细胞。表面黏液细胞顶部的细胞质内充满大量黏原颗粒，表面黏液细胞的分泌物在上皮表面形成一层不溶性黏液，含有碳酸氢根等碱性离子。黏液可以润滑胃黏膜，使其避免食物中坚硬物质的机械损伤，还可以与碳酸氢根一起保护胃黏膜。表面黏液细胞不断脱落，由胃小凹底部的干细胞增殖补充，更新周期为 3 ~ 5 d。

黏膜下层由疏松结缔组织构成。由于黏膜下层的存在，使得黏膜层和肌层间存在一定的活动度。黏膜下层含有丰富的血管丛、淋巴管及黏膜下自主神经丛。

胃的肌层较厚，由外纵、中环、内斜的 3 层平滑肌构成，其收缩与舒张能力强大，收缩产生的巨大压力可使胃内容物反流到食管、呕吐到体外，舒张功能可使胃腔容纳数千毫升的食物和饮料。胃的最外层为浆膜。

1.2.3 十二指肠解剖与组织学

1.2.3.1 十二指肠的解剖结构

小肠（small intestine）是消化道最长的器官，全长 500 ~ 700 cm，上起于幽门，下连接盲肠，分为十二指肠、空肠、回肠 3 部分，是食物消化、吸收的主要场所。十二指肠是胃的出口、小肠的入口，还有胆管和胰管汇合其中。

十二指肠（duodenum）介于胃与空肠之间，上端起于幽门，下端至十二指肠空肠曲与空肠相连，全长 20 ~ 25 cm，相当于人体十二个手指的宽度，整段十二指肠呈 C 形弯曲包绕胰头。十二指肠按其走行可分为上部、降部、水平部和升部（图 1-22）。

1）十二指肠上部 又称球部，长 4 ~ 5 cm。此段最粗，结构特殊，位于第 1 腰椎的右侧，自幽门向右后方走行，至胆囊处急转向下，形成十二指肠上曲，后移行为降部。上部黏膜光滑无皱襞，扩张性大，X 线造影呈三角形或圆锥形，故称十二指肠球部。此部是十二指肠溃疡的好发部位，但极为罕见癌症。

2）十二指肠降部 是十二指肠较长的一段，长 7 ~ 8 cm，起于十二指肠上部，沿脊柱右侧轻度弧形下行，至第 3 腰椎下缘急转向左，形成十二指肠下曲，后又移行为水平部。十二指肠降部黏膜多为环形皱襞，其左后壁上有一纵行的黏膜皱襞，在纵襞下端约降部中、下 1/3 交界处可见十二指肠大乳头结构。大乳头是胆总管和胰管的共同开口，将胆汁和胰液分泌入十二指肠，故其消化功能十分强大。在十二指肠乳头前上方 1 ~ 2 cm 处可有十二指肠小乳头，为副胰管的开口。

降部上段（球后段）也是溃疡的好发部位，胰头癌、胆管壶腹癌和十二指肠乳头癌可直接侵犯十二指肠，十二指肠也较常发生良恶性肿瘤。十二指肠降部属于半覆膜后器官，位置相对固定，管腔相对狭小，自身肿瘤或邻近肿瘤易于导致管腔狭窄阻塞。

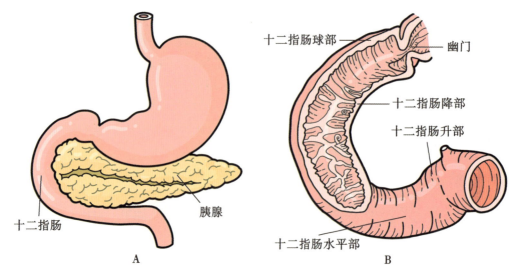

A. 胃、十二指肠和胰腺的解剖关系示意; B. 十二指肠肠腔结构与管壁的结构示意。

图 1-22　十二指肠解剖结构示意

3) 十二指肠水平部　又称横部,是十二指肠最长的一段,长 10 ~ 12 cm,接续于十二指肠降部,横过第 3 腰椎的前方自右向左走行,后移行为升部。

4) 十二指肠升部　是十二指肠的末段,长 2 ~ 3 cm。自水平部向左上方斜行,升至第 2 腰椎的左侧,转而向前弯曲形成十二指肠空肠曲,后移行为空肠。十二指肠空肠曲由十二指肠悬肌连于右膈脚,起到上提和固定的作用。十二指肠悬肌和包绕于其下段表面的腹膜皱襞共同构成十二指肠悬韧带,即 Treitz 韧带,是辨认十二指肠终点和空肠起始点的标志。

1.2.3.2　十二指肠的组织学

十二指肠管壁的组织学结构由内向外依次为黏膜、黏膜下层、肌层及外膜 4 层,其腔面具有明显的由黏膜及黏膜下层共同向肠腔内皱褶突出形成的环形皱襞,其肌层具有强大的收缩蠕动功能。

1) 黏膜　黏膜上皮为单层柱状上皮,含有大量柱状细胞以及少量的杯状细胞和内分泌细胞。黏膜固有层由致密结缔组织构成,含大量小肠腺与丰富的毛细血管、毛细淋巴管、神经和散在的平滑肌细胞及淋巴组织。上皮和固有层向肠腔内突出形成许多细小的肠绒毛,绒毛根部上皮向固有层内凹陷形成单管状的小肠腺,其底部有成群分布的帕内特细胞(又称“潘氏细胞”),维持胃肠道屏障功能。

2) 黏膜下层　为较致密的结缔组织,内有丰富的十二指肠黏液腺,其导管穿过黏膜开口在小肠腺的底部或相邻的绒毛之间,可分泌碱性黏液以保护十二指肠腔免受胃酸腐蚀。此层还有血管、淋巴管及黏膜下神经丛分布其中。

3) 肌层　由内环、外纵两层平滑肌构成,两层平滑肌之间的结缔组织内分布着肌间神经丛。

4) 外膜　十二指肠后壁为纤维膜,其余为薄层疏松结缔组织和间皮构成的浆膜。

1.2.4　空肠、回肠解剖与组织学

1.2.4.1　空肠、回肠的解剖结构

空肠(jejunum)和回肠(ileum)上端起自十二指肠空肠曲,下端接续于盲肠,两者盘绕在腹腔的中下部,借肠系膜附着于腹后壁,合称系膜小肠。空肠与回肠的形态结构不一致,但变化是渐进性发生的,故二者间无明显分界。通常把位于左上腹部的近侧 2/5 归为空肠,其管径较粗,管壁较厚,血管丰富,黏膜面有高且密集的环形皱襞,并可见许多散在的孤立淋巴滤泡;而位于右下腹部的远侧 3/5 归为回肠,其管径较细,管壁较薄,血管较少,颜色较浅,黏膜面环形皱襞浅表稀疏渐接近于光滑,可见孤立淋巴滤泡和集

合淋巴滤泡(图1-23、图1-24)。

回肠末端与盲肠交界处管壁内的环形肌增厚,起着括约肌的作用,称为回盲括约肌。其功能是防止回肠内容物过快地进入大肠,有利于小肠内容物的充分消化和吸收。当食物进入胃时,可通过胃-回肠反射引起回肠蠕动,在蠕动波到达回肠末端时,括约肌便舒张、部分小肠内容物由回肠入结肠。此外,回盲括约肌还具有活瓣作用,可阻止大肠内容物向回肠反流。

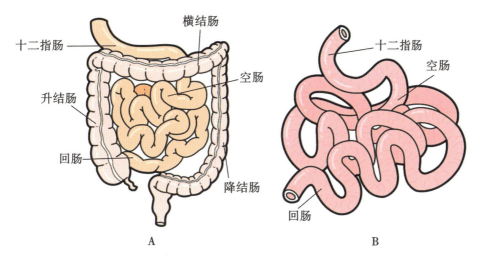

A. 空肠、回肠与结直肠的空间分布关系;B. 十二指肠、空肠与回肠的分布。

图1-23 空肠、回肠腹部分布示意

胃酸和食物缓慢与持续地进入小肠,小肠肠腺分泌肠液进入小肠肠腔内,胰腺分泌的胰液和肝分泌的胆汁也通过导管进入肠腔内。这些消化液使食糜变成乳状,经消化液中各种酶的作用,使食物中的淀粉最终分解为葡萄糖,蛋白质最终分解为氨基酸,脂肪最终分解为甘油和脂肪酸而被小肠黏膜吸收,经肠系膜静脉回流输送至门静脉进入肝代谢。食物残渣、部分水分和无机盐等借助小肠的蠕动被推入大肠。

1.2.4.2 空肠、回肠的组织学

空肠、回肠都具有消化道典型的4层组织结构,即黏膜层、黏膜下层、肌层和外膜(图1-24),以此结构完成食物的消化和吸收、输送与排出。

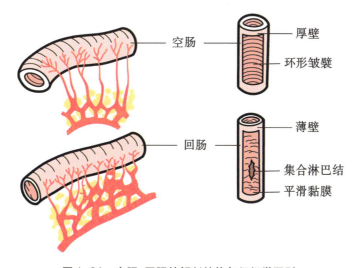

图1-24 空肠、回肠的解剖结构与组织学区别

1)黏膜层 黏膜被覆单层柱状上皮,其下为固有层,借黏膜肌层与黏膜下层分隔。黏膜层形成许多环形皱襞,从皱襞表面伸出许多微细的绒毛,极大地增加了肠黏膜的表面积,有利于营养物质的消化和

吸收。

2）黏膜下层　具有较厚的结构,由疏松结缔组织构成,内含丰富的血管、淋巴管和黏膜下神经丛,并可见许多散在的孤立淋巴滤泡,在回肠除孤立淋巴滤泡外还有集合淋巴滤泡。

3）肌层　由内环、外纵两层平滑肌构成,其厚度不一,内环层较厚,外纵层较薄,肌层间有肌间神经丛分布,控制空肠、回肠的收缩、蠕动和分节收缩运动,还有复杂的分泌与吸收功能。

4）外膜　又称浆膜层,由腹膜构成,包绕肠壁的绝大部分。

1.2.5　盲肠、结肠解剖与组织学

1.2.5.1　盲肠、结肠的解剖结构

1）盲肠（图1-25）　盲肠（cecum）是大肠的起始部,也是大肠中最粗、最短、通路最多的一段,长仅6 cm左右,其汇集回肠和阑尾并延续为结肠。左侧通过回盲瓣连接回肠,下面与阑尾相连接,向上延续为升结肠。盲肠位于右髂窝内位置相对固定,在盲肠的内侧壁上,还有2个重要的开口。一个是回肠与盲肠的接口,称为回盲口。在回盲口的周围,有上下两片半月形的皱襞,称回盲瓣,它既能放缓食物进入大肠的速度,让回肠能充分消化和吸收食物,又能防止大肠中的内容物反流入回肠,这也是介入放射学经结肠逆行回肠插管操作的一个困难通过区。另一个开口,在回盲口下方约2 cm处,称为阑尾口,是盲肠和阑尾之间的通道,阑尾分泌的黏液可以从这里进入盲肠。

2）结肠（图1-26）　结肠（colon）是大肠最长的一部分,长120～150 cm,在右髂窝内续于盲肠,依次分为升结肠、横结肠、降结肠和乙状结肠4部分,整体呈“M”或“门”字形,在第3骶椎平面续于直肠（上起盲肠,下连直肠）,围绕在空肠、回肠周围。结肠的直径自其起始端的6 cm,逐渐递减变细到乙状结肠末端的2.5 cm,后者是结肠腔最狭窄的部位。

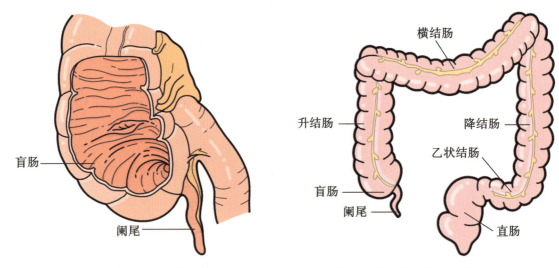

图1-25　盲肠解剖结构示意　　　　　图1-26　阑尾、盲肠、结肠和直肠大体结构示意

结肠与消化道的其他部位不同,它具有3个特征性结构:①结肠带,位于结肠表面,由肠壁纵行肌纤维形成的3条纵行扁平窄带,起自阑尾根部,止于乙状结肠末端。盲肠、升结肠和横结肠的结肠带更清晰,从降结肠到乙状结肠逐渐不明显。②结肠袋,因为结肠带比其附着的结肠短1/6,其间的结肠壁皱缩向外膨出形成囊状突起,称为结肠袋。各结肠袋缝隙之间隔以横沟,此处环形肌增厚,向肠腔内陷而形成环形的结肠皱襞,称结肠半月襞,结肠广泛分布的半月瓣给介入插入导丝、导管带来阻碍。在结肠腔内容物较少时,可见明显分节的结肠袋;结肠内容物聚集较多时,结肠明显扩张时结肠的袋状结构变得不明显。③肠脂垂,是由结肠带附近浆膜下的脂肪组织堆积而成的大小不等、形态各异的腹膜小突起,可因炎症、缺血而坏死产生腹痛症状。

（1）升结肠　升结肠（ascending colon）长12～20 cm,其长度因盲肠位置的高低而异。升结肠属于上

行结肠,位于右腹外侧,沿腰方肌和右肾前面上行至肝右叶下方即右季肋区,于此处形成结肠压迹称为结肠右区或称为结肠肝曲,然后转折向左前下方移行于横结肠。升结肠为腹膜间位器官,腹膜覆盖和固定结肠前面及两侧,后面借疏松结缔组织贴附于腹后壁。升结肠位置相对固定,活动性甚小。

(2)横结肠　横结肠(transverse colon)长40~50 cm,位于腹腔中部,自右季肋区起自结肠肝曲,先向左前下方走行,后渐转向左后上方,形成一略向下垂的弓形弯曲横行于上腹部。至左季肋区,在脾下方,折转成结肠左曲或称为结肠脾曲。与结肠肝曲相比,结肠脾曲弯曲角度更大,位置更高,更贴近腹前壁,最后向下移行至降结肠。横结肠为腹膜内位器官,腹膜仅遮盖其右端前面,前方被大网膜覆盖,后面则无腹膜覆盖,借肠系膜连于腹后壁,活动度大,常随肠管的充盈变化而升降,其中间部可下垂至脐或低于脐。

(3)降结肠　降结肠(descending colon)长25~30 cm,位于左腹外侧,在左季肋区起自结肠脾曲,沿左肾外侧缘和腰方肌前面下降,至左髂嵴处移行至乙状结肠。降结肠与升结肠同属于腹膜间位器官,其前面和两侧被腹膜覆盖,后面无腹膜,借结缔组织贴附于腹后壁,位置固定,活动度较小。

(4)乙状结肠　乙状结肠(sigmoid colon)长20~70 cm,在左髂嵴处起自降结肠,沿左髂窝转入盆腔内,至第3骶椎平面移行为直肠,全长呈"乙"字形弯曲,故得名。乙状结肠与横结肠类似为腹膜内位器官,完全被腹膜包绕,由肠系膜连于盆腔左后壁,活动度大,乙状结肠是憩室和肿瘤等疾病的多发部位。

3)盲肠、结肠的血管(图1-27)　动脉血液供养分别来自腹主动脉的肠系膜上动脉和肠系膜下动脉,血液回流收集到肠系膜下静脉和肠系膜上静脉。无论肠道动脉缺血还是静脉淤血,都会使肠道管壁缺氧而变性坏死。

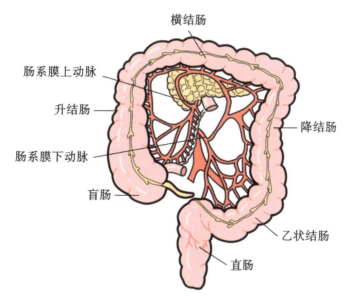

图1-27　盲肠、结肠形态与血供示意

1.2.5.2　盲肠、结肠的组织学

盲肠和结肠肠壁也是典型的消化道4层结构,由内向外依次为黏膜层、黏膜下层、肌层和外膜层。

1)黏膜层　黏膜表面光滑,只有半环形皱襞,无环形皱襞和绒毛,由内向外为上皮层、固有层和黏膜肌层3层。①上皮层,属于单层柱状上皮,其间夹有大量的杯状细胞,可分泌黏液以滑润黏膜,有利于粪便排出。②固有层,含大量肠腺和较多淋巴组织,肠腺为单管状腺,密集排列,开口于黏膜表面。固有层内有较多的孤立淋巴小结,常伸至黏膜下层,疏密不均,但是不聚集为集合淋巴小结。③黏膜肌层,比较发达,由内环、外纵两层平滑肌组成,发达的黏膜肌层可分出少量肌束伸入固有层中。

2)黏膜下层　此层为较厚的疏松结缔组织,内含大量血管、淋巴管与黏膜下神经丛,并含有较多的脂肪细胞。

3)肌层　由内环、外纵两层平滑肌组成,其厚度不一。内层环形肌较厚,可独立收缩;外层纵行肌聚集成3条结肠带,在各结肠带之间的纵行肌层薄弱且不完整。由于纵行肌与结肠分布不均故形成特征性结构,即结肠袋。

4)外膜层 结肠表面大部分被浆膜覆盖,表面光滑,沿结肠带附近的浆膜上有大量堆积的脂肪细胞和脂肪组织,聚集为另一特征性结构,即肠脂垂。

1.2.6 直肠解剖与组织学

1.2.6.1 直肠的解剖结构

直肠(rectum)属于大肠的末段,位于盆腔内,全长10~14 cm,上端续于乙状结肠,下端在齿线处移行为肛管。直肠在骶尾椎前面沿其曲度走行,矢状切面呈S形,故有2个弯曲,上段与骶骨曲度一致,形成突向后方的直肠骶曲;下段向后绕过尾骨,形成突向前方的直肠会阴曲。直肠前面毗邻膀胱、前列腺和精囊腺,女性直肠前面毗邻子宫和阴道(图1-28)。

直肠以盆膈为界,盆膈以上部分为直肠盆部,此部下段肠腔呈梭形膨大,称为直肠壶腹;盆膈以下部分为肛管。直肠壶腹部有上、中、下3个半月形黏膜横皱襞,内含环形肌纤维,称为直肠瓣。直肠瓣在直肠壁的位置排列大致为左—右—左,中瓣位于直肠的前右侧壁,大而恒定,距肛门约7 cm,相当于腹膜反折的水平,常以此作为直肠镜检的定位标志。直肠瓣有阻止粪便排出的作用,以便于适当调整、在合适时机排便。

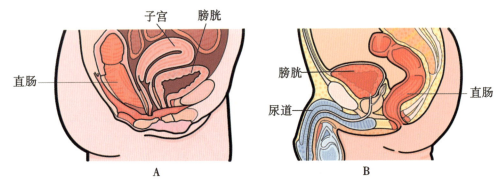

A. 女性直肠的毗邻关系;B. 男性直肠的毗邻关系。
图1-28 直肠与周围脏器毗邻关系示意

直肠从上到下,由腹膜间位逐渐移行为腹膜外位,直肠上1/3前面和两侧均有腹膜覆盖,中1/3段仅前面有腹膜,然后腹膜向前反折,在男性移行于膀胱的后面,覆盖精囊的上部,形成直肠膀胱陷凹;在女性反折至阴道穹后部,形成直肠子宫陷凹。直肠下1/3段全部位于腹膜外,在直肠后上方有腹膜包绕直肠上血管和其他软组织,在两侧有侧韧带将直肠固定于骨盆侧壁(图1-29)。

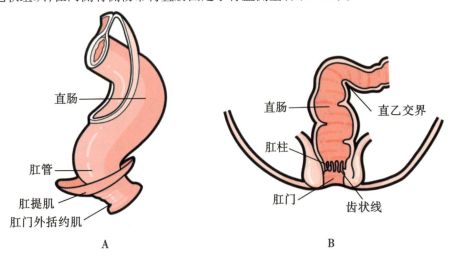

A. 侧位示意,显示生理弯曲与周围固定结构;B. 正位剖面。
图1-29 直肠解剖结构示意

1.2.6.2 直肠的组织学

直肠壁分为黏膜、黏膜下层、肌层和外膜 4 层结构。以齿状线为界,齿状线上为直肠壶腹部,此处为肿瘤好发区;齿状线下为肛管,此处为痔疮好发区域。

1)黏膜　黏膜表面光滑,由内向外可分为 3 层:上皮、固有层、黏膜肌层。上皮,在齿状线以上的直肠黏膜结构与结肠相似,为单层柱状上皮,含大量杯状细胞,可分泌黏液以滑润黏膜;在齿状线处移行为未角化的复层扁平上皮。固有层,壶腹部含丰富的肠腺,由柱状细胞和杯状细胞组成;齿状线以下无肠腺,有较多的小静脉。黏膜肌层,壶腹部由内环、外纵两层平滑肌组成,到达齿状线附近平滑肌消失。

2)黏膜下层　为疏松结缔组织,含丰富的静脉丛,如静脉丛压力增高,则扩张形成痔。

3)肌层　由内环、外纵两层平滑肌组成。内环形肌在直肠下段的肛管处增厚形成肛门内括约肌,外纵行肌于近肛门处形成肛门外括约肌。

4)外膜　外膜于直肠上 1/3 段的大部以及中 1/3 段的前壁为浆膜,其余部分为纤维膜。

1.2.7　胆管系统解剖与组织学

胆管系统包括肝内胆管和肝外胆管两部分。肝内胆管从肝内毛细胆管起源,依次汇合成小叶间胆管、肝段胆管、肝叶胆管和左右叶肝管。肝外胆管包括左、右肝管的肝外段和汇合形成的肝总管、胆囊、胆囊管和胆总管。胆总管与胰管汇合形成肝胰壶腹(又称"法特壶腹""Vater 壶腹"),开口于十二指肠大乳头。胆管系统收集、浓缩、储存肝分泌的胆汁,并在需要时输送到十二指肠肠腔(图 1-30)。

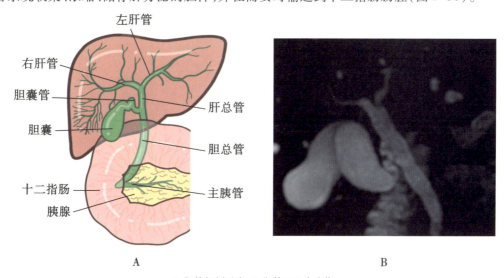

A.胆管解剖示意;B.胆管 MR 水成像。

图 1-30　肝内、肝外胆管解剖

胆管成像的技术有 3 种:经皮经肝胆管造影术(PTC)、十二指肠内镜逆行胰胆管造影术(ERCP)和近年新应用的无创性磁共振胆管水成像技术(MRCP)。MRCP 的广泛临床应用,使胆管疾病的诊断水平得到极大提升。

1.2.7.1 胆管系统的解剖结构

1)肝内胆管　通常分为 3 级。一级胆管最粗,是位于肝门部的胆管,即肝左、右叶内的主肝管,左肝叶内的左肝管和右肝叶内的右肝管,直径 3~4 mm;右肝管较短,长约 10 mm;左肝管较长,约 15 mm。二级胆管是左、右肝管的汇合支,即左肝内叶胆管和左肝外叶胆管、右肝前叶胆管和右肝后叶胆管,各分支长度差别大,直径 2~3 mm。三级胆管指的是各肝段的胆管,长度悬殊,直径约 2 mm。三级(肝段)胆管汇入二级肝叶胆管,二级肝叶胆管汇入一级左右主肝管,左、右主肝管汇入肝外的肝总管,都存在有较大的变异。

介入诊疗操作经皮经肝穿刺胆管,一般穿刺三级或二级胆管,这样穿刺进针和其他器械进入点距离病变胆管(一般是肝内一级胆管或肝外胆管)具有较长的操作空间,有利于完成各种介入操作,如胆管钳夹活检、扩张成形、消融治疗、内支架置入等。

2)肝外胆管　包括胆囊和胆囊管、肝总管、胆总管、肝胰壶腹等。

(1)胆囊和胆囊管　胆囊(gallbladder)是梨形的囊状器官,长 8~12 cm,宽 3~5 cm,容量 40~60 mL,主要功能是储存和浓缩胆汁。胆囊位于肝右叶下表面的胆囊窝内,其下表面覆以腹膜,与肝关系密不可分,借结缔组织附着于肝,附着区称为胆囊窝。胆囊窝是左右肝的分界标记。胆囊与肝一起随呼吸上下移动。

胆囊分为底、体、颈、管 4 个部分。胆囊底是胆囊突向前下方的盲端,稍露于肝前缘下方,当胆囊充满胆汁时,胆囊底贴近腹前壁,胆囊炎症等病变时该点有压痛。胆囊体是胆囊的主体部分,位于胆囊底后上方,向后逐渐变细,约在肝门附近移行为胆囊颈。胆囊颈是胆囊体向下延续并变细的部分,颈内黏膜呈螺旋状突入腔内形成螺旋状黏膜皱襞,按照生理需求控制胆汁的排出。胆囊管比胆囊颈稍细,在肝十二指肠韧带内与肝总管汇合为胆总管。经胆囊穿刺可以进行胆总管和壶腹部疾病的介入诊疗操作。

(2)肝总管　肝内的左、右主肝管在肝门部汇合成肝总管,肝总管直径 4~6 mm、长 3~5 cm,与肝动脉和门静脉一起下行于肝十二指肠韧带内,在韧带内与胆囊管汇合成胆总管。左、右主肝管易于发生肿瘤,肿瘤向肝总管蔓延生长,或同时向对侧主肝管蔓延生长,将阻塞胆管引发黄疸等一系列临床症状。累及左、右主肝管或/和肝总管的肝门部胆管癌是肝外胆管癌最常见的好发部位,占胆管癌的 80% 左右。

(3)胆总管与肝胰壶腹　胆总管由胆囊管和肝总管汇合而成,长度取决于肝总管和胆囊管汇合处的高低,一般长 6~8 cm,直径 0.6~0.8 cm,若直径超过 1 cm 则提示胆总管下端或壶腹部梗阻。胆总管在肝十二指肠韧带内下降,至胰头后方与胰管相遇,共同斜穿十二指肠降部后内侧壁,在壁内两管汇合形成肝胰壶腹(或称 Vater 壶腹),开口于十二指肠大乳头。

在肝胰壶腹周围有环形平滑肌,称为肝胰壶腹括约肌(或称 Oddi 括约肌)。平时非进食状态,肝胰壶腹括约肌收缩,十二指肠大乳头封闭,肝细胞分泌的胆汁经肝内胆管、肝总管和胆囊管逆流至胆囊内浓缩和储存;进食时,肝胰壶腹括约肌松弛,胆囊收缩,胆汁经胆囊管、胆总管、十二指肠大乳头流入十二指肠腔内,碱性的胆汁中和胃酸稳定小肠的内环境,并助食物消化。

肝胰壶腹括约肌有 3 组结构,即胆总管括约肌、胰管括约肌和肝胰壶腹括约肌(图 1-31)。胆总管括约肌只允许胆汁单方向排至十二指肠,并阻止胰液和十二指肠内容物反流入胆管。胰管括约肌只允许胰液单方向排至十二指肠,并阻止胆汁和十二指肠内容物反流入胰管。亚洲人(黄种人)易于发生胰胆管末端汇合异常,临床称为胰胆管合流异常,出现胆总管括约肌或/和胰管括约肌发育缺失,出现胰液反流进入胆管、胆汁反流进入胰管的病理现象。胰液和胆汁的长期反流与混合,将引起反复的胰腺炎、胆管炎,导致胰腺癌和胆管癌高发。

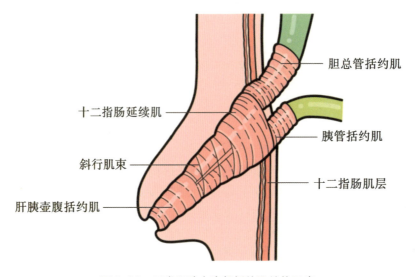

胆总管括约肌
十二指肠延续肌
胰管括约肌
斜行肌束
十二指肠肌层
肝胰壶腹括约肌

图 1-31　正常肝胰壶腹部括约肌结构示意

胆总管在肝十二指肠韧带内,走行于十二指肠后方、胰腺后方,最下段穿越胰腺头部走行于胰腺内。十二指肠韧带内有大量淋巴结分布,消化道肿瘤转移、淋巴结肿大将压迫胆管;胰腺头部疾病尤其肿瘤将压迫胆总管,胆总管和 Vater 壶腹部均为肿瘤的较高发病区。

1.2.7.2 胆管系统的组织学

1)胆囊壁 胆囊壁由内膜、肌层和外膜组成。内膜的黏膜上皮由高柱状上皮细胞构成,黏膜组织丰厚形成许多高而尖的黏膜皱襞,皱襞间有黏膜上皮深入黏膜固有层甚至肌层内,固有层菲薄无腺体,但内含丰富的毛细血管网,便于大量吸收胆汁中的水分浓缩胆汁;肌层和浆膜层之间有一层较厚的结缔组织,内含丰富的淋巴管、小血管和内在神经丛。

2)胆囊管(图1-32) 胆囊管的组织学构成与胆囊壁相同,但有以下2个特点:①胆囊管近胆囊颈的一端,黏膜呈螺旋瓣样皱襞,而近胆总管的一段则内壁平滑。②胆囊管的肌纤维构成环状带,称为胆囊颈括约肌。这些特点有助于规律性地控制胆汁进入与排出。

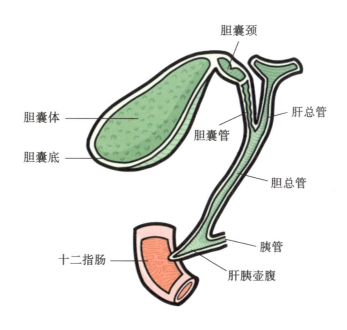

图1-32 胆囊和胆管结构与组织学示意

3)胆管 胆管由黏膜、肌层和外膜三层组成。胆总管黏膜的上皮为单层柱状,有杯状细胞,固有层内有黏液腺。肝管和胆总管的上 1/3 肌层很薄,平滑肌分散;胆总管的中 1/3 肌层渐厚,尤其是纵行平滑肌增多。胆总管的下段与胰管汇合之前,下 1/3 肌层增厚,形成发达的胆总管括约肌。随后与胰管汇合并扩大形成肝胰壶腹(或称 Vater 壶腹),此处的环形平滑肌增厚,形成肝胰壶腹括约肌(或称 Oddi 括约肌)。这些括约肌起到开关的作用,控制胆汁和胰液的储存和排出。胆管外膜为较厚的结缔组织。

1.3 呼吸道解剖与组织学

呼吸系统(respiratory system),是人体与外界进行气体交换的一系列器官的总称,由呼吸道和肺2大部分组成。呼吸道指肺呼吸时气流所经过的通道,临床以第一个环状软骨下缘为界,将呼吸道分为上呼吸道和下呼吸道。体表的鼻孔到环状软骨下缘之间的鼻、咽和喉被称为上呼吸道,环状软骨下缘到肺组织的气管和各级支气管(一共24级)称为下呼吸道(图1-33)。肺由肺实质和肺间质组成,前者包括支气管树和肺泡,后者包括结缔组织、血管、淋巴管、淋巴结和神经等。呼吸系统是血液与气体交换的场合,吸入人体需要的氧气,排出人体代谢进入血液内过多的二氧化碳。此外,呼吸系统还有发音、嗅觉、神经内分泌、协助静脉血回流心脏和参与体内某些物质代谢等功能。

本部分只介绍下呼吸道(lower respiratory tract)。下呼吸道位于喉与肺之间,包括气管、隆突区、主支气管、叶支气管等各级支气管。下呼吸道既是空气进出的通路,又具有清除异物、呼吸调节、防御性咳嗽反射与免疫等生理功能。

气管下接隆突,隆突下外侧连接左、右主支气管,主支气管及其各级分支在肺内反复分支形成一系列分支管道如树枝状形态,形似一棵倒置的树,称为支气管树(bronchial tree)。支气管的分支一般为24级(图1-34,表1-1),气管为0级,左、右主支气管是支气管树的第1级分支;主支气管伸入肺内继续分支,以侧支的形式发出叶支气管(lobar bronchi);叶支气管在肺叶内呈杈状分为2~5支肺段支气管(segmental bronchus);肺段支气管在肺段内反复分支,愈分愈细,分支管径小于1 mm时称为细支气管(bronchiole)。一支细支气管分布一个肺小叶,在肺小叶内细支气管又分为终末细支气管,进而又分为呼吸性细支气管,呼吸性细支气管分为2~11个肺泡管,肺泡管连接肺泡囊和肺泡。目前介入放射学的气道内支架置入治疗或气道钳夹活检病理学诊断,能达到的最小支气管分支是叶或段支气管。

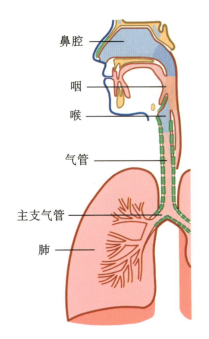
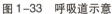

图1-33 呼吸道示意

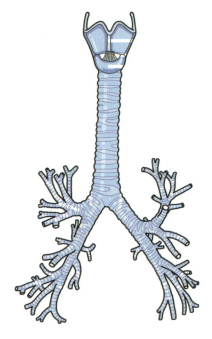

图1-34 气管、支气管树解剖示意

表1-1 人体气管、支气管树的分支

分支级别	名称	管腔直径/mm	管腔长度/cm	备注
0	气管	18	12	
1	主支气管	12	4.8	
2	叶支气管	8	1.9	
3	段支气管	6	1.8	
4	亚段支气管	5	1.3	
5~10	小支气管	4	0.5~1.1	
11~13	细支气管	1	0.3~0.4	腺体与软骨消失
14~16	终末细支气管	1.0~0.5	0.2	平滑肌呈完整环形
17~19	呼吸性细支气管	0.5	0.1~0.2	
20~22	肺泡管	0.5~0.4	0.05~0.1	
23~24	肺泡囊、肺泡			

1.3.1 气管解剖与组织学

1.3.1.1 气管的解剖结构

气管以胸廓上口为界分别称为颈部气管和胸部气管。胸部气管位于上纵隔内,在左右胸膜囊与肺之间,前邻胸骨柄、胸腺或胸腺残迹和大血管,后邻食管;气管与食管之间两侧的沟内有喉返神经,气管周围分布有疏松结缔组织,内含淋巴结,淋巴结肿大压迫气管可引起刺激性呛咳,严重者压迫气管可引起气管狭窄。因胸部气管前方与胸腺和主动脉等大血管邻接,后方与食管等结构紧密邻接,当胸腺肿瘤或升主动脉瘤时自前向后压迫气管,当食管病变(如巨大食管肿瘤和或食管较大直径内支架置入)或降主动脉瘤时自后向前压迫气管,导致气管狭窄和呼吸困难。

气管(trachea)是由一串马蹄铁形的透明软骨环与膜性组织连接而成的管腔,位于喉与隆突之间,上起自第一个环状软骨下缘(约平第 6 颈椎),下终于隆突(carina of trachea)上方的最后一个软骨环下缘。深吸气时隆突可下降 20 mm 左右,说明气管总长度随吸气而伸长,随呼气而缩短,气管长度可变。

1)气管的结构　气管由气管软骨、平滑肌纤维和结缔组织组成,它们组成了气管软骨、气管膜壁和气管环状韧带 3 种结构,3 种结构有机联合形成管状气管。

(1)气管软骨　气管软骨(tracheal cartilage)是开口向后呈横置的 C 形或马蹄铁形的透明软骨环,非完整的环形结构,其周径仅环绕气管两侧和前方圆周的 2/3,后方另 1/3 为缺口。每人有软骨环 12 ~ 19 个,一般为 14 ~ 17 个,男性平均比女性多 1 个。位于头侧的第 1 个软骨环高而宽,其余软骨环形态大小趋于一致,高约 4 mm,壁厚 2.2 ~ 2.5 mm。气管软骨发挥支撑气管维持张开状态的支架作用,从而使气管管腔永远保持开放状态,以维持呼吸气体通畅进出。气管软骨在 40 ~ 50 岁开始出现钙化,钙化越严重,软骨的弹性越差。因为喉部具有有缺口的 C 形软骨环,在受到外力压迫或扩张时,气管管腔直径变化较大。

(2)气管膜壁　气管膜壁(membranous wall of trachea)是连接 C 形软骨环、封闭气管后壁富有弹性的软组织,由弹性纤维和平滑肌混合组成,具有巨大的收缩可变性,人体咳嗽或打喷嚏时气管内径由扩张的管状瞬间变窄呈缝隙状,快速的气流冲击变窄气管内的痰液或异物,将其咳出体外。食管内吞咽巨大食物团块时,会推压气管膜壁突向气管内导致气管狭窄,出现闷气现象。

(3)气管环状韧带　气管环状韧带(anular ligament of trachea)是连接相邻环状软骨之间的弹性纤维组织,各个环状软骨依靠环状韧带彼此相互连接。环状韧带具有弹性和一定的伸缩性,气管总长度的伸长与缩短,主要是气管膜壁的高度变化。

2)气管的形态　气管为后壁扁平的圆筒形管道,其形态根据呼吸状态、体重、身高、年龄、胸腔压力等因素的变化而不同。健康的青壮年平静吸气时气管横断面近似圆形,前后径与左右径几乎相等;呼气时前后径缩小,变化为肾形或 C 形,用力呼气和咳嗽时形态变化更大。老年人或肺气肿者气管前后径加大,左右径变小,其横断面近似剑鞘状。

气管长度在不同呼吸幅度下存在不同,成年人颈部气管占气管总长度的 1/3,胸部气管占气管总长度的 2/3。纤维内镜测量活体气管长度男性平均 136 mm,女性平均 121 mm,X 线测量气管长度为 100 ~ 130 mm。此外,气管内径可能是人体器官中变化最大的径线,个体差异极大(解剖学文献中,成年男女气管内横径变化在 9.5 ~ 22.0 mm,内矢状径在 8.0 ~ 22.5 mm);气管长度和内径依年龄、性别的不同而有所不同(表 1-2)。

表 1-2　尸检气管的长度与内径

年龄	长度/mm	前后径/mm	横径/mm
1 个月	40	4	6
3 个月	42	5	6.5

续表 1-2

年龄		长度/mm	前后径/mm	横径/mm
5 个月		43	5.5	7
1 岁		45	7	8
3 岁		50	8	9
5 岁		53	8.5	9.5
7 岁		60	9	10
12 岁		65	10	11
成人	男	103	15	16.6
	女	97	12.6	13.5

3）气管的毗邻关系　颈部气管位于颈前正中区,侧面毗邻甲状腺和颈动脉鞘,甲状腺的峡部覆盖在第 1、2、3 气管软骨环前面,老年人和短颈者峡部位置较低。峡部宽度变化巨大,从覆盖 1 个气管软骨环到覆盖 7 个气管软骨环不等,故在进行气管切开时要注意,以避免损伤甲状腺。气管起始部位置表浅,几乎位于皮下、距离皮肤深度 10 ~ 20 mm 处;在颈下部位置渐深,于胸骨上窝处距离皮肤约 40 mm,进行气管切开也应注意上述结构与位置变化。

1.3.1.2　气管的组织学

气管与主支气管的管壁结构相似,由内向外依次分为黏膜、黏膜下层和外膜 3 层。

1）黏膜　气管黏膜由假复层纤毛柱状上皮和固有层结缔组织组成,由纤毛细胞、杯状细胞、基底细胞、刷细胞和弥散的小颗粒细胞组成(图 1-35)。主要是纤毛细胞(占 61%)和基底细胞(占 32%),其他有杯状细胞(占 6%)、粒细胞(占 0.6%)和淋巴细胞(占 0.2%)。固有层为致密结缔组织,含有许多淋巴细胞、浆细胞和肥大细胞,以及丰富的弹性纤维。上皮与固有层之间有明显的基膜,是气管上皮的特征之一。

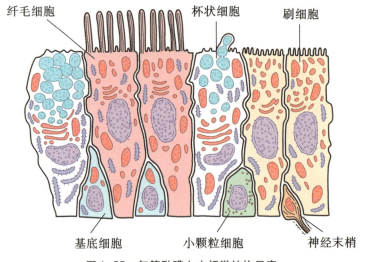

图 1-35　气管黏膜上皮超微结构示意

(1)黏液毯　黏液毯(mucous blanket)是气管黏膜上皮和腺体多种细胞分泌的混合物,为双层液体结构。浅层为凝胶层,位于纤毛顶端,厚 0.5 ~ 2.0 μm,由黏液腺分泌,主要成分是黏蛋白,黏附进入气道的颗粒与异物;深层为溶胶层,含有 IgG、离子、脂质等成分,发挥润滑纤毛和补充黏液层水分的作用。若黏液毯异常,会影响到细胞正常的生理活动,细菌和病毒排出异常,易于引发感染。

（2）纤毛细胞　纤毛细胞（ciliated cell）呈柱状，游离面具有密集的纤毛，纤毛长度随支气管直径变小而逐渐缩短。纤毛向咽部定向快速摆动，摆动频率为 5～20 Hz，呈现为连续一致的波浪状摆动。纤毛摆动频率受黏膜分泌黏液的黏度、心搏和呼吸频率的影响。相邻纤毛依次按一定顺序有规律地向咽侧摆动，将上皮表面的黏液和附着在黏液上的尘埃、细菌等异物输送至咽部咳出或咽下，具有清除异物和净化吸入空气的作用。胃食管反流、胸腔胃-气管瘘患者体内，大量酸性胃液溢入气管、支气管，轻者影响纤毛运动，重者破坏纤毛细胞和整个黏膜上皮结构。糖皮质激素有促进支气管上皮细胞纤毛生长的作用。

（3）杯状细胞　杯状细胞（goblet cell）散在于纤毛细胞之间，分泌的黏蛋白与气管腺的分泌物覆盖在黏膜表面，共同构成黏液屏障，可以黏附和溶解气体中的尘埃颗粒、细菌和其他有害物质。杯状细胞顶部的胞质内含有大量黏原颗粒，黏原颗粒以出胞方式排出黏蛋白，分布在纤毛顶端，与支气管壁内腺体的分泌物一起组成黏液毯。慢性支气管炎患者杯状细胞增多，黏液分泌亢进，支气管腔内黏液增多。管壁内的混合腺肥大增生，黏液分泌量增多，过量的黏液积聚成痰，潴留在支气管腔内，可导致管腔扩大，管壁增厚，加剧支气管或肺部炎症的损伤。

（4）基底细胞　基底细胞（basal cell）位于上皮的深部，细胞矮小，呈锥体形，细胞顶部未达到上皮的游离面，为未分化的具有增殖分化能力的细胞。当上皮受损后可增殖分化为纤毛细胞和杯状细胞，发挥着气管黏膜上皮后备细胞库的作用。

（5）刷细胞　刷细胞（brush cell）为无纤毛的柱状细胞，游离面具有排列整齐的密集微绒毛，形如刷子。有人认为它是过渡阶段的细胞，可分化为纤毛细胞；有人认为它具有吞饮黏液和转移更新黏液的作用，使不断分泌的黏液量保持相对恒定；也有人发现细胞基底部有突触存在，可能是感受器细胞以感受支气管内的各种刺激，而后再刺激杯状细胞分泌。

（6）小颗粒细胞　小颗粒细胞（small granule cell）散在分布于整个呼吸道的黏膜上皮内，胞体和突起内均有细小的嗜银颗粒，故而得名。由于细胞内含有 5-羟色胺、蛙皮素、降钙素、脑啡肽、胃泌素、组胺和缓激肽等，可调节气管痉挛、血管平滑肌的收缩和腺体的分泌等，所以又称弥散神经内分泌细胞。

2）黏膜下层　黏膜下层为疏松结缔组织，与固有层和外膜之间无明显界限。有较多混合性腺，也称气管腺（tracheal gland）。黏液性腺泡所分泌的黏液与杯状细胞分泌的黏液共同形成厚的黏液层，覆盖在黏膜表面；浆液性腺泡分泌的稀薄液体，位于黏液层下方，有利于纤毛的正常摆动。对细菌、病毒有杀灭作用，发挥免疫防御作用。

3）外膜　气管外膜较厚，包含着 C 形透明气管软骨、环状韧带和气管膜壁。气管周围被疏松结缔组织包绕，使气管具有较大的活动度，可随头转动向同侧移动。而且肺部和胸膜等邻近部位病变可牵拉或推移气管，导致气管移位。这种移位也是一种自我保护机制，一定程度上避免了周围病变对气管的外压和继发的气管狭窄。

1.3.2　隆突区解剖与组织学

1.3.2.1　隆突区的解剖结构

气管隆突（carina of trachea）是气管下端一个特殊的解剖结构。此前，无论从人体解剖学，还是从临床内外科角度，仅将其作为气管和主支气管交界区管腔内的一个标记点，即隆突嵴（图1-36）。随着纤维内镜和胸部 CT 对气管、支气管疾病的精确诊断与定位，气道介入放射学技术行气管、支气管内支架的广泛开展，适用于气管、支气管不同解剖结构的各种类型、规格与形态的气道内支架（如 L 形气管支气管分支内支架、L 形气管-支气管分支一体化内支架、倒 Y 形气管-支气管双分支一体

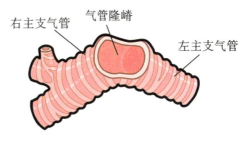

图1-36　气道隆突解剖示意

化内支架等）的开发和使用，确认"隆突"应该是一个特殊的解剖学区域，称其为"隆突区（carina zone）"或"气管隆突区（carina zone of trachea）"更为合适，即应以一个解剖区域替代传统理念上的一个解剖标记

点,即以"隆突区"替代"隆突峰"。

1)隆突区的形态 传统解剖学认为,气管下端在左、右主支气管的分杈处(约第4~5胸椎交界平面),形成气管杈(bifurcation of trachea)。此处横置的C形气管软骨环的形态出现特殊变化,在软骨环下缘的中部向下形成一个尖状突起,其在气管杈内有一个向上突出的半月状峰,即为气管隆嵴。它不同于气管和支气管的C形软骨环,此处成为倒马鞍形软骨环(图1-37)。两侧主支气管间的夹角称为气管杈交角(习惯称为隆突角),呈60°~85°,一般小于90°。交角大小与胸廓形状有关,胸廓宽矮者夹角较大,胸廓窄长者夹角较小。

2)隆突区的结构组成(图1-37) 解剖学描述气管的下界在气管最下方一个C形软骨环下缘,主支气管的上界在主支气管最上方一个C形软骨环上缘。如此,在气管下方与双侧主支气管上方之间就有4个解剖结构被旷置、被忽略丢失:①气管下方的一个环状韧带;②倒马鞍形软骨环;③左主支气管上方的一个环状韧带;④右主支气管上方的一个环状韧带。3个环状韧带和1个倒马鞍形软骨环,这4个结构构成了气管连接双侧主支气管的三岔口连接通路,是中央大气道气管和双侧主支气管的连接区的核心枢纽组件。

传统认为的气管隆突应该是一个独特的解剖区域,是一个连接气管与双侧主支气管的特殊解剖结构。上界为气管下端最下方的一个C形软骨环下缘,下界为双侧主支气管的第一个软骨环上缘,由倒马鞍形软骨环上方连接一个气管下端环状韧带,下方左右各连接一个主支气管上端环状韧带,形成1个倒马鞍形软骨环连接3个环状韧带组织的特殊结构,即以倒马鞍形软骨环为中心,上方1个环状韧带,下方左右两侧各1个环状韧带,外形如同三角裤的区域(图1-37)。

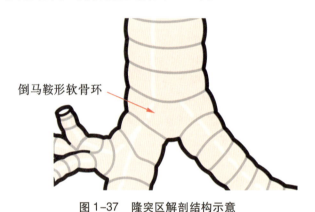

倒马鞍形软骨环

图1-37 隆突区解剖结构示意

3)隆突区的毗邻关系 隆突区前下方为左心房,隆突区右前方是上腔静脉,隆突区与上腔静脉之间最易出现肿瘤转移性淋巴结肿大,肿大的淋巴结可以压迫右主支气管与隆突引起隆突区内腔狭窄,又可以压迫上腔静脉引起上腔静脉压迫综合征。纵隔淋巴结集中分布于隆突区周围,胸腹部恶性肿瘤如肺癌、食管癌、胃癌等发生纵隔淋巴结转移,几乎均集中在隆突区周围,引起中央大气道诸如气管下端、隆突区、左右主支气管的复合型狭窄,导致患者呼吸困难甚至窒息死亡。隆突区后方紧邻食管,食管肿瘤外生性生长或局部淋巴结转移肿大,可以直接压迫隆突,引起隆突区这一三岔口大气道狭窄。食管癌手术切除后胃底与胃体上提至胸膜腔,走行于后纵隔原食管床区域形成胸腔胃。胸腔胃紧邻气管和隆突区后壁,与隆突区融为一体。若肿瘤复发、胃壁溃疡、胃壁缺血性坏死穿孔或放射治疗可形成胸腔胃-隆突瘘。

4)隆突区的功能反射 公认的气道内有2个对异物刺激反应异常敏感的区域,其一是上呼吸道喉部的声带,其二为下呼吸道的隆突区。异物(吃饭误咽气道米粒或饭菜末)刺激或气道内介入操作插入导管、导丝,触及这2个区域将出现剧烈的刺激性咳嗽反射,即呛咳。声带区域的剧烈反射作用,当此区域出现严重器质性狭窄如肿瘤侵犯时,气道置入的内支架不可跨越声带声门区域,否则严重的异物反应会引起剧烈水肿反应,乃至于引起患者整个颈部肿胀。同理考虑到气道介入操作插入导管、导丝触碰到隆突区会出现剧烈的反射性呛咳,若气道疾病跨越气管与主支气管,需要跨越隆突区在气管和主支气管置入L形或倒Y形内支架,内支架触碰、接触隆突区,也将会发生剧烈的刺激性呛咳,但是,无论使用L形气管-主支气管分支一体化内支架与隆突密切接触,还是使用倒 Y 形气管-主支气管双分支一体化内支架完全跨越隆突,都未出现刺激性呛咳。大量临床研究证实,隆突区对异物刺激的反应,与除声带区域以外的其他气道部位并无二致,隆突区可以耐受任何类型腔内器械操作和内支架置入。

1.3.2.2　隆突区的组织学

文献中缺乏对隆突区组织学系统和细致的研究。我们认为隆突区域无论解剖学大体结构还是组织学显微结构与功能,类似于气管和主支气管,但又不完全同于气管和主支气管,有待于进一步开展研究。

1.3.3　主支气管与中间支气管解剖与组织学

1.3.3.1　主支气管与中间支气管的解剖结构

1)主支气管　主支气管(main bronchus)是从隆突区左右下方分出来形成左、右主支气管,是支气管树的第 1 级分支。左、右主支气管分别是隆突区与左、右肺门之间的通气管道(图 1-38)。主支气管壁的结构与气管类似,也由软骨环、膜壁和环状韧带 3 部分组成,分别称为主支气管软骨环、主支气管膜壁和主支气管环状韧带。区别在于软骨环环绕主支气管管周较少,而膜壁占据管周相对较多,环状软骨少而膜壁平滑肌纤维和结缔组织这些弹性结构多,保证了主支气管在咳嗽、咳痰和打喷嚏时具有更强的收缩性,使气流冲击力更大,有利于痰液和异物的排出。

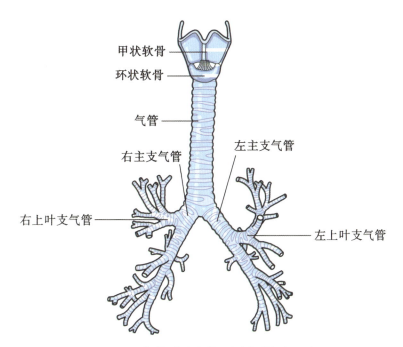

图 1-38　气管、主支气管、叶支气管解剖示意

(1)左主支气管　左主支气管(left main bronchus)细而长,向左下外方倾斜走行,有 7~8 个软骨环。其长度在 40~50 mm,相当于右主支气管的 2~3 倍,平均 47 mm;男性内径,横径 11.2 mm,矢状径 9.3 mm;女性内径,横径 9.3 mm,矢状径 7.5 mm。约在第 6 胸椎水平进入肺门,分为舌叶和下叶 2 个叶支气管。从隆突区向下约 5 cm 处,于左支气管前外侧,由左肺舌叶支气管分出进入肺段后,又分出尖后段、尖下段、尖前段、上舌段和下舌段支气管。左肺下叶支气管在肺舌叶支气管的后方继续向外下,分为背段、内侧基底段、前侧基底段、外侧基底段和后基底段支气管。

左主支气管后方邻接食管、胸导管和降主动脉,因此食管癌或降主动脉瘤可以压迫主支气管。隆突区和左主支气管下方富含淋巴结,淋巴结转移瘤易于压迫左主支气管致其狭窄。左主支气管较长,左主支气管发生病变时,进行钳夹活检或内支架置入具有较大的操作空间。

(2)右主支气管　右主支气管(right main bronchus)短而粗,通常仅有 3 ~ 4 个软骨环,走行较陡直,经气管坠入的异物多进入右主支气管。总长度在 15 ~ 20 mm,男性内径 15.1 mm×14.1 mm,女性内径 13.1 mm×9.3 mm。右主支气管约在第 5 胸椎下缘平面进入肺门,分出上叶、延续为中间支气管,再分为中叶与下叶支气管。下叶支气管为中间支气管的延续部分,开口于中叶支气管后下方,分成 5 个段支气管,分别是尖(上)、内侧底、前底、外侧底、后底段支。

右主支气管前方为上腔静脉,奇静脉自后向前绕过右主支气管的上方,右肺动脉走行于奇静脉下方。右主支气管周围及其肺门部具有丰富的淋巴结,淋巴结转移瘤易于压迫形成右主支气管狭窄。右主支气管较短,易于手术暴露,肺癌右肺切除时遗留的右主支气管残段往往极短,甚至只残留有隆突区。若右主支气管病变进行钳夹活检或内支架置入,其操作空间较局限。

2)中间支气管(middle bronchi)　右侧主支气管分出上叶支气管后的直接延伸部分,形成一个独立的完整管状结构,称其为中间支气管。中间支气管与右主支气管几乎呈一条直线走行,近端接续右主支气管,远端分出中叶再延续为下叶支气管。管壁结构也由软骨环、膜壁和环状韧带 3 部分组成,各组成部分的结构特征与主支气管类似。

1.3.3.2　主支气管与中间支气管的组织学

主支气管和中间支气管壁的结构与气管相似,也由软骨环、平滑肌纤维和结缔组织等组成。区别在于:随着主支气管管腔变小、管壁变薄,3 层分界不明显;软骨环逐渐变为不规则的软骨片,而平滑肌纤维逐渐增多,呈螺旋形排列。

1.3.4　叶支气管解剖与组织学

1.3.4.1　叶支气管的解剖结构

叶支气管(lobar bronchi),是在肺门处左、右主支气管分出的 2 级支气管,进入肺叶,称为肺叶支气管。作为主支气管的进一步分支,叶支气管将空气输送到肺的不同叶片或区域。双肺共有 5 支叶支气管,左肺 2 支叶支气管分别是舌叶(实为上叶与中叶的融合)和下叶支气管,右肺 3 支叶支气管分别是上叶、中叶和下叶支气管。

舌叶支气管的直径 9 ~ 13 mm,长度 12 ~ 18 mm;左下叶支气管直径 9 ~ 13 mm,长度 12 ~ 16 mm;右上叶支气管直径 8 ~ 13 mm,长度 12 ~ 17 mm;右中叶支气管直径 8 ~ 14 mm,长度 18 ~ 30 mm;右下叶支气管直径 8 ~ 13 mm,长度 7 ~ 12 mm。大体解剖结构与主支气管类似,由 C 形软骨环、环状韧带和膜壁组成。

肺叶支气管进入肺叶后,再分出 3 级支气管,称为肺段支气管(segmental bronchus)。各级支气管在肺叶内反复分支直达肺泡管,共分24级,形状如树,称为支气管树(bronchial tree)。从叶支气管到终末细支气管称为肺的导气部,而自呼吸性细支气管以下为肺的呼吸部。

1.3.4.2　叶支气管的组织学

叶支气管至小支气管管壁结构与主支气管基本相似,但管径渐细,管壁渐薄,管壁 3 层结构分界渐不明显。黏膜上皮仍为假复层纤毛柱状,随着管径变细,上皮由高变低,杯状细胞逐渐减少;固有层外平滑肌纤维相对增多,呈现为断续的环形平滑肌束;黏膜下层气管腺逐渐减少;外膜结缔组织内的软骨由完整的气管软骨变为不规则的软骨片。

1.4　泌尿道解剖与组织学

泌尿系统由肾、输尿管、膀胱和尿道等部分组成。肾由肾实质和肾盏、肾盂组成。泌尿道包括肾盏、肾盂、输尿管、膀胱和尿道等结构。流经肾实质内肾小单位的血液经过复杂的滤过、分泌和重吸收等过程后,多余的物质排出体外。排泄是指机体代谢过程中产生的各种不为机体所利用的物质或者有害物质向体外输送的生理过程。被排出的物质一部分是营养物质的代谢产物如尿酸、尿素氮等，另一部分是衰老的细胞破坏时所形成的产物。此外，排泄物中还包括一些随食物摄入的多余物质，如多余的水和无机盐类包括钠、钾、钙等，以尿液的形式排出体外，维持人体的正常新陈代谢，维持水和电解质等内环境的平衡。

1.4.1　肾盂和肾盏解剖与组织学

肾位于脊柱两侧、腹膜后间隙内。受肝影响，右肾略低于左肾1~2 cm，左肾位于第11胸椎椎体下缘至第2~3腰椎椎间盘之间，右肾位于第12胸椎椎体上缘至第3腰椎椎体上缘之间。两肾上端距正中线平均为3.8 cm，下端距正中线平均为7.2 cm。左右两侧的第12肋分别斜过左肾后面中部和右肾后面上部。左肾前上部与胃底后面相邻，中部与胰尾和脾血管接触，下部则靠近空肠和结肠左曲。右肾前上部与肝相邻，下部与结肠右曲接触，内侧缘邻接十二指肠降部。两肾的后上1/3部分与膈相邻，下部自内向外与腰大肌、腰方肌及腹横肌相邻。肾的上方通过疏松结缔组织与肾上腺相邻，而肾的内下方则是肾盂和输尿管。左肾的内侧是腹主动脉，右肾的内侧是下腔静脉。两肾的内后方分别是左、右腰交感神经干。

1.4.1.1　肾盏、肾盂的解剖结构

肾的主要功能是排泄，将体内代谢废物或多余物质以尿液的形式排出体外。尿液由集合系统统一收集起来输送至输尿管。集合系统也称收集系统，由肾盏和肾盂组成。

肾盏(renal calice)分为肾小盏和肾大盏。在肾窦内有7~8个包绕肾乳头呈漏斗状的腔道结构，即为肾小盏，1个肾小盏包绕1~2个肾乳头，收集其分泌的尿液。2~3个肾小盏合成1个肾大盏，2~3个肾大盏汇合成1个前后扁平的、呈偏心漏斗状的肾盂。肾盏和肾盂都位于肾中间充满脂肪组织的肾窦内，与肾动脉和肾静脉相互邻接(图1-39)。

肾盂(renal pelvis)是由2~3个肾大盏构成的肾集合系统，具有储存、浓缩和排出尿液的作用，通过蠕动作用将尿液排出并输送至输尿管内。成人肾盂的正常容积为3~10 mL，若输尿管狭窄梗阻，引起肾盂扩张积水时，其容积可达100 mL以上。正常肾盂呈偏心形不对称的漏斗状，肾盂走向肾门方向逐渐变窄，离开肾门后向下走行，在第2腰椎下缘水平移行为输尿管(图1-39)。

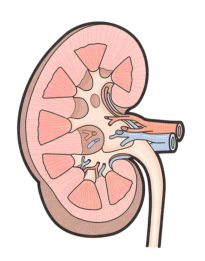
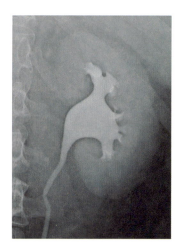

图1-39　肾盂、肾盏解剖结构示意与X线造影

肾盂依形状不同分3种类型：①成熟壶腹型，有明显肾大盏、大盏合并成壶腹状肾盂；②胚胎壶腹型，无肾大盏、无数个肾小盏直接开口于漏斗状的肾盂；③分支型，肾大盏汇合处无膨大的肾盂形成，而直接移行于输尿管。

依据肾盂与肾门的位置关系将肾盂分为：肾内外结合型肾盂，此型最多见，约占69%；肾内型肾盂，次之，约占27.5%；肾外型肾盂，少见，仅占3.5%左右。

1.4.1.2 肾盂、肾盏的组织学

肾盏的上皮与肾乳头上皮相移行,由2~3层移行上皮细胞组成,具有伸缩性并能耐受尿液的化学刺激。这种细胞可以容纳并变形以适应尿液的体积变化,同时也能保护其下方组织免受尿液的损伤。在肾盏移行上皮细胞的下方,存在结缔组织层。结缔组织主要由胶原纤维和弹性纤维组成,提供支持和保护。

肾盂由多层不同类型的细胞和结缔组织构成。肾盂表面覆盖一层仅有数个细胞厚的黏膜,而黏膜分别由上方的移行上皮和下方的结缔组织组成。黏膜呈现部分重叠的现象,这是为了让尿液储存在肾盂时能够扩张,排出以后能够收缩。黏膜下方连接的是肌肉层,纵行肌与环形肌搭配收缩产生压力,帮助尿液排至输尿管及膀胱中。肾盂管壁结构不具有通透性,肾盂不参与尿液的再吸收。结缔组织为肾盂提供了结构支持和营养,同时也在损伤修复中发挥作用。

1.4.1.3 肾盂、肾盏常见的占位性疾病

肾盂肿瘤(tumor of renal pelvis)起源于肾盂或肾盏黏膜,约占肾肿瘤的8%,发病年龄多在40岁以上。其中的恶性肿瘤叫肾盂癌,组织学分类可分为移行细胞癌、鳞状细胞癌、腺癌和非上皮肿瘤4类。临床以无痛血尿为首发症状,影像学可观察到肾盂内实性肿块,多呈偏心性生长,较大的肿瘤可占据整个肾盂,肾盂变形狭窄。肾盂肿瘤主要包括以下几种病理类型。

1)乳头状瘤 局限于黏膜,无黏膜下浸润。直径1~5 cm,呈乳头状或绒毛乳头状突起,由纤细的分支状结缔组织毛细血管束被覆分化良好的移行上皮构成,为良性肿瘤。

2)乳头状癌 是肾盂最常见的尿路上皮癌,占肾盂肿瘤的90%。来源于肾盂黏膜移行上皮的恶性肿瘤,多由良性乳头状瘤恶变而来,肿瘤呈乳头状或菜花状。镜下见肿瘤以纤细的纤维血管束为核心,呈分支状排列,外被覆未分化的多形性移行上皮癌变细胞。肾盂移行细胞癌,多同时或先后并发输尿管或/和膀胱移行细胞癌。

3)鳞状上皮细胞癌 占肾盂癌的7%。肿瘤扁平隆起,质地硬实,常在肾盂内扩展形成溃疡,多伴有钙化及感染。

4)腺癌 比较罕见,由高柱状、分泌黏液的细胞形成腺泡状结构,腺泡周围有增生的平滑肌。

5)其他非上皮类肿瘤 极为罕见。

1.4.2 输尿管解剖与组织学

1.4.2.1 输尿管的解剖结构

1)输尿管的结构 输尿管为一长25~30 cm的肌性管道,上端起始于肾盂与输尿管连接处,下端终止于膀胱壁,其作用是将尿液自肾盂输送至膀胱。输尿管管腔大小不一,内直径为2~5 mm,有3个生理性狭窄部位及2个扩张部分,生理狭窄处易发生结石嵌顿。生理性狭窄分别为肾盂与输尿管移行处、输尿管与髂血管交叉处、输尿管膀胱壁内段(图1-40)。在肾盂与输尿管连接处,其内径约为2 mm;经过髂总动脉分支处直径约为3 mm;进入膀胱壁处直径为1~2 mm。扩张部分一个在腰段,直径约为6 mm;另一个在盆腔段,直径约为4 mm。

输尿管在腹膜后沿腰大肌前面下行,然后通过肠系膜根部及回肠末端进入盆腔。输尿管膀胱段在进入膀胱时和膀胱成一钝性角度,然后斜行向下、向内通过膀胱壁层后,在膀胱三角区的输尿管间嵴外侧开口于膀胱内。输尿管与膀胱连接处有一段1~2 cm的不太完整平滑肌结构,即瓦耳代尔(Walter)鞘,它能防止膀胱内尿液向输尿管反流。输尿管由肾动脉、生殖腺动脉、卵巢动脉、髂总动脉、髂内动脉、膀胱动脉和子宫动脉以及腹主动脉的分支供血,相互之间存在大量的吻合侧支。输尿管的引流静脉多为与动脉伴行的同名静脉。

输尿管通过蠕动完成尿液从肾盂向膀胱的输送,每分钟蠕动2~10次。正常情况下输尿管的蠕动起源于肾盂,并以顺行方式向下传递。肾小盏壁内的非典型平滑肌细胞单独或共同充当着起搏部位。一旦

开始,收缩通过邻近的肾盏传播,并激活肾盂的平滑肌。发生蠕动时输尿管内的压力可达到 20 ~ 80 cmH_2O。

2)输尿管的毗邻关系　输尿管走行于腹膜后壁和盆腔后壁,这些区域的淋巴结肿大可以压迫输尿管而狭窄积水;肾下极的巨大肿瘤可以压迫输尿管上端而狭窄积水,女性输尿管下段和膀胱后方与子宫和阴道邻接,宫颈癌向外浸润或合并的淋巴结转移肿大,可以压迫输尿管狭窄而积水;男性直肠癌或乙状结肠癌向外浸润性生长或合并淋巴结转移肿大,可以压迫输尿管导致狭窄,造成积水。

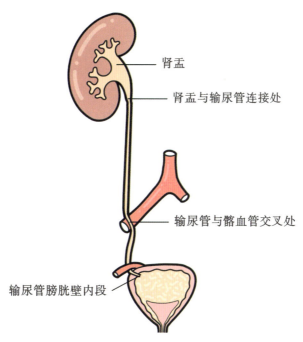

肾盂

肾盂与输尿管连接处

输尿管与髂血管交叉处

输尿管膀胱壁内段

图 1-40　输尿管生理性狭窄

1.4.2.2　输尿管的组织学

输尿管由内膜、肌层和外膜构成(图 1-41A)。内膜由尿路上皮即移行上皮和下层的结缔组织固有层构成。移行上皮是一类特殊的上皮组织,其特点是上皮细胞形态和层次可随着所在器官的收缩或扩张而发生变化,这种变化使细胞能够在不同的生理状态下保持适当的结构和功能。移行上皮由多个细胞层组成,包括表层细胞、中层细胞和底层细胞。表层细胞较大,呈扁圆形或多边形,胞膜光滑,具有双核或多核。中层细胞介于表层和底层之间,呈铲状或倒梨形,具有核居中的特点。底层细胞呈圆形或多边形,核居中位,染色质较致密(图 1-41B)。

输尿管的肌层在不同部位平滑肌排列方式不同。在输尿管的上部 2/3 中,有 2 个肌肉层:浅表层(圆形,薄层)和深层(纵向,厚层)。在下部 1/3 中,添加了具有纵向纤维的第 3 个外部肌肉层。二者通过相邻层之间交换的肌肉纤维相互连接。由于这种广泛的相互联系,各个肌肉层在输尿管周围没有严格的螺旋排列。近端输尿管中肌肉纤维的密度降低。因此,近端输尿管壁较远端输尿管壁薄,近端输尿管穿孔的风险大。

输尿管外膜为疏松结缔组织,与周围结缔组织相移行,具有保护和支持输尿管的作用。

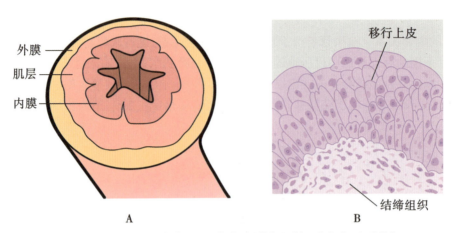

A.输尿管横断面解剖,显示内膜、肌层和外膜 3 层结构;B.输尿管内膜组织学结构。

图 1-41　输尿管横断面解剖与输尿管内膜组织学示意

1.4.2.3　输尿管常见的占位性疾病

1)输尿管癌　发病率较低,多为单侧发病,2/3 发生于输尿管下段。多数为移行上皮细胞癌,偶见鳞癌、腺癌。生长方式包括沿管壁浸润性生长、突入腔内生长或突破管壁形成腔外肿块。由于输尿管壁很薄,肿瘤常早期就侵犯管壁全层或周围结构;也由于输尿管壁有丰富的淋巴管网和毛细血管网,肿瘤早期易通过淋巴结转移或血行转移至肺、肝和骨骼。

2)输尿管结核　输尿管结核继发于肾结核,结核分枝杆菌首先侵袭输尿管黏膜,向深部发展到达黏膜下层及肌层,最终发生纤维化,导致输尿管狭窄、变硬、增粗和僵直,甚至完全梗阻。静脉肾盂造影早期输尿管结核主要表现为输尿管扩张,失去自然形态,有时呈串珠状;晚期表现为挛缩而僵直,可有条索状钙化。

3)输尿管息肉　是一种少见的输尿管良性肿瘤。多呈分枝柱状,有蒂,长短不一,漂浮于输尿管管腔内。典型者在肾盂造影中表现为输尿管管腔内蚯蚓状充盈缺损,并可随输尿管蠕动而发生变化。

1.4.3　膀胱解剖与组织学

1.4.3.1　膀胱的解剖结构

膀胱(图 1-42)为一中空的肌性器官,位于盆腔腹膜外,起着储存尿液的作用,一般可容纳约 500 mL 尿液。成人膀胱呈四面锥形体,可以分为尖部、体部、底部和颈部 4 个部分,各部之间没有明显的界线。膀胱尖朝向前上方,由此沿腹前壁至脐之间有一腹膜皱襞为脐正中韧带。膀胱底朝向后下方,呈三角形。膀胱尖与底之间为膀胱体。在膀胱底部,两侧输尿管开口与尿道内口之间的区域称为膀胱三角区,输尿管下段肿瘤易于直接侵犯膀胱三角区。膀胱三角区缺少黏膜下层,无论膀胱膨胀或收缩状态下都无黏膜皱襞,是膀胱肿瘤和结核等病变的好发部位。膀胱三角区肿瘤等病变,易于累及输尿管开口导致肾积水,累及尿道口导致排尿困难。

男性膀胱位于直肠、精囊和输尿管的前方,下方与前列腺邻接;直肠肿瘤向外、向前浸润生长,可直接侵犯累及膀胱,直肠肿瘤外科手术或放射治疗可损伤膀胱。女性膀胱位于子宫的前下方和阴道上部的前方,恰在子宫颈的前方;宫颈癌外生性生长可直接侵犯膀胱,进行子宫尤其宫颈手术或放射治疗也易于损伤膀胱。排空状态下膀胱位于小骨盆腔,在耻骨联合以下水平,充盈状态下可延伸至大骨盆腔超越耻骨联合乃至于延伸至腹腔中。

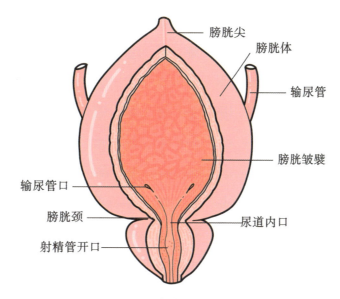

图 1-42 膀胱解剖结构示意

1.4.3.2 膀胱的组织学

膀胱壁自内向外由黏膜层、黏膜下层、肌层和外膜组成（图 1-43）。黏膜有许多的皱襞,膀胱充盈时皱襞减少或消失。黏膜上皮为移行上皮,膀胱空虚时上皮有 8 ~ 10 层细胞,表层细胞大,呈立方形。膀胱充盈时,上皮变薄,仅有 3 ~ 4 层细胞,表层细胞变扁。表层细胞间有广泛的紧密连接和桥粒,可防止尿液渗漏。黏膜下层由胶原纤维和弹性纤维组成。肌层由 3 层平滑肌组成,内为纵行肌,中为环形肌,外为纵行肌。中层平滑肌在尿道口处增厚为内括约肌。外膜在膀胱顶部为纤维膜,其他部分为纤维膜,由疏松结缔组织构成。

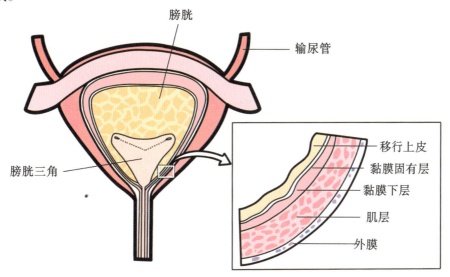

图 1-43 膀胱壁解剖与组织学示意

1.4.3.3 膀胱常见的占位性疾病

1）膀胱癌 指发生于膀胱黏膜上皮的恶性肿瘤,90% 以上是移行细胞癌,其他罕见的病理类型包括鳞癌、腺癌、透明细胞癌、小细胞癌等。膀胱癌是泌尿系统最常见的恶性肿瘤。膀胱癌可发生膀胱的任何部位,但以膀胱三角区和输尿管口常见。根据肿瘤细胞的生长方式,膀胱癌可以分为原位癌、乳头状癌和浸润性癌等类型。原位癌是指肿瘤细胞局限在膀胱黏膜层内,没有向周围组织浸润生长;乳头状癌是指肿瘤细胞呈乳头状生长,可以向膀胱壁层浸润生长;浸润性癌则是指肿瘤细胞向膀胱壁深层浸润生长,并可侵犯膀胱周围组织。

2)膀胱结核　多数继发于肾结核。病变多从输尿管口周围开始,逐渐扩散至其他处。起初为膀胱黏膜充血、水肿,散在的结核结节形成。晚期膀胱广泛纤维化,瘢痕挛缩,形成挛缩膀胱。

3)膀胱乳头状瘤　也称膀胱内翻性乳头状瘤,是一种低级别的乳头状尿路上皮细胞肿瘤。一般由慢性炎症反应刺激导致的局部上皮异常增生所致。病理类型分为小梁型、腺样型和混合型。

1.5 女性生殖道解剖与组织学

女性生殖道是位于盆腔的一套独特的管腔结构,由阴道、子宫和双侧输卵管组成。它也是唯一一套体腔内部(腹膜腔)与体外相通的管道,阴道、子宫颈管、子宫腔和双侧输卵管与腹膜腔具有潜在的通道,正常情况下子宫颈管处于收缩状态,宫颈管内有黏液塞,共同作用关闭这一通道。

1.5.1 阴道解剖与组织学

1.5.1.1 阴道的解剖结构

1)阴道的结构　阴道是连接子宫和外生殖器的厚壁纤维肌肉性管道,具有一定的自主性和不自主性收缩功能,形成女性生殖道的最下方区域。成年女性的阴道长度为 10 ~ 12 cm,女性阴道直径没有具体的明确数值,具有很大的伸展性,平素处于收缩闭合状态,分娩胎儿时直径可扩展至 10 cm 以上。阴道属于性生活器官,月经排出也是通过阴道。阴道穿过生殖膈,大部分在膈上,小部分在膈下,因此分属于盆部和会阴部。

阴道的管腔呈前后扁平状,阴道壁相对较薄,具有极大扩张性的阴道壁由 3 层膜组成:黏膜、中间肌层和外膜纤维组织。阴道壁富有伸展性,上端包绕子宫颈阴道部,下端开口于阴道前庭。阴道内壁存在很多皱襞,若是患有阴道炎,阴道内感染性分泌物不容易清洗干净,所以阴道炎会反复发作。

2)阴道的毗邻关系(图 1-44)　阴道位于真骨盆下部中央,呈上宽下窄的管道,管道共分为 4 个部分:阴道前壁、后壁、左侧壁、右侧壁。前壁长 7 ~ 9 cm,前壁与膀胱和尿道相邻;后壁长 10 ~ 12 cm,后壁与直肠贴近。

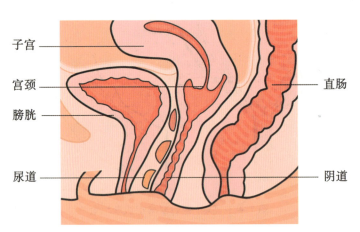

图 1-44　阴道毗邻结构解剖示意

阴道上部前方以膀胱阴道隔与膀胱后面及输尿管终末段相邻,阴道下部前方与尿道后壁间有尿道阴道隔紧密相贴,并与耻骨联合后方邻近。阴道穹以后部最深,其顶部与直肠子宫陷凹相接近,临床上可经后部穿刺引流腹膜腔积液。阴道后壁下部则以直肠阴道隔与直肠壶腹部及会阴中心腱相邻。难产和滞产时,阴道前壁对耻骨弓有一定的压力,长时间受压的膀胱后壁或尿道后壁可能产生压迫性缺血、坏死而导致膀胱瘘管,根据发生部位不同,有膀胱阴道瘘和尿道阴道瘘。膀胱癌侵犯阴道、子宫颈癌侵犯膀胱和阴道都会产生膀胱阴道瘘等。中晚期子宫颈癌蔓延至阴道,并在穿过直肠阴道隔进入直肠时,会产生直肠阴道瘘;子宫颈癌侵犯直肠,进行手术或放射治疗,也可继发直肠阴道瘘。

1.5.1.2 阴道的组织学

阴道壁由黏膜、肌层和外膜构成(图1-45)。

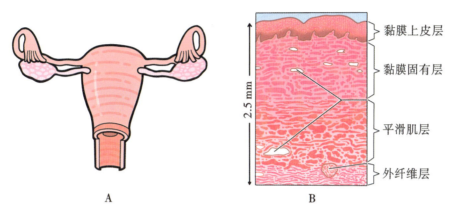

A.阴道壁断面;B.阴道壁黏膜层和肌层组织学。

图1-45 阴道壁组织学示意

1)阴道黏膜 阴道黏膜形成许多横形皱襞,黏膜上皮为较厚的非角化型复层扁平上皮构成柔软的表面,一般情况下表层细胞虽含透明角质颗粒,但不出现角化。阴道上皮的脱落与更新的周期性变化受卵巢激素的影响,雌激素促使阴道上皮增厚,并使细胞合成大量糖原,在月经周期增生晚期阴道上皮最厚。在子宫内膜分泌晚期雌激素水平下降时,阴道上皮细胞脱落明显,上皮变薄。阴道上皮细胞脱落后,细胞内糖原被阴道内的乳酸杆菌分解为乳酸,使阴道分泌物保持酸性,有一定的抗菌作用,防止细菌和其他致病菌的入侵。在每个月经期,大量淋巴细胞和粒细胞侵入固有层,有助于防止月经期间的感染。

绝经后阴道黏膜萎缩,上皮变薄,脱落细胞少,阴道液pH值上升,细菌易繁殖而导致阴道炎。黏膜固有层的浅层是较致密的结缔组织,含有丰富的毛细血管和弹性纤维,深层有丰富的静脉丛。黏膜由非角化的分层鳞状上皮和高度血管化的固有层组成,阴道黏膜下层有大量横向皱襞,在阴道的外部开口附近即阴道口,这些黏膜皱襞投射到腔内,形成一个血管化的膜质屏障,称为处女膜。

2)阴道肌层 阴道肌层有外层和内层平滑肌,肌束呈螺旋状,内层的平滑肌细胞与外纵肌纤维在两层肌层交接处交织成格子状排列,外层由成束的纵向平滑肌细胞组成,与肌层中相应的肌肉细胞连续,其间的结缔组织中弹性纤维较丰富,阴道肌层的这种结构特点使阴道壁易于扩大。阴道外口有骨骼肌构成的环形括约肌,称为尿道阴道括约肌,具有一定自主收缩力,性生活时具有收紧阴道口的作用,也导致阴道口部分变窄。分娩时阴道前壁撕裂,尿道阴道括约肌损伤有可能导致尿失禁。

3)阴道外膜 阴道外膜由富含弹性纤维的致密结缔组织构成。

1.5.2 子宫解剖与组织学

1.5.2.1 子宫的解剖结构

1)子宫的结构(图1-46) 子宫是位于盆腔内的中空性、肌性器官,壁厚腔小,形似倒置的梨,子宫上宽下窄,前后稍扁,成人女性宫体和宫颈的比例是2:1,长度为7~8 cm,宽度为4~5 cm,厚度为2~3 cm,重量在50 g左右,内腔容积大约为5 mL。子宫大体上分为底、体、峡和颈4部,这是人为分部,各部之间没有截然分界线。

子宫底是延展在输卵管侧壁之间的宽阔、弯曲的上部区域。子宫体是子宫中间区域的主要部分,由一层厚厚的平滑肌壁组成,呈前后扁的倒三角形,上部两端与输卵管相连,尖端向下延续为子宫颈管。位于子宫颈上方与子宫体相接较狭窄的区域称为子宫峡部。子宫颈是子宫伸入阴道的狭窄的下半部分。子宫颈内有一条狭窄的通道,称为宫颈管,它在下方与阴道相连。这条管道的上开口是内口,宫颈进入阴道腔的下开口为外口,外口被非角化分层鳞状上皮覆盖。

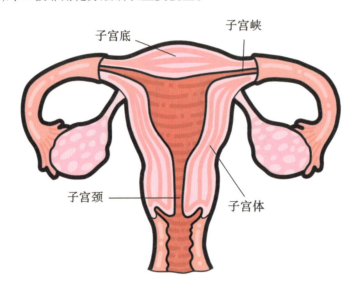

图1-46 子宫大体结构示意

子宫颈含有黏液分泌腺,有助于在外口形成一个厚厚的黏液塞,黏液塞构成一道物理屏障,在非月经期、非排卵期,丰富的黏液塞堵塞处于收缩状态的宫颈管,防止病原体从阴道侵入子宫。黏液塞在排卵前后变得菲薄,以利于精子能够通过并进入子宫,进而与卵子结合形成受精卵。

2)子宫的毗邻关系 正常情况下,子宫在膀胱上表面呈前上斜角,该位置称为子宫前倾。如果子宫位于后上位(该位置会使子宫向直肠方向突出),该位置称为子宫后倾。正常子宫位置为前倾前屈位,其位置随直肠和膀胱的充盈状态和体位不同而变化。人体直立时,子宫底伏于膀胱上,约平小骨盆上口平面,子宫体几乎与地面平行。若由于先天性发育不良,或炎症粘连、肿瘤压迫,子宫可发生病理性前屈、后倾或后屈。子宫前面隔膀胱子宫陷凹与膀胱上面为邻,子宫颈阴道上部的前方借膀胱阴道隔与膀胱底相邻,子宫后面借直肠子宫陷凹及直肠阴道隔与直肠相邻。

子宫依靠数种结构支撑其位置,盆底肌肉将子宫和阴道固定在适当的位置,子宫的圆形韧带保持子宫处于前倾的位置,从子宫外侧延伸,通过腹股沟管而附着于大阴唇。颈横韧带限制子宫的下方运动,从子宫颈和阴道上侧向骨盆壁外侧延伸。子宫骶韧带将子宫的下半部向后连接到骶骨。

1.5.2.2 子宫的组织学

子宫壁由内向外分为黏膜、肌层和浆膜3层结构(图1-47、图1-48)。

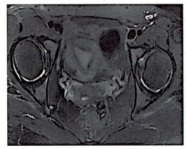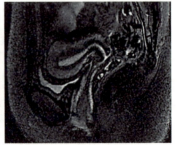

图1-47 子宫壁 MRI 横断面与矢状面组织学示意
显示子宫体自内向外3层结构,中心高信号代表子宫内膜及宫腔内分泌物,中间薄的低信号为子宫肌内层,周围是中等信号的子宫肌外层。

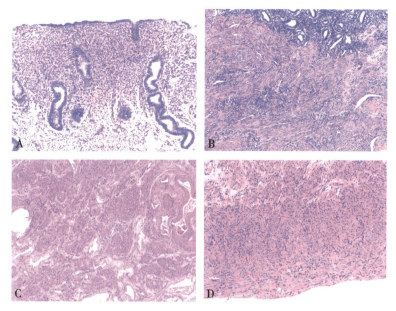

A. 内膜层；B. 黏膜下肌层；C. 浆膜下肌层；D. 浆膜层。

图 1-48　子宫壁组织学示意

1）内层　内层为黏膜，即子宫内膜，随着月经周期而发生增生、脱落的周期变化。子宫内膜是由简单的柱状上皮和底层的固有层组成复杂黏膜。固有层内充满复合管状腺体，在子宫周期内会增大。子宫内膜由两层不同的组织结构组成，较深的一层是基底层，基底层直接与肌层相邻，是一个永久性层，在每次子宫周期中几乎不会发生变化。较浅表的是功能层，从青春期开始在卵泡分泌的雌激素和黄体酮影响下，功能层从基底层开始生长，如果没有受精和着床发生，这层表浅的内膜就会变性失去生命力，随着月经脱落排出体外。

子宫内膜的周期性变化发生在卵巢分泌的雌激素和黄体酮的共同作用下，子宫周期（或月经周期）由子宫内膜 3 个不同的发育阶段组成：月经期、增殖期和分泌期。月经期发生在周期的第 1~5 天，这一阶段的标志是功能层的脱落，并持续到月经出血期间。接下来是增殖期，发生在周期的第 6~14 天，子宫内膜功能层的初始发育与子宫内膜重叠，也是卵泡生长和卵巢分泌雌激素的时间。最后一个阶段是分泌期，发生在周期的第 15~28 天，在分泌期，黄体酮分泌增加导致子宫腺体血管化和发育增加。若这一阶段卵巢排出的次级卵母细胞未受精，黄体就会退化，孕激素水平就会急剧下降；没有黄体酮，功能层脱落，下一个子宫周期从月经期又开始。

2）中层　中层为强厚的肌层，由平滑肌组成。子宫肌层由 3 层相互缠绕的平滑肌形成。在未怀孕的子宫中，肌细胞的长度小于 0.25 mm。在怀孕期间，平滑肌细胞的大小（肥大）和数量（增生）都会增加。在妊娠末期，一些细胞的长度可延长达 20 倍以上，能超过 5 mm。

3）外层　外层为浆膜，即腹膜的脏层。子宫绝大部分的外膜是子宫壁的浆膜，周围与阔韧带连续。

1.5.3　输卵管解剖与组织学

1.5.3.1　输卵管的解剖结构

输卵管是一个细长的肌性通道，左右各一，是子宫两侧对称性的结构，位于阔韧带上缘内。输卵管的直径很小，最细处仅仅 1 mm，长 8~12 cm。输卵管相当于卵巢和子宫的桥梁，它是卵子和精子结合的场所，也是输送受精卵的一个器官。输卵管由子宫向外分为 4 部分：①输卵管子宫部，也称间质部；②输卵管峡部；③输卵管壶腹部；④输卵管漏斗部（图 1-49）。

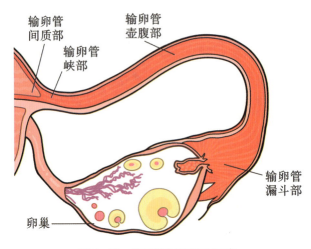

图1-49 输卵管解剖结构示意

1）输卵管子宫部 输卵管子宫部从峡部向内侧延伸,与子宫壁连续,直径最细约1 mm,输卵管子宫口与子宫腔连通。

2）输卵管峡部 输卵管峡部从壶腹向内侧延伸至子宫外侧壁,约占输卵管长度的1/3,短而直,壁厚腔窄,血管分布少,输卵管结扎术多在此施行。

3）输卵管壶腹部 输卵管壶腹部是漏斗内侧的扩张区域,粗而长,壁薄腔大,腔面上有皱襞,血供丰富,行程弯曲,约占输卵管全长的2/3,向外移行为漏斗部。次级卵母细胞受精通常发生在这里,若受精卵未能移入子宫而在输卵管内发育,即成为输卵管妊娠,是异位妊娠的一种,具有破裂大出血风险。

4）输卵管漏斗部 输卵管漏斗部是游离的、漏斗状输卵管末端的膨大部分,向后下弯曲覆盖在卵巢后缘和内侧面。漏斗末端中央有输卵管腹腔口,开口于腹膜腔。卵巢排出的卵子即由此部位进入输卵管。输卵管腹腔口的边缘有许多细长的突起,称为输卵管伞,覆盖在卵巢的表面,以捕获卵巢排出的卵子。

双侧输卵管炎可导致管腔阻塞,引起女性不孕。如输卵管腔狭窄,精子可通过狭窄处使卵子受精,但受精卵不能通过狭窄处进入子宫腔而在输卵管内植入发育,形成输卵管异位妊娠。较少情况下,精子可通过输卵管腹腔口在腹膜腔内使卵子受精,导致腹膜腔植入或卵巢植入,形成腹腔或盆腔异位妊娠。以上各种异位妊娠,以输卵管壶腹部妊娠的发生率最高,输卵管妊娠常引起输卵管破裂大出血而危及孕妇的生命。为了确定输卵管是否通畅,临床上常将生理盐水高压注入子宫腔,测量宫腔内压力是否下降,以判断输卵管的通畅性;或将碘造影剂注入子宫腔和输卵管内直接X线照相进行输卵管造影,以助诊断。

在数字减影血管造影（DSA）下行输卵管再通术,可用于扩张输卵管狭窄部,使其通畅,以治疗女性继发性不孕。

1.5.3.2 输卵管的组织学

输卵管壁由黏膜、肌层和浆膜3层组织结构组成（图1-50）。

1）黏膜 黏膜由纤毛柱状上皮和一层乳晕结缔组织组成。黏膜形成线状皱褶,从而减小了管腔的大小。排卵后,漏斗和壶腹两处上皮细胞顶端表面的纤毛开始向子宫方向搏动。这种搏动会在输卵管腔内的液体中引起轻微的电流,将排卵后的卵母细胞吸入输卵管,并向子宫移动。

2）肌层 肌层由内环层和外纵层平滑肌细胞组成。随着输卵管靠近子宫外侧壁,肌层的相对厚度逐渐增加。肌层的一些蠕动性收缩帮助推动次级卵母细胞,若发生受精,则称为前胚胎,通过输卵管进入子宫,着床而开始发育生长形成胎儿。

3）浆膜 浆膜是覆盖在输卵管上的外浆膜。

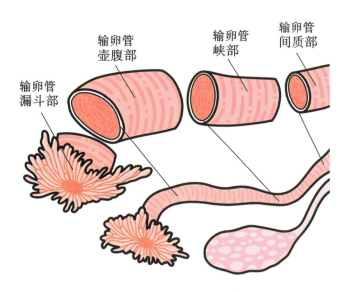

图 1-50 输卵管断面组织学示意

参考文献

［1］ AIKAWA M,LIBBY P. Atherosclerotic plaque inflammation:the final frontier? ［J］. Canadian Journal of Cardiology,2004,20(6):631-634.

［2］ BARGER A C,BEEUWKES R 3rd,LAINEY L L,et al. Hypothesis:vasa vasorum and neovascularization of human coronary arteries. A possible role in the pathophysiology of atherosclerosis［J］. The New England Journal of Medicine,1984,310(3):175-177.

［3］ JANICKI J S,WEBER K T. The pericardium and ventricular interaction,distensibility,and function［J］. The American Journal of Physiology,1980,238(4):H494-H503.

［4］ RAUDVERE U,KOLBERG L,KUZMIN I,et al. G:Profiler:a web server for functional enrichment analysis and conversions of gene lists (2019 update)［J］. Nucleic Acids Research,2019,47(W1):W191-W198.

［5］ WEBER K T,BRILLA C G. Pathological hypertrophy and cardiac interstitium. Fibrosis and renin-angiotensin-aldosterone system［J］. Circulation,1991,83(6):1849-1865.

［6］ 尤弗莱克尔. 血管解剖学图谱:血管造影方法:第 2 版［M］. 陶晓峰,董生,董伟华,主译. 天津:天津科技翻译出版公司,2009.

［7］ STANDRING S. Gray's anatomy:40th edition［M］. London:Elsevier Health Sciences UK,2008.

［8］ 葛均波,徐永健. 内科学［M］. 8 版. 北京:人民卫生出版社,2015.

［9］ 希门尼斯. 肺部高分辨率 CT:第 2 版［M］. 赵绍宏,聂永康,主译. 北京:人民卫生出版社,2019.

［10］ 李继承,曾园山. 组织学与胚胎学［M］. 9 版. 北京:人民卫生出版社,2018.

［11］ 李臣鸿. 人体解剖学［M］. 北京:化学工业出版社,2005.

［12］ 刘树伟. 李瑞锡. 协和呼吸病学［M］. 北京:人民卫生出版社,2013.

［13］ 刘树伟,李瑞锡. 局部解剖学［M］. 8 版. 北京:人民卫生出版社,2013.

［14］ 王吉甫. 胃肠外科学［M］. 北京:人民卫生出版社,2000.

［15］ BLUMGART L H. 肝胆胰外科学:第 4 版［M］. 黄洁夫,主译. 北京:人民卫生出版社,2010.

［16］ 陈星荣,沈天真,段承祥,等. 全身 CT 和 MRI ［M］. 上海:上海医科大学出版社,1994.

［17］ 成令忠,钟翠平,蔡文琴. 现代组织学［M］. 上海:上海科学技术文献出版社,2003.

［18］ 高英茂.组织学与胚胎学［M］.北京:人民卫生出版社,2005.

［19］ 韩新巍,吴刚,李永东,等.X线下梨状隐窝下极位置测量及其临床意义［J］.中国临床解剖学杂志,2005,23(6):583-585.

［20］ 韩新巍,吴刚,马南,等.放射性胸腔胃-气道瘘的影像学诊断与介入治疗［J］.医学影像学杂志,2003,13(7):471-474.

［21］ 韩新巍,吴刚,臧卫东,等.喉咽、食管入口的解剖学观测及其临床意义［J］.解剖学杂志,2005,28(6):709-710.

［22］ 孔维佳,周梁.耳鼻咽喉头颈外科学［M］.3版.北京:人民卫生出版社,2015.

［23］ 韩新巍.气道病变介入治疗与研究进展［M］.郑州:郑州大学出版社,2017.

［24］ 朱香亭,胡小丽,高雨仁,等.国人气管、支气管、肺段支气管长度、矢径、横径、直径的测量及典型相关和回归分析［J］.解剖学报,1989,20(4):342-349.

［25］ 石玉秀.组织学与胚胎学［M］.3版.北京:高等教育出版社,2018:180.

［26］ 崔慧先,李瑞锡.局部解剖学［M］.9版.北京:人民卫生出版社,2018:138-139.

［27］ 郭应禄,董诚,周四维.输尿管外科学［M］.北京:北京大学医学出版社,2010.

［28］ WEIN A J.坎贝尔-沃尔什泌尿外科学:第9版［M］.郭应禄,周利群,主译.北京:北京大学医学出版社,2009.

［29］ 邹锦慧,王向东,夏青,等.人体解剖学与组织胚胎学［M］.北京:高等教育出版社,2019.

［30］ 金奎龙,崔尚允,池亨根.肾盂肾盏的形态观察［J］.延边医学院学报,1982,5(2):27-32.

［31］ 李和,李继承.组织学与胚胎学［M］.3版.北京:人民卫生出版社,2015.

［32］ 丁文龙,刘学政.系统解剖学［M］.9版.北京:人民卫生出版社,2018.

［33］ MCKINLEY M P,O'LOUGHLIN V D,PENNEFATHER-O'BRIEN E E,et al.人体解剖学:英文改编版［M］.刘学政,改编.北京:科学出版社,2019:232-251.

［34］ 王怀经,张绍祥.局部解剖学［M］.2版.北京:人民卫生出版社,2010:234-237.

经典的生理腔道内镜活检术

良恶性肿瘤、占位性病变、变性类疾病和一些特殊炎症等疾病的诊断有赖于组织病理学检查,活检术以切开、切除、切割、钳夹、抽吸、刷检等方式获得病变组织块或细胞,既可用于诊断疾病、制订治疗方案,还可评估疾病预后、总结诊治经验和评价疗效等。此外,通过活检肿瘤组织的靶向基因检测还能够帮助临床医师寻找肿瘤的精准靶点,以达到高效靶向治疗。

随着腔镜技术和器械、配件的发展,获得生理腔道病变活检组织(如食管、胃肠道、胆管、胰管、呼吸道、泌尿道、女性生殖道等)的技术已在临床得到广泛应用。近年来,消化道内镜的活检诊断技术发展最为迅速,在消化系统以及周边脏器疾病诊断和治疗中发挥了重要作用。本章以消化道内镜为例,介绍生理腔道的各种内镜活检技术。

2.1　内镜直视下组织活检术

对于起源于消化道管壁的病变,尤其是消化道黏膜层病变,内镜直视下活检取得组织标本和病理学检查已成为疾病诊断的"金标准"。内镜下活检术是通过内镜引入活检钳或毛刷,并在内镜直视下夹取或刷取,取得病变活体组织的一种检查方法。消化内镜检查是发现消化道疾病的重要手段,内镜下肉眼形态判断与疾病本质往往存在不一致性,需要留取活组织进行病理学检查、免疫组化、基因检测等才能确诊。内镜下活检方法的选择取决于病变的部位、性质、深度以及活检的目的等诸多因素。本部分对临床常用的消化道内镜直视下活检方式进行介绍。

2.1.1　常规内镜下钳夹组织活检术

1)内镜进入腔道病变的核心区域　常规的内镜下组织活检,是应用活检钳钳取组织块用于病理诊断,是目前最为广泛使用的消化道内镜直视下的活检方式,该方法简单、方便、准确、价格低廉。当内镜检查中发现可疑病灶时(中晚期病变往往腔道狭窄,或腔道内占位),内镜到达病变的核心区域,通过内镜的器械管道送入活检钳,在内镜直视引导下钳取病变活体组织块进行病理学诊断,以确定病变的性质和指导制订科学的诊疗方案。

2)内镜直视下夹取活体组织　内镜下钳夹活检操作,在内镜到达生理腔道病变节段,全面观察了解病变形态和范围后,活检钳经内镜的器械管道进入消化道内,活检钳头端伸出器械管道出口,在内镜直视下对病变部位的活体组织进行钳夹活检,内镜直视下活检要避开病变伴有的坏死区坏死组织、出血区陈旧凝血块、感染区的分泌物堆积等,一般要在病变的不同部位夹取多块组织,以保证活检病变的成功率和病理学检查的成功率。

3)取得病理组织块的判断　钳夹活检取得的组织块一般如小米粒大小,用注射器上的细针挑出来肉眼看外观呈鱼肉样,置入标本固定瓶液体内不碎裂,为肿瘤或占位病变的实体成活组织,取材成功。若外观呈紫褐色,置于标本瓶液体内略为晃动易于碎裂,可能为凝血块,或凝血块与坏死分泌物的混合物,取材失败,需再次钳夹活检。若颜色污浊、混杂,置于标本瓶液体内易于碎裂,多为坏死物或坏死物与炎症反应分泌物的混合物,需要再次钳夹活检。

4）常见活检钳的类别　根据临床取材需要,活检钳主要分类有:标准活检钳、椭圆形活检钳、鳄口侧转活检钳和带针活检钳等(图2-1)。不同钳头的形状、取材、大小不同,适合用于取材不同部位的组织。针对不同的病变性质和形状,选择合适的活检钳及活检部位。例如,对于溃疡性病变,应在边缘黏膜隆起处活检,避开坏死组织和易于出血区域。

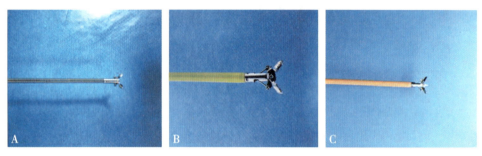

A. 杯口活检钳;B. 鳄齿活检钳;C. 带针活检钳。

图2-1　常用活检钳

2.1.2　内镜下深挖组织活检术

对于弥漫性腔道管壁增厚的病变,例如胃部 Borrmann Ⅳ型胃癌、淋巴瘤、嗜酸性胃肠炎等,常规活检可能难以取到深处病变的实体组织,阳性率低。深挖活检采用活检钳钳取夹破黏膜层后,在原活检部位逐步凿洞深挖,以获取更深的黏膜下层病变组织,该活检方式增加活检深度和取材组织量,可显著提高活检阳性率。近年来,随着超声内镜技术的发展,可通过超声引导在病变处表面切开黏膜后,逐层钳取不同深度的病变组织。深挖活检技术简单易行、技术要求不高,各级医院都可以开展应用。需要注意的是,与常规活检技术相比,深挖活检取材较深大,活检后易出血;取材过程中也需注意避免取材过深,防止腔道管壁穿孔的发生。

2.1.3　内镜下大块组织活检术

大块组织活检技术包括圈套器直接切除黏膜及相关表浅组织,以及由其发展而来的内镜黏膜切除术(endoscopic mucosal resection,EMR)。该方法能够获得或切除大片浅表黏膜病变,既可获得充足活检组织实现准确病理学诊断,又能够达到治疗表浅类疾病的目的。与常规活检和深挖活检不同,大块组织活检不仅获取组织面积较大,而且能够获得充足的黏膜及黏膜下层的组织。此外,这一方法还在可以获得最终病理组织的同时,对较小病变如原位癌、早期癌进行完整性、根治性切除。该方法对内镜操作医师有一定的技术要求,创面较大,有发生出血、穿孔等并发症的风险,故要求医师需具备必要的应急救治技术。

2.1.4　内镜下病变整块切除术

内镜下病变整块切除术就是内镜黏膜下剥离术(endoscopic submucosal dissection,ESD),是在 EMR 的基础上发展而来的新技术,近年来广泛应用于消化道黏膜下肿瘤、大息肉和早期消化道癌及癌前病变的治疗。通过 ESD 实现的整块病变的完整切除可用于病理评估,以明确浅表肿瘤的分期并指导进一步治疗策略,这不仅是技术上的创新,更是一种观念上的更新。

对于早期消化道癌,内镜下的多部位多块常规活检不可避免会造成黏膜损伤和医源性溃疡,后续产生的局部炎症和纤维化也势必影响内镜下治疗。此外,单纯组织活检获得的标本进行病理评估具有一定的漏诊或误诊率,存在诊断不足的问题。ESD 切除病变,在获得完整病变组织的同时进行精准病理评估分期,已成为目前早期消化道癌的最常用治疗方法和策略。该技术具有出血、穿孔等严重并发症风险,对内镜检查者的水平要求极高,需严格把握手术适应证,还需具备并发症的救治技术。

2.2　超声内镜引导下组织穿刺活检术

超声内镜检查术（endoscopic ultrasonography，EUS）是内镜和超声成像结合而成的一种全新的影像检查技术。近年来，EUS 在消化系统疾病诊断和治疗中得到广泛应用，技术日臻完善。

超声内镜引导细针穿刺抽吸术（EUS-FNA）和超声内镜引导细针穿刺活检术（EUS-FNB）是在超声内镜的引导下经消化道管壁对病变部位进行细针穿刺获取细胞、组织或者体液标本，从而获得细胞学和/或病理学等诊断的检查方法。超声内镜引导下的穿刺技术具有划时代的意义，不仅可以实现消化道管壁病变的穿刺，还可扩展至消化道管壁外疾病的诊治。超声内镜引导可以实时观察穿刺针的轨迹，保证了穿刺过程的安全性与准确性，已广泛应用于胃肠道黏膜下肿瘤、纵隔占位、腹腔和盆腔占位、胰腺及腹膜后占位、肝胆占位、肾上腺占位等疾病的病理诊断。

2.2.1　细针穿刺活检消化道管壁病变

超声内镜下，消化道管壁通常呈 5 层结构，相当于黏膜、黏膜肌层、黏膜下层、固有肌层和浆膜/外膜。EUS 是鉴别消化道管壁内病变与腔外压迫最准确的影像诊断手段。

起源于消化道管壁的上皮下占位性病变病因较复杂，普通活检取材表浅，诊断困难，大块活检等虽能取得较深组织，但是并发症发生率高，难以广泛应用。只有一小部分起源于消化道管壁的病变，EUS 具有特征性改变，如脂肪瘤；而大部分病变则无法仅通过 EUS 准确判断病理类型，如间质瘤、平滑肌瘤、纤维瘤、神经鞘瘤等。当需要明确这部分消化道管壁病变的病理时，传统方法需要外科切除才能获取组织进行病理检查，目前，EUS-FNA、EUS-FNB 已成为临床常用方法。超声内镜引导下的消化道管壁病变实时穿刺不仅可准确定位病变组织，提高诊断阳性率，还可方便地取到任一层次的组织，同时还能够避开大血管，提高穿刺活检的安全性（图 2-2）。

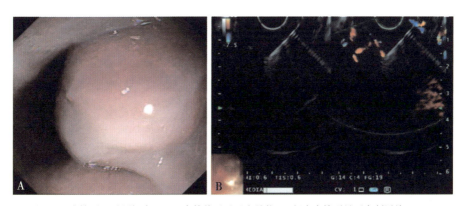

A. 内镜下显示距门齿 35 cm 食管偏后壁巨大肿物；B. 超声内镜引导下穿刺活检。
图 2-2　食管巨大黏膜下神经鞘瘤超声内镜引导下穿刺活检

由于消化道管壁病变存在较大异质性，EUS-FNA/FNB 取材组织较少，因此往往通过 EUS-FNA 细胞病理诊断较难，特别是良性病变或者高分化病变，往往无法通过单个的细胞形态得出确切诊断。

2.2.2　细针穿刺活检消化道管壁外病变

近 20 年，超声内镜及其细针穿刺活检术成为内镜领域的最大进展之一。线阵 EUS 的超声图像与镜身长轴平行，使得胃肠道及其邻近器官的病变显示更清晰，更容易进行穿刺，以便于获得胃肠道管壁外病变的组织样本。同时，EUS 具备的彩色血流显示功能使其对血管和血流具有较高敏感性，穿刺过程中能够有效避开血管及心脏等重要结构的损伤，降低出血等并发症发生率。

世界范围内，超声内镜引导下的穿刺活检技术发展迅猛，广泛应用于临床疾病尤其是胰腺疾病的诊断中。EUS 是目前胰腺占位最敏感的检查技术，也是胰腺癌分级诊疗的最准确方法之一（图 2-3）。此外,EUS引导穿刺还可用于消化道管壁外肿大淋巴结以及不明原因包块的穿刺活检,所以在肿瘤的鉴别诊断和肿瘤分期中也具有重要作用。

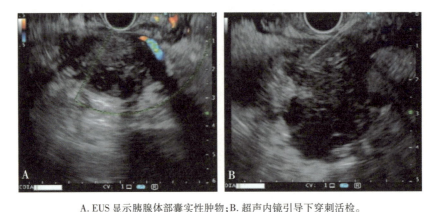

A. EUS显示胰腺体部囊实性肿物;B. 超声内镜引导下穿刺活检。

图2-3　胰腺体部囊实性病变超声内镜引导下穿刺活检(病理提示胰腺导管腺癌)

2.3 内镜下细胞刷取活检术

内镜下细胞刷取活检术是在内镜下用细胞毛刷在病灶表面反复刷取获得病变细胞的检查方法,主要包括消化道疾病内镜直视下细胞刷取活检术以及十二指肠镜下胆管、胰管疾病的X线造影引导下细胞刷取术。细胞刷取活检术可在较大范围内刷取病灶黏膜细胞,尤其是溃疡面、出血灶及活检后创面的细胞,与活检病理学检查互为补充,可降低漏诊率,对疾病诊断特别是肿瘤初筛亦有较大价值。当前,随着内镜下常规活检技术和器械的发展及超细内镜的临床广泛应用,消化道病变的内镜下细胞刷取活检术已经逐步被各种内镜下组织块活检技术取代。

2.3.1 消化道细胞刷取术

经过内镜的器械通道将细胞刷送至消化道管壁病变表面,轻轻反复刷拭,同时捻转细胞刷,使刷头各面尽可能多地刷取细胞。刷取完毕,抽拉细胞刷至内镜头端的活检通道出口处,随内镜一起退出。将刷头于载玻片上涂片,固定后及时送病理细胞学检查。消化道疾病的细胞刷取术操作简单,创伤更小,但是获取的组织浅表,量少,并且对病理专家的技术和水平要求高,目前临床应用较少,通常用于真菌性食管炎的诊断(图2-4)以及管腔明显狭窄病变的取材活检。

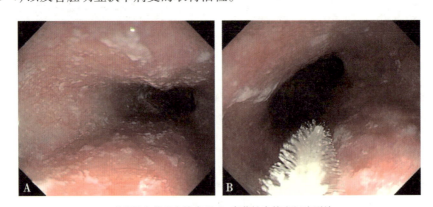

A. 真菌性食管炎内镜表现;B. 真菌性食管炎细胞刷检。

图2-4　真菌性食管炎细胞刷取术

2.3.2　胆管细胞刷取术

胆管严重狭窄影响胆汁排出,患者表现为梗阻性黄疸和肝功能损伤,常需要行胆管引流消除黄疸。引流技术有介入放射学经皮经肝穿刺胆管造影和胆管置管引流术,以及经内镜逆行胰胆管造影术(endoscopic retrograde cholangiopancreatography,ERCP)下的鼻胆管引流术。胆管造影和引流既可以消除黄疸,也可以明确胆管阻塞的诊断。

由于胆管解剖的特殊性,胆管疾病取材困难,影像学检查诊断胆管狭窄阻塞容易,但往往无法准确鉴别狭窄、阻塞是良性还是恶性病变,影响胆管阻塞性疾病科学治疗方法的选择。ERCP的胆管细胞刷取术是临床最常用的胆管病变活检术,是胆管狭窄诊断的常规操作,操作简单,并发症少。刷取前,常规行十二指肠镜逆行胰胆管造影,显示胆管狭窄的部位和程度,置入导丝,沿着导丝推入细胞刷的外套管,经外套管置入细胞刷,快速反复在胆管狭窄病变处刷取,后将细胞刷退至外套管内一起退出体外,将刷取细胞涂在载玻片上固定后送病理(图2-5)。经ERCP的胆管细胞刷检查可刷取肝外胆管病变黏膜上皮和病变脱落细胞进行细胞学检查,但对肝内胆管狭窄阻塞性病变刷取活检的操作难度较大。

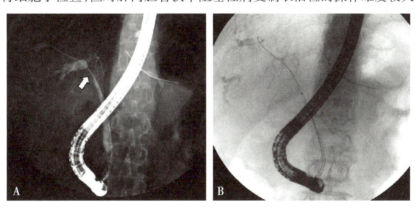

A. ERCP 显示右肝管狭窄（白色箭头）;B. ERCP 下导丝引导细胞刷取术。

图2-5　右肝管狭窄行 ERCP 细胞刷取术

2.4　硬式内镜活检术

根据内镜的构造特点,内镜分为软式内镜和硬式内镜,软式内镜有胃镜、结肠镜等,硬式内镜包括胸腔镜、腹腔镜、关节镜等。硬式内镜的镜身主体不可弯曲和扭转,进入人体的深度和距离都远远低于软式内镜。与软式内镜具备操作孔道不同,硬式内镜没有操作孔道,无法通过操作孔道进入器械进行人体内病变的活检。硬式内镜对人体内病变进行活检时,需要通过另外的切口进入体腔内,在硬式内镜的监视和配合下完成手术操作。

硬式内镜在生理腔道疾病活检中应用不多,在此不做过多描述。

参考文献

［1］　FACCIORUSSO A,CRINÒ S F,RAMAI D,et al. Comparison between endoscopic ultrasound-guided fine-needle biopsy and bite-on-bite jumbo biopsy for sampling of subepithelial lesions［J］. Dig Liver Dis,2022,54(5):676-683.

［2］　ZAKARIA A,AL-SHARE B,KLAPMAN J B,et al. The role of endoscopic ultrasonography in the diagnosis and staging of pancreatic cancer［J］. Cancers,2022,14(6):1373.

［3］　HILBURN C F,PITMAN M B. The cytomorphologic and molecular assessment of bile duct brushing specimens［J］. Surg Pathol Clin,2022,15(3):469-478.

3 介入放射学活检术

放射学或放射诊断学的概念,中国与欧美如英、美等发达国家有所不同。欧美国家医院内的放射科不仅包含普通放射技术、CT、MRI 和介入放射学,还涵盖超声、核医学,甚至放射治疗,每年 3 月在奥地利维也纳举办的欧洲放射年会和 11 月在美国芝加哥举办的北美放射学年会这两大世界性放射学学术盛会,都是涵盖前述 7 大医学影像技术门类。我国为了全部包含这 7 类技术,在放射诊断学的基础又延伸出了医学影像学的概念。

新中国成立后,国家级或省级医院里开始引进普通放射设备,这包括放射诊断和放射治疗,当时的诊断技术仅有 X 线透视和摄片,以后有了透视+点片的 X 线造影如口服钡剂上消化道和全消化道造影、口服碘剂胆囊造影和静脉注射碘剂肾盂输尿管造影,经肛门插管钡灌肠结直肠造影,经鼻腔插管支气管造影,经阴道子宫插管子宫输卵管造影,经皮穿刺椎管造影,经皮经颅骨穿刺脑室造影,经皮经肝穿刺胆管管造影和经皮穿刺颈总动脉脑动脉造影等。

20 世纪六七十年代由于治疗的特殊性,全国的放射治疗都从放射科剥离出去,组建成放射治疗科(简称"放疗科")。改革开放以后,放射科陆续引进了 CT、MRI 和介入技术,有不少医院在引进 CT 和 MRI 之初就设立了独立于放射科之外的 CT 室(科)和磁共振室(科),但是超声和核医学引入中国几乎全部都是自成体系,建立了独立的超声科与核医学科,在中华医学会也像放射学分会一样有独立的二级分会——超声医学分会和核医学分会。中国医师协会、中国研究型医院协会、中国医院协会、中国医学健康保健促进会、中国白求恩精神研究会、中国医药教育协会和中国抗癌协会等全国性医学学术团体,都先后成立了介入医学的全国分会。迄今,全国已经有 22 个省份的医学会,先后成立了介入医学分会。

介入放射学技术在欧美国家是包括 X 线、超声、MRI,乃至正电子发射计算机断层摄影(PET-CT)等各种影像技术导向下的诊断与治疗性操作,而在我国多数是指 X 线影像如 DSA 和 CT 导向下操作,而超声导向的诊疗操作称为超声介入或超声微创,MRI 导向称为 MRI 微创。学科之间还有普外科、血管外科乃至神经外科把血管性介入治疗技术称为腔内治疗等。

3.1 影像导向下经皮穿刺切割活检术

临床医学在未实现人体结构和器官的影像成像技术以前,一切诊疗性操作都需在医师的双眼直视下完成。皮肤表面与五官的病变可以在直视下进行诊疗操作,而深部组织和内脏器官必须切开暴露才能直视进行诊疗操作。这就是今天听起来令人不寒而栗的切开活检、切除活检、剖胸探查、剖腹探查等创伤性操作。

3.1.1 常用的影像导向技术

1895 年,德国物理学家伦琴发现了 X 线,发明了人体 X 线成像技术,由此不仅使西方医治疾病从祈祷和忏悔的神学走向了现代医学,更是改变了人类的文明进程。

计算机技术的高速发展和推广应用,带来了医学成像技术飞速发展,由普通 X 线重叠投影成像,发展出来 CT,进而发展出多排 CT、容积扫描螺旋 CT;超声回波成像(US)也从一维的线性超声(A 超),发展出来二维的切面超声成像(B超),进而发展出能够显示血流的彩色多普勒功能成像(彩超);利用不同组织间分子,尤其是利用水分子在磁场内的振动与弛豫特性发明了MRI,其磁场强度已从0.1特斯拉(T),发展至0.3 T、1.0 T、1.5 T、3.0 T乃至7.0 T;利用不同核素(同位素)显影成像发明了单光子发射计算机体层摄影成像(SPECT)、正电子发射体层摄影(PET);进入21世纪,逐渐开发进入市场的还有两种或多种成像参数融合为一体的多种功能成像技术,如PET-US和PET-MRI等。

现代医学可以利用各种医学影像技术导向,进行经皮穿刺深部组织和内脏器官完成诊疗操作,最常用的技术有影像导向下经皮穿刺活检术。介入放射学以针穿刺取得病理组织块,替代外科学以刀切开或切除取得病理组织块,既提高了活检的精准度,又极大地降低了活检过程中的创伤。导向穿刺的影像学技术有X线透视引导、US引导、CT引导、平板CT引导和MRI引导,不同影像学导向下的穿刺活检,各有优缺点。

3.1.1.1 普通X线影像导向技术

这是20世纪70—80年代,CT和B超技术未被广泛引入医院时使用的传统影像导向穿刺技术。由于普通X线透视和摄片都是人体多种结构的重叠影像,其密度分辨率和空间分辨率均不高,只适应于自然对比成像条件良好的肺部和骨骼区域病变,而自然对比成像条件差的颅脑、躯体软组织、纵隔、腹、盆腔脏器等软组织,无论正常组织还是病变,因缺乏清晰显像,无法进行准确导向穿刺。

普通X线影像导向技术一般是参照X线正侧位图像,在透视监测下定位穿刺。普通的X线透视机,即便胃肠造影机,其球管和影像探测器,不能环绕患者身体长轴做旋转运动,只能在一个方向或平面上指导穿刺,无法在患者保持体位不动的情况下,分别进行正侧位透视监测穿刺方向和部位,故而只能进行较大体积的病变穿刺定位活检。随着超声、CT等现代影像导向技术的应用,普通X线透视导向穿刺活检,已经退出临床。

现代DSA的图像融合技术使透视的实时显影与现代的平板CT立体导向结合一起,实现了穿刺三维精准导向与全程操作实时监测的有机结合,极大地提高了穿刺成功率。

3.1.1.2 超声影像导向技术

超声成像是根据超声探头发射声波投射到不同的组织和器官后,一部分声波被吸收,一部分反射回到探头被探测到的回波的质和量而成像的。切面超声图像上强回声的组织图像发白发亮,低回声的组织图像发暗,无回声的液体组织漆黑一片,充气的肺与骨骼全回声亮如闪电无法观看。由此,超声成像对液体和囊性脏器(胆囊与膀胱)内病变具有确诊的特异征象。利用彩色多普勒还能探查血流显示成活组织特别是肿瘤组织,显示血管,通过血流频谱判断血流方向与速度,分辨识别动脉或静脉血管。

超声实时成像、动态成像、实时追踪呼吸引起的位移变化,可在患者床边操作,方便灵活,是除含气组织(如肺部)和骨骼病变,或被含气结构和骨骼结构隔断的病变以外,无须软组织实质脏器导向穿刺的良好选择,尤其适用于表浅器官如甲状腺和乳腺病变导向穿刺活检。

选择皮肤穿刺进针点、进针通道和病变的穿刺活检目标靶点,并测量进针深度,根据已有的CT或MRI图像所显示脏器与病变的空间解剖关系,避开气体、含气结构和骨骼,选择患者舒适的体位(平卧最佳),以体壁最薄(超声图像衰竭最少)、最短的穿刺路径(易于监测),并经超声检查再次验证在皮肤上做好穿刺进针点标记。

皮肤进针点区域消毒、铺巾、局部麻醉后,进行导向穿刺操作。可徒手穿刺操作,也可在一体化或连接一起的超声探头穿刺架辅助下穿刺操作。

3.1.1.3 CT影像导向技术

随着容积扫描技术的多排螺旋CT(MSCT)在临床普及应用,MSCT导向穿刺已经成为除人工金属假体(骨折的内固定钢板、钢针、人工关节等)植入区域以外,全身各个部位、各个脏器、各种病变都可以精确定位的理想影像技术。CT扫描野之内的X线具有较大辐射作用,MSCT导向穿刺操作还不适用于实时扫描监测,因此,穿刺前的定位扫描与穿刺操作和穿刺后的再定位监测扫描,需保证呼吸幅度和吸气或呼气时相尽可能一致,才能保持穿刺的进针点、进针通道和穿刺靶点尽可能位于扫描的相同平面,这就要求穿刺前需训练患者呼吸,达到扫描、穿刺、定位时都处于一样呼吸幅度(一般选择平静吸气后屏气)的同一呼吸时相,以避免定位扫描后,使本来处于同一平面的皮肤进针点与病灶靶点,由于呼吸幅度不一致造成进针点与靶点分别居于不同层面的位移偏差。

1)定位扫描　根据原有 CT、MRI 图像显示的病灶、病灶所在器官与体壁皮肤肌肉、其间血管和空腔脏器等结构的空间关系,设计好皮肤穿刺进针点、穿刺针进针方向与进针通路、穿刺目标靶点和活检区域;摆放患者体位尽可能在舒适的平卧位,若患者身体条件允许可以适当调整体位(比如倾斜、侧卧等),以尽量满足水平(180°)、垂直(90°)或45°的进针角度,这几个特殊角度是徒手操作穿刺易于掌控的角度。

2)选择穿刺进针点、进针通道并测量进针深度　沿患者身体长轴以预定皮肤穿刺点的纵轴线和横断面为中心固定金属丝标记,其标记金属丝可以是单根,也可以是相互平行的多根,事先固定成栅栏状。以穿刺平面为中心,吸气后屏气进行 50～100 mm 厚度的容积扫描,以病灶最大直径区域 5～10 mm 的近体壁边缘为穿刺靶点,以靶点为中心围绕体表选择理想皮肤穿刺进针点,使进针通路即进针点与靶点的连线上避开骨骼、血管、神经等不易穿刺或易于损伤的组织或器官。测量进针通路的深度和角度,并标记建立穿刺对照(导引)图。

3)穿刺操作　皮肤穿刺点消毒、铺无菌巾、局部麻醉后,经皮破皮并穿刺,先穿刺贯通体壁皮肤和肌肉等软组织。控制呼吸后以穿刺针为中心容积扫描,判断穿刺针走向是否朝向靶点无误。嘱患者吸气后屏气,快速穿刺进针达到靶点的预定深度,再次扫描监测穿刺针是否已经达到病灶的靶点区域内。若穿刺针的针头已经达到病灶靶点,依据活检针前端活检槽的长度(常规 10～20 mm),再进针 10～20 mm 达到病变内,即可扣动弹枪快速切割组织活检。拔出活检枪,检查活检槽内如果有鱼肉样、长 5～10～15～20 mm 的圆柱或半圆柱样组织块,即为穿刺活检取材成功。

4)扫描监测　穿刺活检的关键就是穿刺到位,命中靶点和靶区,成功取得病理组织块。成功的关键就是 CT 扫描定位、定位、再定位,确保穿刺针的头端到达靶点进入病灶的成活组织区。穿刺前扫描定位确定进针点与靶点,穿刺进入体壁软组织后扫描定位是判断穿刺进针大体方向直达靶点有无偏差,穿刺达到靶点后扫描定位是确定是否穿刺命中靶区组织。穿刺取材后扫描是判断有无穿刺后出血、气胸等并发症,以便及时处理,防止意外。

3.1.1.4　平板 CT 影像导向技术

平板 CT 也称 C 臂 CT 或锥形束 CT,是在数字减影血管造影(DSA)旋转造影、数字化图像采集的基础上开发出来的计算机断层成像技术。几乎各个具有平板 CT 成像技术的 DSA 设备,都具有穿刺导向、三维立体导向定位、激光束导向穿刺和动态实时成像(X 线透视)监测穿刺进针等功能。实现了一机多能、血管性介入技术(如血管造影、栓塞、内支架置入等)和非血管介入技术(穿刺活检、消融、引流等)一体化、同台完成操作,也实现了血管造影与 CT 成像的融合成像、组织灌注成像等功能性成像。

多功能 DSA 的 C 臂周围具有巨大的操作空间,方便医护人员近台徒手操作,这是孔径式的 CT 和 MRI 不具备的优势,美中不足的是平板 CT 的密度分辨率与 MSCT 相比还不够高,密度差较小的病变尚难以识别。

1)定位扫描　根据 CT、MRI 图像所显示病灶与所在器官和体壁皮肤肌肉的空间关系,在保持平静吸气后闭气的同一呼吸幅度状态下,旋转扫描获取病灶区域平板 CT 图像,避开骨骼、血管等结构勾画靶点和皮肤进针点,设备软件会自动规划进针路径、计算相关参数,以激光束和靶环靶心标记实时显影指导穿刺。

2)穿刺操作　皮肤穿刺点局部麻醉、消毒、铺巾后,调整 DSA 设备 C 臂位置与角度,使穿刺定位的靶点恰位于靶环中心点,此时的激光束在患者皮肤的投影点就是穿刺进针点、激光束投射方向就是穿刺针进针走向。先用尖刀片破皮后经皮穿刺贯通体壁皮肤肌肉软组织,松开穿刺针,观察针体走向是否与激光束一致,若不一致,适当后退穿刺针调整方向再次穿刺进针达到方向一致。嘱咐患者同一呼吸幅度吸气后屏气,快速进针达到预定的靶点深度,平板 CT 扫描监测穿刺针达到病灶区域后,即可操作弹枪切割组织活检。

必要时重复穿刺活检操作,取得满意组织块;也可使用同轴穿刺套装针,先以外套针经皮肤到病灶靶区建立通路,活检针可以经此通路,适当调整深度、角度,重复进行切割活检,提高操作时效与准确性,避免反复经皮穿刺、脏器包膜多个针孔、脏器内多个针道造成的损伤。

完成穿刺取材后,进行平板 CT 再次扫描判断有无穿刺后出血、气胸等并发症。

3.1.1.5 MRI 影像导向技术

MRI 具有强大的软组织分辨率和任意切面同质化成像的优点,对病灶,尤其微小病灶的精准定位是其优点,但是需要非磁性材料的穿刺针和磁共振兼容的辅助设备如心电监护仪等,后者价格昂贵是其缺点。另外,普通 MRI 设备无论扫描定位、扫描监测穿刺,或穿刺后复查扫描,每一次扫描的时间都需要数分钟乃至十几分钟,操作时间较长。

随着一代又一代新型 MRI 问世,扫描速度的加速,磁体孔径的加大,每一个县级医院 MRI 设备的普及,MRI 设备及其配套的专用非磁性器械已经有多个国产品牌上市,价格大幅度下降。MRI 的软组织高分辨率,任意切面同质化成像全程显示监测穿刺针,对人体无任何辐射影响,必将在穿刺活检和穿刺消融等介入诊疗领域发挥重要作用。

MRI 扫描定位、穿刺监测、切割组织活检等与 CT 基本一样,不再赘述。

3.1.2 常用的穿刺活检针类型

3.1.2.1 负压抽吸与旋转式穿刺切割活检针

这是第一代专用的穿刺活检针,针头形状不同,有圆环状、斜面状(图 3-1)、锯齿状、鲨鱼嘴状等,头端都十分锐利。依靠负压抽吸固定组织、手动旋转针、旋转过程中依靠锐利的针头切割组织块,保持负压使切割掉的组织块随穿刺针带出体外。初学者取得组织块的成功率较低,每次活检需要反复多次经皮穿刺,创伤大,需要经过一段时间训练,熟练掌握操作技巧后,才能达到较高的活检取材成功率。

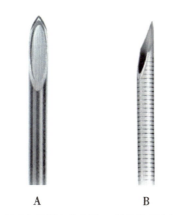

A. 针芯与外鞘组合头端;B. 外鞘锋利的头端。

图 3-1 斜面活检针头端

为避免一次取材不成功而反复经皮穿刺,研究者们改进了穿刺针,推出了新型同轴套管式活检针。先使用外套管针经皮穿刺到达病灶边缘,而后经套管针引入活检针,活检针进入病灶内切割活检,可以任意次数反复引入活检针在病灶内切割活检,而经皮经脏器的穿刺针道只有一条,极大地提高了活检成功率,降低了反复穿刺的创伤和并发症。

随着半自动和全自动型弹枪式穿刺切割活检针的应用,完全依靠徒手操作的负压抽吸与旋转式穿刺切割活检针已经基本退出市场,目前只有环锯式骨活检针(图 3-2)还在使用。

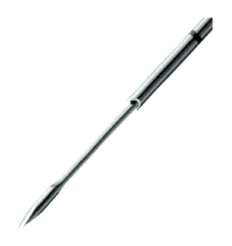

图3-2 环锯式骨活检针头端

显示针芯头端锋利便于进入骨组织,针鞘头端呈
锯齿状便于旋转、切割坚硬的骨组织。

3.1.2.2 弹枪式穿刺切割活检针

1)半自动型弹枪式穿刺切割活检针(图3-3)　一次性半自动型弹枪式穿刺切割活检针,可用于获取各软组织样品,其特点是轻巧,紧凑,使用简便,可单手操作,可配合同轴引导定位针,进行多次活检。

使用方法:向后拉动尾部(扳机),听到响声后扳机上弦;穿刺定位,使针尖到达病变边缘处,按压扳机向前推出针芯,使之进入病变;确定针芯前端的样品槽全部位于病灶内无误后,加压击发扳机,射出外套管切割组织;拔出活检枪,拉扳机上弦,推出针芯,取出组织样本。

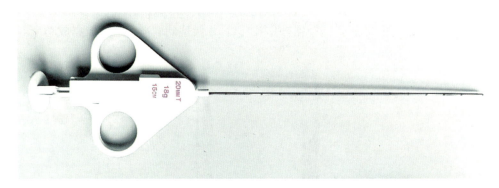

图3-3 半自动型弹枪式穿刺切割活检针外观

2)全自动型弹枪式穿刺切割活检针(图3-4)　一次性全自动型弹枪式穿刺切割活检针,同样可用于获取各软组织样品,其特点是超轻便,上弦难度小,操作简单、快捷、采样迅速,可单手操作,快速采集边缘整齐的高品质样本,提高病理诊断准确率。可配合同轴引导定位针,建立安全通道,进行多次采样,缩短手术时间,减少患者痛苦与创伤。

使用方法:对活检部位进行准备工作并确定目标区域;使用标准技术推进穿刺针至病灶附近;将针管固定于皮肤表面;退出穿刺针的针芯,留置针管。

按压全自动型弹枪式穿刺切割活检针侧面的安全锁(A)。活检针指示为"安全"位置。通过拉起上膛(B)直至听到"咔嗒"声,然后下压上膛至完全合拢直至第2次听到"咔嗒"声,即完成上膛。黄色指示在"准备就绪"的小孔(C)表明活检针已经准备就绪。在选择需要的活检长度时,推动活检长度调节钮(D)两侧的"凸钮"将其推至合适的位置。调节钮中13 mm的活检长度可取出9 mm长度的样本,23 mm的活检长度可取出19 mm长度的样本,33 mm的活检长度可取出29 mm长度的样本。推进活检针芯至病灶附近并且松开安全锁（A），紧按位于产品近端的激发按钮（E），从患者体内移除活检针，抬起开启按钮（B）再向下推进，活检针将自动推出样本。此时活检针可进行再次取样。

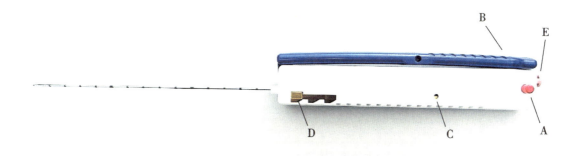

A. 安全锁；B. 上膛与开启按钮；C. 小孔；D. 活检长度调节钮；E. 激发按钮。
图3-4　全自动型弹枪式穿刺切割活检针外观

3.1.3　穿刺活检常用的技术参数

3.1.3.1　穿刺进针点

穿刺进针点即经皮肤进行穿刺活检等诊疗操作的皮肤进针点。

选择穿刺进针点应遵循的原则：①避开不易穿刺的坚硬结构如骨骼；②避开穿刺易于损伤导致严重后果的结构如血管；③避开穿刺损伤后不易恢复的结构如神经组织；④避开皮下软组织如肌肉过于菲薄的部位，这些菲薄区域不易于固定穿刺针，尤其现代的弹枪式穿刺针的走行；⑤进针点若与影像监测设备如CT扫描孔架距离过近，需要调整患者的卧位或穿刺体位。

3.1.3.2　穿刺进针通道

穿刺针经皮穿刺诊疗操作，穿刺针从皮肤进针点到达病变靶区所贯穿经过的途径即进针通道（简称针道），也称进针通路或进针途径。

穿刺针进入皮肤直达病变都是针道，进针点与针道连成一线，针道所经过的路径与进针点的选择遵循几乎类似的原则。

有些特殊病灶被骨骼遮挡，如肋骨遮挡肺部病变、胸骨遮挡纵隔病变等，或者颅内病变、脊柱病变等必须经过骨骼，可使用骨骼环锯式活检针先在针道的骨骼上钻孔，而后经骨骼上孔洞引入活检针等器械。

3.1.3.3　穿刺靶点与活检区

穿刺靶点即穿刺针头预定穿刺命中的病灶点，或病灶邻近点。现在使用的弹枪式活检针，头端获取组织的凹槽长度在10～20 mm，凹槽前端还有2～3 mm长的穿刺针头。若病灶直径在30 mm以上，穿刺靶点进入病灶内5～10 mm的边缘区域，即便前推针芯20 mm活检，穿刺针还位于病灶内；若病灶直径小于10～20 mm，穿刺靶点接近病灶即可，以保证针芯前推10～20 mm不完全刺破病变，以免损伤病变外面、穿刺对侧的正常组织结构。

活检区即病变，尤其是肿瘤的成活组织区，恶性肿瘤体积越大，内部缺血的不规则坏死区也越大，选择病变内部活性组织，即影像增强检查的强化区域，或血管造影的浓染区域作为目标活检区，以求取得的病理学组织块都能够满足病理学、免疫组化和基因突变等检查。一定要根据此前影像学检查的增强图像的增强区，勾画出来活检区。

3.2 影像导向下经皮穿刺抽吸活检术

实质性脏器内的实体性病变如前述进行经皮穿刺活检、切割活检取得组织块完成病理学检查,空腔脏器的壁内生长或由管壁向腔内生长的实体性占位病变也可进行经皮穿刺切割活检获取组织块。但是囊性病变,尤其是囊壁菲薄的囊性病变若进行经皮穿刺切割活检,取得满意的组织块较困难,或者即便取得囊壁组织块也难以达到病理学诊断。对于囊性病变,应该进行经皮穿刺抽吸活检或诊断,其穿刺的影像学导向技术、穿刺操作与实体病变穿刺活检一样,但使用的穿刺针一般选择斜面或平头的千叶针即可,根据囊内液的性质与浑浊度选择穿刺针的粗细(一般 21 ~ 18 G,外径 0.8 ~ 1.2 mm)。

穿刺针进入病灶内部,按照诊断需要抽取囊性病变内一定量的液体,对抽取液体进行相关的实验室检查如细菌培养、胆红素、胰淀粉酶、尿素氮、脱落细胞病理学检查等,以微创穿刺实现囊性病变的定性诊断。

1)离心沉淀脱落细胞学　可疑恶性囊性占位病变者,区别病变良恶性诊断,进一步单细胞测序、基因突变等诊断。

2)细菌培养　可疑脓肿等感染性病变,或者单纯性囊肿合并感染者,进行相关微生物学检查,明确诊断,选择敏感性抗生素,或者配合穿刺置管引流治疗。

3)生化分析　有些巨大囊肿或囊性病变,与邻近几个脏器的关系都密不可分,比如囊肿在肝肾隐窝与肝和右侧肾密不可分、囊肿与肝右叶和胰腺头部密不可分、囊肿与胰腺和左侧肾密不可分、囊肿与胰腺和脾密不可分等,查囊肿内液体的生化物质含量可以确定囊肿的起源。若囊液内胆红素含量高,说明是肝胆起源,属于肝囊肿或胆囊肿。若囊液内尿素氮含量高,说明是肾起源,属于肾囊肿。若囊液内淀粉酶含量高,说明是胰腺起源,属于胰腺假囊肿。若囊液内脂肪含量高,说明是淋巴管起源,属于淋巴囊肿。

3.3 经皮穿刺插管造影导向下管腔病变钳夹活检术

影像导向下经皮穿刺生理管腔,向管腔内插入导管,经导管注射碘对比剂完成管腔造影,显示管腔狭窄或阻塞性病变,在造影图像的监测下经穿刺通道引入导丝、导管,导丝、导管配合通过狭窄或开通闭塞段,以导丝引入血管鞘至病变狭窄区,以血管鞘替代纤维内窥镜的器械孔、经血管鞘引入活检钳,以 X 线影像导向替代纤维内镜的直视导向,对管腔狭窄病变进行钳夹活检,取得组织块完成病理学、免疫组化、基因突变等一系列诊断。这是一种针对与体表不相沟通的微小生理管腔,或经体表不易于插管进入的微小管道如胆管和输尿管,或体内的密闭管腔如各类血管而创建的病理学活检技术。

3.3.1 常用的影像导向技术

经皮穿刺插入导管、经导管注射碘对比剂进行管腔造影显示狭窄或阻塞性病变,导丝、导管配合通过病变狭窄段或开通病变闭塞段,经导管交换引入加强导丝,经加强导丝引入血管鞘至狭窄病变区段内,保留加强导丝和血管鞘的位置稳定不变,经血管鞘引入活检钳、造影图像监测下活检钳伸出血管鞘头端,对准病变狭窄段钳夹活检,全程操作都是在目标生理腔道整体性显影,动态实时显影的导向或监测下完成。CT 与 MRI 成像的断面性和非实时性特征不适合这种需要整体性显影的人生理腔道病变,超声显影虽然是实时成像,但是断面成像不利于生理腔道的整体性显影和钳夹活检的整体性监测。

满足生理腔道整体性显影和实时显影的最佳影像技术当数 X 线数字显影,如数字胃肠造影或 DSA,无论血管性还是非血管性生理管腔,经皮穿刺引入导管,经导管注射水溶性碘对比剂获得满意的管腔造影图像,建立操作路径图,在造影图像的对比引导下,进行管腔狭窄或闭塞病变的钳夹活检。

3.3.2　常用的介入放射学活检器械

3.3.2.1　经皮穿刺针

根据经皮穿刺进入的目靶腔道部位不同,分为非血管腔道穿刺针和血管穿刺针两类。

1)非血管腔道穿刺套针　此前称为经皮穿刺套针、经皮一步法穿刺套针等,现在比较规范地称其为经皮穿刺导入器,为"无创伤性"微穿刺套装针。这是经皮经肝穿刺胆管介入操作、经皮经肾穿刺肾盂输尿管介入操作或经皮穿刺囊性疾病置管引流等的通用经皮穿刺导入器,由3部分组成(图3-5)。

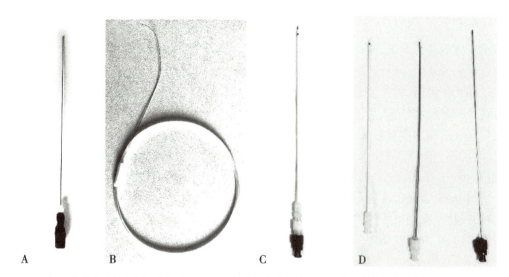

A.22 G 的千叶针(Chiba 针);B.0.018 inch 的铂金微导丝;C.6 F 的三件套扩张器套装;D.6 F 的三件套扩张器分列。

图 3-5　经皮穿刺导入器套装

(1)千叶针　这是日本学者研发的穿刺针,千叶针的"千叶"二字是日文,日本东京市有个千叶县,千叶的日文发音为 Chiba,故而千叶针也称 Chiba 针。由实体的针内芯(针芯)和空芯的针外鞘(针鞘)2部分组成,针芯和针鞘的体部是金属结构,二者头端为锐利一致的倾斜面(图3-1);针芯和针鞘的尾端与局部膨大的塑料操作手柄连成一体,针芯尾端膨大区前部呈柱状前凸形如乳头状,针鞘尾端膨大区内部管状凹陷便于连接注射器,也与针芯的乳头状前凸密切嵌合;针鞘尾端膨大区一侧有一个一字形切迹,针芯尾端膨大区一侧有一个一字形凸起,针鞘尾端切迹与针芯尾部凸起与穿刺针前端的斜面位居一侧,针芯插入针鞘后,尾端针芯凸起与针鞘切迹嵌合后二者前端斜面保持一致便于穿刺、锐利通过坚韧组织,也指示着针鞘斜面方位便于后续导丝插入操作。

千叶针直径纤细,常用型号 21~22 G(外径 0.8~0.7 mm),大量临床研究证实无论穿刺经过实质脏器包膜,或者穿刺经过空腔脏器管壁,纤细的穿刺针拔出后,脏器包膜或管壁都会依靠自身弹性回缩而闭合穿刺针孔,罕见出现包膜破裂出血、脏器穿孔等穿刺意外和相关并发症,故而称其为"无创伤性"穿刺针,长度有 9 cm、15 cm、20 cm 3 个规格,针鞘外表面每隔 5 mm 有一个刻度线,便于穿刺操作时控制深度。

(2)铂金微导丝　导丝头端约 5 cm 长度为 X 线显影良好、质地柔韧的铂金丝制作,头端与 55 cm 长的不锈钢丝焊接相连成一体,总长度 60 cm,直径 0.018 inch(0.46 mm),可以顺利通过 21~22 G 千叶针的针鞘。

(3)三件套扩张器　是经皮导入器的主要结构,其规格为 6 F×20 cm,分别有薄壁塑料外鞘、头端锐利的塑料中鞘和坚硬的金属内鞘 3 根直径粗细不一、柔软度与硬度不同的同轴鞘管逐级套在一起组合而成的、由细到粗的逐级扩张器。塑料质地的外鞘管最粗(外径 6 F、内腔直径 4 F)最柔软,便于沿铂金微导丝顺利进入弯曲的生理腔道,前端稍微变薄变尖带一环状黄金标记,便于通过管壁穿刺孔道和管腔狭窄区和识别其头端的准确位置。硬质塑料质地的中鞘管中等直径(外径4 F)和中等硬度,前端尖锐并突出于外鞘2～3 mm,利于引导外鞘突破坚韧的腔道管壁,也可弯曲进入生理管腔。金属质地的内鞘管最细最硬,前端呈锐利的平齐状,其与中鞘长度一致,坚硬的质地加强扩张器的整体前推力,便于沿着微导丝打通穿刺通道进入目标管腔。

2)血管穿刺针　是血管性介入放射学技术的基本器械,是建立血管通路的第一要物。有套管针和单鞘针2类。套管针由针鞘和针芯2部分组成。针芯具有锋利的头端,发挥穿刺作用,针鞘用于抽吸血液或引入导丝。单鞘针只有针鞘,鞘的头端呈倾斜面的锋利头,直接经皮穿刺血管,用以抽吸血液或引入导丝。其规格以外径"G"(gouge)表示,多用18 G(1.22 mm);长度多为7.0 cm。

3.3.2.2　经穿刺针引入的导管、导丝

千叶针经皮穿刺目标腔道,预计穿刺针头到达预定部位后,拔出针芯,经针鞘注射2～3 mL碘对比剂造影证实腔道穿刺成功后,经针鞘向腔道内引入7～10 cm及以上深度的铂金微导丝,退出针鞘,经铂金微导丝引入三件套扩张器,将扩张器的外鞘管引入腔道尽可能深的部位,生理腔道穿刺通道初步建成,开始交换普通直径的导丝和导管,为进一步的介入活检操作做准备。

1)常用导丝　有亲水膜导丝和加强导丝。亲水膜导丝俗称泥鳅导丝或超滑导丝,在导丝外表面有一层亲水涂层,涂层遇到液体(如盐水、血液、胆汁、尿液等)变得异常滑润像泥鳅一样,有直头或J形弯曲头,常用规格0.035 inch(0.89 mm)×150(180)cm。亲水膜导丝经扩张器外鞘管进入目标腔道更深的部位,为送入导管和后续器械做准备。

加强导丝,全称加强硬度导丝。有直头或J形弯曲头,前端由不同长度(3、5、8 cm)规格的柔软段向坚硬的体部逐渐过渡,以预防坚硬的体部刺破生理管腔。常用规格0.035 inch×180(260)cm。沿导管引入加强导丝进入生理腔道的更深部,为后续活检操作建立与生理腔道正常弧度走行几乎一致的操作轨道,有利于引导活检钳走行于正常生理腔道之内完成钳夹活检,避免活检钳偏离生理腔道的正常弧度而刺破管壁(图3-6)。

加强导丝分为普通加强导丝(螺旋钢丝状结构)和亲水涂层加强导丝。经鞘管钳夹活检,需要在鞘管内同时引入加强导丝与活检钳,活检钳与导丝密切接触,二者之间摩擦力巨大,活检钳反复进出鞘管,亲水涂层加强导丝易于被活检钳摩擦损坏,并且亲水涂层加强导丝不易于固定,若在体外固定不稳有自行弹出、脱出腔道的可能,推荐使用普通加强导丝,既易于固定,也不易于摩擦损坏。

2)造影导管　种类繁多,一般选择头端具有一定弯曲度的导管,如单弯导管、猎人头导管、眼镜蛇导管等,常用规格5 F×100 cm,F表示导管的外周长,其直径换算为5 F÷π(3.14≈3.0)= 1.67 mm。沿亲水膜导丝将导管送入生理腔道,经导管注射对比剂进行生理腔道全程全景造影,并通过导管向腔道深部引入加强导丝。

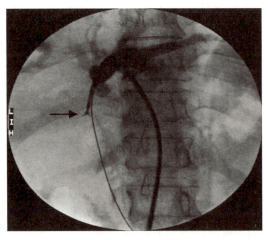

图3-6　加强导丝引导鞘管和活检钳走行于弧
形弯曲的胆管内活检

3.3.2.3 血管鞘与活检钳

这是直接进行生理腔道介入放射学钳夹组织活检的操作器械。

1)血管鞘 也称导管鞘,简称鞘管,是经皮穿刺血管,从皮肤体外跨越皮下组织、皮下脂肪、肌肉等软组织和血管壁进入体内血管,建立经皮进入血管腔操作通路的专门介入器械,经此鞘管通路可以反复引入导丝、导管、球囊、内支架等介入操作器械。鞘管由扩张器和外鞘管两部分组成(图3-7)。扩张器为硬质高分子医用塑料塑形而成,通体坚硬、头端尖细、空芯内可通过导丝,其外径恰与外鞘管的内径一致,总长度比外鞘管长5 cm左右。外鞘管由薄壁大内腔的鞘管体部和膨大的鞘管尾部组成,膨大的鞘管尾部包括阀门(止血阀)和侧臂连接管,阀门由弹性良好的橡胶片组成,以保证扩张器等器械插入或拔出鞘管时生理腔道内高压血流不外溢、生理腔道负压时外源气体不进入;侧臂连接管在阀门和鞘管之间引出,有软质塑料管(长10~15 cm)和转换开关两种结构,经转换开关连接注射器,可注入生理盐水冲洗外鞘管、排出鞘管内气体,注入水溶性碘对比剂进行腔道造影,注入肝素生理盐水冲洗外鞘管防止凝血和血栓形成等。

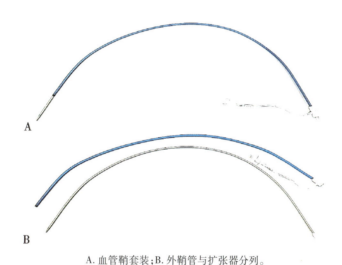

A. 血管鞘套装;B. 外鞘管与扩张器分列。
图3-7 血管鞘(鞘管)实物

血管鞘的规格种类繁多,其直径表示的是内腔可通过导管的直径4~24 F(1.33~8.0 mm),长度10~120 cm,头端直形或弯曲状,有普通血管鞘、抗折曲血管鞘(外鞘管壁内有螺旋形钢丝结构),还有特殊的微穿刺血管鞘、薄壁血管鞘、可调弯血管鞘等类型。

血管鞘在加强导丝引导下到达病变段狭窄管腔,取出扩张器保留外鞘管和加强导丝,加强导丝贯穿整个生理管腔的全长,一直保留在外鞘管内引导着外鞘管与生理管腔的走向一致,在钳夹活检操作过程中,外鞘管要同时容纳加强导丝和活检钳通过,选择血管鞘的内腔直径>钳头的直径+导丝的直径,以便钳夹活检组织块后直径膨大的钳头也依然能顺利退出鞘管。

2)活检钳 纤维内窥镜通用的一次性活体取样钳,简称活检钳。活检钳是医用不锈钢材料制成的长管状结构,包括手柄、外管、操控内芯和钳头(图3-8)。活检钳外管为不锈钢丝螺旋状盘旋而成,质地柔软能顺应人体管腔的生理弯曲,能在纤维内镜的导引下进入胃十二指肠、结直肠,或气管支气管,也能在外鞘管和加强导丝的导引下进入这些管腔和体内任何生理腔道。活检钳在影像监测下经外鞘管引导推进到病变区,钳头暴露出外鞘管,钳头对准病灶处,推动手柄滑块张开钳口,抵紧被取样病理组织,快速拉动手柄滑块合拢钳口,然后一体性拉动手柄和外管取出活检钳。

活检钳外管与钳头的总长度有160、180、230 cm等规格,钳头外径有1.8、2.0、2.3、2.6 mm不等,相应可通过的鞘管内腔在2.0、2.2、2.5、2.8 mm,即活检钳通过的鞘管内腔要比钳头外径≥0.2 mm。

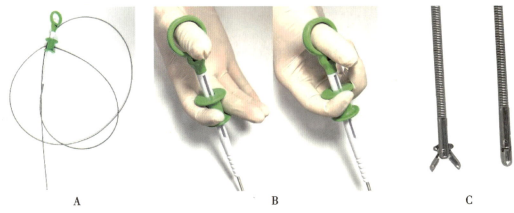

A. 活检钳整体外观；B. 手柄推拉示意；C. 钳头张开与合拢示意。

图 3-8 内镜活检钳

3.3.3 经皮穿刺生理腔道介入放射学钳夹活检操作技术

3.3.3.1 适应部位与适应证

1）非血管性细小生理腔道 如胆管和输尿管的狭窄与阻塞性病变。

2）各类血管腔道 包括大动脉如主动脉、肺动脉和中动脉的狭窄占位性病变，大静脉如上下腔静脉、门静脉和中静脉狭窄与占位性病变，上述腔道内支架置入后的再狭窄病变等。

3.3.3.2 介入操作步骤

经皮穿刺插管、管腔造影导向下钳夹活检的介入操作步骤如下。

1）经皮穿刺进入生理管腔 对于血管病变，无论狭窄与占位性病变位于何处，都是经皮肤、皮肤下脂肪组织或/和肌肉直接穿刺可触及搏动的外周血管如股动脉或股动脉邻近的股静脉。由于穿刺路径距离近、路径上没有主要组织结构，皮肤和穿刺通路局部浸润麻醉后，选择 18 G×7 cm 的粗针、短针直接经皮穿刺，穿刺血管成功后经穿刺针直接引入 0.035 inch×150 cm 亲水膜导丝，完成后续介入操作。

对于非血管性生理管腔如胆管和输尿管，胆管是经皮肤、皮肤下脂肪和肌肉等胸壁或腹壁穿刺肝，再经肝穿刺胆管，属于经皮间接穿刺胆管，穿刺路径长，基本上属于盲穿刺，一次性穿刺命中胆管靶部位的概率较低，一般都需要调整方向多次穿刺。肝组织由大量富含血液的血窦构成，其内还密布肝动脉、肝静脉和门静脉等重要结构，经皮经肝穿刺达到胆管需要异常小心。早期操作时也是选择直径较粗的 18 G（1.4 mm），乃至 16 G（1.6 mm）穿刺针直接穿刺，创伤大，并发症发生率高。目前，世界范围内常规选择经皮穿刺导入器，其穿刺针是 22 G（0.7 mm）的细针，属于微创伤性或"无创伤性"穿刺针，进行经皮经肝胆管穿刺安全性高。经皮经肝穿刺门静脉或肝静脉也是使用同样的经皮穿刺导入器的微穿刺针。

肝内的胆管和肾内的肾盂都位于上腹部，受呼吸影响其位置会上下移动一定幅度。因肝肾均与膈肌同步移动，吸气时下移，呼气时上移，上下移动幅度可达 5~8 cm（深呼吸时移动幅度大，浅呼吸时移动幅度小），故而，胆管和肾盂穿刺必须控制在呼吸幅度和呼吸时相基本一致的情况下进行穿刺操作，一般控制在最小吸气幅度、吸气末闭气状态下穿刺操作。这是因为在胸腹壁受到外来疼痛刺激，如穿刺皮肤局部麻醉，即便局部麻醉后进行胸腹壁穿刺的局部刺激也都有不同程度的疼痛刺激，对胸腹壁疼痛的自我反应，自行限制呼吸幅度，使吸气幅度降低至最小幅度。

胆管和肾盂穿刺尽可能选择胸腹侧壁的腋中线水平进行，这便于徒手操作，也便于穿刺后护理。若经胸壁穿刺选择肋骨上缘（避开肋骨下缘的肋间动脉和神经），避开肋膈角防止误穿刺肺部造成气胸；肾盂穿刺注意避开肠管。穿刺操作具体操作步骤如下。

（1）规划穿刺 根据已有的 CT 或 MRI（MR 水成像）图像，规划皮肤穿刺进针点、进针通道和病变穿刺目标靶点。

（2）穿刺皮肤和体壁软组织　穿刺点和局部体壁浸润麻醉后，尖刀片切开皮肤进针点约 2 mm 小口，操作者双手持千叶针（22 G×20 cm），即右手持针体前段、左手握持并顶紧针尾，使穿刺针尾端切迹和头端斜面朝向患者足侧，摆放穿刺针与预定进针通路方向一致，经皮穿刺，先贯穿整个腹壁厚度，松开双手观察穿刺针方向是否与规划的进针通道一致，若不一致，重新调整穿刺方向达到一致。

（3）穿刺肝　若方向一致，双手持针，右手固定于穿刺针体预定进针深度的刻度处，嘱咐患者最低幅度吸气后闭气，快速进针至肝预定深度后，嘱咐患者恢复平静呼吸。

（4）胆管造影　确认穿刺针针鞘头端进入胆管，小心操作退出穿刺针针芯。有 2 种方法证实针鞘进入目标胆管：其一是回抽胆汁，针鞘尾端连接 5 mL 容量注射器内装 30% 碘对比剂 3 mL，负压回抽并缓慢退针，抽出黄色胆汁即证实穿刺针头位于胆管内，停止退针，动态固定穿刺针位置不变，注射对比剂使局部胆管显影证实穿刺针头端位于胆管内；其二是注射对比剂，向针鞘内缓慢注射对比剂并缓慢退针，当胆管显影时即说明针鞘头位于胆管内，停止退针，动态固定保持针鞘头端位置不变，继续注射对比剂完成局部胆管造影。

（5）引入铂金微导丝　沿穿刺针针鞘轻柔操作送入微导丝，推进微导丝出针头顺利进入显影胆管内，使铂金微导丝柔软的头端和坚硬的体部尽可能深地进入胆管内，依次进入右肝管、肝总管，甚至胆总管。

（6）引入三件套扩张器（导入器）　固定微导丝，退出千叶针针鞘；根据微导丝的走行弧度，可以适当调整呼吸幅度，尽可能让进针通道与胆管走行的夹角加大呈钝角，便于扩张器顺利进入胆管；沿铂金微导丝推进扩张器顺次经过腹壁、肝接近穿刺胆管，当扩张器的头端进入胆管时、后退坚硬的金属内鞘 10 ~ 20 mm 并固定其位置不变，继续推进前端尖细的中鞘和带有 X 线标记的柔软外鞘，再次后退金属内鞘 30 ~ 50 mm 使外鞘至少进入胆管 5 cm 以上。

（7）保留扩张器（导入器）外鞘　固定三件套扩张器的外鞘，退出微导丝和扩张器的内鞘和中鞘，回抽胆汁顺利，尽可能抽出胆管内集聚的陈旧胆汁以减轻胆管内高压，经外鞘推注 30% 碘对比剂 3 ~ 5 mL 证实位于胆管无误，固定好扩张器外鞘准备后续介入操作。

2）经穿刺针引入导丝、导管　引入导丝、导管进入血管和非血管性生理腔道有所不同。

（1）向血管管腔插入导管　经皮穿刺血管成功后，习惯性操作是引入血管鞘组的短导丝（0.035 inch×45 cm），经导丝送入血管鞘，拔出导丝和血管鞘内的扩张器，留置外鞘管建立经皮至血管的操作通路，以肝素生理盐水 5 ~ 10 mL 经外鞘管侧臂冲洗和充盈外鞘管，防止外鞘管内凝血和血栓形成。再经鞘管引入导丝、导管，若插管至大动脉或大静脉一般使用多侧孔的直头导管或多侧孔的猪尾导管，若选择性插管至中动脉或中静脉一般使用特殊的头端弯曲导管。导丝、导管配合向前推进至大血管如主动脉或腔静脉，或选择性插管至中动脉或中静脉，准备造影和进一步介入钳夹活检操作。

（2）向非血管管腔插入导管　非血管性腔道是使用经皮穿刺导入器穿刺管腔，穿刺成功后交换留置经皮至管腔的扩张器（导入器）柔软外鞘（6 F×20 cm），经外鞘引入亲水膜导丝（0.035 inch×150 cm），导丝与外鞘配合共同向前推进，将导丝送入管腔尽可能深的部位，尽可能通过狭窄管腔阻塞区到达以远管腔区域，以免后续操作过程中导丝被意外弹出脱落，尤其是亲水膜导丝弹性好又滑润，固定不好时易于弹出体外而前功尽弃。亲水膜导丝插入管腔至足够深度后，退出外鞘，沿导丝引入 5 F 单弯导管至管腔深部，固定导管退出导丝，准备造影和进一步介入钳夹活检操作。

3）经导管完成腔道造影　血管造影与非血管腔道造影大不相同。

（1）血管类腔道造影　无论动脉还是静脉，血管都具有快速流动的血流，静脉内血流速度 40 ~ 60 cm/s，动脉内血流速度 60 ~ 100 cm/s，经导管注射的碘对比剂会被流动的血液稀释并冲刷带走，必须高压注射足够剂量的高浓度碘对比剂才能获得清晰的血管造影图像。碘对比剂浓度选择含碘量 ≥300 mg/ml（浓度 60%）的非离子型。为了使高压大量注射进血管的碘对比剂与血液充分混合显影，需要使用头端多侧孔（在头端 5 cm 长的管壁上分部 10 个以上的侧孔）的专用血管造影导管，这种造影导管高压注射对比剂的速率最高可达 25 mL/s。

①血管造影高压注射对比剂，在高压注射器上有 3 个参数设定，注射压力、注射速率和每次注射总剂量。

注射压力指高压注射器以多大的压力推注对比剂,一般设定压力要高于患者收缩血压,压力单位以 psi(磅/英寸^2)表示。动脉造影常用注射压力 300 ~ 600 psi,静脉造影一般设定注射压力 200 ~ 300 psi。

注射速率是指每秒注射的对比剂剂量,以"mL/s"为单位表示。动脉血管造影设定速率的毫升(mL)值与血管直径毫米(mm)值成正相关,如直径 20 mm 的动脉血管设定速率为 20 mL/s 左右。静脉血管也是按照血管直径设定,速率比同直径动脉降低 1/3 左右的剂量。

每次注射总剂量是指进行一次血管造影注射到血管内的对比剂总剂量,以"mL"为单位表示,就导管所在目标血管自身造影显影,只需连续注射 1.0 ~ 1.5 s 时间段的对比剂,注射总剂量达到注射速率的 1.0 ~ 1.5 倍即可获得总长度 80 ~ 120 cm 血管的良好造影图像;若要进一步显示目标血管的分支或分支动脉供养的器官组织或病变,需要增加对比剂注射总量、延长时间连续注射对比剂,根据显影目标血管下一级分支和供养组织不同,设定 1.5 ~ 5.0 s 的连续注射对比剂时间,相应增加注射对比剂总剂量至注射速率的 1.5 ~ 5.0 倍。

②血管造影图像投照角度与视野,大多数部位的血管造影常规选择正位,为了减少或者避免结构重叠,必要时加做侧位或者特殊的左、右倾斜斜位,特殊的头、尾侧倾斜轴位。现代的 DSA 具备灵活的可调整光圈大小、形状,图像显示野大小可以根据血管走行和直径进行左右、上下调整矩形图像的宽度和长度,也可以任意遮盖某一区域,以达到目标血管部位在视野内清晰显影如电影图像的特写镜头,非目标区域无须结构被遮挡在视野之外。

③血管造影图像采集条件,熟知人类的肉眼观察外界物体,单个的静态图像若转变成连续的动态活动性图像,图像播放速度需达到 24 帧/s 以上;若播放速度低于 24 帧/s,就成为不连续的动画。进行血管造影,尤其是动脉血管造影,若观察连续的细致血流变化和细致的血管内腔形态,注射对比剂采集图像的速度也要达到 24 帧/s 以上。目前各个品牌的 DSA 都设定有多种图像采集速度,分别为 4 帧/s、7.5 帧/s、10 帧/s、15 帧/s、30 帧/s 等,临床实际应用一般设定 15 帧/s 或 30 帧/s。

(2)非血管类腔道造影 非血管性生理腔道与血管不同,其内腔没有快速流动的液体冲刷和稀释,一般都处于相对静止或缓慢蠕动状态,不必注射太高浓度和太多剂量的对比剂。经端孔导管手推注射 30% 碘对比剂 3 ~ 5 mL 或 5 ~ 10 mL,足以达到满意显影。常规图像投照位置正位,必要时加做斜位。图像视野包全目标生理腔道,图像采集速度 ≥4 帧/s,图像采集模式可以是减影如胆管和输尿管等,也可以是非减影的数字化显影如食管或气管、支气管等。

4)建立钳夹活检的路径图 在一系列的造影图像中,选择出一帧包括狭窄阻塞病变区段在内、邻近上下正常管腔都清晰显影的造影图像作为活检操作的参照图,称其为路径图。把路径图设置在另一个显示屏上以指导后续钳夹活检操作。

5)建立钳夹活检的操作轨道 完成管腔病变狭窄阻塞段、阻塞段邻近近心端、阻塞段邻近远心段造影后,导丝导管配合将导管插至狭窄阻塞段以远 10 ~ 20 cm 深度,保留导管,交换引入加强导丝[0.035 inch×(180 ~ 260)cm]至狭窄阻塞段以远至少 10 ~ 20 cm,固定加强导丝退出导管,保留加强导丝作为活检操作的轨道。

6)引入血管鞘 沿加强导丝引入 ≥9 F 血管鞘,血管鞘的长度大于狭窄病变距离皮肤体表的长度,鞘管通过狭窄区,退出血管鞘内的扩张器、保留加强导丝和外鞘管,加强导丝和外鞘管成为钳夹活检、活检钳进出的轨道与通路。加强导丝的引导作用,即便病变管腔呈弧形弯曲,加强导丝与外鞘管也会沿着弧形弯曲使走行一致,以保证活检钳不偏离病变管腔的解剖学位置,确保活检钳在生理管腔走行的长轴上夹取活检,不会偏离管腔,避免穿破管腔管壁,以免出现导致管壁大出血或管壁瘘的严重并发症。

7)钳夹活检 经外鞘管侧臂注射 30% 的碘对比剂再次造影,确定外鞘管头端与病变狭窄段的位置关系,此时外鞘管内充盈对比剂也加强了鞘管的显影可视性。调整外鞘管头端位置至狭窄节段远侧端以内 5 ~ 10 mm,固定加强导丝和外鞘管位置不变,沿外鞘管内芯送入活检钳,前推活检钳至外鞘管头端,继续缓慢前推将活检钳头端暴露在外鞘管以外,操作活检钳后手柄,张开活检钳,前推 5 mm 左右使张开的钳头组织凹槽内充满组织,快速闭合活检钳夹取组织块。保持活检钳处于闭合状态,整体后撤活检钳至体外,张开活检钳,用细针挑出活检槽内的组织块,检查组织块的外观和颜色,若呈鱼肉状外观反映活检成功,可放置在福尔马林标本瓶中做病理学检查;若呈暗黑色或黑色,极有可能是夹取到出血块或坏死组织,需要后撤外鞘管 5 mm 左右,再次对狭窄区钳夹活检,重复钳夹活检 3 ~ 5 次,以取得 3 ~ 5 块成活组织或实体肿瘤组织。

8)必要时解除狭窄,取出外鞘管,同步沿加强导丝置入引流管,或置入内支架。待病理学结果出来后,若为恶性病变,交换置入可携带粒子引流管,或可携带粒子内支架。

9)封闭穿刺通道 经皮血管穿刺道拔除导丝直接压迫止血 10 ~ 20 min,尔后加压包扎 4 ~ 8 h 与彻底止血。经皮非血管穿刺通道,尤其是经过内脏器官者,沿加强导丝送入血管鞘或导管,以明胶海绵条或钢圈封闭内脏实质的穿刺通道,以预防出血。注意局部加压包扎 4 ~ 8 h,以达到彻底止血的目的。

3.4 经皮穿刺插管管腔造影导向下毛刷刷取活检术

经皮穿刺生理腔道,向腔道引入导丝、导管,进行腔道造影。狭窄理想造影图建立操作路径图,引入外鞘管建立活检通道,与前述钳夹活检操作完全一样。

经外鞘管引入内镜细胞刷(图 3-9),在病变狭窄阻塞区刷取细胞,将细胞刷取出体外,在玻璃片上反复涂布固定,连续重复 3 ~ 5 次刷取细胞操作,涂布 5 ~ 10 块玻璃片,以备细胞学检查,或者进行快速现场评估(ROSE)细胞学诊断。

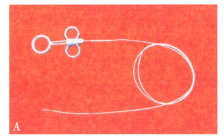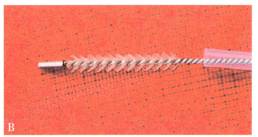

A. 细胞毛刷整体;B. 毛刷头端局部。

图 3-9 内镜获取脱落细胞的毛刷

非血管性生理腔道病变,一旦腔道阻塞,大量脱落的肿瘤细胞,尤其恶性肿瘤细胞会存留在阻塞区邻近的管腔内,毛刷刷取细胞与获取大量脱落细胞,其诊断阳性率堪与钳夹组织活检媲美。

3.5 经皮肤生理开口插管管腔造影导向下钳夹活检术

人体皮肤上的生理开口与一些体内生理管腔相连通,以保持生理必需物质进入体内和代谢废物排出体外,由此维护人体正常生理代谢和生命的正常延续。人体只有面部和臀部具有生理开口,面部有口腔和鼻腔,臀部有肛门、尿道和生殖道(女性阴道)。经口腔或鼻腔可以进入食管、胃和小肠等消化道,也可以进入气管、支气管等呼吸道;经肛门进入直肠、结肠、盲肠和阑尾等消化道,经尿道外口进入尿道、膀胱、输尿管等泌尿道;经阴道外口进入阴道、子宫颈、子宫腔和输卵管等女性生殖道;特殊情况下也可以经窦道或造瘘口进入相应生理管腔。

3.5.1 常用的影像导向技术

传统 X 线摄片、CT、MRI 和 PET-CT 等都属于静态图像,不能实时显像直视导向,不适合生理管腔造影和实时监测钳夹组织活检;US 属于实时显影,但切面图像不能整体性显示管腔,不能透过含有气体的管腔,动态监测钳夹活检也困难;数字化 X 线透视和造影(数字化胃肠造影机),数字减影血管造影机(DSA),是专门为管腔造影而设计的 X 线成像设备,既可以实时显影动态成像监测介入操作,又可以高速采集造影图像,连续动态播放(任意次数回放),是进行管腔造影和监测钳夹组织活检的理想影像技术。非血管性生理腔道钳夹活检可以在数字化胃肠造影机进行,但在 DSA 设备导向下进行更为便利;血管性腔道钳夹活检要在严格无菌环境的介入手术室和高速采集图像的 DSA 设备导向下进行。

3.5.2 常用的介入器械

3.5.2.1 经皮肤开口引入的导管、导丝

使用血管造影的通用导丝和导管：①0.035 inch 的亲水膜导丝，根据病变距离皮肤开口的深度选择导丝长度（150、180、260 cm）；②5 F 造影导管，根据病变生理管腔直径选择导管头端弯曲如单弯、猎人头或眼镜蛇导管，根据病变距离皮肤开口的深度选择导管长度（80、100、120、150 cm）；③0.035、0.038 inch 加强导丝，直头或 J 形头均可，长度 180、260 cm。

3.5.2.2 血管鞘与活检钳

血管鞘也称导管鞘，是用来经皮穿刺血管、建立经皮肤由体外进入血管的通道，经此通道可以反复多次向血管内引进和退出介入操作器械。这里以导管鞘替代纤维内窥镜的器械孔，通过导管鞘导向引入活检钳对非血管性管腔狭窄与阻塞病变进行钳夹组织活检。选择导管鞘的直径>加强导丝的直径+钳头的直径，保证活检钳夹取组织后仍能够顺利退出导管鞘；导管鞘的长度>病变部位至皮肤开口距离 10 cm，使导管鞘尾端远离皮肤开口区，便于体外掌控和器械进出操作。

活检钳为纤维内镜通用的活体组织取样钳。钳头外径 1.8~2.6 mm 不等，钳头直径越大，夹取的组织块越大，获得病理学诊断的阳性率越高，在有皮肤开口的非血管生理腔道进行钳夹活检，一般选择钳头直径 2.3~2.6 mm 的粗大活检钳，以保证取得足够大的组织块，满足病理学检查的多个项目。

3.5.3 介入操作技术

3.5.3.1 介入操作技术的适应部位与适应证

1）适应部位

（1）上消化道　食管、胃、十二指肠、空肠上段重度狭窄纤维内镜不能通过。

（2）上消化道手术吻合口　人造食管、食管-胃吻合口、胃-肠吻合口重狭窄内镜不能通过。

（3）下消化道　直肠、结肠重度狭窄内镜不能通过。

（4）下消化道手术吻合口　回肠-结肠吻合口、结肠-结肠吻合口、结肠-直肠吻合口重度狭窄内镜不能通过。

（5）胆管　经皮经肝胆管引流、外科手术后留置 T 形引流管胆管引流后引流管远端胆管狭窄梗阻。

（6）呼吸道　气管、气管隆突、主支气管、中间支气管重度狭窄不能耐受内镜，或内镜不能通过，或无条件开展内镜技术。

（7）泌尿道　尿道、膀胱严重狭窄内镜无法通过，或无条件开展内镜技术。

（8）女性生殖道　阴道、子宫颈、子宫腔严重狭窄内窥镜不能通过，或无条件开展内镜技术。

2）适应证

（1）上述非血管生理腔道狭窄，患者主要生命器官如大脑、心脏或/和肺功能严重受损难以耐受纤维内镜检查。

（2）上述非血管生理腔道狭窄，患者恐惧纤维内镜或不愿意接受纤维内镜检查。

3.5.3.2 介入操作步骤

经体表皮肤生理开口引入导管导丝钳夹活检，操作时间短，异物刺激小，无论经口腔、鼻腔、肛门还是阴道，一般患者都无须进行局部麻醉。

1）经皮肤开口引入导丝、导管　经口腔者使用开口器，经阴道者使用窥器，经鼻腔和肛门者直接插管操作。参照原有的影像学资料做好管腔狭窄病变的定位预设计，选用单弯导管或猎人头导管与 J 形头亲

水膜导丝配合,旋转推进导管导丝达到预定病变深度,经导管推注 30% 的碘对比剂 3～5 mL 进行狭窄近端管腔造影,由造影图判断导管是否到位、病变区狭窄的残留内腔走行。导丝导管配合继续推进,直至导管通过狭窄区至狭窄远段,留置导管手推对比剂证实导管达到狭窄远端,保留导管准备造影。

2)经导管造影建立操作路径图 抽取 30% 碘对比剂 10 mL 左右,从病变狭窄段远端推注对比剂造影,边推注对比剂边后退导管,使狭窄段远侧和狭窄段与狭窄段近侧两端邻近的正常管腔都满意显影,并调整适当的显影视野和投照角度,选择以狭窄病变为中心的清晰图像,作为进行钳夹活检的路径图。

3)建立加强导丝操作轨道 再次沿导管送入亲水膜导丝,导丝与导管配合沿着路径图指引的方向通过狭窄段,直达狭窄段以远 10～20 cm,保留导管退出亲水膜导丝。沿导管引入加强导丝至导管以远,路径长、管腔走行迂曲折叠者,在送入加强导丝过程中要动态掌控好导管位置,防止导管被牵扯移位弹出。导丝到达病变狭窄段以远预定位置后,保留加强导丝缓慢退出导管,经皮肤开口至管腔狭窄段的钳夹活检导丝操作轨道建立。

4)引入导管鞘 导管鞘即活检钳进出的通道。依据病变管腔狭窄区与皮肤开口的距离选择导管鞘长度,依据活检钳钳头外径选择导管鞘直径。沿加强导丝送入导管鞘,缓慢前推导管鞘通过病变狭窄区,退出导管鞘内扩张器,保留导管鞘的外鞘管和加强导丝,经外鞘管侧臂推注 30% 碘对比剂造影,证实外鞘管头端位居狭窄段无误后,也显示外鞘管头端与狭窄病变的空间解剖关系和路径图的部位对应,活检钳进出体内进行病变狭窄管腔夹取活检的通路建成。操作助手协助在体外固定好外鞘管和加强导丝,牢固保持位置不变。

5)钳夹活检 固定保持加强导丝和外鞘管的位置恒定不变,经外鞘管尾端引入活检钳,影像监测下推进活检钳使钳头暴露出外鞘管,前推活检钳手柄张开活检钳钳头,使钳头抵紧病变组织;快速回拉手柄滑块收紧钳头,夹取组织块,维持手柄滑块收紧状态,整体性退出活检钳;将活检钳移至器械台,放置在一块白纱布上,张开钳头,以细针小心挑出钳头凹槽内获取的组织块,组织块如大米粒一样大小,外观呈鱼肉样,即为取材成功;否则,组织块碎裂、外观污浊多为病变坏死组织,外观暗黑色多为陈旧出血块,取材失败。重复钳夹活检操作,取得满意的鱼肉样组织块 3～5 粒,放入福尔马林标本瓶送病理学检查。

若管腔病变导致的狭窄尚不影响内容物正常通过,钳夹活检后退出加强导丝和外鞘管,结束钳夹活检操作。若管腔严重狭窄影响正常内容物通过,退出外鞘管保留加强导丝,准备进行后续介入操作,留置营养管或引流管,置入内支架或粒子内支架解除狭窄等。

6)解除狭窄阻塞 病变管腔重度狭窄梗阻者,钳夹活检后保留加强导丝,留下后续介入操作轨道。

(1)若上消化道重度狭窄梗阻,留置胃腔或空肠营养管,以恢复机体正常营养。或者置入食管、胃腔或十二指肠覆膜内支架解除狭窄梗阻。

(2)若下消化道重度狭窄阻塞,置入覆膜内支架,解除狭窄,恢复正常排便。

(3)若胆管狭窄,置入引流管、内支架或粒子内支架,解除胆管梗阻,恢复胆管通畅性。

(4)若气管-主支管狭窄,置入覆膜内支架或粒子内支架解除狭窄。

3.6 经皮肤生理开口插管管腔造影导向下毛刷刷取活检术

生理管腔狭窄性病变,尤其恶性狭窄阻塞性病变,管腔重度狭窄,乃至管腔阻塞完全闭塞,代谢周期快的恶性肿瘤细胞大量脱落集聚于阻塞的管腔局部,毛刷进入局部搅动刷取,极易获得丰富的脱落肿瘤细胞,进行病理学涂片,或者快速现场评估(ROSE),获得细胞学诊断。

经皮肤生理开口插管、管腔造影导向下毛刷刷取细胞活检术,经皮肤开口向腔道引入导丝、导管,进行腔道造影,选择清晰的造影图建立操作路径图,引入加强导丝和导管鞘建立活检通道,与前述钳夹活检操作完全一样。

经导管鞘引入细胞刷及外套管至病变节段,前推细胞刷出外套管在狭窄阻塞区来回旋转抽动几次刷取细胞,回拉细胞刷至外套管内,一起将外套管和细胞刷取出体外,退出细胞刷在玻璃片上涂布固定,连续重复 3～5 次刷取细胞操作,涂布 5～10 块玻璃片,以备细胞学检查,或者进行快速现场评估(ROSE)获得细胞学诊断。

参考文献

[1] 骆清铭,周欣,叶朝辉.生物医学影像学科发展现状和展望[J].中国科学:生命科学,2020,50(11):1158-1175.

[2] 陈文.医学影像技术研究进展及其发展趋势[J].实用医学影像杂志,2016,17(3):254-257.

[3] 马大庆.医学影像学的数字化发展趋势:第88届北美放射学会议印象[J].中华放射学杂志,2003,37(5):475-476.

[4] WA F,李玉香,刘松龄.发展中国家的放射学[J].国外医学(临床放射学分册),1992(6):330-332.

[5] 杜明.电子计算机X线体层成像术发展史研究[D].哈尔滨:哈尔滨医科大学,2011.

[6] 张维林.C形臂X射线机运行和应用技术条件探讨[J].中国辐射卫生,2003,12(1):43-44.

[7] WANG D J. Image guidance technologies for interventional pain procedures:ultrasound,fluoroscopy,and CT[J].Curr Pain Rep,2018,22(1):6.

[8] 潘蕾,薄丽艳,李王平,等.虚拟支气管镜导航联合经支气管超声导向鞘引导技术与常规支气管镜诊断周围型肺癌的临床研究[J].中华肺部疾病杂志(电子版),2017,10(2):124-129.

[9] 史维,赵聪.内镜超声介入应用现状及进展[J].四川医学,2007,28(10):1093-1095.

[10] 马利亚,张明立,管清,等.超声引导快速自动活检技术在胸部疾病介入性诊断中的应用[J].中国医学影像技术,2003,19(3):290-291.

[11] OTAZO R,LAMBIN P,PIGNOL J P,et al. MRI-guided radiation therapy:an emerging paradigm in adaptive radiation oncology[J].Radiology,2021,298(2):248-260.

[12] 高宏波,尤海涛,赵渤.C臂DSA机与CT机的联合导向在介入手术中的应用[J].中国医疗器械信息,2021,27(17):71-72.

[13] SÁNCHEZ Y,ANVARI A,SAMIR A E,et al. Navigational guidance and ablation planning tools for interventional radiology[J].Curr Probl Diagn Radiol,2017,46(3):225-233.

[14] XU K H,LI Z N,WANG C Y,et al. 3.0-T closed MR-guided microwave ablation for HCC located under the hepatic dome:A single-center experience[J].Int J Hyperthermia,2022,39(1):1044-1051.

[15] JIAO D C,YAO Y,LI Z M,et al. Simultaneous C-arm computed Tomography-guided microwave ablation and cementoplasty in patients with painful osteolytic bone metastases:A single-center experience[J].Acad Radiol,2022,29(1):42-50.

[16] 张文广,齐县伟,张敬强,等.经颈静脉肝内穿刺活检对不明原因肝病患者的应用价值[J].中华肝胆外科杂志,2022,28(9):651-655.

[17] 许凯豪,焦德超,韩新巍,等.透视下经皮经肾输尿管内钳夹活检诊断输尿管梗阻[J].介入放射学杂志,2022,31(1):45-48.

[18] 李臻,叶书文,詹鹏超,等.DSA下血管腔内钳夹病理活检术临床应用初步研究[J].临床放射学杂志,2022,41(8):1535-1539.

[19] 李臻,李腾飞,周进学,等 经皮肝穿刺胆道造影下胆管钳夹活组织检查对梗阻性黄疸的诊断价值[J].中华消化外科杂志,2013,12(9):698-702.

[20] 任克伟,吴刚,韩新巍,等.气道重度狭窄:介入放射学钳夹活检技术探讨[J].临床放射学杂志,2012,31(6):872-875.

[21] 李臻,韩新巍,焦德超,等.C臂CT引导下靶向穿刺术在非血管介入诊疗中的应用[J].介入放射学杂志,2011,20(7):544-547.

[22] 韩新巍,马波,吴刚,等.Budd-Chiari综合征:下腔静脉阻塞区钳夹活检病理学探讨[J].介入放射学杂志,2006,15(9):530-532.

[23] 韩新巍,李永东,邢古生,等.阻塞性黄疸:PTC下胆道钳夹活检的技术方法学研究和临床应用

[J].中华肝胆外科杂志,2004,10(11):45-47.

[24] 韩新巍,李永东,吴刚,等.阻塞性黄疸的影像导向下胆道钳夹活检[J].中华普通外科杂志,2004,19(12):737.

[25] 韩新巍,李永东,马波,等.阻塞性黄疸经皮肝穿胆管造影术下胆管钳夹活检病理学诊断[J].中华放射学杂志,2004,38(10):17-21.

[26] 韩新巍.阻塞性黄疸介入诊断与治疗操作规范讨论[J].介入放射学杂志,2002,11(5):393-396.

[27] 李永东,韩新巍,吴刚,等.阻塞性黄疸:经皮穿刺胆道造影下胆道钳夹活检与毛刷活检对比研究[J].介入放射学杂志,2004,13(6):536-539.

[28] JIAO D C,XU K H,LIU Y M,et al. Trans-oral trans-sheath forceps biopsy for patients with severe esophageal obstruction under fluoroscopy[J]. Sci Rep,2022,12(1):17215.

[29] LI Z,LI T F,REN J Z,et al. Value of percutaneous transhepatic cholangiobiopsy for pathologic diagnosis of obstructive jaundice:analysis of 826 cases[J]. Acta Radiol,2017,58(1):3-9.

[30] JIAO D C,XIE N,WU G,et al. C-arm cone-beam computed tomography with stereotactic needle guidance for percutaneous adrenal biopsy:Initial experience[J]. Acta Radiol,2017,58(5):617-624.

[31] JIAO D C,YUAN H F,ZHANG Q H,et al. Flat detector C-arm CT-guided transthoracic needle biopsy of small (≤2.0cm) pulmonary nodules:diagnostic accuracy and complication in 100 patients[J]. La Radiol Med,2016,121(4):268-278.

[32] JIAO D C,HUANG K,WU G,et al. Flat detector cone-beam CT-guided percutaneous needle biopsy of mediastinal lesions:preliminary experience[J]. La Radiol Med,2016,121(10):769-779.

[33] LI T F,REN K W,HAN X W,et al. Percutaneous transhepatic cholangiobiopsy to determine the pathological cause of anastomotic stenosis after cholangiojejunostomy for malignant obstructive jaundice[J]. Clin Radiol,2014,69(1):13-17.

[34] LI Z M,WU G,HAN X W,et al. Radiology-guided forceps biopsy and airway stenting in severe airway stenosis[J]. Diagn Interv Radiol,2014,20(4):349-352.

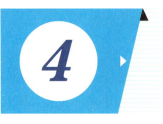

活检标本病理学诊断技术

活体标本组织检查简称活检,是对疾病进行病理学诊断不可或缺的一种重要方法,活检的类型有多种,活检方法的选择取决于多种因素,比如病变大小、部位、医院设备、放射科医师以及患者情况。目前可用局部手术切取、活检钳夹取和粗针穿刺取得组织块;借用毛刷刷取、搔刮、抽出液体如胸腔积液(又称胸水)、腹水(又称腹腔积液)、脓液等离心沉淀获取细胞,收集分泌排泄物如痰液、尿液、白带离心沉淀或涂片获取细胞等方法,从活体内获取病变组织、细胞进行病理学诊断。

活检的意义在于:①组织新鲜,固定后能较好保存病变的原有特征,有利于及时、准确地对疾病做出病理诊断,作为指导治疗和判断预后的依据;②必要时还可行术中快速冰冻诊断,协助临床医师选择手术方式,给予患者最佳的手术治疗方案;③在疾病治疗过程中,定期复查活检可动态了解病变的发展及疗效判定,及时调整治疗方案;④还可采用免疫组织化学、组织化学、基因检测等对疾病进行更深入的认识和精准诊断,科学选择靶向治疗。

病理诊断是通过对活体组织、细胞病理学标本和尸体解剖进行病理学检查,根据临床表现、术中所见、大体变化、显微镜下特征及分子遗传学改变等进行综合分析,对疾病做出诊断。

4.1 常规组织切片病理学诊断

4.1.1 常规染色技术

病理诊断是临床常用的一种诊断方式,对于多数疾病具有确诊意义,是大多数疾病诊断的金标准。其主要是对手术切除的标本通过观察大体改变,包括病变颜色、形状等,再经病理科取材、固定、脱水、浸蜡、包埋、染色等一系列特殊处理做成病理切片,然后由病理医师在显微镜下观察进行诊断,确诊病变性质与类型。但是在对病理切片进行固定、脱水等一系列的处理过程中,由于各种原因常出现脱水不完全、固定不当等因素,从而导致染色效果不尽如人意,进而影响病理诊断的准确率。

苏木素-伊红(Hematoxylin-Eosin,HE)染色法是石蜡切片技术里最常见的染色方法之一,是组织学、胚胎学、病理学教学与科研中最基本、使用最广泛的方法,是病理技术之本。苏木素染液为碱性,可以将组织的嗜碱性结构(如核糖体、细胞核及细胞质中的核糖核酸等)染成蓝紫色;伊红为酸性染料,可以将组织的嗜酸性结构(如细胞内及细胞间的蛋白质,包括酒精小体以及细胞质的大部分)染成粉红色,使整个细胞组织的形态清晰可见。HE 染色法可以区分细胞形态,在实际工作中可以提示组织、细胞的病理学改变;在临床病理工作中是诊断良恶性病变的最基本的染色方法。

HE 染色流程包括:①脱蜡(主要用二甲苯脱蜡)。②梯度酒精水化。③自来水冲洗。④苏木素染色。水化后的切片放入苏木素染液中浸 5~20 min,染细胞核,自来水冲洗 3~5 min。⑤1% 盐酸分化 5~30 s,自来水冲洗 1~3 min。⑥弱碱性水溶液返蓝 30 s~1 min,自来水充分冲洗 5~10 min。⑦伊红染色。充分水化后的切片直接入伊红染色液中,染细胞质 5~15 min。⑧梯度酒精脱水。⑨二甲苯透明。⑩中性树胶封片。在染色过程中必须严格遵守相关操作流程,HE 染色要求红蓝对比度好,颜色鲜艳;透明度好;封片无气泡、无溢胶;切片整洁。

4.1.2　组织化学染色

组织化学染色为特殊染色,是病理技术的一个分支,是把组织学、细胞学和生物化学结合起来的一门染色技术,应用某些能与组织或细胞的化学成分进行结合的显色试剂,既能确定病变组织、细胞的特殊化学成分,又能显示出这些特殊成分在组织细胞中的分布和含量以及在病变时所发生的变化。同时可验证各种微生物的存在,对部分疾病的诊断起着决定性的作用。

随着病理技术发展,免疫组织化学技术及原位杂交技术等在病理诊断中发挥的作用越来越大,尤其组织化学染色技术已经成为病理诊断中不可缺少的手段。组织化学染色操作简单,结果稳定,可以弥补其他病理诊断方法的不足,广泛用于临床病理诊断和病理学研究。

特殊染色是最基本的组织化学染色技术,常用的染色方法有以下几种。

1)糖原染色(PAS)和多显蓝-雪夫试剂染色法(AB/PAS)染色　PAS 和 AB/PAS 染色常用糖原和黏液物质染色,用于某些肿瘤的诊断与鉴别诊断如肝细胞性肝癌与胆管癌,前者呈阳性,后者呈阴性。尤因肉瘤、横纹肌肉瘤、腺泡状软组织肉瘤、脊索瘤等 PAS 均为阳性,应用此染色法进行染色可作为确诊的重要依据。

2)网状纤维染色　常用 Gomori 染色和 Foot 染色。用于显示和鉴别肿瘤的性质、来源,如鉴别癌与肉瘤:癌组织网状纤维包绕于肿瘤细胞巢;肉瘤组织网状纤维常散布于瘤细胞间或包绕单个瘤细胞。也可用于显示及区别血管内皮瘤与血管外皮瘤,前者网状纤维包绕肿瘤细胞巢,后者网状纤维则以血管为轴心呈放射状排列。在鉴别脑膜瘤与星形胶质细胞瘤时,前者呈阳性,而后者呈阴性。卵巢卵泡膜细胞瘤与粒层细胞瘤网状纤维染色表现也有区别,卵泡膜细胞瘤的网状纤维则包绕单个肿瘤细胞,而粒层细胞瘤的网状纤维则位于肿瘤细胞巢周围。

3)弹力纤维染色　常用 Werigert 染色法。用于显示与鉴别肿瘤组织如弹力纤维瘤,用弹力纤维染色可见瘤体内丰富的弹力纤维和弹力球,从而确诊。弹力纤维染色还可显示和判定心血管疾病如在动脉粥样硬化时,观察动脉壁的改变;还可用于皮肤疾病的研究,如皮肤弹力纤维疾病等。另外,在鉴别唾液腺的多形性腺瘤与肌上皮瘤时,弹力纤维染色可发挥一定的作用,一般在多形性腺瘤中可以见到弹力纤维的存在,而在肌上皮瘤中弹力纤维消失。

4)淀粉样物质染色　常用 Bennhola 刚果红法和甲基紫染色法用来显示淀粉样变性。淀粉样变性指细胞间质出现淀粉样蛋白质-黏多糖复合物沉淀。HE 染色镜下特点为淡红色均质状,在实际病理诊断中,淀粉样变性的判定比较困难,其与玻璃样变性及纤维素样坏死难于鉴别;而使用刚果红染色,淀粉样变性则呈现砖红色,玻璃样变性及纤维素样坏死却无此反应。

淀粉样变性包括局部淀粉样变性和全身性淀粉样变性,局部性淀粉样变性对机体影响不大,如鼻息肉的淀粉样变性等;但全身性淀粉样变性是多种原因造成的淀粉样物在体内各脏器细胞间沉积,使受累脏器功能逐渐衰竭的一种临床综合征,所以诊断与鉴别诊断淀粉样变性在临床工作中至关重要。淀粉样变性 HE 染色后,在光学显微镜下呈现淡红色,这与其他病变很难区分,所以刚果红染色问世,这一问题迎刃而解,从而使一大批系统性淀粉样变性的患者获益。

5)胶原纤维染色　常用 V-G 染色和 Masson 三色法,可以鉴别肿瘤中的胶原纤维和平滑肌肌纤维,如纤维瘤与平滑肌瘤,纤维肉瘤与平滑肌肉瘤,纤维瘤与神经鞘瘤。纤维瘤与神经鞘瘤在胶原纤维染色下可呈现相同颜色,但两者有不同之处,神经鞘瘤纤维更加纤细和疏松,组织内一般无胶原及玻璃样变区域,因此用胶原纤维染色可以鉴别。

6)其他特殊染色　除了上述特殊染色外,还有苏丹Ⅲ染色和油红 O 染色法是脂肪染色的常用方法;普鲁士蓝染色可以显示含铁血黄素沉积,用于与脂褐素鉴别;甲苯胺蓝染色可显示组织中的肥大细胞,用于肿瘤的诊断与鉴别诊断;磷钨酸苏木素染色用于显示组织的横纹肌分化,在肿瘤诊断与鉴别诊断中发挥着重要作用;抗酸染色可显示结核病灶中的结核分枝杆菌(图4-1)。

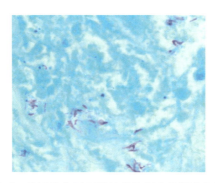

图 4-1　抗酸染色显示结核分枝杆菌为紫蓝色杆状

总之,在 HE 染色全面观察的基础上,使用相应的组织化学染色方法,对需要显示、区分或证实的组织及病变成分进行观察和研究具有重要意义。特殊染色中每种染料具有较高的特异性和敏感性,能显示组织和细胞及间质中不同成分,在临床病理诊断中占据重要的地位。

4.1.3　免疫组织化学染色

免疫组织化学染色(immunohistochemical staining,IHC)简称免疫组化。随着现代医学的快速发展,精准医疗下的肿瘤个体化治疗已成为许多肿瘤的有效治疗方法,免疫组化为肿瘤个体化治疗提供科学依据,广泛应用于病理诊断和指导临床治疗。免疫组化是利用抗体-抗原特异性结合反应以检测和定位组织或细胞中的某种化学物质,借助于组织化学的方法将抗原-抗体结合的部位和强度显示出来,以达到对组织或细胞中的相应抗原进行定性、定位或定量的研究,是临床病理诊断中常用的辅助病理诊断、分子分型和预后预测等重要的病理学染色技术。免疫组化应设置严格的对照,包括阳性对照、阴性对照、自身对照、空白对照等。免疫组化的意义包括以下几个方面。

1)可以协助临床及病理医师鉴别肿瘤组织起源　如细胞角蛋白 19(CK19)在胆管细胞癌中呈阳性(图 4-2A),细胞角蛋白 20(CK20)在胃肠道癌中呈阳性,而在乳腺癌、胆管细胞癌中呈阴性(图 4-2B);TTF-1 在肺腺癌中呈阳性表达(图 4-2C),可与肺转移性肿瘤进行鉴别。明确肿瘤的来源有助于为临床治疗提供更准确的依据。

2)能够准确及时发现淋巴结内单个癌细胞以及微小癌细胞簇　敏感性高、结果直观便于观察,如淋巴细胞内 CD68 阳性则提示窦组织细胞增生,而 CK 阳性提示癌组织早期转移(图 4-2D)。

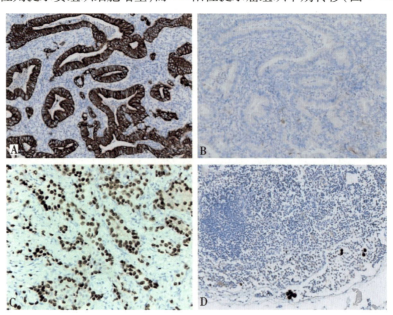

A.胆管细胞癌 CK19 呈弥漫强阳性表达;B.胆管细胞癌 CK20 呈阴性表达;C.肺腺癌 TTF-1 呈阳性表达;D.淋巴结早期癌转移,癌细胞 CK 呈阳性表达。

图 4-2　胆管细胞癌、肺腺癌、淋巴结早期癌转移标志物

3）为肿瘤靶向治疗进行筛选并提供依据　如对胃癌、乳腺癌组织进行免疫组化 HER-2 检测后筛选患者，HER-2 阳性表达患者进一步基因检测证实 HER-2 基因扩增后进行个体化靶向治疗。

4）筛选肿瘤免疫治疗患者　目前针对 PD-1/PD-L1 的多种抑制剂已获得美国食品药品监督管理局（FDA）及国家药品监督管理局（NMPA）批准，用于非小细胞肺癌的免疫治疗。其中帕博利珠（Pembrolizumab）成为 PD-L1 高表达患者的一线治疗用药，低表达患者可采用免疫联合化疗，因此 PD-L1 表达水平对指导非小细胞肺癌的治疗具有重要意义。

5）提示病原微生物感染　幽门螺杆菌（helicobacter pylori，HP）感染是导致多种消化系统疾病的原因，免疫组化 HP 阳性（图 4-3）提示幽门螺杆菌感染的敏感性、特异性均较高；女性生殖系统 HPV 感染时，组织往往 P16 弥漫阳性等。

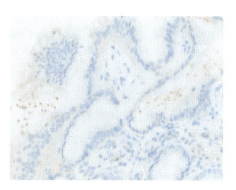

图 4-3　幽门螺杆菌被染成棕褐色

在肿瘤鉴别诊断中，免疫组化标志物敏感性高，但缺乏特异性，因此往往需要一组免疫组化标志物进行肿瘤诊断与鉴别诊断。上皮组织常用的免疫组化标志物有 AE1/AE3、EMA、CAM5.2、CK5/6、CK8/18、CK7、CK20；软组织标志物有 SMA、Desmin、H-caldesmon、vimentin、MyoD1、myogenin、S-100、CD68 等；血管肿瘤有 CD34、CD31、FLI-1、F8；间皮肿瘤有 calretinin、WT-1、D2-40；淋巴造血组织有 CD20、CD3、CD43、CD5、CD10、CD79α、CD23、CD21、CD15、CD30、CD38、CD138、Cyclin D1、bcl-2、bcl-6、LCA 等。

注意，免疫组化技术属于辅助诊断技术，在进行免疫组化染色时，需要认真观察 HE 切片，并要以 HE 切片所观察的结果作为诊断基础，进而筛选相应抗体，以此来提高诊断准确率。

4.1.4　基因检测

随着医学分子技术的不断发展，医疗水平明显改善，基因组学、蛋白组学、生物芯片技术、纳米生物技术、生物医学大数据等新技术的发展与应用，改变了传统医学诊疗模式，正逐步进入以精准医学、个性化医疗为特征的新医学时代。精准医疗是一种与个体分子病理学特征相匹配的诊断和治疗策略，替代个体化医疗，作为新时期整合基础研究、转化研究、临床研究和医学实践的框架，强调将分子病理学作为精准医疗的基础。分子生物学技术，如 sanger 测序、FISH 及 NGS 等技术的进步与发展，疾病特别是肿瘤发生发展的分子机制得到了更深入的认识，病理学诊断已经不仅是依靠形态学诊断，而且越来越多的疾病的诊断需依赖分子病理技术，分子病理技术在疾病的精准诊断和治疗、预后预测等方面发挥着越来越大的作用。分子病理学进行的检测通常称为基因检测，即取检测者的肿瘤组织、胸水或血液等，经提取和扩增其基因信息后，通过相应的分子生物学技术，对被检测者细胞中的 DNA 分子的基因信息进行检测，分析其基因状态，从而对肿瘤的诊断和治疗提供帮助。

4.1.4.1　常用基因检测技术

常用基因检测技术主要分为以下几种。

1）一代测序技术（sanger 测序）　其测序过程操作简便，价格低廉，可靠性好，应用广泛。

2）二代高通量测序技术　因具有大规模、通量高、短时间、成本低、准确性好等特点，在肿瘤分子基因检测等方面得到广泛应用,为精准医疗提供技术保障。

3)基于聚合酶链反应(polymerase chain reaction,PCR)的检测技术　可以直接检测疾病组织、细胞中是否存在某种病毒 DNA,同时 PCR 技术还是基因突变检测的前期必备技术;除基于测序技术的基因突变检测方法,目前应用较广泛的还有基于 TaqMan 探针的实时荧光 PCR 检测法对突变基因进行诊断;基于核酸杂交的检测技术包含基于核酸变性和复性原理与核酸杂交探针技术、微流控技术等多种技术结合,具有大规模、高通量、与被检测 DNA 序列的特异性杂交及高效解读和分析的特点,利于快速应用。

4.1.4.2　基因检测的意义

1)为肿瘤的鉴别诊断提供科学依据　少数疑难病例和罕见类型,当组织学形态鉴别和应用免疫组化分析仍难以确诊时,需要通过基因检测来鉴别诊断,寻找基因水平的异常改变,为确诊病变性质或类型提供依据。如 TCR、BCR 克隆性基因重排检测鉴别淋巴瘤类型;染色体易位检测用于软组织肿瘤及淋巴造血肿瘤的鉴别;通过 RNA-base 的 NGS 转录组测序,用于判断肿瘤的来源以及肿瘤微环境的免疫评分。

2)基因检测是肿瘤个性化及精准治疗的前提　分子靶向治疗已经成为当前肿瘤治疗的热点,分子靶向药物针对特异的分子靶点,因此患者在采用靶向治疗前必须对相应的分子靶点进行基因检测。如乳腺癌和胃癌需进行 *HER2* 基因扩增状态检测,用以指导赫赛汀的使用;非小细胞肺癌需进行 *EGFR*、*ALK*、*ROS1* 等基因突变状态检测,用以指导 TKI 靶向药物的应用;结直肠癌需进行 *KRAS* 等基因突变检测,用以指导抗 EGFR 抗体药物的应用等。

3)遗传性肿瘤相关的基因检测　能够用于高危人群的筛查和早期干预。

4)病原微生物检测　如 EB 病毒与多种肿瘤发生有关,如鼻咽癌、胃癌、Burkitt 淋巴瘤、NK/T 细胞淋巴瘤、霍奇金淋巴瘤及血管母细胞淋巴瘤等。EBER 是由 EB 病毒编码的非聚腺苷酸化的 RNA,大量存在于 EB 病毒感染的细胞核中,所以原位杂交检测 EBER 是目前判断组织中是否存在 EB 病毒感染的有效方法(图 4-4)。

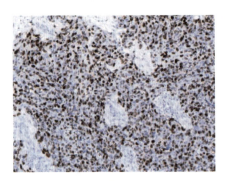

图 4-4　原位杂交显示 EB 病毒感染

肿瘤的诊断与治疗是分子病理在临床应用上最为广泛的领域,分子病理可以检测基因表达和基因突变,从而评价个体患肿瘤风险,筛选出易感人群,实现肿瘤的早期预防、早期诊断、判断预后及指导治疗,还可对疑难病例进行诊断和分类、个体化诊治和预后评估等。

4.2　常规细胞涂片病理学诊断

细胞病理学是病理学的一部分,它不但是临床诊断中经济实用、简便可靠的方法,也是观察肿瘤发生与早期防治的重要手段。常规细胞涂片病理学是通过收集脱落细胞标本,或者用细针穿刺病变部位抽吸细胞,制成细胞学涂片,染色后在显微镜下观察,根据细胞形态来判断有无肿瘤或异常细胞、有无炎症及真菌、滴虫等感染的一门学科。它也可以对健康人群通过适当的方法取材、诊断筛查癌及癌前病变,达到早期发现及预防肿瘤的目的。根据标本类型不同,细胞病理学可分为两大部分:脱落细胞学和针吸细胞学。

4.2.1 脱落细胞学

脱落细胞学标本为自发脱落的细胞或通过刮取、刷取或冲洗方法获得的脱落细胞,包括浆膜腔积液(胸腔积液、腹水、心包积液、脑脊液)、胸腔或腹腔冲洗液、宫颈刮片、尿液、痰、内镜刷片(食管刷片、气管刷片)、肺泡灌洗液、乳头溢液、乳头刮片、分泌物涂片等。在细胞涂片制作过程中应避免细胞变性,因此取样后应立即送检,及时制片及涂片后及时完成固定。一张合格的细胞涂片,必须能够清楚地显示细胞的核膜、核仁、染色质和完整的细胞形态。目前脱落细胞学被广泛用于妇科及非妇科肿瘤的筛选。

1)呼吸道脱落细胞学　其样本种类有:①痰液,痰细胞学检查主要用于有症状的患者,特异性高,但阴性预测值低,因此痰细胞学阴性结果并不能排除恶性肿瘤。②经支气管获取的脱落细胞样本,支气管镜下可直接行支气管毛刷刷取支气管黏膜病变(图4-5);支气管分泌物可经支气管灌洗或肺泡灌洗,抽吸灌洗液后获取细胞样本,特别是下呼吸道样本。

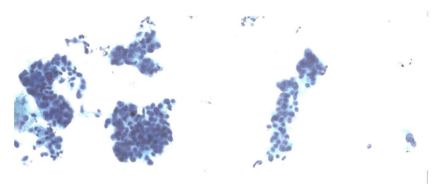

图4-5　肺原发腺癌支气管刷片
显示细胞排列不规则,异型性明显。

2)浆膜腔积液脱落细胞学　浆膜腔包括胸膜腔、心包腔、腹膜腔、关节腔等,正常浆膜腔内液体无细胞或仅有少许间皮细胞和炎症细胞。许多疾病包括感染性及肿瘤性病变均可引起浆膜腔异常积液。浆膜腔积液细胞学检测有重要的临床意义:可鉴别积液的良恶性,并且根据细胞形态及免疫组化可提示肿瘤原发部位(图4-6、图4-7);可以诊断某些良性疾病,有助于发现细菌、病毒及真菌感染等。

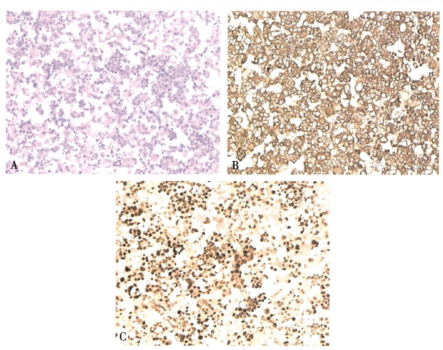

A. 卵巢高级别浆液性癌,大量异型细胞呈乳头状结构;B. 免疫 AE1/AE3 呈阳性;C. pax8 呈弥漫阳性。

图4-6　腹水沉渣涂片

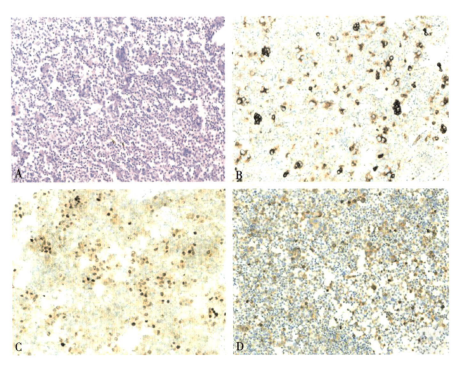

A. 肺原发性腺癌,炎症细胞背景下见散在分布的异型细胞,细胞核大;B. 免疫组化肺腺癌
AE1/AE3 呈阳性;C. TTF-1 呈阳性;D. NaspinA 呈阳性。

图4-7　胸腔积液沉渣涂片

3）尿液脱落细胞学　简便易用,经济有效,目前主要应用于包括血尿、膀胱癌随诊、膀胱癌高危筛查（图4-8）。收集尿液时需要收集清洁中段尿,避免早晨第一次晨尿及避免会阴部对尿液的污染,女性患者应避开月经期。

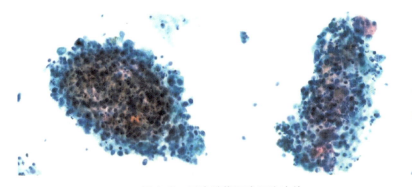

图4-8　尿液脱落细胞沉渣涂片

显示尿路上皮癌,细胞异型性明显,粗块状染色质。

4）脑脊液细胞学　是神经系统检查的一个重要组成部分,用于评估多种疾病的病情及追踪治疗效果的重要方法,包括肿瘤、感染、血管性疾病、外伤和脱髓鞘病变的诊断,淋巴瘤追踪,以及白血病或感染性疾病治疗效果的评估。由于许多中枢神经系统疾病的病理生理学改变只发生在脑脊液中,故脑脊液细胞学检查尤为重要。

5）女性生殖道脱落细胞学　是一种简单、有效、便于重复的辅助诊断方法,可以检测阴道、子宫颈（图4-9、图4-10）、内膜的癌前病变及癌症,有时还可以检测输卵管和卵巢的病变。同时可见感染的微生物,例如细菌、病毒、真菌或者寄生虫。

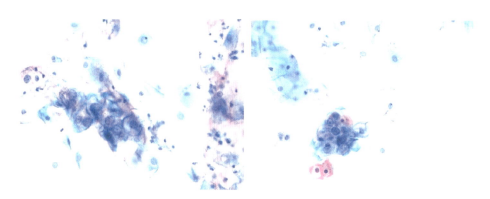

图 4-9 液基细胞学涂片

显示宫颈低级别鳞状上皮内病变,细胞核大并见双核细胞,异型性明显,可见核周空晕,核膜不规则,染色质增粗。

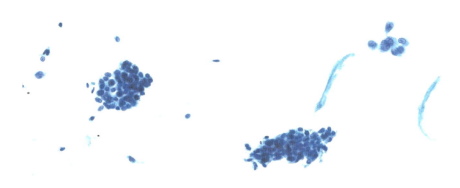

图 4-10 宫颈高级别鳞状上皮内病变(液基细胞学)

显示异型增生的细胞密集成团,细胞核明显增大、深染,核浆比明显增大。

4.2.2 针吸细胞学

针吸细胞学标本是通过穿刺针取得身体可疑性病灶的细胞或组织,主要用于肿瘤的诊断,也有助于非肿瘤性疾病的诊断,包括可触及的体表包块,如乳腺、甲状腺、唾液腺、淋巴结及皮下组织包块;深部组织包块可在 B 超或 CT 引导下针吸标本及内镜下针吸标本,取材范围广,几乎可以遍布全身各器官。与活检组织相比,细针穿刺可以清楚地展现细胞的结构特征,主要依靠细胞形态学的改变,缺乏组织学结构,且样本少,故做阳性诊断时常较谨慎,因而假阳性率较低。这也是针吸细胞学相对于病理组织学最大的劣势,且制片过程中容易造成细胞的退变和变形。

虽然细针穿刺具有较高的敏感性及特异性,但它仅仅是病变诊断的一部分,最终诊断需要细胞病理医师与临床医师密切有效的交流,必须结合临床、影像学及其他病理资料。另外细针穿刺活检除用于诊断外,还可用于治疗,如良性囊性病变的囊液抽吸。

4.3 术中快速冰冻病理诊断

术中快速冰冻切片病理检查,是将手术中切下的病变组织在-20 ℃下迅速冻结,制成切片,并经染色、封片等多环节处理后供病理医师在显微镜下进行观察并做出病理诊断,一般整个过程在 30 min 以内完成。这项病理检查的优势为及时快速,并能较为准确地反映送检组织的病理情况,是目前临床上比较常用的诊断方法之一。

4.3.1　术中快速冰冻病理的诊断价值

1）确定标本的病变性质　比如是炎症还是肿瘤,是良性肿瘤还是恶性肿瘤(图4-11),以确定后续手术方案。

2）了解恶性肿瘤的扩散情况　包括肿瘤是否浸润相邻组织、有无区域淋巴结的转移等(图4-12)。

3）确定手术切缘是否有肿瘤组织残留　由于胃肠道肿瘤切缘范围较大,因此仅取一块组织并不能代表是否有肿瘤,故阳性对诊断有意义,阴性对诊断意义较小。

4）确认切除的组织部位　例如甲状旁腺、输卵管、淋巴结以及异位组织等。先天性巨结肠患者需要证实手术切缘黏膜下及肌间有无神经节细胞。

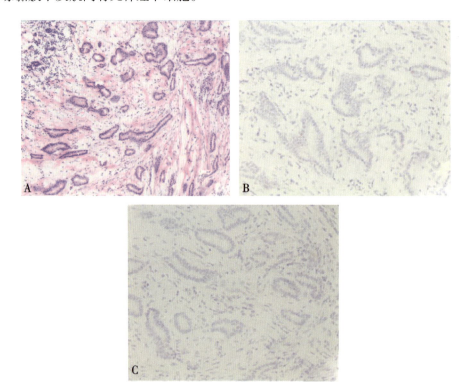

A.增生的纤维组织中见杂乱分布的腺体结构,细胞单层排列,轻度异型;B.快速免疫组化CK5/6 呈阳性;C.p63 提示肌上皮细胞消失。

图 4-11　乳腺小管癌快速冰冻病理

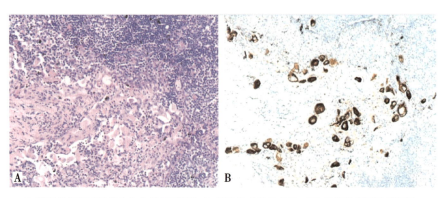

A.淋巴结被膜下见散在分布的异型细胞;B.快速免疫组化 AE1/AE3 呈阳性提示为癌细胞。

图 4-12　子宫内膜样癌前哨淋巴结快速冰冻病理

4.3.2 术中快速冰冻病理诊断的局限性

目前,国内外报道术中冰冻切片病理诊断准确率已经达到97%。但是与普通病理切片相比,依然存在着一些不足。

1)一定漏诊率 由于冰冻取材受限,不能全部取材,如体积较大的肿瘤发生局灶癌变时,可能导致冰冻漏诊。

2)一些病例即刻诊断困难 部分疑难或交界性病变,在常规石蜡切片诊断时比较困难,需广泛取材或借助于免疫组化及基因检测综合诊断,在冰冻切片上诊断则更加困难,因而无法立刻给出诊断结果。

3)有一定的假阳性和假阴性率 术中冰冻切片切取的是新鲜组织,特别对于富含水分的组织,冰冻切片细胞内常常出现大量空泡,易误认为黏液或脂肪。另外,冰冻切片质量无法达到常规石蜡切片的精确度,诊断的准确率也会受到影响。

4)一些特殊组织不适合 含有较多脂肪的组织、骨组织及传染性疾病者不适合做冰冻切片。

4.4 快速现场评价细胞学诊断

4.4.1 快速现场评价细胞学诊断的概念与意义

快速现场评价细胞学诊断,也称快速现场评估(rapid on-site evaluation,ROSE),简称玫瑰(ROSE)技术,是在内镜引导下或在影像学导向下对病变部位进行活检组织取样以及细胞学细针穿刺,在取材现场将所取标本交由病理技术人员进行快速制片、染色,并由病理诊断医师进行快速现场评估后向操作者及时反馈取材是否成功并提供初步诊断的一种技术。

1)ROSE 技术的优势 ROSE 技术的开展不仅有助于提高诊断率及诊断的准确性,更有助于实现诊疗一体化,提高疾病诊断与治疗的效率,即现场取材做出病理学诊断,即刻给予局部治疗如手术切除、穿刺消融等。一方面可对结果进行现场快速评判,提供初步病理诊断意见;另一方面对标本质量进行评估,及时向操作者反馈 ROSE 检查结果,指导下一步操作。ROSE 技术的开展能够提高穿刺的诊断率,避免因盲目取材导致重复活检的被动性,减少穿刺次数及并发症,在一定程度上减轻患者身体上的痛苦及整体医疗费用,这是一项临床医师或介入科医师与病理科医师密切配合方能完成的工作。

2)ROSE 技术的染色方法 现阶段应用于 ROSE 的染色方法已有多种,如 Diff-Quik 染色、甲苯胺蓝染色、改良的快速巴氏染色等,其中 Diff-Quik 染色方法因其对细胞核的染色快速而较普遍被应用。由于病理诊断医师习惯 HE 染色切片,而对 Diff-Quick 染色特点不熟悉,有研究将 HE 染色运用于快速现场细胞学评判,并证实 HE 染色能够满足 ROSE 对制片及染色时效性的要求。HE 染色应用于 ROSE 技术的最大亮点即 HE 染色为病理常规染色,病理诊断医师对此染色特点熟知度高,符合阅片习惯,能够快速给出评判结果;同时试剂的配制及染色方法均为在常规 HE 染色基础上稍作修改,方法简单,适用范围广,基层医院也可实施开展。

3)ROSE 判读内容 ROSE 判读内容包括细胞形态、分类、计数、构成比、排列、相互关系、背景及异常物分析,并且可以根据初步结果对标本进行分流。细胞呈腺样结构,大小不一,可见核仁,考虑为腺癌(图4-13),需要加做免疫组化及 *EGFR*、*KARS* 等基因检测;细胞呈裸核拉丝样改变,染色质均质、细腻,考虑为小细胞癌(图4-14);细胞大小比较一致,呈裸核状,考虑为淋巴瘤,需要加做免疫组化、原位杂交、流式细胞学及基因重排等检查;炎症背景中见中性粒细胞呈分叶状核改变,考虑为炎症;菌丝和/或孢子提示真菌可能,加做六胺银、PAS 染色、真菌培养等。

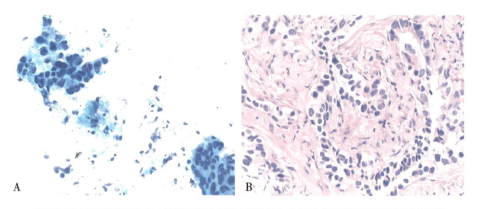

A.ROSE 显示细胞异型明显,呈小腺管状排列,核浆比明显增大;B.活检普通病理组织学图显示为腺癌。

图 4-13 肺原发腺癌 ROSE(巴氏染色)和常规组织学

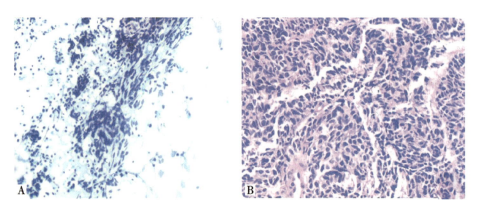

A.ROSE 显示细胞呈裸核拉丝样改变,染色质均质、细腻;B.活检普通病理组织学显示为小细胞癌。

图 4-14 肺小细胞癌 ROSE(巴氏染色)和普通病理学

作为一种细胞学载体,ROSE 具备的功能包括评价取材满意度,实时指导介入操作手段与方式,形成初步诊断或缩小鉴别诊断范围,优化靶部位标本进一步处理方案,结合全部临床信息与细胞学背景进行病情分析与转归预判。ROSE 是搭载细胞学信息的载体,细胞学与组织病理学及检验学独立而又相互关联。借助 ROSE 为病理科和检验科输送优质标本,使靶标本获得质量控制和流向更为优化。

社会对高效医疗与精准医疗的需求不断增长,诊疗一体化、治疗与疗效判断一体化成为世界范围内临床医学专家们研究的热点。ROSE 技术发展迅速,已经从简单的细胞病理学诊断,走向组织病理学、组织化学病理学的水平,临床报道乳腺癌、肺癌等的免疫组化及分子病理学诊断已经实现,相信不远的将来,各类肿瘤都有可能通过 ROSE 技术,实现免疫组化及分子病理学诊断。

4.4.2 快速现场评价细胞学诊断的临床价值

1)疾病诊断价值 ROSE 对以下肺部疾病(病变)的诊断或鉴别诊断有较大的提示价值。

(1)大部分常见类型实体恶性肿瘤,并可辅助分型。

(2)结核病及其不同发展阶段。

(3)结节病。

(4)部分支原体肺炎。

(5)部分病毒性肺炎。

(6)部分真菌(如曲霉菌、隐球菌、孢子菌及念珠菌)感染。

(7)机化性肺炎或机化性改变(即机化)与纤维化。

(8)化脓性感染。

(9)坏死性感染或坏死性改变(即坏死)。

(10)部分变态反应性疾病或变态反应性改变。

(11)部分免疫性疾病(如某些类型血管炎)或免疫性改变。

(12)其他,如化疗后免疫重建相关改变或肺移植术后相关改变。

2)提升介入诊断价值　在以下介入诊疗操作中应用 ROSE 会有更大获益。

(1)应用"高新技术设备",如电磁导航支气管镜(electromagnetic navigation bronchoscope,ENB)、支气管内超声(endobronchial ultra-sound,EBUS),若实现 ROSE 病理学诊断,可极大提高这些昂贵操作的成功率。

(2)取材困难,如腔镜下非直视取材、靶病灶微小或难以到达的病变等,取材后及时现场病理学评估,提高成功率。

(3)出现并发症风险高,拟最小化或最少化取材,适可而止。

(4)取材量少,ROSE 初判可优化标本流向及进一步处理方案。

(5)诊断与治疗干预需同步进行或一次完成,如肺外周小结节 EMN 定位消融。

(6)呼吸危重症患者紧急进行靶病灶评价,以期及时鉴别诊断并指导治疗方案的制订。

(7)肺部疑难症患者需缩小鉴别诊断范围,或结合临床信息与细胞学背景进行病情评估。

(8)存在较大客观压力、单次介入操作必须"确切诊断"或"立即诊断"者。

(9)手术演示、学术交流、技术培训或优化临床教学。

ROSE 的判读与综合分析应在明确所获标本为靶病灶之后方能进行,否则判读则无价值甚至误导临床。在部分真菌(如曲霉菌、隐球菌、孢子菌及念珠菌)感染中,ROSE 可根据微生物形态学直接判读其感染病原;而对其他多数感染性疾病如结核病,ROSE 判读应结合临床信息根据细胞学背景进行。ROSE 不仅是实时病情分析,还可辅助进行病情发展(疾病转归)预判。

临床工作中,ROSE 判读须基于已有知识基础与临床信息,应包括:①多学科知识基础,如呼吸病学、介入肺脏病学、病理学、临床微生物学、感染病学及肿瘤学等。②详细病史与体格检查。③全部诊疗过程与病情发展转归。④影像学表现,尤其是治疗前后影像学资料的对比。⑤实验室检查,注意治疗前后实验室检查数据的变化。⑥介入诊疗操作中内镜(腔镜)下表现所获标本的物理性状。⑦ROSE 确认精准靶部位取材后"实时"细胞学判读所获印象。

目前,ROSE 技术除了应用于超声支气管镜的辅助检查,还可作为一种涂片细胞学法快速染色的新技术联合快速冰冻应用于乳腺癌前哨淋巴结活检诊断等。

参考文献

[1]　李小琴.病理技术 HE 染色在病理诊断中的应用效果观察[J].临床医药文献电子杂志,2020,7(9):137,180.

[2]　曹美荣,白春侠,刘丽.病理技术 HE 染色在病理诊断中的应用效果分析[J].中国实用医药,2019,14(27):65-66.

[3]　向思敏,王德玉.病理诊断中病理技术 HE 染色的临床价值研究[J].临床医药文献电子杂志,2019,6(26):165-166.

[4]　王玉芳,徐晓艳,武彦.常用特殊染色在病理诊断中的应用[J].实用医技杂志,2013,20(12):1357-1358.

[5]　DAVIS A A,PATEL V G. The role of PD-L1 expression as a predictive biomarker:an analysis of all US Food and Drug Administration (FDA) approvals of immune checkpoint inhibitors[J]. J Immunother Cancer,2019,7(1):278.

[6]　SEO J H,PARK J S,RHEE K H,et al. Diagnosis of Helicobacter pylori infection in children and adolescents in Korea[J]. Pediatr Gastroenterol Hepatol Nutr,2018,21(4):219-233.

［7］ 中国社会科学院工业经济研究所未来产业研究组.影响未来的新科技新产业［J］.山东干部函授大学学报,2018(5):64.

［8］ SCHMITT M W,KENNEDY S R,SALK J J,et al. Detection of ultra-rare mutations by next-generation sequencing［J］. Proc Natl Acad Sci U S A,2012,109(36):14508-14513.

［9］ MALMSTRÖM S,HANNOUN C,LINDH M. Mutation analysis of lamivudine resistant hepatitis B virus strains by TaqMan PCR［J］. J Virol Methods,2007,143(2):147-152.

［10］ DU G S,FANG Q,DEN TOONDER J M. Microfluidics for cell-based high throughput screening platforms- A review［J］. Anal Chim Acta,2016,903:36-50.

［11］ SHANNON-LOWE C,RICKINSON A. The global landscape of EBV-associated tumors［J］. Front Oncol,2019,9:713.

［12］ SCHILDGEN V,SCHILDGEN O. The lonely driver or the orchestra of mutations? How next generation sequencing datasets contradict the concept of single driver checkpoint mutations in solid tumours - NSCLC as a scholarly example［J］. Semin Cancer Biol,2019,58:22-28.

［13］ WANG M,HE X N,CHANG Y P,et al. A sensitivity and specificity comparison of fine needle aspiration cytology and core needle biopsy in evaluation of suspicious breast lesions:a systematic review and meta-analysis［J］. Breast,2017,31:157-166.

［14］ 向青,万涛,胡前方,等.快速现场细胞学评价在 EBUS-TBNA 取样诊断肺癌中的价值［J］.中国肺癌杂志,2018,21(11):833-840.

［15］ NASUTI J F,GUPTA P K,BALOCH Z W. Diagnostic value and cost-effectiveness of on-site evaluation of fine-needle aspiration specimens:Review of 5,688 cases［J］. Diagn Cytopathol,2002,27(1):1-4.

［16］ LIN C K,JAN I S,YU K L,et al. Rapid on-site cytologic evaluation by pulmonologist improved diagnostic accuracy of endobronchial ultrasound-guided transbronchial biopsy［J］. J Formos Med Assoc,2021,120(6):1414-1415.

［17］ DIACON A H,KOEGELENBERG C F,SCHUBERT P,et al. Rapid on-site evaluation of transbronchial aspirates:Randomised comparison of two methods［J］. The European Respiratory Journal,2010,35(6):1216-1220.

［18］ DAVENPORT R D. Rapid on-site evaluation of transbronchial aspirates［J］. Chest,1990,98(1):59-61.

［19］ LOUW M,BRUNDYN K,SCHUBERT P T,et al. Comparison of the quality of smears in transbronchial fine-needle aspirates using two staining methods for rapid on-site evaluation［J］. Diagn Cytopathol,2012,40(9):777-781.

［20］ 何蕾蕾,马宁,米会敏,等.HE 染色应用于快速现场细胞学评价的方法介绍［J］.诊断病理学杂志,2022,29(10):975-976,982.

［21］ 李雯,冯靖.诊断性介入肺脏病学快速现场评价临床实施指南［J］.天津医药,2017,45(4):441-448.

［22］ JAIN D,ALLEN T C,AISNER D L,et al. Rapid on-site evaluation of endobronchial ultrasound-guided transbronchial needle aspirations for the diagnosis of lung cancer:a perspective from members of the pulmonary pathology society［J］. Arch Pathol Lab Med,2018,142(2):253-262.

［23］ HUANG Z Q,ZHUANG D C,FENG A R,et al. Real-time and accuracy of rapid on-site cytological evaluation of lung cancer［J］. Translational Cancer Research,2021,10(1):479-486.

［24］ WANG H S,REN T,WANG X,et al. Rapid on-site evaluation of touch imprints of biopsies improves the diagnostic yield of transbronchial biopsy for endoscopically nonvisible malignancy:a retrospective study［J］. Jap J Clin Oncol,2021,51(4):622-629.

下 篇

各 论

5 心血管疾病介入放射学活检术

心血管系统也称循环系统,分为体循环和肺循环两部分。无论体循环还是肺循环的血管管腔和血管壁都有可能发生占位性病变,这些占位病变可能是血栓、栓塞。原发肿瘤、转移瘤需要活检明确病理学诊断,方能选择科学治疗方案。

体循环包括左心房、左心室,大动脉如胸主动脉和腹主动脉,中动脉即直径大于 1 mm 有解剖学名称的动脉,小动脉即直径 0.3 ~ 1.0 mm 的动脉,微动脉即直径小于 0.3 mm 的动脉;毛细血管床;微静脉即直径小于 0.2 mm 的静脉,小静脉即直径在 0.2 ~ 1.0 mm 的静脉,中静脉即直径 1.0 ~ 10.0 mm 有解剖学名称的静脉,大静脉如上下腔静脉、门静脉等。

肺循环包括右心房、右心室,肺动脉主干、左右主肺动脉、肺叶动脉、肺段动脉和肺亚段动脉等多级分支肺动脉,肺毛细血管床,肺静脉远端多级分支、肺段静脉、肺叶静脉和左右两侧的上、下肺静脉。

5.1 体循环主动脉狭窄与占位病变介入放射学活检术

主动脉属于大动脉,是体循环动脉的主干,也是全身最大的动脉。全身各级动脉血管均直接或间接自主动脉发出。主动脉起自左心室,分为升主动脉、主动脉弓、降主动脉。降主动脉又以膈肌的主动脉裂孔为界,分为胸主动脉和腹主动脉。动脉管壁均由内层、中层和外层组成,管壁较厚。内层内表面为单层扁平上皮,表面光滑;中层由弹性纤维和平滑肌组成;外层主要由结缔组织组成。

主动脉可受到炎症或肿瘤的影响表现为狭窄或局限性占位。肿瘤又可根据起源分为原发性和继发性肿瘤。原发性大血管肿瘤是原发性软组织肿瘤的一部分,发病率低,种类多,绝大多数病例为罕见类型的恶性肿瘤。主动脉原发性软组织肿瘤占成人所有恶性肿瘤的1%,其中血管肉瘤占5%。大血管原发性肿瘤的发病范围广,细胞分化各异。由于其发病率低、位置深、初期生长相对不明显,且临床和影像学表现类似血栓形成,因此对大血管原发肿瘤进行诊断是一项艰巨的挑战。

5.1.1 主动脉狭窄与占位病变的病因

主动脉肿瘤通常起源于间叶组织。原发性主动脉恶性肿瘤男性比女性常见(2∶1 ~ 5∶1),平均年龄为60岁,腹主动脉和胸主动脉的发病率基本类同。

良性主动脉肿瘤的发病率远低于恶性肿瘤,以黏液瘤较常见,次为纤维黏液瘤,临床和影像学表现与恶性肿瘤相似,随着肿瘤生长可导致为血管闭塞和远端栓塞。其他不常见的良性肿瘤可表现为主动脉腔内肿块,包括上皮样血管内皮瘤、乳头状纤维弹性瘤和脂肪瘤。

这些病变的病因尚不清楚,但部分病例中,肿瘤与人工血管移植有关,特别是与涤纶血管移植有关。

5.1.2 主动脉狭窄与占位病变的诊断

原发性主动脉肿瘤的诊断无论是从临床还是从影像学角度均十分困难。由于诊断时的平均年龄在60岁左右,大多数最初被认为是血栓或动脉粥样硬化疾病。常见的临床表现为脑、下肢或腹部脏器栓塞。腹部脏器累及可表现为严重肾血管性高血压、肠梗死或腹部绞痛。局部主动脉阻塞伴疼痛和下肢跛行是另一种可能的表现,自发性主动脉破裂并大出血是一种罕见的表现。

主动脉肉瘤的影像学表现缺乏特征性,常被误认为是严重的动脉粥样硬化疾病或血栓形成。CT扫描表现为一个不规则的腔内软组织密度影。正确的术前诊断较少,甚至术中诊断对外科医师来说也是一种挑战,而且手术切除后标本的组织病理学分析也通常出乎意料。

内膜肉瘤累及内膜并在主动脉腔内生长,表现为血管阻塞或栓塞事件,而壁性肉瘤起源于中膜或外膜,倾向于向外生长并侵犯邻近结构。基于此,影像表现也有很大不同。在血管造影和CT成像中,可以看到主动脉壁不规则、息肉样腔内肿块、主动脉或主动脉分支完全闭塞。动脉瘤性主动脉扩张和主动脉壁破裂较少见。CT增强时,通常无明显增强。同时存在的动脉粥样硬化壁钙化和相关血栓可能会导致误诊。超声检查对组织特征的鉴别也帮助不大,难以正确区分肿瘤成分和血栓成分。

在某些特殊情况下,主动脉腔外肿块附着或肿块毗邻主动脉,则有利于主动脉肿瘤的诊断。MRI和MRA显示肿瘤强化信号则可区分肿瘤与主动脉壁和动脉粥样硬化性血栓,并有助于识别肿瘤在主动脉周围的侵犯和延伸。但是并非所有的主动脉肿瘤均能表现出强化,有报道显示原发性主动脉肉瘤在CT或MRI增强图像上没有强化表现。在主动脉破裂的情况下,主动脉周围血肿是主要的影像学表现形式。使用氟-18标记的脱氧葡萄糖(^{18}F-FDG)成像的PET-CT可能有助于区分肿瘤和血栓,主动脉肉瘤表现出显著的高代谢摄取。

5.1.3 主动脉狭窄与占位的介入放射学活检术

5.1.3.1 术前准备

1)术前实验室与影像学检查 完善增强CT或MRI检查,评估占位大小及范围,主动脉管腔狭窄、变形和移位的范围和程度。完善血常规、肝肾功能、凝血功能检查及心电图检查。

2)血管腔内活检器械 血管穿刺针及血管鞘套装,0.035 inch×150(180)cm亲水膜导丝,5 F×100 cm直头多侧孔导管,0.035 inch×180(260)cm加强导丝,8~9 F血管长鞘(45~90 cm)或可调弯长鞘,1.8(2.3)mm×100(150)cm内镜活检钳,标本瓶。

5.1.3.2 介入放射学钳夹活检操作

主动脉病变介入放射学钳夹活检的基本过程就是经皮动脉穿刺,向病变部位主动脉引入鞘管建立活检钳进出的通道,经此通道引入活检钳在X线影像的导向下,对准病变钳夹活检取得病变组织块,完成病理学检查。包括以下操作步骤。

1)消毒铺巾 患者仰卧于DSA检查台上,一般经股动脉途径穿刺入路,暴露下腹部和股上部,腹股沟区消毒铺无菌单,整个躯体和DSA检查台覆盖无菌大单,确保介入活检器械无菌操作。

2)建立经皮股动脉操作途径 常选择方便操作的右侧股动脉入路。

(1)局部麻醉 穿刺点皮肤、皮下组织、肌肉、直达股动脉旁局部浸润麻醉,为扩大浸润麻醉的范围与深度,抽取2%的利多卡因5 mL加入生理盐水稀释至1%的麻醉剂10 mL。先注射麻醉皮丘达10 mm直径以上,使外观呈橘子皮状、隆起于皮肤,既有效止痛,又可避免切开和穿刺皮肤时出血。经皮丘依次穿刺至皮下、肌层和股动脉周围浸润麻醉,先注射麻药0.5~1.0 mL,再进针5~10 mm,如此交换进针与注射麻药,使麻药注射浸润在前,进针在后,消除麻醉进针过程中的疼痛,或至少将疼痛降低到最轻。

(2)选择皮肤和股动脉穿刺进针点 股动脉的进针点在股三角内的股鞘(femoral sheath)段,股鞘包绕股动、静脉上部形成漏斗形筋膜鞘,长3~4 cm,对股动脉具有一定的限制和保护作用,有防止穿刺股动脉大出血的保护作用。股动脉进针点选择在腹股沟韧带下方2~3 cm处的股鞘段;皮肤进针点在腹股沟韧带下方5~6 cm区域股动脉搏动处,由皮肤进针点倾斜45°进针穿刺股动脉,在腹股沟韧带下方2~3 cm处股鞘内的股动脉。

(3)建立皮肤至动脉的操作通路 以改良的Sildinger技术穿刺股动脉,经穿刺针引入导丝,沿导丝将血管鞘引入股动脉,以肝素生理盐水10~20 mL冲洗充盈血管鞘,经皮肤的体外至股动脉内操作通路建立完成。

3)病变区域主动脉造影　5 F 猪尾导管与亲水膜导丝配合,经股动脉血管鞘引入,依次经股动脉、髂外动脉、髂总动脉、腹主动脉、胸主动脉、主动脉弓、升主动脉,退出导丝,导管尾端连接高压注射器,以 300 mg 碘含量的对比剂、20～25 mL/s 的注射速率、注射总量 30～40 mL 进行主动脉造影。根据病变位置适当调整猪尾导管头端的位置,可置于升主动脉、主动脉弓、降主动脉或腹主动脉。

动脉造影图像采集,调整图像视野,缩窄 DSA 设备的最大投照视野,缩窄图像左右视野相当于 3 个椎体宽度,以脊椎右缘为投照中心,完全打开上下视野,使图像上界将病变位置包含在内。调整图像投照位置,一般同时采集正侧位图像,正位图像如前述,侧位图像时患者双前臂与手抬高抱头,图像视野包括脊柱后缘和前缘前方 2 个椎体的高度。为显示主动脉腔内和充盈缺损,DSA 图像采集速度 10～15 帧/s 以上。造影采集图像时段嘱咐患者吸气后屏气不动,防止内脏器官受呼吸影响发生位移而使造影图像不清晰。

选择主动脉显影良好,管腔内阻塞或占位病变的位置形态显影清晰的图像作为活检和后续介入治疗的参照图即路径图。

4)引入导丝　交换 8 F 血管鞘,沿导丝引入 8 F 的长血管鞘至病变区,推荐使用头端呈 J 形弯曲的血管鞘或可调弯血管鞘,推进外鞘管抵紧或跨越病变,退出血管鞘内的扩张器而保留导丝和外鞘管。

5)钳夹活检夹取组织块　在体外固定外鞘管和加强导丝的位置保持不变,经鞘管引入纤维内镜通用的活检钳,透视监测下前推活检钳至钳部头端露出外鞘管。透视监测下,操作活检钳后手柄张开活检钳,在加强导丝引导、外鞘管协助下,对准病变快速拉紧手柄夹取活检、切割组织块,重复夹取组织块3 块以上,以保证获得足够组织标本,满足病理学的各种检查。

主动脉管腔粗大,类圆形占位或占位导致的管腔狭窄不严重,直头外鞘管不易于引导活检钳密切与病变接触,易于钳夹组织落空。推荐使用可调弯鞘管,便于引导活检钳接触病变,夹取组织。

6)穿刺点有效止血　撤出主动脉与股动脉内的各种介入器械,股动脉穿刺处使用血管缝合器闭合穿刺点或者压迫止血 15 min、加压包扎 24 h。

5.1.3.3　并发症防治

加强导丝沿正常腔道的管腔走行,尤其是沿具有一定弧度的管腔走行,引导下保证鞘管走行于正常管腔,鞘管引导的活检钳也走行于正常管腔,在二者辅助下进行管腔内病变钳夹活检的并发症较少。

1)动脉栓塞　部分病变在未接受外界措施干预的情况下能自行脱落而随动脉血流冲刷至相应大小直径的小动脉,导致发生动脉栓塞并发症。在活检钳钳夹活检过程中注意避开容易发生脱落的肿瘤部位进行活检,钳夹活检后持续性收紧操作手柄,保持钳头一直处于夹闭状态,避免钳取的样本脱落。

2)股动脉穿刺点血肿,或动静脉瘘形成　使用粗大鞘管时若局部加压止血不彻底,会出现局部血肿。若股动脉正常平行走行出现解剖变异成为前后并排走行,穿刺引入鞘管,会导致股动静脉瘘形成。关键在于预防,术前最好有腹盆腔 CT 或 MRI,扫描区域包括股动静脉区域,显示股动静脉的正常走行,以便穿刺时避开正常股静脉。若出现动静脉瘘,尽早局部压迫,阻断瘘口血流,促使瘘口愈合,或彩超导向下压迫瘘口促使瘘口愈合。

5.2　主动脉分支狭窄与占位病变介入放射学活检术

主动脉在动脉弓可发出无名动脉、左锁骨下动脉、左颈总动脉以及迷走椎动脉等分支,主要参与头颈部及双上肢的供血。主动脉远端分出双侧髂动脉,主要参与盆腔脏器及下肢的供血。

主要的主动脉分支(无名动脉、锁骨下动脉、髂动脉)可受到血管硬化、炎症或肿瘤等的影响表现为狭窄或局限性占位,甚至闭塞。部分狭窄血管经介入治疗后会出现再狭窄,如支架内血栓形成或支架内血管内皮过度增生等。

5.2.1 主动脉分支狭窄与占位病变的病因

动脉粥样硬化最为常见,多发生于中老年患者,常伴有高血压、高血糖、高血脂或/和长期抽烟等病史,影像学表现为血管腔狭窄与闭塞,血管壁常显示钙化斑块。动脉硬化闭塞症为全身性动脉疾病,好发于部分大中型动脉,上肢动脉硬化闭塞症病变常累及锁骨下动脉近心端及无名动脉分叉部。

多发性大动脉炎多见于年轻女性,多发在颈部血管、胸及腹主动脉,肾动脉也可发生。大动脉炎是动脉壁的无菌性炎症,病理改变以动脉中层受累为主,继之出现内外膜广泛纤维增生的全层性动脉炎,血管壁增厚,管腔狭窄、闭塞,引起脏器或肢体缺血。

主动脉分支肿瘤分为恶性与良性肿瘤,以恶性肿瘤多见。原发性肿瘤发病率低,较多见的动脉内膜肉瘤是起源于主动脉和肺动脉、极其罕见的恶性间叶性肿瘤,肿瘤在血管腔内生长,可堵塞血管腔,可形成瘤栓播散至周围器官。肺动脉型常见于女性,主动脉型无性别差异,临床多表现为动脉栓塞症状。

良性原发肿瘤的发病率低于恶性肿瘤,类型有黏液瘤、纤维黏液瘤和上皮样血管内皮瘤等。临床表现与恶性肿瘤相似,表现为血管闭塞和远端栓塞。影像学表现为动脉腔内肿块。

继发性动脉肿瘤较原发性动脉肿瘤多见。继发性良性动脉肿瘤常见血管瘤、淋巴管瘤等,继发性恶性动脉肿瘤常见肺癌、食管癌、胸腺瘤、生殖细胞瘤、肉瘤等。这些病变侵犯血管壁,导致出血、动脉瘤及假性动脉瘤的发生,部分会引发血管腔内狭窄或占位,引发相应血管阻塞症状。

5.2.2 主动脉分支狭窄与占位病变的诊断

1)临床表现 无名动脉及锁骨下动脉狭窄或占位可引起上肢缺血症状,表现为无脉症:患者自觉一侧或两侧上肢无力、发凉、酸麻或疼痛,上肢脉搏微弱或扪不到,血压低或测不到。颈部在锁骨上可听到收缩期血管杂音。影响颈总动脉供血可出现脑部缺血性症状:患者感到眩晕、视力减退,甚至发生偏瘫、晕厥及昏迷,颈动脉搏动减弱或消失。髂动脉狭窄可发生下肢缺血症状:下肢发凉,有间歇性跛行,下肢动脉搏动减弱或消失,下肢血压降低或测不出,严重时下肢肢端坏死。

2)影像表现 动脉粥样硬化及多发性动脉炎诊断的金标准是血管造影,血管造影对明确病变性质部位、范围以及制订治疗方案(如血管内取栓等)等有重要意义。CTA 为一种方便、无创的检查方法,能较好地显示主动脉及分支血管管腔和管壁变化,彩色多普勒对发现早期颈动脉和锁骨下动脉狭窄病变具有重要价值。MRA 可以提供血管壁及管腔结构的清晰图像。

原发性动脉肿瘤的诊断从临床或从影像学角度均困难。内膜肉瘤的发病率极低,且由于其非特异性临床表现,易与严重的动脉粥样硬化疾病或血栓形成混淆,导致误诊或漏诊。血管成像可看到动脉壁不规则、息肉样腔内肿块、主动脉或分支狭窄或闭塞。CT 增强扫描常无明显增强,MRI 显示肿瘤强化信号则可区分肿瘤与动脉壁和动脉粥样硬化性血栓,有助于识别肿瘤在动脉周围的侵犯和延伸,但最终确诊依赖于活检病理学检查。

5.2.3 主动脉分支狭窄与占位的介入放射学活检术

5.2.3.1 术前准备

1)术前影像学与实验室检查 完善增强 CT 和 CTA 或 MRI 和 MRA,可评估病变部位、大小与累及范围。完善血常规、生化、肝肾功能、凝血功能、传染病学检查及心电图检查等。

2)血管腔内活检器械 如血管穿刺针或血管鞘套装,亲水膜导丝,猪尾导管,单弯导管或眼镜蛇导管,加强导丝,8 F 血管鞘或导引导管,1.8 mm×100(150)cm 内镜活检钳,标本瓶。

5.2.3.2 介入放射学钳夹活检操作

1)建立路径图 依照血管造影常规操作,完成主动脉分支动脉选择性血管造影,建立目标血管路径图。

2)引入血管鞘　以导管导丝交换技术引入加强导丝,沿导丝引入 8 F 的单弯长血管鞘,或可调弯血管鞘至动脉病变区,推进外鞘管邻近病变,退出血管鞘内的扩张器保留导丝和外鞘管。

3)钳夹活检组织块　保持外鞘管和加强导丝的位置不变,经鞘管引入内镜通用的活检钳,透视监测下前推活检钳至钳头露出外鞘管。透视监测下,操作活检钳后手柄张开活检钳,在加强导丝引导、外鞘管协助下,对准病变组织夹取活检,取得组织块。注意活检钳头端靠近正常血管壁时,应及时调整方向,避免夹伤血管管壁;从不同深度和角度钳取组织 3~5 次,以保证足量的组织块,满足多种病理检查。

4)复查造影及穿刺点有效止血　明确有无造影剂外溢,夹层形成,远端栓塞等,必要时对症处理。撤出主动脉分支与股动脉内的各种介入器械,动脉穿刺处压迫止血 15 min、加压包扎 12 h 以彻底止血,或使用血管缝合器止血。

5.2.3.3　并发症防治

1)动脉栓塞　在动脉高速血流的冲击下,病变组织脱落造成远端动脉栓塞出现相应的并发症。术前全身肝素化和/或术中用肝素盐水冲洗外鞘管可起到有效的预防作用。

2)股动脉穿刺点血肿,或动静脉瘘形成　假性动脉瘤及时发现,可通过持续压迫、超声引导凝血酶注射处理。穿刺中同时累及动静脉,会导致动静脉瘘形成,局部压迫可促使瘘口愈合,必要时覆膜支架置入封堵瘘口。

3)动脉破裂出血　通路的建立及取样过程中均可能造成动脉破裂,血液外溢,严重时导致大出血,危及生命。通过采用覆膜支架封堵破口,并保证术中操作轻柔,可控制、减少术中动脉破裂出血的发生。

4)动脉夹层　操作中内膜剥离形成动脉夹层,可通过置入支架固定内膜,使之重新附着于中膜上。

现阶段经动脉途径血管腔狭窄或占位的活检,特别钳夹活检应用的报道较少,血管腔内钳夹病理活检的可行性及安全性有待大样本验证。

5.3　主动脉分支支架内再狭窄与阻塞病变介入放射学活检术

金属支架临床应用已有数十年的历史。随着金属支架的广泛应用,支架内再狭窄(in-stent restenosis,ISR)这样一个新的问题也相应出现,ISR 在接受金属支架置入的患者中发生率高达 30%。ISR 通常定义为支架内或邻近支架处血管狭窄程度大于初始支架直径的 50%。根据发生时间不同可分为急性期(24 h 内)、亚急性期(24 h~30 d)、晚期(30 d~1 年)和极晚期(长于 1 年)。狭窄程度分为 Ⅰ~Ⅳ 度,Ⅰ 度为局灶性狭窄,Ⅱ 度为弥漫性狭窄,Ⅲ 度为增殖性狭窄,Ⅳ 度为闭塞。

5.3.1　主动脉分支支架内再狭窄与阻塞病变的病因

发生 ISR 的病因如下:病变动脉管径测量不准确使选择支架直径偏小,导致发生 ISR;支架扩张不充分或血管钙化严重会导致支架膨胀不足发生 ISR;支架过硬、柔顺性差及自膨支架持续扩张等导致支架过度扩张发生 ISR;支架断裂引发局灶性 ISR 或局部血栓形成;支架无法跨越病变两端,导致支架两缘留下特征性"糖果包裹物"样外观,并且由于支架相关边缘剥离,不良内皮化和随后动脉粥样硬化斑块增生而会导致 ISR。

ISR 的病理过程为血管腔内诊疗操作损伤动脉壁引起急性血栓和炎性级联反应,从而激活内膜和间质平滑肌细胞的增殖和迁移,随着急性至慢性炎性反应进展,内膜增生伴细胞外基质分子的积累,如胶原和蛋白多糖,导致支架周围的血小板和纤维蛋白沉积引起炎性反应和内膜增生,从而导致晚期管腔狭窄甚至闭塞。支架局部广泛的组织损伤和持续的轴向拉伸,在动脉内膜和中膜层之间引起广泛的胶原积累进而形成 ISR。明确 ISR 的组织病理学表现对于治疗决策和防止复发至关重要。

5.3.2　主动脉分支支架内再狭窄与阻塞病变的诊断

根据临床表现(原有目标动脉曾经因狭窄或闭塞置入过内支架,近期逐渐出现动脉供血区域性缺血,或突发缺血症状)并结合 CTA 或 MRA 显示内支架局部动脉再狭窄,乃至闭塞,或邻近支架区域动脉狭窄或闭塞,可进行诊断。

5.3.3　主动脉分支支架内再狭窄与阻塞的介入放射学活检术

5.3.3.1　适应证与禁忌证

适应症:为明确支架置入后再狭窄的病因,取出支架内局限性狭窄闭塞的软组织,方便后续解除再狭窄的介入治疗操作。

无绝对禁忌证。

5.3.3.2　术前准备

1)影像学与实验室检查　完善增强 CT 与 CTA 检查,评估狭窄位置与范围。完善血常规、肝肾功能、凝血功能检查及心电图检查。

2)血管腔内活检器械　如血管穿刺针或血管鞘套装,0.035 inch ×150(180)cm 亲水膜导丝,5 F×100 cm直头多侧孔导管,单弯导管或眼镜蛇导管,0.035 inch ×180(260)cm 加强导丝,8 F 血管鞘(翻山鞘,J 形鞘,根据支架位置的不同进行选择),1.8 mm×100(150)cm 内镜活检钳,标本瓶。

5.3.3.3　介入放射学钳夹活检操作

这是在血管造影的导向下进行的钳夹活检操作,包括以下步骤(图 5-1)。

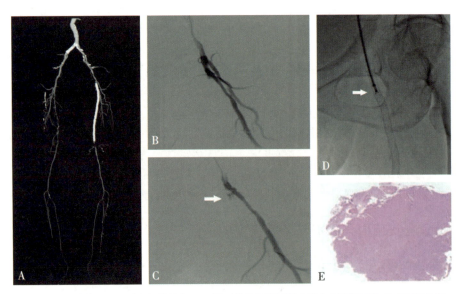

A.下肢动脉 CTA 显示支架段闭塞;B.下肢动脉造影显示股动脉内支架段闭塞;C.使用 8 F 翻山鞘进入闭塞支架内;D.透视下活检钳获取组织样本;E.病理结果提示为红色血栓。

图 5-1　左侧股动脉狭窄支架置入后再狭窄血管成像与活检操作

1)选择性动脉造影　常规经股动脉或桡动脉途径穿刺,引入导管、导丝完成选择性病变目标动脉造影,注意注射足够量的碘对比剂使内支架近心端、狭窄段和内支架再狭窄远心端的动脉血管都良好显影。

2)建立路径图　选择病变动脉全程图像良好显示的造影图为活检操作路径图。

3)建立活检通道　完成主动脉造影和目标动脉选择性造影后,尽可能亲水膜导丝与导管配合开通动脉狭窄段,将导管前推至内支架以远动脉分支内,交换引入加强导丝,沿导丝引入 8 F 的长血管鞘至病变区,推进外鞘管抵紧或跨越狭窄病变,退出血管鞘内的扩张器保留导丝和外鞘管。

4)钳夹活检夹取组织块　保持外鞘管和加强导丝的位置不变,经鞘管引入内镜通用的活检钳,透视监测下前推活检钳至钳部头端露出外鞘管头端。透视监测下,操作活检钳后手柄张开活检钳,在加强导丝、外鞘管引导下,对准狭窄病变夹取活检、切割组织块 3~5 份。福尔马林标本瓶固定组织块,及时送病理学检查。

5)穿刺点有效止血　撤出动脉内介入器械,股动脉穿刺处使用血管缝合器闭合或压迫止血 15 min、加压包扎 12 h 左右。

5.3.3.4　并发症防治

在加强导丝引导下保证鞘管走行于正常管腔,在鞘管辅助下进行管腔内病变钳夹活检,并发症较少。

1)动脉夹层　病变在闭塞的情况下,动脉内膜相对薄弱,粗暴操作可导致内膜破损,在血流冲击下可进一步形成夹层。在活检钳钳夹活检过程中轻柔操作,避免再次损伤动脉内膜。

2)股动脉穿刺点血肿,或动静脉瘘形成　使用粗大鞘管时若局部加压止血不彻底,会出现局部血肿。若股动脉正常平行走行出现解剖变异而为前后并排走行,穿刺引入鞘管,会导致股动静脉瘘形成。关键在于预防,术前最好有腹盆腔 CT 或 MRI,扫描区域包括股动静脉区域,显示股动静脉的正常走行,以便穿刺时避开正常股动脉。若出现动静脉瘘,只有局部压迫促使瘘口愈合,或彩超导向下压迫促使瘘口愈合。

5.4　体循环上腔静脉狭窄与占位病变介入放射学活检术

上腔静脉管径大、壁薄、压力低、无瓣膜、顺应性好,居于上纵隔右前部,由左、右无名静脉汇合而成,沿第 1~2 肋间隙前端后面下行,穿心包至第 3 胸肋关节高度注入右心房,长 6~8 cm,心包段约 2 cm,位置相对固定,移动度小,易于受压而狭窄。主要收集头颈部、上肢和胸部(除心、肺)等上半身静脉血及全身的淋巴液。其前方有胸膜和肺,后方有气管和迷走神经,左侧有升主动脉和主动脉弓,右侧有膈神经和心包膈血管,并有丰富的淋巴链包绕(前有纵隔淋巴结群、后为气管及右支气管淋巴结群)。

由于上腔静脉各个属支之间、内脏静脉与体壁静脉之间存在着大量侧支循环,所以当上腔静脉严重狭窄、完全闭塞时,可导致头颈部与上肢静脉血液回流受阻,出现颜面部和双上肢淤血、水肿等一系列症状,称为上腔静脉阻塞综合征(superior vena cava obstruction syndrome,SVCOS)。现代影像无论彩超、CT 还是 MRI,对上腔静脉狭窄与阻塞均可明确诊断。介入治疗如上腔静脉闭塞球囊扩张成形或支架置入术,因创伤小、恢复快、成功率高等优点已成为治疗上腔静脉阻塞的首选方法。上腔静脉腔内病变、管腔受压及浸润病变的活检病理学诊断依然是临床难题,而介入科医师可在 DSA 引导下,在解除阻塞的同时行腔道内活检,明确病理诊断并制订后续治疗方案。

5.4.1　上腔静脉狭窄与占位病变的病因

SVCOS 是出于多种原因所致上腔静脉受压狭窄、血流阻塞的一组临床症候群。1757 年,Hunter 报道了首例 SVCOS,当时主要病因是结核所致的纤维性纵隔炎牵拉和梅毒性升主动脉瘤压迫。随着时代的发展,其病因已经发生了很大的变化。在过去的 30 年中,肿瘤已成为 SVCOS 的主要病因,其中肺癌(52%~81%)、淋巴瘤(2%~20%)最为常见。除了以上因素外,化脓性及放线菌性纵隔炎、上腔静脉炎、缩窄性心包炎、纵隔发育不全、布-加综合征、主动脉夹层、白塞病等亦可导致 SVCOS。随着血管腔内留置性器械的广泛应用,医源性 SVCOS 也越来越多,特别是置入永久性心脏起搏器、中心静脉导管、血液透析管等。

5.4.2　上腔静脉狭窄与占位病变的诊断

1)临床表现

(1)静脉回流障碍　头颈部及上肢出现水肿,指压无明显压痕,伴皮肤及口唇发绀,平卧时加重,上半身直立后可缓解,常伴头晕、头胀、睑结膜充血。有时可见颈胸部静脉明显扩张、胸腹壁静脉曲张(图 5-2)等。

(2)压迫症状　肿瘤等压迫周围器官、神经可出现咳嗽、呼吸困难、进食不畅、声音嘶哑、眼睑下垂、瞳孔缩小、面部无汗等。

（3）神经功能受损　可出现颅内压增高导致的恶心、喷射性呕吐等症状。

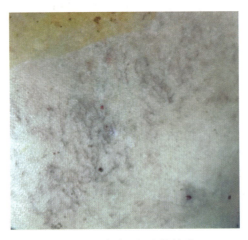

图5-2　胸壁毛细血管扩张

2）实验室检查　肿瘤性狭窄,可出现相应的肿瘤标志物升高。如上肢深静脉合并血栓形成时,出现D-二聚体增高。

3）影像学检查　X线胸片上可见上纵隔肿块,多为右侧。彩超检查显示狭窄区管腔变窄、血流加速;上腔静脉闭塞时显示管腔闭塞、血流反向、上腔静脉生理搏动消失;上腔静脉内见团块状充盈缺损,或管腔外见肿物压迫。MSCT增强静脉期显示上腔静脉狭窄或闭塞,狭窄与闭塞段的范围与程度,腔内占位或腔外肿瘤,多平面成像更直观显示狭窄与阻塞病变全貌。因为呼吸运动伪影,MRI较少用于胸部病变的检查(图5-3)。血管内镜价格昂贵,技术复杂,极少选用。

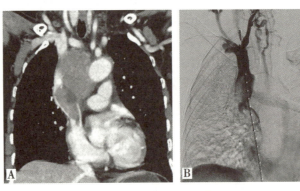

A.胸部增强CT冠状位显示纵隔内低密度占位,侵犯压迫上腔静脉;
B.DSA血管造影显示上腔静脉内充盈缺损,管腔狭窄血流受阻,侧支血管代偿。

图5-3　SVCOS时CT增强与DSA血管造影

4）诊断　临床表现与影像学征象均典型,SVCOS诊断不难。当出现颜面部肿胀、双上肢水肿等典型临床表现时,结合影像学显示上腔静脉管腔狭窄或闭塞,管腔内占位,或管腔外肿瘤压迫即可诊断。但是,其病因与病理学诊断困难。

手术治疗和放疗、化疗为治疗SVCOS的传统手段,但放疗、化疗起效较慢,疗效差,难以及时解除上腔静脉阻塞,且容易复发;患者往往全身情况较差,难以承受大创伤的血管旁路手术,围手术期并发症和死亡率相对较高,且多数患者就医时已失去外科手术机会。

5.4.3　上腔静脉狭窄与占位的介入放射学活检术

5.4.3.1　适应证与禁忌证

1）适应证　①上腔静脉管腔内占位病变病因不明者；②原因不明的上腔静脉管壁增厚管腔狭窄者；③上腔静脉管腔外病变破坏管壁侵入管腔内者；④上腔静脉阻塞需要介入治疗解除者，同步完成钳夹活检。

2）禁忌证　无绝对禁忌证，为解除患者上腔静脉阻塞的严重痛苦，有一线希望就要积极进行诊疗。心、肺、肝等生命脏器严重功能不全或凝血功能不全者，慎重操作。

5.4.3.2　术前准备

1）术前实验室与影像学检查　活检病理学诊断是疾病诊疗过程中的一环，其目的是进一步精准治疗。上腔静脉内或周围可疑的占位性病变，需要在诊断的前期完善相关检查，如三大常规（血、尿、粪常规）、肝肾功能、凝血功能、肿瘤标志物等检查及心电图检查、胸部 MSCT 检查。

2）血管腔内活检器械　血管穿刺针或血管鞘套装，0.035 inch×180 cm 亲水膜导丝，5 F×100 cm 直头多侧孔导管，5 F 黄金猪尾导管，0.035 inch×260 cm 加强导丝，（9～14）F×90 cm 薄壁大腔抗折直头鞘管（若腔内占位病变为偏心性，需备用可调弯鞘管），（1.8～2.3）mm×100（150）cm 内镜活检钳，标本瓶。

3）血管腔外活检器械　经皮穿刺同轴套管弹枪式切割活检针（半自动式或全自动式），明胶海绵块（颗粒）。

4）介入治疗器械　若上腔静脉狭窄乃至闭塞，血流阻塞症状严重，需要同步开通、解除狭窄或闭塞的上腔静脉，直径 10～14 mm 球囊扩张导管，12～14 mm E-luminexx 支架或 Wallstent 支架，相应直径的覆膜支架等。

5.4.3.3　介入放射学钳夹活检操作

1）上腔静脉钳夹活检操作步骤

（1）经皮静脉穿刺入路选择　一般选择经股静脉途径穿刺入路，这对于上腔静脉阻塞性病变的介入操作空间大，走行路径直，易于开通狭窄与阻塞性的上腔静脉病变，也可方便无名静脉、锁骨下静脉，乃至颈内静脉狭窄病变的介入处理。

尽量避免经颈静脉途径入路，因上腔静脉阻塞头颈部而出现淤血、肿胀，经皮穿刺颈静脉难度大；大量皮下、肌层静脉扩张，穿刺引起出血等并发症较高；颈静脉至上腔静脉阻塞段的距离近，操作空间短小，一旦无名静脉或锁骨下静脉狭窄受累，不利于进一步的介入治疗操作；穿刺介入后压迫止血，或者加压包扎止血，既会加重原有的头颈部不适症状，也会随着上腔静脉阻塞解除，头颈部血液回流恢复而使淤血、肿胀快速消退，加压包扎松弛压迫止血失效。

（2）上腔静脉造影　患者仰卧于 DSA 检查台上，经股静脉穿刺，引入亲水膜导丝和 5 F 直头多侧孔导管，二者配合依次经股静脉、髂静脉、下腔静脉、右心房至上腔静脉近心端。结合术前影像资料，在导丝、导管配合下开通上腔静脉闭塞段，导管进至狭窄以远锁骨下静脉与颈内静脉汇合处，手推 3～5 mL 碘对比剂造影证实上腔静脉后，导管连接高压注射器，以 10～15 mL/s 的注射速率、注射总量 15～20 mL 进行上腔静脉造影。

上腔静脉造影图像采集，调整 DSA 图像视野，缩窄左右投照视野，以病变段为投照中心，打开上下最大视野，使图像上界包括颈静脉及锁骨下静脉，下界包含右心房，同时采集正侧位图像。为显示上腔静脉严重狭窄的内腔和充盈缺损，DSA 图像采集速度 10～15 帧/s 以上。

（3）建立路径图　选择上腔静脉显影良好、管腔内阻塞或占位病变的位置形态显影清晰的图像，作为活检和后续介入治疗的路径图（图 5-4A）。

（4）引入长血管鞘　完成上腔静脉造影后交换引入加强导丝至颈内静脉或锁骨下静脉，沿导丝引入

10 F 长血管鞘跨越病变,退出血管鞘内的扩张器保留导丝和外鞘管。

(5)钳夹活检夹取组织块　固定外鞘管和加强导丝位置恒定不变,经外鞘管引入活检钳,透视监测下前推活检钳至钳头露出外鞘管,操作后手柄张开活检钳口,对准狭窄区病变夹取活检、切割组织块,重复活检操作取得 3~5 块组织,以满足病理学检查(图 5-4B、D)。

(6)解除上腔静脉阻塞　良性病变可仅选用球囊扩张病变段,原则上不置入支架;恶性病变选用球囊扩张病变段并配合支架置入(图 5-4C)。

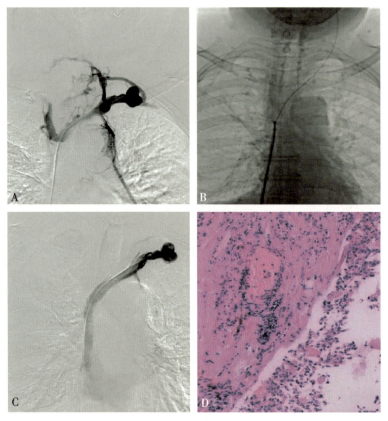

A.经股静脉穿刺入路,导丝、导管配合开通上腔静脉至左侧头臂静脉,造影显示上腔静脉闭塞,侧支血管代偿显影;B.保留导丝并引入 10 F 长血管鞘,经血管鞘引入活检钳钳夹活检;C.置入上腔静脉直径 14 mm 支架后,造影显示支架内血流通畅,侧支血管消失;D.病理结果显示胸腺癌。

图 5-4　SVCOS 介入放射学钳夹活检与内支架置入操作

若病变累及头臂静脉,原则上开通一侧血流即可,也可开通两侧置入支架。有研究认为双侧头臂静脉受累的 SVCOS 患者,双侧支架置入与单侧支架置入相比,缓解症状和血流通畅率无统计学差异,但是并发症更多。单侧支架置入降低手术难度,并发症少。静脉支架必须有较高的径向支撑力以确保其能承受邻近肿瘤的压迫,即使是在较粗静脉也能保持通畅,同时有一定的顺应性适应呼吸的运动。自膨式裸支架具有较好的血管顺应性和支撑力,是 SVCOS 的首选。覆膜支架与裸支架相比,覆膜支架组有更高的长期通畅率,但是患者的生存期无明显差异。另外如球囊扩张后出现血管破裂,需紧急置入覆膜支架。

(7)压迫止血　撤出各种介入器械,结束介入手术,穿刺处压迫止血 10 min,加压包扎,穿刺肢体制动 4~8 h。

2)上腔静脉外压病变经皮穿刺活检操作　引起外压性上腔静脉狭窄阻塞的病因有右上叶肺癌、右叶肺癌合并上纵隔淋巴结转移、胸腺肿瘤、胸骨后甲状腺肿瘤、各种肿瘤上纵隔淋巴结转移等。这些外压性病变体积都比较大,选用操作简单的经皮穿刺活检术。

一般选择平卧位,经胸骨上窝或胸骨旁肋间隙进针。能够压迫导致上腔静脉严重狭窄的肿瘤性病变都是巨大肿块,可在 DSA 的透视下或透视结合平板 CT 导向下、MSCT 导向下、MRI 导向下进行经皮穿刺上纵隔切割活检。

经皮穿刺切割活检,注意避开受压的上腔静脉和无名头臂血管。操作技术参见3.1相关内容。

5.4.4　上腔静脉狭窄及占位的原发病介入放射学治疗

恶性病变压迫或压迫并侵犯上腔静脉,在解除上腔静脉狭窄阻塞、缓解头颈部淤血肿胀等症状后,应尽最大努力控制原发病变。

1)右上叶肺癌直接压迫侵犯上腔静脉　可进行支气管动脉灌注化疗与化疗性栓塞进行治疗。近期大量报道,灌注化疗联合载药微球栓塞具有理想的治疗效果。

2)肺癌合并纵隔淋巴结转移压迫上腔静脉　首选支气管动脉灌注化疗与化疗性栓塞。若转移肿大的淋巴结控制不理想,可配合经皮穿刺消融或放射性[125]I粒子植入,以求完全控制原发肿瘤和转移淋巴结,维持更为长久的疗效。因上腔静脉内已经置入内支架,可以成为经皮穿刺消融或放射性[125]I粒子植入的良好标记,既可以彻底消融潴留,又可避免损伤上腔静脉管壁。

3)胸腺恶性肿瘤　分为淋巴细胞型和上皮细胞型两大类。淋巴细胞型者全身化疗/放疗具有良好疗效,肿瘤缓解控制率可达85%以上;上皮细胞型者首选局部支气管动脉灌注化疗与化疗性栓塞,必要时候配合穿刺消融或放射性[125]I粒子植入,多种治疗技术联合,才能达到理想的肿瘤控制效果。

4)上纵隔淋巴结转移瘤　首选经皮穿刺消融或放射性[125]I粒子植入治疗。

5.4.5　并发症防治

在加强导丝引导下保证鞘管走行于正常管腔,在鞘管辅助下进行管腔内病变钳夹活检,极少出现并发症。

1)管壁破裂　活检钳钳夹活检过程中,偏离管腔直接钳夹上腔静脉管壁,致使管壁破裂。因一般病变均是闭塞病变,即便直接钳夹损伤血管壁,其周边有肿瘤组织包绕,静脉内的低压血流,一般不会出现大出血。

2)股静脉穿刺点血肿或动静脉瘘　使用粗大鞘管时若局部加压止血不彻底,会出现局部血肿。股动静脉正常平行走行,若出现解剖变异而为前后并排走行,穿刺引入鞘管,会导致股动静脉瘘形成。关键在于预防,术前最好有腹盆腔CT或MRI,扫描区域包括股动静脉区域,显示股动静脉的走行,以便穿刺时避开正常股动脉。若出现动静脉瘘,常需要压迫、持续性压迫与促使瘘口愈合,压迫无效、经瘘口分流量大者,上腔静脉覆膜支架置入。

5.5　上腔静脉属支狭窄与占位病变介入放射学活检术

上腔静脉属支主要包括双侧的头臂静脉。头臂静脉在胸锁关节的后方由同侧的锁骨下静脉和颈内静脉汇合而成,汇合处夹角称为静脉角,是淋巴管汇入静脉的部位。颈内静脉回流头颈部的静脉血,上端于颈静脉孔处与乙状窦相续,行于颈动脉鞘内,注入头臂静脉。锁骨下静脉主要由腋静脉和颈外静脉汇合而成,颈外静脉是颈部最大的浅静脉,行于胸锁乳突肌的浅面。上肢静脉有深、浅两组静脉。深静脉为腋静脉,由肱静脉汇合而成;浅静脉有头静脉、贵要静脉和肘正中静脉。

上腔静脉及其属支构成上腔静脉系。凡来自头颈部、上肢和胸部(除心脏外)的静脉,都属于上腔静脉系,都通过上腔静脉注入右心房。

当上腔静脉属支狭窄、闭塞时,可引起血流阻塞的相应症状,影像学检查可明确诊断上腔静脉属支的狭窄与阻塞,介入治疗如球囊扩张成形、支架置入以及置管溶栓已成为治疗上腔静脉属支阻塞的首选方法。但上腔静脉属支管腔内病变的病理学活检,依然是临床难题,介入科医师可在DSA引导下,解除阻塞的同时行腔道内活检,明确病理诊断并制订后续治疗方案。

5.5.1　上腔静脉属支狭窄与占位病变的病因

上腔静脉属支阻塞原因有多种,多见于近端上腔静脉阻塞继发远端血栓形成,肿瘤也成为上腔静脉阻塞的主要原因,常见肺癌和淋巴瘤等。除了以上因素外,化脓性及放线菌性纵隔炎、上腔静脉炎、缩窄性心包炎、纵隔发育不全、布-加综合征、主动脉夹层、白塞病等亦可导致上腔静脉或属支狭窄或闭塞。随着经上腔静脉多种植入器械的广泛应用,医源性上腔静脉属支狭窄或阻塞也越来越多,特别是置入永久性心脏起搏器、中心静脉导管和PICC导管等。

5.5.2 上腔静脉属支狭窄与占位病变的诊断

1)临床表现 根据阻塞的属支不同,其临床表现不同。如颈内静脉血液回流受阻,出现面部肿胀等一系列症状,表现为头痛、颜面部水肿、颈静脉怒张等;锁骨下静脉回流受阻,可出现上肢淤血水肿、继发血栓形成等。如果是无名静脉阻塞,会出现以上两种静脉阻塞的症状,严重时危及患者生命。

2)实验室检查 病因是肿瘤性病变时,可出现相应的肿瘤标志物升高。如上肢深静脉合并血栓形成时,出现D-二聚体增高。

3)影像学检查 静脉狭窄时彩超显示管腔变窄、血流加速;静脉闭塞时显示管腔闭塞、血流反向;病变静脉内见团块状充盈缺损或管腔外见肿物压迫。MSCT增强静脉期显示静脉狭窄或闭塞,狭窄与闭塞段的范围与程度,腔内占位或腔外肿瘤,多平面成像更直观显示狭窄与阻塞病变全貌;还可见颈胸部皮下大量侧支静脉影像。MRI特殊的流空效应,平扫即可诊断静脉狭窄或阻塞,还可显示静脉周围合并病变。

4)诊断 根据颜面部肿胀、双上肢水肿等典型临床表现,结合影像学显示上腔静脉属支管腔狭窄或闭塞,管腔内占位,或管腔外肿瘤压迫易于做出诊断。

5.5.3 上腔静脉属支狭窄与占位的介入放射学钳夹活检术

5.5.3.1 适应证与禁忌证

静脉阻塞极易继发远端血栓形成,随时间延长血栓不断形成,可能波及所属全部静脉回流分支,因此,尽早明确阻塞的病理性质,钳夹活检阻塞区病变,明确病理性质,以便采取有效治疗措施解除静脉阻塞,维持血流长期通畅。

无绝对禁忌证。

5.5.3.2 术前准备

1)术前实验室检查 三大常规、肝肾功能、凝血功能、肿瘤标志物检查及心电图检查等。

2)血管腔内活检器械 血管鞘套装,0.035 inch×180 cm亲水膜导丝,5 F×100 cm直头多侧孔导管,0.035 inch×260 cm加强导丝,(9~14)F×90 cm薄壁大腔抗折直头鞘管(若腔内占位病变为偏心性,需备用可调弯鞘管),(1.8~2.3)mm×100(150)cm内镜活检钳,标本瓶。

3)介入治疗器械 需要同步开通、解除狭窄或闭塞的上腔静脉,直径10~14 mm的球囊扩张导管,10~14 mm血管支架,相应直径的覆膜支架等。

5.5.3.3 上腔静脉属支介入放射学钳夹活检操作

在血管造影的基础上同步完成钳夹活检操作,步骤如下(图5-5)。

1)常规完成头臂静脉及其属支血管造影。

2)建立路径图 挑选包含阻塞段和其上下段正常静脉显影清晰的造影图像,作为活检操作的路径图。

3)建立活检通道 血管造影后交换引入加强导丝跨越病变,引入10 F长鞘管,推进外鞘管抵紧或跨越静脉狭窄病变,退出血管鞘内的扩张器,保留导丝和鞘管。

4)钳夹活检夹取组织块 固定外鞘管和加强导丝,经鞘管引入活检钳,透视监测下前推活检钳露出外鞘管,张开活检钳口,对准病变夹取活检、切割组织块。

5)解除上腔静脉属支阻塞 良性病变可仅选用球囊扩张病变段,原则上不置入支架;恶性病变以支架置入为主。若合并血栓形成,可先行血栓抽吸或置管溶栓,待血栓清除后暴露病变真实长度后,选择合适的球囊或者支架。另外若球囊扩张后出现血管破裂,需紧急置入覆膜支架或充盈球囊压迫止血。

　　6)穿刺点有效止血　撤出各种介入器械,穿刺处压迫止血 10 min,加压包扎,穿刺肢体制动 4～8 h。

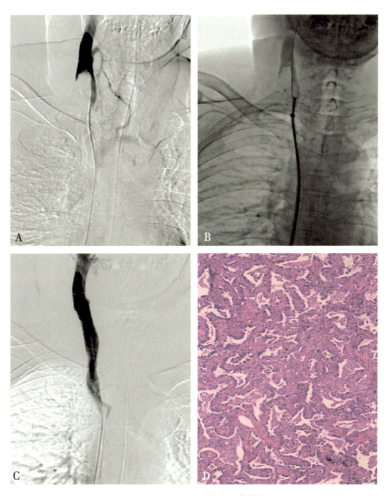

A.插管造影显示右侧颈内静脉内占位,侧支血管代偿显影;B.引入 10 F 长血管鞘,经血管鞘引入活检钳钳夹活检;C.球囊扩张后置入支架,造影显示支架内血流通畅,侧支循环消失;D.病理结果显示肺腺癌。

图 5-5　右颈内静脉阻塞造影与活检

5.5.3.4　并发症防治

　　在加强导丝引导下鞘管走行于正常血管管腔,在鞘管与导丝共同辅助下进行管腔内病变钳夹活检,安全性高。

　　1)管壁破裂　活检钳钳夹活检过程中,偏离管腔直接钳夹上腔静脉属支管壁,致使管壁破裂。因一般病变均是闭塞病变,即便直接钳夹损伤血管壁,其周边有肿瘤组织包绕,一般不会出现大出血;相对低压的静脉在周围软组织包绕下易于自行止血。

　　2)股静脉穿刺点动静脉瘘　股动静脉正常平行走行,若出现解剖变异而为前后并排走行,穿刺引入鞘管,会导致股动静脉瘘形成。股动脉具有明显搏动,一般不会误穿,若出现动静脉瘘,常需压迫促使瘘口愈合或动脉覆膜支架置入。

5.6 体循环下腔静脉狭窄与占位病变介入放射学活检术

体循环静脉系统包括上腔静脉系统和下腔静脉系统。下腔静脉通过肝静脉回流肝、胆、胰、脾、胃、肠道等消化性脏器的静脉血液,通过肾静脉回流肾上腺、肾、输尿管和部分卵巢(精索)静脉血液,通过髂内与髂总静脉和精索(卵巢)静脉回流盆腔静脉血液,通过髂外和髂总静脉回流下肢静脉血液。

下腔静脉走行于腹膜后、脊柱的右前方,在第 5 腰椎和第 1 骶椎水平由双侧髂总静脉汇合而成;在第 1、2 腰椎水平及双肾静脉汇入,肾静脉汇入后上行被肝组织包裹,此段称为肝后段下腔静脉;在第 10、11 胸椎水平即膈肌下方有左、中、右肝静脉汇入,称此处为第二肝门部;继续上行穿越膈肌,汇入右心房下口,穿越膈肌段或汇入右心房前的一段,称为膈肌段下腔静脉或右心房下段下腔静脉。自下而上,下腔静脉起始部直径从 20 mm 逐渐增粗到右心房入口段 30 mm 左右。

下腔静脉型和下腔静脉与肝静脉混合型布-加综合征、肝癌肝静脉-下腔静脉癌栓、肾癌肾静脉-下腔静脉癌栓、肝右后叶巨块型肝癌和转移癌、胰头癌和腹膜后淋巴结转移癌等都会形成下腔静脉狭窄甚至闭塞。由于上腔静脉与下腔静脉之间、下腔静脉各个属支之间、内脏静脉与体壁静脉之间存在着大量侧支循环,所以当下腔静脉完全闭塞且无侧支循环形成时,可导致腹盆腔与下肢静脉血液回流受阻,出现一系列腹盆腔脏器和双下肢淤血、水肿等症状。现代影像学无论彩超、CT 还是 MRI 对下腔静脉狭窄与阻塞均可明确诊断。介入治疗,如下腔静脉阻塞球囊扩张成形或下腔静脉支架置入,因创伤小、恢复快、成功率高等优点,已成为治疗下腔静脉阻塞的首选方法。对于恶性病变导致的下腔静脉阻塞,在解除阻塞之后明确病理诊断及制订相应的后续治疗方案显得尤为重要。但是,下腔静脉管腔内病变的病理学活检,依然是临床难题。病理学诊断不明,后续的治疗方案、科学选择精准的治疗方案无从做起。

5.6.1 下腔静脉狭窄与占位病变的病因

下腔静脉管腔内外病变、良恶性病变都可以导致下腔静脉受压狭窄、管腔内占位阻塞、血流通过受阻。

1)管腔内病变 良性病变常见有下腔静脉隔膜或节段型布-加综合征,下腔静脉与肝静脉混合型布-加综合征,布-加综合征合并下腔静脉血栓;肾静脉血栓波及下腔静脉,下肢深静脉血栓依次向上延伸累及腔外静脉、髂总静脉和下腔静脉;下腔静脉滤器置入后拦截大块血栓和继发新的血栓形成,下腔静脉长期滤器置入后继发性内膜过度增生;下腔静脉型布-加综合征或布-加综合征继发血栓形成置入内支架而内膜过度增生。罕见病变有血管内皮细胞瘤、管壁平滑肌瘤、右心房黏液细胞瘤累及下腔静脉右房入口区等。

恶性病变常见有原发性肝癌肝静脉和下腔静脉癌栓,乃至癌栓延伸至右心房,肾癌肾静脉癌栓延伸至下腔静脉;罕见病变有血管内皮细胞肉瘤、管壁平滑肌肉瘤等。

2)管腔外病变 下腔静脉邻近器官或组织占位性病变体积巨大,直接推压下腔静脉导致管腔狭窄、血流阻塞。良性病变有腹膜后纤维化,腹膜后巨大血肿压迫、巨大腹主动脉瘤压迫等。恶性病变有肝右后叶和方叶巨块型肝癌、转移性肝癌,巨大胰头癌、胆管下段癌或壶腹癌,巨块型右肾癌或右侧肾上腺癌,腹膜后淋巴肉瘤或淋巴结转移癌,腹腔巨大占位也会推压下腔静脉导致血液回流障碍。

5.6.2 下腔静脉狭窄与占位病变的诊断

1)临床表现 双下肢淤血、水肿,站立行走后加重,平卧休息后减轻。常年的双下肢淤血、水肿会合并色素沉着、经久不愈的溃疡,女性患者会出现不孕症。突发的下腔静脉血流阻塞,除了双下肢淤血、水肿外,还可出现腹水等腹盆腔静脉淤血、血流回流不畅的相关症状。双下肢凹陷性水肿和表浅静脉曲张,男性患者可出现阴囊肿胀和鞘膜囊积液,腹盆壁可见表浅静脉曲张引流向上。

2)实验室检查 下腔静脉狭窄血流受阻,下肢深静脉内可合并血栓形成,出现 D-二聚体阳性。

3)影像学检查 彩超显示下腔静脉狭窄区管腔变窄、血流加速;下腔静脉闭塞时显示管腔闭塞、血流反向、下腔静脉生理搏动消失;下腔静脉内见膜状或团块状充盈缺损或管腔外见肿物压迫。MSCT 增加静脉期显示下腔静脉狭窄或闭塞,狭窄与闭塞段的范围与程度,腔内占位或腔外肿瘤,图像后处理的灌注与矢状面成像更直观显示狭窄与阻塞病变全貌。MRI 的特殊流空效应和软组织高分辨率,既可直接显示管腔狭窄与闭塞,也可显示管腔内外占位与肿瘤全貌(图 5-6);MRV 的特殊静脉成像可以显示更多诊断信息。

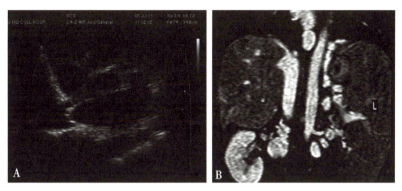

A. 彩超显示下腔静脉右心房入口区膜性闭塞如穹隆状;B. MRI 增加冠状面显示下腔静脉膈肌段中断不显影。

图 5-6 布-加综合征下腔静脉膜性闭塞影像学表现

4)诊断 临床表现与影像征象均典型,诊断不难。双下肢出现凹陷性水肿,下肢与腹盆壁表浅静脉曲张,影像显示下腔静脉管腔狭窄或闭塞,管腔内占位充盈缺损,或管腔外肿瘤压迫等都可诊断。

5.6.3 下腔静脉狭窄与占位的介入放射学活检术

5.6.3.1 适应证与禁忌证

1)适应证 下腔静脉腔内各种阻塞性病变,下腔静脉管壁源性阻塞性病变,下腔静脉周围病变侵犯至下腔静脉内的病变,肝静脉延伸至下腔静脉内的病变,肾静脉延伸至下腔静脉内的病变,髂静脉延伸至下腔静脉内的病变等。

2)禁忌证 无绝对禁忌证。下腔静脉阻塞影响肝、肾和下肢功能,因积极明确病因,以有效解除阻塞恢复正常血液回流。

5.6.3.2 术前准备

1)实验室与影像学检查 活检病理学诊断是疾病诊疗过程中的一环,下腔静脉内或周围可疑的占位性病变,需在诊断前期完善全面检查,如三大常规、肝肾功能、凝血功能检查及心电图检查、胸腹部或上腹部 MSCT 或 MRI 与 MRV 检查。

2)血管腔内活检器械 血管鞘套装,0.035 inch×150(180)cm 亲水膜导丝,5 F×100 cm 直头多侧孔导管,0.035 inch×180(260)cm 加强导丝,(9~14)F×90 cm 薄壁大腔抗折直头鞘管(若腔内占位病变为偏心性,需备用单弯鞘管或可调弯鞘管),(1.8~2.3)mm×100(150)cm 腔镜活检钳,标本瓶。

3)血管腔外活检器械 经皮穿刺同轴套管弹枪式切割活检针(半自动式或全自动式)、明胶海绵块(颗粒)等。

4)介入治疗器械 若下腔静脉狭窄乃至闭塞,血流阻塞症状严重,需要同步开通、解除狭窄或闭塞的下腔静脉。直径 10 mm 和 20~30 mm 的球囊扩张导管,Z 形血管内支架 30 mm×50(75)mm 套装,鹅颈抓捕器等。

5.6.3.3 下腔静脉介入放射学钳夹活检操作

下腔静脉钳夹活检在下腔静脉造影的导向下进行,包括以下步骤。

1）常规下腔静脉造影　根据具体病情选择股静脉或者颈内静脉单侧入路,穿刺插管进行下腔静脉造影;下腔静脉完全阻塞时,需要股静脉和颈内静脉双向穿刺插管,两侧导管对接阻塞段造影。造影图像应包括下腔静脉病变的阻塞段和阻塞近心端与远心端。

下腔静脉血流较主动脉缓慢,一般将直头多侧孔导管头端置于狭窄阻塞段的远心端 5.0 cm 以远,以 300 mg 碘含量的碘对比剂、15 mL/s 的注射速率、注射总量 25～30 mL 进行下腔静脉造影。

下腔静脉造影图像采集,调整图像视野,缩窄图像左右视野相当于 3 个椎体宽度,以腰椎右缘为投照中心,打开上下最大视野,使图像上界包括右侧心膈角即右心房下部和下腔静脉入口段。同时采集正侧位图像,侧位图像时患者双前臂抬高抱头,图像视野包括脊柱后缘和前缘前方两个椎体的高度,包括心膈角。为显示下腔静脉严重狭窄的内腔和充盈缺损,图像采集速度 10～15 帧/s 以上。造影采集图像时段嘱咐患者吸气后屏气不动,防止内脏器官受呼吸影响发生位移而造影图像不清晰。

2）建立路径图　选择下腔静脉显影良好,管腔内阻塞或占位病变的位置形态显影清晰的图像作为活检和后续介入治疗的路径图(图 5-7)。

3）建立活检通路　完成下腔静脉造影后交换引入加强导丝跨越阻塞病变至右心房,沿导丝引入 8 F 的长血管鞘至病变区,推进外鞘管抵紧或跨越病变,退出血管鞘内的扩张器,保留加强导丝和外鞘管,活检钳经体外进出下腔静脉的通路建立。

4）钳夹活检组织块　保持外鞘管和加强导丝的位置不变,经鞘管引入纤维内镜的活检钳,透视监测下前推活检钳至钳部头端露出外鞘管头端,操作活检钳后手柄张开活检钳口,在加强导丝引导、外鞘管协助下,对准病变夹取活检、切割组织块 2～3 块(图 5-8)。

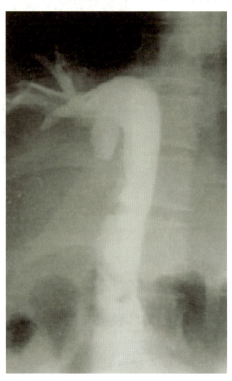

图 5-7　布-加综合征下腔静脉造影正位
显示下腔静脉膈肌段闭塞和肝后段附壁血栓。

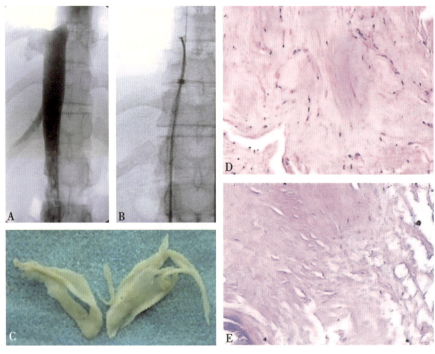

A. 下腔静脉造影显示膜性闭塞;B. 经外鞘管引入活检钳钳夹活检;C. 活检获取的下腔静脉阻塞膜组织片;D. 病理显示玻璃样变;E. 病理显示黏液样变。

图 5-8　布-加综合征下腔静脉膜性阻塞钳夹活检图

5)解除下腔静脉阻塞 布-加综合征下腔静脉膜性闭塞,以大直径(30 mm)球囊导管扩张成形治疗为主;节段性阻塞,置入内支架。血栓进行局部搅拌溶栓或可回收内支架压栓,肿瘤置入可携带粒子内支架或腔道内消融治疗。

6)穿刺点止血 撤出下腔静脉与股静脉内的各种介入器械,股静脉穿刺处压迫止血 10 min、加压包扎配合肢体制动 4~8 h。

5.6.3.4 并发症防治

加强导丝和鞘管的双重引导,确保活检钳走行于正常下腔静脉管腔,管腔内病变钳夹活检,极少出现并发症。

1)管壁破裂 活检钳钳夹活检过程中,偏离管腔直接钳夹下腔静脉管壁,致使管壁钳夹破裂。一般病变都是位居肝后段下腔静脉,此处有肝组织包绕下腔静脉,即便钳夹误取血管壁,其外边具有肝组织包绕,不会出现破裂出血。再者下腔静脉内压力接近于零,即便是管壁破裂血液外溢,腹膜后纤维组织包裹的自限性也不会导致大出血。

2)股静脉穿刺点血肿或动静脉瘘 使用粗大鞘管时若局部加压止血不彻底,会出现局部血肿。股动静脉穿刺是在搏动的股动脉内侧,经股静脉误穿股动脉的可能极低,股动静脉瘘罕见。关键在于预防,术前腹盆腔 CT 或 MRI,扫描区域包括股动静脉区域,显示股动静脉的正常走行,以便穿刺时避开正常股动脉。若出现动静脉瘘,局部压迫促使瘘口愈合,或彩超导向下压迫促使瘘口愈合。

5.7 下腔静脉的肝静脉属支狭窄与占位病变介入放射学活检术

肝静脉是下腔静脉入心房前最主要的属支。进入肝的肝动脉、门静脉血流,通过肝的解毒、分解代谢及合成后,经过肝内的毛细血管网,汇合成 2~3 条肝静脉主干,肝右静脉、肝中静脉和肝左静脉在接近肝顶部汇入下腔静脉,与下腔静脉之间的夹角小于 90°呈锐角,肝静脉主干与下腔静脉汇合处称为第二肝门。

肝右静脉是肝静脉中最长的一支,在膈下 1.0~1.5 cm 处汇入下腔静脉的右壁。根部主干(1 cm内)分支由引流 S7 段的肝右上静脉和引流 S8 段的肝右后上缘静脉组成,解剖变异较大,根部 1 cm 以内没有分支占 61%,1 cm 以内有分支占 33%。肝中静脉和肝左静脉形成一支共干汇入下腔静脉的占84%,分别汇入的占 16%。其中共干长 0.2~1.7 cm。共干的右壁有 S8 的静脉汇入,左壁有肝左上静脉汇入。肝中静脉一般引流肝右叶 S5、S8 段和肝左内叶的静脉血,也有引流 S6 段血液者。肝左上静脉大多汇入肝左静脉,肝左静脉引流 S2、S3 段血液。

下腔静脉的肝静脉属支除了右、中、左三大肝静脉主干外,尚有一支或数支较小的肝静脉直接汇入下腔静脉(图 5-9),这些肝小静脉统称副肝静脉(accessory hepatic vein,AHV),常见的 AHV 是肝右后静脉和尾状叶静脉,此区域称为第三肝门。肝右后静脉依次有肝右后上、中、下静脉汇入,肝右后上静脉引流S7 段上部的静脉血,肝右后中静脉收纳 S7 段中部邻近下腔静脉区域的静脉血,肝右后下静脉较粗大时可引流 S6、S7 段下部的静脉血。AHV 与下腔静脉的夹角呈直角或小于直角。有学者认为,AHV 开口直径>6 mm 才出现病理生理改变或临床意义。当肝左、中、右静脉主干存在阻塞病变时,AHV 可与肝静脉远端的属支建立广泛的侧支循环,代偿主肝静脉血液回流入下腔静脉,成为肝静脉血液回流和门-腔分流的重要途径。

肝静脉系统的结构特点是壁薄,无静脉瓣,在注入下腔静脉的入口处下缘有一小的半月形皱襞存在,被固定于肝实质内管径不易收缩。

下腔静脉型和下腔静脉与肝静脉混合型布-加综合征、肝癌肝静脉-下腔静脉癌栓,肝右后叶巨块型肝癌和转移癌、肾癌、肾上腺肿瘤压迫或局部浸润等都会形成肝静脉、副肝静脉狭窄甚至闭塞。现代影像学无论彩超、CT 还是 MRI 对肝静脉狭窄与阻塞均可明确诊断。但是发现肝静脉病变的病理学确诊有赖于肝活检。对于恶性病变导致的肝静脉属支阻塞或者狭窄,在解除阻塞或狭窄之后明确病理诊断及制订相应的后续治疗方案显得尤为重要。但是病理学诊断,尤其肝静脉属支管腔内病变的病理学活检,依然是临床难题。

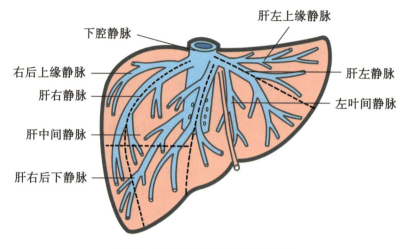

图 5-9　肝静脉解剖形态与分布示意

5.7.1　肝静脉狭窄与占位病变的病因

肝静脉管腔内外病变、良恶性病变都可以引起肝静脉受压狭窄、腔内占位阻塞、血流通过受阻,从而导致严重的肝损害。

1）管腔内病变　恶性病变常见有原发性肝癌侵犯肝静脉所致癌栓并可延伸至右心房,肝母细胞瘤,少见病有血管内皮细胞肉瘤、管壁平滑肌肉瘤等。

良性病变包括吡咯生物碱、硫唑嘌呤及乌坦、氮芥、乙醇等肝细胞毒性药物,常引起肝小静脉狭窄或闭塞。肝静脉主干狭窄或闭塞常见有肝静脉血栓形成、下腔静脉隔膜病变、门体分流术后支架近心端血栓形成、内膜过度增生、肝移植后肝静脉吻合口狭窄等。罕见病变有血管内皮细胞瘤、管壁平滑肌瘤、右心房黏液细胞瘤累及肝静脉等。

2）管腔外病变　肝静脉邻近器官或组织占位性病变体积巨大,直接推压肝静脉导致管腔狭窄、血流阻塞。良性病变有腹膜后纤维化,腹膜后巨大血肿压迫、肝错构瘤、肝淋巴管瘤、肝血管瘤、巨大肝囊肿等。恶性病变有肝癌、转移性肝癌、腹膜后淋巴肉瘤或淋巴结转移癌、腹腔巨大占位也会推压肝静脉狭窄或闭塞导致血液回流障碍。

5.7.2　肝静脉狭窄与占位病变的诊断

1）临床症状　肝静脉血流受阻,可出现进行性肝区疼痛、肝大、腹水、黄疸等。3 支肝静脉同时受累,可引起急性肝损害,甚至出现肝昏迷等。

2）临床体征　腹部触诊可触及肿大肝,肝区叩击痛明显。合并有门静脉高压患者腹部叩诊移动性浊音阳性。

3）实验室检查　肝静脉血流受阻,可出现急性肝功能损害,转氨酶、胆红素升高,低蛋白血症、凝血功能检查 PT 时间延长,血栓形成可有 D-二聚体阳性。

4）影像学检查　肝静脉狭窄时彩超显示狭窄区管腔变窄,血流加速或滞留;肝静脉闭塞时显示管腔闭塞,未见回心血流;肝静脉内见膜状或团块状充盈缺损或管腔外见肿物压迫。MSCT 增加静脉期显示肝静脉狭窄或闭塞,狭窄与闭塞段的范围与程度,腔内占位或腔外肿瘤,图像后处理的冠状与矢状面成像更直观显示狭窄与阻塞病变全貌(图 5-10)。MRI 的特殊流空效应和软组织高分辨率,既可直接显示管腔狭窄与闭塞,也可显示管腔内外占位与肿瘤全貌;MRV 的特殊静脉成像可以显示更多诊断信息。

肝静脉造影是诊断肝静脉狭窄或闭塞的金标准。通过穿刺颈内静脉或股静脉插管至肝静脉逆行肝静脉造影,可明确狭窄程度和部位,为下一步治疗提供依据。也可行经皮肝穿刺行肝静脉顺行造影。肝静脉造影为有创检查,现已不作为诊断常规检查。

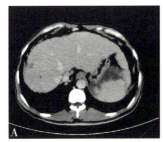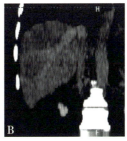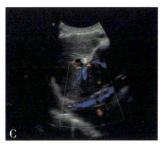

A.腹部增强 CT 断层可见肝静脉的下腔静脉入口部膜性狭窄;B.CT 冠状位重建显示肝静脉
的下腔静脉入口部膜性狭窄;C.彩色多普勒显示肝静脉入口部狭窄。

图 5-10　肝静脉狭窄影像

5)诊断　肝静脉阻塞或狭窄造成肝广泛性充血、急性肝损害,与布-加综合征、肝炎肝硬化、中毒性肝损伤等不容易鉴别。超声、MSCT 和 MRI 可明确肝静脉狭窄与阻塞情况,明确肝静脉腔内病变或者腔外病变,诊断容易。

5.7.3　肝静脉狭窄与占位的介入放射学活检术

5.7.3.1　适应证与禁忌证

1)适应证　肝静脉主干或较大直径属支阻塞,临床、实验室或/和影像学不能明确病因者,或者治疗效果不佳者。

2)禁忌证　无绝对禁忌证。肝静脉急性、完全性阻塞有导致急性肝功能不全的危险性,可能会出现大量腹水或凝血功能异常,为尽快明确病因诊断,应有效开通肝静脉,也应积极进行肝静脉病变的介入放射学活检。

5.7.3.2　术前准备

1)实验室与影像学检查　肝静脉内或周围可疑的占位性病变,需在诊断的前期完善三大常规、肝肾功能、凝血功能检查及心电图检查、胸腹部 MSCT 或 MRI 与 MRV 检查。

2)血管腔内活检器械　血管鞘套装,0.035 inch×150(180) cm 亲水膜导丝,单弯或眼镜蛇导管,0.035 inch×180(260) cm 加强导丝,(9～14) F×90 cm 薄壁大腔抗折单弯鞘管或可调弯鞘管,(1.8～2.3) mm×100(150) cm 腔镜活检钳,标本瓶。备用经皮经肝穿刺导入器套装。

3)血管腔外活检器械　经皮穿刺同轴套管弹枪式切割活检针,明胶海绵块。

4)介入治疗器械　若肝静脉狭窄乃至闭塞,需要同步开通、解除狭窄或闭塞的肝静脉。直径 6～10 mm 球囊扩张导管,血管内支架(8～12) mm×(20～40) mm 套装,鹅颈抓捕器等。备用覆膜支架。

5.7.3.3　肝静脉介入放射学钳夹活检操作

肝静脉钳夹活检是在肝静脉选择性插管造影导向下进行的,包括以下步骤。

1)经皮穿刺静脉的穿刺入路选择　因肝左、肝中和肝右静脉主干与下腔静脉的夹角都小于 90°,呈锐角,病理性扩张的副肝静脉与下腔静脉间也呈锐角,一般经颈内静脉(首选右侧颈内静脉)途径穿刺入路,更易于选择性插管进入肝静脉。经右侧颈内静脉穿刺的患者体位,仰卧于 DSA 检查床上,下移枕头至肩部,垫高肩部、头部后仰并转向左侧。暴露右侧颈部,右侧颈部消毒铺无菌单,整个头、颈部及躯体和 DSA 检查台覆盖无菌大单,确保介入活检器械无菌操作。

若患者情况特殊,无法选择颈内静脉穿刺途径或颈内静脉穿刺途径失败者,可选择经股静脉穿刺入路。

若患者肝静脉与下腔静脉汇合角度特殊,或无论经颈内静脉还是股静脉穿刺,经下腔静脉无法将导管插入肝静脉者,则应选择经皮经肝直接穿刺肝静脉的入路。经皮经肝静脉穿刺入路,有利于沿肝静脉走行长轴直接前推导管与导丝开通狭窄闭塞的肝静脉,但是后续活检等介入操作的粗大器械通过肝实质,易于造成较大的肝损伤。这时,经皮经肝静脉和经皮经颈内静脉的双途径穿刺可避免后续介入操作对肝造成的损伤。

经皮经肝静脉和经皮经颈内静脉双途径穿刺:先经皮经肝静脉穿刺,即经肝静脉导丝、导管配合开通肝静脉狭窄闭塞段后,引入长度180~260 cm的亲水膜导丝至下腔静脉、右心房、上腔静脉。然后经皮经颈内静脉途径送入异物抓捕器,捕获导丝后经颈静脉途径引出体外,建立一个"体外—经皮经肝静脉—下腔静脉—右心房—上腔静脉—颈内静脉—体外"的导丝轨道,借此轨道完成粗大介入器械的钳夹活检等操作(图5-11)。

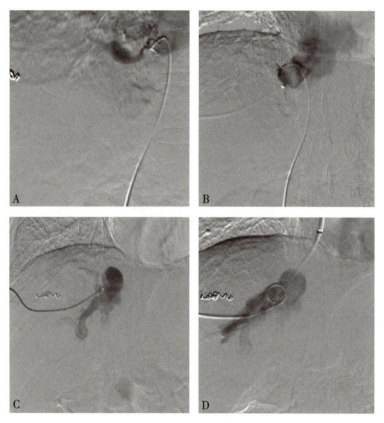

A.经股静脉途径行肝静脉造影,肝右静脉汇合处重度狭窄;B.经股静脉造影显示肝静脉汇合处膜性闭塞;C.经皮经肝穿刺肝中静脉造影显示静脉膜性阻塞;D.经颈内静脉穿刺引入RUBS100穿刺膜性阻塞进入肝静脉。

图5-11 肝右静脉阻塞穿刺造影

2)建立经皮经右侧颈内静脉的操作通路

(1)穿刺点消毒,局部麻醉 颈部、右侧面颊及锁骨下区域皮肤消毒,铺无菌巾,触摸右颈中上部颈动脉搏动,在搏动的颈动脉外侧5~10 mm平行区域,逐层皮肤、皮下软组织、肌肉麻醉。

(2)经皮穿刺右颈内静脉 取右侧胸锁乳突肌的锁骨头、胸骨头和锁骨三角所形成的三角区顶部、颈动脉搏动点外侧为穿刺点,以5 mL注射器连接针头做试探性穿刺,穿刺方向与穿刺点呈30°~40°角,向下稍向外进针,针尖指向右侧乳头方向,边进针边抽吸,见暗红色静脉血回抽进注射器表明已进入颈内静脉,换血管穿刺针,按试穿方向穿刺颈内静脉,有静脉血回血,表示抽吸顺畅,固定穿刺针,经穿刺针尾端孔送入导引导丝,退出穿刺针。

(3)建立颈内静脉操作通路 颈内静脉穿刺成功后,保持穿刺针位置不动,经穿刺针引入导丝,退出穿刺针,沿导丝引入血管鞘至外鞘完全进入体内,拔除鞘管内扩张器和导丝,经血管鞘侧臂抽吸回血通畅,以肝素生理盐水10 mL以上冲洗充盈血管鞘,经皮的体外至颈内静脉操作通路建立完成。

(4)肝静脉造影　经鞘管引入导丝和眼镜蛇导管,导丝、导管配合依次经过颈内静脉、上腔静脉、右心房、下腔静脉至肝静脉开口附近,在下腔静脉前外侧壁上探查肝静脉开口,进入病变肝静脉主干,插导管至肝静脉深部,保留导管,连接高压注射器,以300 mg碘含量的对比剂、8~10 mL/s的注射速率、注射总量15~20 mL完成肝静脉造影。

(5)建立经皮经颈内静脉肝静脉操作通路　经股静脉内导管交换引入加强导丝,沿加强导丝引入8 F单弯血管鞘进入肝静脉,通过狭窄阻塞段肝静脉。保留导丝和外鞘管,退出血管鞘内的扩张器,则经皮经颈内静脉的肝静脉介入操作通路建立(图5-11)。

3)建立经皮经肝穿刺肝静脉的操作通路　对于肝静脉汇合处狭窄、闭塞,或经颈静脉通路向肝静脉插管困难者,可选择经皮肝穿刺肝静脉通路(图5-11)。

(1)选择皮肤和肝静脉穿刺进针点　术前详读上腹部CT或MRI图像,应用软件做肝静脉图像重建。根据图像信息,参照穿刺的目标肝静脉、肋膈角位置,选择目标肝静脉到皮肤的延长线上、肋膈角下方2.0 cm处作为皮肤穿刺点,肝左静脉穿刺点可能在剑突下,肝中静脉穿刺点可能在右侧腋前线,肝右静脉穿刺点多在右侧腋中线。体表预估肝静脉穿刺点,为介入操作的顺利推行选择与穿刺肝静脉走行在一条直线的穿刺路径;肝右静脉、副肝静脉一般选择经皮经右肝穿刺入路;肝中静脉、肝左静脉一般经皮经左肝穿刺入路。肝内肝静脉穿刺点尽量选择三级分支血管为血管进刺点,为后续介入操作预留空间;根据处理的目标血管,选择最短距离血管穿刺,尽量选择平直角度,穿刺针方向尽量与目标血管长轴在同一方向。避免跨肝叶性穿刺,减少肝内血管及肝组织和肝包膜损伤。

(2)穿刺肝静脉　以穿刺肝右静脉为例,患者仰卧于DSA检查台,右侧季肋部消毒铺巾,取右侧腋中线上、肋膈角下至少2 cm、肝静脉延长线与肋骨上缘的交叉点为皮肤穿刺点。局部麻醉和皮肤切开并扩张后,手持21 G千叶针,指向第二肝门方向穿刺,距离胸10椎体右缘2~3 cm处,退出针芯,穿刺针尾端连接5 mL容量注射器、内抽300 mg碘含量的对比剂3~5 mL,缓慢边退针边注入对比剂,当看到对比剂进入肝静脉、经第二肝门汇入下腔静脉或代偿曲张静脉显影,说明穿刺肝静脉成功。

(3)建立经皮经肝穿刺肝静脉操作通路　固定穿刺针,经21 G穿刺针引入0.018 inch铂金微导丝至肝静脉主干或更深进入下腔静脉,退出针芯,扩张皮肤口及皮下组织,沿铂金微导丝引入经皮肝穿刺三件套(6 F的经皮导入器)至肝静脉,退出内芯及铂金微导丝,保留外鞘管。经外鞘管外接10 mL注射器,内抽300 mg碘含量的对比剂8 mL,快速推注造影证实为目标肝静脉,保留导丝和外鞘管,则经皮经肝的肝静脉通路建立。

(4)肝静脉造影　可连接外鞘管侧臂完成肝静脉造影,也可在经血管鞘引入5 F直头多侧孔导管至肝静脉主干,导管尾端连接高压注射器,以300 mg碘含量的对比剂、8~10 mL/s的注射速率、注射总量15~20 mL进行肝静脉造影。

(5)肝静脉造影图像采集　调整图像视野,以腰椎右缘为投照中心,打开上、下、左、右4视野,使图像上界包括右侧心膈角即下腔静脉右心房入口段,下界包含肝下缘及肾下缘,一般采集正位图像即可。为显示肝静脉或/和下腔静脉严重狭窄的内腔和充盈缺损,图像采集速度10~15帧/s以上,采集时段包括肝静脉、下腔静脉和右心房的全程图像。

(6)建立路径图　选择肝静脉显影良好,管腔内阻塞或占位病变的位置、形态显影清晰的图像作为活检和后续介入治疗的路径图。

4)双重穿刺,建立轨道通路　分别经皮经肝穿刺肝静脉和经皮经颈内静脉穿刺,开通狭窄阻塞的肝静脉后,把亲水膜导丝依次送入下腔静脉、右心房、上腔静脉和颈内静脉,经颈内静脉送入异物抓捕器,抓捕颈内静脉内的导丝引出体外,建立经皮经肝穿刺通路,贯穿肝静脉、下腔静脉、右心房、颈内静脉、经皮经颈的导丝通路。反之亦然,经颈内静脉穿刺后,引入TIPS穿刺针,经下腔静脉穿刺破膜阻塞的肝静脉,将亲水膜导丝送入肝静脉。经肝静脉送入异物抓捕器,捕获导丝引出体外,建立经皮经颈穿刺通路,贯穿颈内静脉、右心房、下腔静脉、肝静脉经皮经肝的导丝通路。

5)建立活检通路　引入长鞘管,完成肝静脉造影后交换引入加强导丝跨越病变至肝静脉深部,沿导丝引入8 F的长血管鞘跨越病变区,推进外鞘管抵紧或跨越病变,保留外鞘管和导丝退出扩张器。

6）钳夹活检组织块　体外固定外鞘管和加强导丝的位置不变,经鞘管引入纤维内镜通用的活检钳,透视监测下前推活检钳至钳部头端露出外鞘管头端,操作活检钳后手柄张开活检钳,在加强导丝和外鞘管引导下,对准病变夹取活检、切割组织块 2～3 块(图 5-12)。

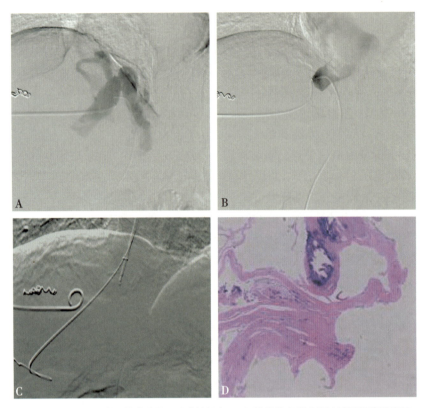

A. 经皮经肝穿刺肝静脉造影显示膜性闭塞;B. 经股静脉穿刺造影显示肝静脉膜性闭塞;C. 肝静脉阻塞膜钳夹活检组织;D. 病理显示玻璃样变。

图 5-12　肝静脉型布-加综合征肝静脉造影与钳夹活检

7）解除肝静脉狭窄阻塞　布-加综合征肝静脉膜性闭塞,以直径 16～20 mm 球囊导管扩张成形治疗为主;其他如节段性狭窄,置入内支架;瘤栓形成,植入放射性[125]I 粒子链或进行腔道内消融治疗。

8）穿刺道止血　对于颈内静脉或股静脉穿刺,撤出肝静脉与下腔静脉内的介入器械,穿刺点压迫止血、加压包扎即可。

对于经皮经肝穿刺肝静脉的通路,经血管鞘引入 5 F 导管,保留导管在肝静脉内将血管鞘退至肝被膜处。经导管引入(3～4)mm×(10～15)cm 弹簧圈在肝静脉穿刺点血管内侧壁释放两环弹簧圈,后撤导管至肝实质内,释放弹簧圈栓塞肝内穿刺通道,预留 1 cm 弹簧圈栓塞肝表面穿刺点。撤出所有操作器械,结束介入操作。皮肤穿刺处压迫止血 10 min、加压包扎固定 8 h。

5.7.3.4　并发症防治

在加强导丝或导丝轨道引导下保证鞘管走行于正常肝静脉管腔,经鞘管送入肝静脉活检钳钳夹活检,并发症少见。

1）颈静脉或股静脉穿刺点血肿　使用粗大鞘管时若局部加压止血不彻底,会出现局部血肿,肌肉软组织间血肿产生的占位效应,对静脉性出血的血肿具有压迫自限性,一般不需要处理。

2）腹腔内出血　多由于经皮经肝静脉穿刺路径封堵失败引起。肝硬化患者因肝本身顺应性大、患者凝血功能差、血小板数量减少,容易出血且不易自止。另外在穿刺操作时,患者剧烈咳嗽及大幅度呼吸运动可撕裂肝包膜引起出血。一般小量出血时可行保守治疗;大量出血,应在输血补液同时进行及时的介入栓塞治疗。穿刺操作时要顺应呼吸幅度控制穿刺的千叶针,减少肝的切割性损伤。

3）肝被膜下血肿　多次同一部位反复穿刺,或者进鞘时暴力操作导致肝挫伤。应轻柔操作,尽量减少同一部位多次穿刺。一般都能自行吸收,不需要特殊处理。

5.8 经颈内静脉肝静脉肝穿刺与钳夹活检术

肝穿刺活检进行病理学检查是诊断不明原因肝疾病的金标准。经皮肝穿刺活检(percutaneous liver biopsy,PLB)是临床最常用的肝活检技术,但是,合并大量腹水、凝血功能障碍或肝体积明显萎缩者,禁忌 PLB。经颈静脉肝穿刺活检(transjugular liver biopsy,TJLB)作为 PLB 禁忌证的替代方式,可为大量腹水、凝血功能障碍等患者提供一种安全有效、获取肝组织的途径,其利用专用的经颈静脉肝穿刺活检套装,经颈静脉穿刺,经过上腔静脉、右心房、下腔静脉至肝静脉,从肝静脉向周围肝实质穿刺,以切割获取肝组织标本。

肝静脉是下腔静脉入右心房前的主要属支。进入肝的肝动脉、门静脉血流,通过肝的解毒、分解代谢及合成后,经过肝内的毛细血管网,汇合成 2~3 条肝静脉主干汇入下腔静脉,包括肝右静脉、肝中静脉和肝左静脉。

肝右静脉是肝静脉中最长的一支,在膈下 1~1.5 cm 处汇入下腔静脉的右壁引流 S7 段的肝右上静脉和引流 S8 段的肝右后上静脉。解剖变异较大,根部 1 cm 以内没有分支的占 61%,1 cm 以内有分支的占 33%。肝中静脉和肝左静脉形成一支共干汇入下腔静脉的占 84%,分别汇入的占 16%。肝中静脉一般引流肝右叶 S5、S8 段和肝左内叶的静脉血,肝左静脉引流 S2、S3 段静脉血。

5.8.1 肝损伤的病因

引起肝损伤和肝硬化的病因很多,常见的有病毒性肝炎、胆汁淤积性肝炎、酒精性肝炎等所引起的肝硬化,还有代谢性肝硬化、肝静脉回流受阻性肝硬化、自身免疫性肝硬化、毒物和药物性肝硬化、营养不良性肝硬化等。但仍有 10% 左右的病例原因不明,无法用目前认识的病因解释损伤和肝硬化的发生,称为隐源性肝硬化,也叫原因不明的肝硬化。对于这些患者,进行肝穿刺活检病理学诊断,直接决定着治疗的成败。临床众多疾病的治疗,最关键的依然是病因治疗。

5.8.2 肝损伤的诊断

1)临床表现 急性肝炎、肝损伤的临床表现有乏力、腹胀、腹水、肝脾大、轻度黄疸等。严重损伤失代偿期有肝损伤、功能不全及门静脉高压症候群:①全身乏力、消瘦、面色晦暗,尿少、下肢水肿;②消化道症状,食欲减退、腹胀、胃肠功能紊乱甚至吸收不良综合征;③出血倾向及贫血,齿龈出血、鼻出血、紫癜、贫血;④内分泌障碍,蜘蛛痣、肝掌、皮肤色素沉着、女性月经失调、男性乳房发育;⑤低蛋白血症,双下肢水肿、尿少、腹水、肝源性胸腔积液;⑥门静脉高压,脾大、脾功能亢进、门静脉侧支循环建立、食管-胃底静脉曲张、腹壁静脉曲张等。

2)实验室检查 ①血常规,血红蛋白、血小板、白细胞计数降低。②肝功能,血清白蛋白降低、球蛋白升高,A/G 倒置;凝血酶原时间延长,凝血酶原活动下降;转氨酶、胆红素、血氨可升高;尿素氮、肌酐升高;电解质紊乱,低钠、低钾。③免疫学检查,免疫球蛋白 IgA、IgG、IgM 可升高,自身抗体如抗核抗体、抗线粒体抗体、抗平滑肌抗体、抗肝脂蛋白膜抗体可阳性,补体减少等。④纤维化检查,Ⅲ型前胶原肽(PⅢP)、脯氨酰羟化酶(PHO)、单胺氧化酶(MAO)、血清板层素(LM)升高等。

3)影像学检查 ①X 线食管-胃底钡剂造影,可见食管-胃底静脉出现虫蚀样或蚯蚓样静脉曲张变化;②彩超,肝被膜增厚,肝表面不光滑,肝实质回声增强,粗糙不匀称,门静脉直径增宽,脾大,腹水;③CT/MRI,肝各叶比例失常,呈多发结节样改变,肝门肝裂增宽、脾大、腹水,食管胃底静脉曲张。

4)诊断 肝细胞损伤,各种肝酶学指标明显升高;肝功能不全,总胆红素和间接胆红素明显升高,白蛋白显著降低,全套凝血因子异常;大量腹水、顽固性腹水、胸腔积液、全身水肿;肝大、门静脉高压,脾功能亢进等;诊断肝损伤容易,多数病因学诊断也明确,少数病因不清,疗效差,需要获取肝组织病理学诊断。因大量腹水和凝血指标障碍,无法进行经皮经肝穿刺活检,而经颈静脉的肝静脉肝活检成为获取肝组织标本的唯一可行技术。

5.8.3　肝损伤的介入放射学活检术

5.8.3.1　适应证与禁忌证

1）适应证　严重的肝大、肝细胞损伤,肝功能损害,实验室原因不清,治疗无效;急性进行性肝损伤,无特殊诱因,实验室无法明确病因;大量腹水、顽固性腹水,凝血机制异常,不能进行经皮肝穿刺活检。

2）禁忌证　此类患者多数为中青年,发病突然病情急,病因不明,死亡率高,只要还有一线希望,就要积极进行经颈内静脉肝静脉途径肝活检。无绝对禁忌证。

5.8.3.2　术前准备

1）实验室与影像学检查　肝穿刺病理学诊断是不明原因肝疾病诊疗过程中的关键一环,目的是针对病因、精准治疗,有效治疗。不明原因肝疾病患者出现大量腹水、凝血功能障碍或肝体积明显萎缩时,在进行 TJLB 前需完善血常规、尿常规、粪常规、肝肾功能、凝血功能检查,心电图检查,腹部超声或上腹部 MRI 与 MRV 检查。

2）TJLB 活检器械　常见的有 LABS-100(图5-13)或 LABS-200 穿刺套装 2 种规格(美国,COOK),包括 1 个扩张器、1 个 Quick-Core 活检针(图5-14)和 1 个预装的肝穿刺套装,后者由 1 个导引鞘管、1 个止血阀转换接头和 1 个加强套管组成。此外,本套装还包括 1 条 5 F 的直型导管和 1 条 5 F 的弯曲导管。

血管鞘套装,0.035 inch×150(180)cm 亲水膜导丝,5 F 单弯导管,0.035 inch×180(260)cm 加强导丝,(1.8～2.3)mm×100 cm 内镜活检钳,标本瓶。

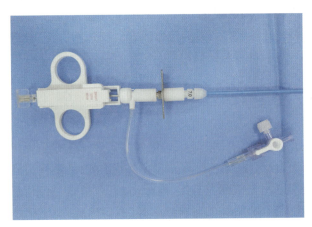

图5-13　LABS-100 肝穿刺套装

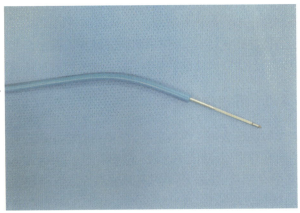

图5-14　Quick-Core 活检针

5.8.3.3　经肝静脉肝钳夹活检操作

这是一套类似于肝硬化门静脉高压 TIPS 的肝穿刺操作技术,步骤如下。

1）右颈内静脉穿刺　患者仰卧位,枕头下移垫高肩部,头左偏充分暴露右侧颈部,局部消毒铺无菌巾,在颈部由内向外依次触摸到气管、搏动的颈动脉,选取颈中上部、颈动脉搏动点外侧 5～10 mm,局部麻醉后在颈动脉外侧的平行线上穿刺右颈内静脉。

2）肝静脉插管造影与测压　颈内静脉穿刺成功后,引入亲水膜导丝直至下腔静脉深度,沿导丝引入单弯导管或 KMP 导管,导丝与导管配合下将导管插入肝静脉。经导管完成肝静脉造影,确认肝静脉插管无误,测量肝静脉自由压(free hepatic venous pressure,FHVP),使用球囊导管充分阻断肝静脉血流后测量肝静脉楔压(wedged hepatic venous pressure,WHVP),计算记录肝静脉压力梯度(HVPG,HVPG＝WHVP－FHVP),具体细节参照《中国肝静脉压力梯度临床应用专家共识(2018 版)》。

3）引入肝静脉穿刺套针套管与外鞘管　引入加强导丝至肝静脉深部,沿导丝交换引入 LABS-100 或

LABS-200肝穿刺套装的金属套管及外鞘管,造影证实并定位于肝静脉开口以内2 cm左右处,准备获取肝组织活检标本。

4)穿刺肝切割活检　将套装专用的肝切割式穿刺针插入金属套管及外鞘管,前推至外鞘管头端,调整外鞘管与穿刺针的方向朝向肝实质最厚区域,一般活检取材为右前方的肝右后叶,避开第一肝门部的胆管和门静脉等重要管腔结构,嘱患者屏住呼吸,透视下将置于击发状态的活检切割针快速穿过肝静脉壁插入肝内切割获取肝组织标本(图5-15)。退出切割式活检针,细心取出活检槽内组织块,重复肝穿刺活检,取出2~3条满意的组织块。获取的肝组织标本放入4%的甲醛液中固定,送病理科进行病理组织学全面检查(图5-16)。

5)经肝静脉钳夹活检　若肝损伤,肝组织水肿严重,或严重肝硬化纤维化,穿刺切割难以取得完整的条状组织块,则在加强导丝的引导下,将金属套管及外鞘管插入肝静脉深部,退出金属套管保留外鞘管。经外鞘管送入纤维内镜活检钳至肝静脉属支的最远处,张开活检钳钳头夹取肝小静脉及其临近肝组织,取得肝组织块,标本瓶固定后送病理学检查。

6)穿刺点止血　依次退出穿刺套装、鞘管,颈静脉穿刺点加压5~10 min,局部加压包扎适当制动,8 h内避免颈部大幅度活动。术后心电监测12 h,观察血压、脉搏及血氧饱和度,术后第2天查血常规和肝彩超,明确有无出血。

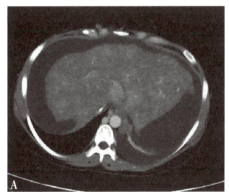
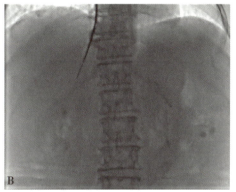

A. 腹部CT增强可见肝大、肝比例失调,肝强化不均,大量腹水;B. 经肝右静脉使用LABS-200活检枪穿刺切割获取肝组织。

图5-15　不明原因肝大、肝损伤合并大量腹水的TJLB

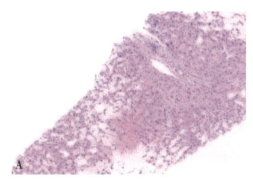
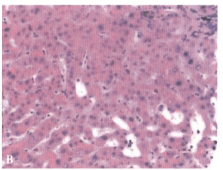

A. 静脉周围肝窦扩张、肝板萎缩,部分肝细胞脱失,局灶窦周纤维化(HE染色,×10);B. 肝小叶结构存在,肝窦扩张(HE染色,×200)呈充血性改变伴区域性肝细胞坏死或脱失,汇管区内炎细胞浸润。

图5-16　图5-15患者肝病理组织学显示为肝窦阻塞综合征

5.8.3.4　并发症防治

一项早期的TJLB并发症的Meta分析报道其总体发生率为7.1%,常见并发症均为轻微的颈部血肿、腹痛及发热等;严重并发症罕见,可导致恶性心律失常、肝穿孔腹腔大出血,发生率仅为0.6%。随着

TJLB 技术的改进,并发症发生率逐渐降低,致死性严重并发症未再发生。

1)误穿肝外　为穿刺切割针活检过程中,穿刺过深或角度过大所致,一般可见肝内小灶状出血,较少出现大出血。或活检钳活位置过远,钳夹活检后局部肝静脉源性血肿,多可自愈,无须特别处理。术后应常规腹带加压或者右侧卧位以自身体重压迫局部止血,心电监护,必要时检测血红蛋白变化和肝彩超,及时判断有无出血,若血红蛋白下降,应积极输血纠正及止血治疗,多数经保守治疗可止血;出血量大者,进行介入栓塞治疗。

2)颈部血肿　使用 TJLB 活检套装的外鞘较粗大,不少凝血机制功能障碍的患者,若局部加压止血不彻底,会出现局部血肿。颈静脉为低压血管,血肿自身具有压迫止血作用,一般可自愈吸收,不需要处理。

3)TJLB 失败　多为肝静脉与下腔静脉夹角过小或肝静脉广泛闭塞,使金属套管无法进入肝静脉不能跟进切割针而技术失败。当术中发现肝静脉与下腔静脉夹角过小时,TJLB 金属套管进入肝静脉困难时,需采取应对措施,确保穿刺活检成功,不可轻言放弃活检。放弃活检,意味着急性、重度的肝损伤原因诊断不清,治疗无效,患者无生存希望。

（1）若从肝右静脉跟进金属套管困难,果断放弃经肝右静脉 TJLB,直接改换经肝中静脉 TJLB,临床观察肝右、肝中静脉同时与下腔静脉夹角过小者少见。

（2）结合患者的呼吸幅度,多数情况下,嘱患者深吸气后再闭气,肝静脉与下腔静脉的角度会加大、阻力减轻,使金属套管更容易进入肝静脉内。

（3）TJLB 时,肝静脉造影后,在引入金属套管时使用较多的导丝是 0.035 inch 的黑泥鳅加强导丝或普通加强导丝,当这些导丝支撑力不够或较难跟入金属套管时,可换用支撑力更高的超硬导丝,如在主动脉腔内隔绝术中较常使用的 Lunderquist 导丝等。

5.9　下腔静脉的肾静脉属支狭窄与占位病变介入放射学活检术

肾静脉是下腔静脉粗大的属支之一,左右各一支,主要回流肾上腺、肾、输尿管和部分卵巢(精索)静脉血液至下腔静脉再回流入心脏。肾静脉位于第 1～2 腰椎水平,位于同侧肾动脉前方,自肾门开始,有 3～5 支集合而成肾静脉主干(简称肾静脉),肾上腺静脉汇入肾静脉上壁,输尿管、肾囊、部分卵巢(精索)静脉汇入肾静脉下壁,然后以近似直角、略为倾斜向头侧汇入下腔静脉,与下腔静脉汇合处轻度膨大呈偏心性(头侧膨大明显)的漏斗状(图 5-17)。

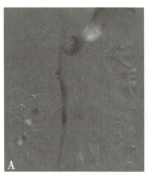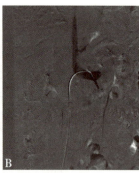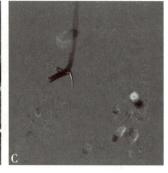

A. 下腔静脉造影显示肾静脉血液回流冲刷的负性阴影;B、C. 显示肾静脉与下腔静脉汇合部膨大呈偏心漏斗状。

图 5-17　选择性肾静脉插管造影

左肾静脉长 6～8 cm,右肾静脉较短,长 2～3 cm。左侧肾静脉向右行经胰体和脾静脉后方,继而在肠系膜上动脉起始处后方越过腹主动脉前方汇入下腔静脉。右肾静脉向内侧行经十二指肠降部及胰头外侧后方注入下腔静脉。一般右侧肾静脉注入口略低于左侧。一般左肾静脉侧支吻合丰富,肾静脉狭窄或闭塞后部分肾静脉血液经腰静脉汇入下腔静脉。肾静脉通过肾囊静脉、肾上腺静脉与门静脉相通,部分门静脉高压患者出现肝肾、脾肾分流情况。肾静脉多为 1 支(88.3%),部分为 2 支甚至 2 支以上。左肾静脉变异度较大,若左肾静脉有2支,多分别行经腹主动脉的前方和后方,形成肾静脉环,称为肾环。

各种原因引起肾静脉严重狭窄或完全闭塞且无侧支循环形成时,可导致肾静脉血液回流受阻,压力增高,出现血尿、蛋白尿等症状。影像学检查如彩超、CT或MRI对肾静脉狭窄与闭塞均可明确诊断,但对病因学诊断的价值有限。对肾静脉狭窄阻塞无论外科手术还是介入治疗,明确肾静脉阻塞的病理诊断十分重要。但是,对于肾静脉血管内的病变进行病理学活检,依然是临床难题。经皮经血管引入活检钳至肾静脉,进行肾静脉狭窄和阻塞性病变的钳夹组织活检,可实现病理学诊断。

造成肾静脉狭窄或者闭塞的原因有多种,如胡桃夹综合征、肾癌肾静脉癌栓、肾上腺癌肾静脉癌栓、肾侵袭性错构瘤、肾静脉瘤栓、肾静脉平滑肌瘤、腹膜后Castleman病、全身各处肿瘤腹膜后转移癌、胰头癌和腹膜后淋巴结转移癌等都会形成肾静脉狭窄甚至闭塞。由于肾静脉与腰静脉之间、肾静脉与门静脉之间、肾静脉与体壁静脉之间存在着大量侧支循环,肾静脉的影像学检查存在一些缺陷,如CT静脉期,由于肾静脉丰富的血液流动效应,易出现假性充盈缺损,与肾静脉血栓和癌栓不易鉴别。介入治疗如肾静脉抽栓、肾静脉狭窄球囊扩张成形或肾静脉支架置入术因创伤小、成功率已成为治疗肾静脉狭窄或闭塞的首选方法。对于恶性病变如肾静脉癌栓、瘤栓、平滑肌肉瘤等的病变钳夹活检病理学定性,是介入技术的一项创新技术。

5.9.1　肾静脉狭窄与占位病变的病因

肾静脉管腔内外病变、良恶性病变都可以导致肾静脉受压狭窄、腔内占位阻塞、血流通过受阻、肾静脉内压力增高。

1)管腔内病变　良性病变常见下腔静脉型布-加综合征合并下腔静脉血栓、血栓蔓延至肾静脉,肾静脉血栓,下肢深静脉血栓依次向上延伸累及髂外静脉、髂总静脉、下腔静脉至肾静脉,下腔静脉滤器置入后拦截大块血栓和继发新的血栓形成累及肾静脉,滤器置入后位置过高继发性内膜过度增生阻塞肾静脉。少见病变有血管内皮细胞瘤、管壁平滑肌瘤等。

恶性病变常见肾癌合并肾静脉癌栓。肾细胞癌的特点之一就是具有侵袭血管倾向,容易形成静脉癌栓,癌栓发病率占10%。无须有侵袭性错构瘤合并肾静脉癌栓、肾上腺恶性肿瘤合并肾静脉癌栓、肾尤因肉瘤合并肾静脉癌栓,肝癌肝静脉癌栓延伸至下腔静脉累及肾静脉。少见病变有血管内皮细胞肉瘤、管壁平滑肌肉瘤等。

2)管腔外病变　良性病变常见胡桃夹综合征,腹膜后纤维化,腹膜后巨大血肿压迫、巨大腹主动脉瘤压迫等。肾静脉邻近器官或组织占位性病变或者腹膜后转移瘤体积巨大,直接推压肾静脉导致管腔狭窄、血流阻塞。恶性病变有肾癌、肾上腺癌、巨大胰头癌、腹膜后淋巴肉瘤或淋巴结转移癌、腹腔巨大占位推压肾静脉导致血液回流障碍。

5.9.2　肾静脉狭窄与占位病变的诊断

1)临床表现　由于肾静脉与腰静脉、肾静脉与门静脉、肾静脉与体表静脉存在广泛沟通,慢性阻塞常无明显临床症状。恶性肿瘤导致肾静脉癌栓、肾静脉急性血栓闭塞或肾静脉狭窄失代偿后等,出现间歇性全程无痛肉眼血尿、腰背部疼痛、副瘤综合征(发热、体重下降和贫血)。合并有副瘤综合征者可出现体质消瘦,少数肾静脉血栓、瘤栓蔓延阻塞下腔静脉,引起双下肢及盆腔静脉回流受阻,造成双下肢水肿、精索静脉曲张等。肾静脉血栓或瘤栓脱落造成肺栓塞、呼吸困难、休克甚至死亡。

2)实验室检查　尿常规见尿蛋白、红细胞阳性,可出现红细胞管型。肾静脉血流受阻严重时肾功能受损,可导致全身血液高凝状态,肾静脉血栓形成,或肾静脉癌栓合并血栓,下肢深静脉血栓等,D-二聚体阳性。

3)影像学检查　肾静脉狭窄时彩超可以显示肾静脉自肾门至下腔静脉汇合部狭窄区管腔变窄、血流加速;肾静脉闭塞时显示管腔闭塞、血流反向、静脉生理搏动消失,可见代偿引流静脉;肾静脉内见实质性团块状充盈缺损,或管腔外见肿物压迫并可见病变内异常血流频谱(图5-18A)。

MSCT增加静脉期显示肾静脉狭窄或闭塞,狭窄与闭塞段的范围与程度,腔内占位或腔外肿瘤,冠状与矢状面成像直观显示狭窄与阻塞病变,准确显示肾静脉与周围组织的解剖关系。对于肾静脉癌栓或瘤栓不仅能做到临床分期,还可以准确定位突入下腔静脉瘤栓顶端的水平,为后续治疗及活检提供依据(图5-18B、C)。

MRI的特殊流空效应和软组织高分辨率,既可直接显示管腔狭窄与闭塞,也可显示管腔内外占位与肿瘤全貌;MRV的特殊静脉成像可以显示更多诊断信息。

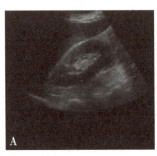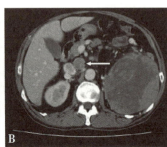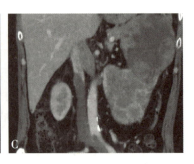

A.彩超显示左肾静脉增宽,内可见低回声充填;B.增强CT显示左肾静脉堵塞(箭头处),可见部分强化;
C.CT冠状位显示左肾静脉及下腔静脉下段充盈缺损。

图5-18　左肾静脉占位狭窄影像

4)诊断　临床表现与影像学征象均典型,肾静脉狭窄、闭塞、血栓诊断不难。对于肾静脉癌栓,原发肿瘤较大时,推压肾静脉影响影像学观察,出现漏诊。对于肾中部肿瘤靠近肾蒂肾静脉,肿瘤容易压迫侵犯肾静脉,肾静脉肾门部常因肿瘤压迫显示不清,合并肾静脉癌栓后更难确诊。必要时需要血管内活检明确诊断。

5.9.3　肾静脉狭窄与占位的介入放射学活检术

5.9.3.1　适应证与禁忌证

1)适应证　肾静脉管腔内孤立性占位性病变;肾静脉内占位病变阻塞肾静脉血流,侧支代偿不良,肾静脉高压影响肾功能者;肾占位性病变侵犯肾静脉而肾病变血管丰富等原因不易经皮穿刺活检者;肾静脉内病变血栓与肿瘤鉴别诊断困难者;覆膜后病变、肾门部病变压迫肾静脉,致肾功能损伤者。

2)禁忌证　肾静脉内占位病变多单侧性,不会造成全身性严重损害如脑、心和凝血功能障碍,经皮颈静脉穿刺插管的微创操作。无绝对禁忌证。

5.9.3.2　术前准备

1)实验室与影像学检查　肾静脉内或周围可疑的占位性病变,都会在诊断过程中完善三大常规、肝肾功能、凝血功能检查及心电图检查,胸腹部或中、上腹部MSCT或MRI、MRV检查。

2)血管内活检器械　血管鞘套装,0.035 inch×150(180)cm亲水膜导丝,5 F×100 cm直头多侧孔导管或猪尾导管,0.035 inch×260 cm加强导丝,(8~9)F×45(90)cm翻山鞘、单弯鞘管或肾动脉导引导管,(1.8~2.3)mm×100 cm腔镜活检钳,福尔马林标本瓶。

3)血管外活检器械　经皮穿刺同轴套管弹枪式切割活检针,明胶海绵块,弹簧圈。

4)介入治疗器械　若肾静脉狭窄乃至闭塞,侧支循环代偿血管不全,血流阻塞症状严重,或者癌栓侵犯阻塞下腔静脉,需要同步开通、解除狭窄或闭塞的肾静脉或下腔静脉。准备(8~10)mm×(20~30)mm的球囊扩张导管与内支架,若合并下腔静脉病变准备Z形血管内支架(20~30)mm×50(75)mm套装等。

5.9.3.3　肾静脉介入放射学钳夹活检操作

1)经皮静脉穿刺入路选择　可经股静脉或颈内静脉穿刺,一般选择股静脉入路,操作空间大;若下腔静脉下段病变累及肾静脉,或肾静脉病变累及下腔静脉者,优先选择颈内静脉穿刺入路,以避免血管内操作器械触碰病变而脱落引起肺栓塞。

2）建立经皮右股静脉操作入路　常规右腹股沟区消毒、铺无菌巾、局部麻醉后经皮穿刺股静脉,引入5 F 血管鞘,退出导丝和扩张器,保留外鞘管,建立经皮股静脉操作入路。

3）完成下腔静脉、肾静脉造影　经外鞘管引入导丝和直头多侧孔导管或猪尾导管至下腔静脉肾静脉下方 2 ~ 3 个椎体平面,导管连接高压注射器以 10 ~ 15 mL/s 注射速率、注射总量 20 ~ 30 mL 碘对比剂,图像采集速度 10 ~ 15 帧/s,进行下腔静脉造影,显示肾静脉汇入区域上下方的下腔静脉。

交换引入肾动脉导管或眼镜蛇导管,导丝、导管配合超选择插管至肾静脉深部、接近肾门部,导管连接高压注射器以 5 ~ 6 mL/s 的注射速率、注射总量 10 ~ 12 mL。图像采集速度 10 ~ 15 帧/s,进行肾静脉造影,显示肾静脉全程及汇入区域的下腔静脉。肾静脉造影图像采集,调整图像视野,上下缩窄 DSA 设备的最大投照视野,缩窄图像上下视野相当于 4 ~ 5 个椎体宽度,下腔静脉在正中偏右侧,视野以椎体右缘为投照中心,打开左右视野,使图像上界涵盖整个肾上极及肾上腺和下腔静脉肝后段,下界包含肾下极（图 5-19）。

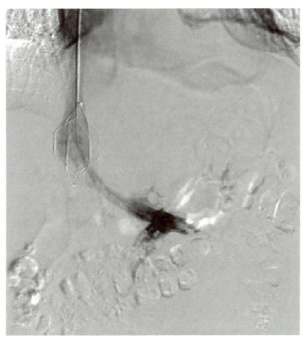

图 5-19　经颈内静脉左肾静脉造影
显示左肾静脉主干狭窄显影淡薄。

4）建立介入操作路径图　选择图像清晰的肾静脉造影图像或下腔静脉造影图像,管腔内阻塞或占位病变的位置形态显影清晰的图像作为活检和后续介入治疗的路径图。

5）建立经颈内静脉穿刺操作途径　参照 5.7 相关内容。

6）建立经皮肾静脉钳夹活检通路　引入翻山鞘管或单弯鞘管、肾动脉导引导管或单弯鞘至病变侧肾静脉,完成肾静脉造影后交换引入加强导丝跨越病变至肾静脉肾内分支内,沿导丝将 8 F 的长血管鞘送至肾静脉病变区,推进外鞘管头端抵紧或跨越病变,退出血管鞘内的扩张器保留导丝和外鞘管。

7）钳夹活检组织块　固定外鞘管和加强导丝的位置保持不变,经外鞘管引入纤维内镜通用的活检钳,透视监测下前推活检钳至活检钳的钳部露出外鞘管头端,操作活检钳后手柄张开活检钳,在加强导丝和外鞘管的共同引导下,对准肾静脉内病变夹取活检、重复操作切割组织块 2 ~ 3 块（图 5-20）。

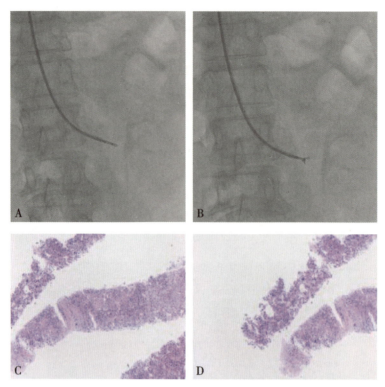

A. 以导丝导管交换技术将 8 F 血管鞘引入左肾静脉狭窄处；B. 经外鞘管引入活检钳，钳夹活检病变组织；C、D. 常规病理切片显示透明细胞型肾癌。

图 5-20   左肾静脉闭塞钳夹活检与病理

8）解除肾静脉阻塞或狭窄   恶性狭窄可以进行腔道肿瘤消融消除肿瘤，或¹²⁵I 粒子链植入配合支架置入，解除狭窄并控制肿瘤。

肾静脉血栓可以插入侧孔导管直接接触溶栓，使用血栓抽吸装置抽取血栓，以最快、最有效的技术清除血栓，恢复肾静脉血流，挽救肾功能。

9）穿刺点止血   撤出肾静脉与股静脉或颈内静脉内的各种介入器械，经皮静脉穿刺处压迫止血 10 min、加压包扎 4~8 h 即可达到良好止血。

5.9.3.4   并发症防治

静脉内介入操作，极少出现并发症。

1）管壁破裂   活检钳钳夹活检过程中，偏离管腔直接钳夹肾静脉管壁，致使管壁钳夹破裂。一般病变都是肾静脉中段，自下腔静脉进入肾静脉，即便直接钳夹误取血管壁，下腔静脉内压力接近于零，即便是管壁破裂血液外溢，腹膜后纤维组织的对血液外渗、局部血肿现场压力的自限性会使出血自行停止，至少不会导致需要临床处理的大出血。

2）经颈静脉或股静脉穿刺点血肿   使用粗大鞘管时若局部加压止血不彻底，会出现局部血肿。静脉的低压血流，不会形成巨大、高压血肿压迫血管或神经，不需要临床处理，可自行吸收。

5.10   下腔静脉的髂股静脉属支狭窄与占位病变介入放射学活检术

髂静脉是下腔静脉最大的属支，主要收集下肢肌肉和皮肤以及盆腔脏器如直肠、膀胱、子宫（前列腺）、卵巢（睾丸）等的静脉回流。髂静脉是髂内静脉、髂外静脉以及两者汇合后的髂总静脉的总称。髂外静脉是股静脉的直接延续，至骶髂关节前方与髂内静脉汇合。髂内静脉的属支在器官壁内或者表面形成丰富的静脉丛，这些静脉丛在盆腔器官扩张或者受压时有助于血液回流。髂总静脉是由髂外静脉和髂内静脉汇合而成,双侧髂总静脉上行至第5腰椎体右侧,汇合成下腔静脉,左髂总静脉长而倾斜,而右髂总静脉短而垂直(图5-21)。

髂静脉狭窄或者慢性闭塞时部分静脉血液可以通过腰升静脉等侧支静脉进入上、下腔静脉(图5-22)。髂总静脉和髂内静脉通常无静脉瓣,故在一定条件下,盆腔静脉血可逆流入椎静脉系。髂外静脉通过腹壁浅静脉以及髂内静脉与对侧髂静脉、腰静脉沟通。当一侧髂静脉狭窄或慢性闭塞时,多数情况下无下肢肿胀、色素沉着、皮肤溃疡等临床症状和体征;当一侧髂静脉完全闭塞且无侧支循环形成时或侧支循环代偿不全时,可导致盆腔与下肢静脉血液回流受阻,出现一系列腹盆腔脏器和下肢淤血水肿,急性闭塞或者慢性闭塞失代偿期可出现患侧下肢淤血肿胀、色素沉着、顽固性溃疡等,严重影响人们的生活质量。

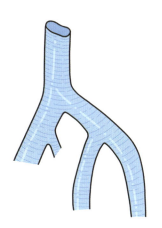

图5-21　髂静脉解剖示意

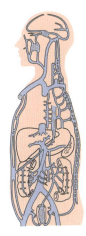

图5-22　髂静脉狭窄阻塞时代偿性形成的
侧支循环示意

髂静脉通过骶前、骶正中及骶外侧静脉与椎静脉丛和肾静脉沟通,通过腰升静脉与奇静脉沟通;髂外静脉通过腹壁浅静脉以及髂内静脉与对侧髂静脉和腰静脉沟通。

左髂静脉压迫综合征、髂静脉血栓、盆腔肿瘤(宫颈癌、卵巢癌、直肠癌、乙状结肠癌、膀胱癌、前列腺癌、睾丸癌、阴茎癌等)压迫、盆腔淋巴结转移、盆腔肿瘤放疗后髂静脉周围组织挛缩等均可造成髂静脉狭窄或闭塞。影像学无论彩超、CT还是MRI对髂静脉狭窄与阻塞均可明确诊断。介入治疗解除髂静脉狭窄或闭塞已成为治疗髂静脉狭窄或闭塞的首选方法。为取得髂静脉狭窄或闭塞介入治疗的长期疗效,有必要对髂静脉狭窄或闭塞的机制进行组织病理学研究。明确组织病理诊断为后续对因治疗制订相应方案尤为重要。目前髂静脉管腔内病变的病理学活检临床应用较少,作者将临床工作经验总结如下,以使髂静脉病变的病理活检工作得到普及。

5.10.1　髂股静脉狭窄与占位病变的病因

髂静脉狭窄或者慢性闭塞发病率高,容易引发下肢深静脉流出道阻塞,导致下肢静脉高压,也是下肢深静脉血栓形成的重要解剖学危险因素,常见腔内病因有血栓形成、血管损伤过度增生、血管内平滑肌瘤等,腔外病变多由邻近肿瘤压迫或侵犯髂静脉所致。

1)髂静脉管腔内病变　良性病变常见有左侧髂静脉受压综合征,髂静脉受压综合征并发的腔内纤维组织异常增生或假瓣膜形成,左侧髂静脉受压综合征合并髂静脉血栓,股静脉或者盆腔脏器脏支静脉血栓蔓延至髂外静脉或髂内静脉甚至髂总静脉。下腔静脉滤器置入后拦截大块血栓和继发新的血栓向下蔓延造成双侧髂总静脉、髂内外静脉甚至股静脉血栓,髂静脉置入内支架而内膜过度增生。罕见病变有血管内皮细胞瘤、管壁平滑肌瘤等。

恶性病变常见有盆腔脏器肿瘤侵犯髂内静脉脏支向上蔓延至髂总静脉,腹股沟区恶性淋巴瘤或转移瘤侵犯髂静脉造成髂静脉癌栓;少见病变有血管内皮细胞肉瘤、管壁平滑肌肉瘤等。

2)髂静脉管腔外病变 髂静脉所在的腹股沟区是下肢淋巴系统走行区域,盆腔恶性肿瘤淋巴转移、骶尾部肿瘤、恶性淋巴瘤占位性病变体积巨大,直接推压髂静脉导致管腔狭窄、血流阻塞。良性病变有腹膜后纤维化,腹股沟区巨大血肿压迫,巨大髂动脉瘤等也可压迫髂静脉造成狭窄甚至闭塞。

5.10.2 髂股静脉狭窄与占位病变的诊断

1)临床表现 髂静脉狭窄或闭塞导致下肢及盆腔静脉回流障碍静脉高压,或继发下肢深静脉血栓加剧阻塞程度与范围。患侧下肢淤血水肿,站立行走后加重,平卧休息后减轻,伴下肢肿胀、疼痛等。狭窄或闭塞不解除,长期双下肢淤血水肿会出现色素沉着、经久不愈的溃疡等,女性患者会出现不孕症、里急后重、性交痛等盆腔静脉淤血综合征表现。患侧下肢凹陷性水肿和表浅静脉曲张,腹盆壁可见表浅静脉曲张引流向上,男性患者可出现阴囊肿胀和鞘膜囊积液,女性可出现会阴部水肿等相关症状。

2)实验室检查 髂静脉血流受阻,下肢深静脉可能合并血栓形成,出现 D-二聚体阳性。

3)影像学检查 髂静脉狭窄或闭塞通过彩超、CT 或 MRI 都可确诊。

彩超显示髂静脉病变区管腔变窄、血流加速,或管腔闭塞、血流中断。由于髂动脉搏动性外压和慢性炎症影响,髂静脉腔内会出现类似嵴状膜性结构。

CT 增强表现为髂静脉管腔狭窄、闭塞,准确评估髂静脉前后径变窄、横径增宽,血管前缘可见弧形压迹,管腔充盈缺损,可以清晰显示髂静脉狭窄或闭塞的范围与程度,腔内占位或腔外肿瘤,冠状与矢状面成像更直观显示狭窄与阻塞病变全貌(图 5-23),并可观察侧支循环的情况。

MRI 的特殊流空效应和软组织高分辨率,既可直接显示管腔狭窄与闭塞,也可显示管腔内外占位与肿瘤全貌;MRV 的特殊静脉成像可以显示更多诊断信息。

DSA 因具有高特异性及敏感性依然被认为是诊断髂静脉闭塞及狭窄的金标准,但是,创伤性操作一般不再单独作为诊断技术被临床使用。

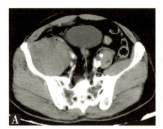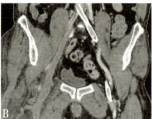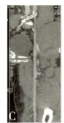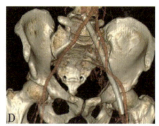

A. 横断面图像可见右侧腰大肌肿块(脓肿),压迫右侧髂静脉;B. 冠状位图像可见左侧髂总血管狭窄和髂静脉、股静脉全程血栓;C. 曲面成像显示右侧髂静脉近段狭窄;D. 三维重建图像,显示左侧髂静脉支架置入。

图 5-23 髂静脉 CT 增强扫描及重建

4)诊断 临床表现与影像学征象均典型,诊断不难。对于单侧或双侧下肢出现凹陷性水肿、疼痛患者,排除单纯性浅静脉疾病、淋巴水肿、心力衰竭、药物性水肿、肝病、低蛋白血症、内分泌功能障碍等。单侧下肢与盆壁表浅静脉曲张,影像学显示下腔静脉管腔狭窄或闭塞,管腔内占位充盈缺损,或管腔外肿瘤压迫即可诊断。

5.10.3 髂股静脉狭窄与占位的介入放射学活检术

5.10.3.1 术前准备

1)实验室与影像学检查 髂静脉内或周围可疑的占位性病变,诊断的前期已全面完善三大常规、肝肾功能、凝血功能检查及心电图检查,下肢静脉及髂静脉彩超检查,腹盆部 MSCT 或 MRI 与 MRV 检查。

2)血管腔内活检器械 血管鞘套装,0.035 inch×150(180)cm 亲水膜导丝,5 F×90 cm 直头多侧孔导管、单弯导管与猎人头导管,0.035 inch×180(260)cm 加强导丝,9 F×90 cm 抗折弯头鞘管或可调弯鞘管,

9 F×45 cm 翻山鞘,(1.8～2.3)mm×100(150)cm 内镜活检钳,标本瓶。

3)血管腔外活检器械 经皮穿刺同轴套管弹枪式切割活检针。

4)介入治疗器械 若髂总静脉、下腔静脉下端狭窄乃至闭塞,血流阻塞症状严重,需要同步开通、解除狭窄或闭塞的髂静脉。直径(10～20)mm×50 mm 球囊扩张导管和血管内支架套装等。

5.10.3.2 髂静脉病变钳夹活检操作

髂静脉病变钳夹活检操作是在髂静脉造影的基础上进行,步骤如下。

1)选择经皮静脉穿刺通路 髂静脉病变易于累及双侧、会向上波及下腔静脉下段,也可能向下波及股静脉,无论经对侧还是同侧股静脉穿刺途径,进行介入操作的空间小、难度大、风险高。建议首选颈内静脉穿刺途径,经颈内静脉至髂静脉操作空间大,路径走行直,易于开通髂静脉阻塞等各种介入操作。对于髂静脉完全闭塞者,经股静脉、颈内静脉操作困难者,也可经腘静脉穿刺入路,行顺行静脉造影、活检和后续的治疗。

2)建立经皮颈内静脉操作途径 一般选择方便操作的右侧颈内静脉入路。消毒、铺无菌巾、局部麻醉后,经皮穿刺右侧颈内静脉,引入血管鞘,退出扩张器与导丝,保留外鞘管建立经皮至静脉的操作通路。

3)完成下腔静脉与髂静脉造影 以颈内静脉途径为例,5 F 直头多侧孔导管与亲水膜导丝配合,经外鞘管引入,依次经上腔静脉、右心房、下腔静脉,进入一侧髂总静脉,退出导丝,导管尾端连接高压注射器,以 300 mg 碘含量的对比剂、10～15 mL/s 的注射速率、注射总量 15～25 mL 进行髂总静脉与下腔静脉造影。交换引入 5 F 猎人头导管,导丝、导管配合,进入病变侧髂总静脉、髂外静脉,导管尾端连接高压注射器,以 300 mg 碘含量的对比剂、5～8 mL/s 的注射速率、注射总量 15～20 mL 进行髂外静脉、髂总静脉造影。

髂静脉造影图像采集,调整图像视野,以第 5 腰椎体右缘为投照中心,下界包含至整个盆腔,一般采集正位图像。为显示髂静脉严重狭窄的内腔和充盈缺损,图像采集速度在 10～15 帧/s。

4)建立路径图 选择髂静脉显影良好,管腔内阻塞或占位病变的位置形态显影清晰的图像作为活检和后续介入治疗的路径图(图 5-24)。

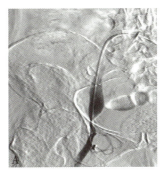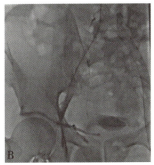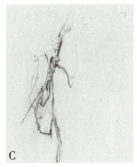

A. 显示右侧髂外静脉狭窄阻塞;B. 显示右侧股静脉内充盈缺损;C. 右侧髂外静脉造影显示髂静脉狭窄,充盈缺损,并见大量侧支循环形成。

图 5-24 右髂静脉造影

5)建立经皮髂静脉活检操作通路 交换加强导丝引入 9F 弯头鞘管至髂静脉病变区,推进外鞘管抵紧或跨越病变,退出扩张器保留导丝和外鞘管,经皮经颈内静脉至髂静脉的介入活检操作通路建立。

6)钳夹活检夹取组织块 固定外鞘管和加强导丝的位置保持不变,经鞘管引入活检钳,透视监测下前推活检钳露出外鞘管,操作后手柄张开活检钳,在加强导丝和外鞘管的共同引导下,对准髂静脉病变夹取活检、切割组织 2～3 块(图 5-25)。

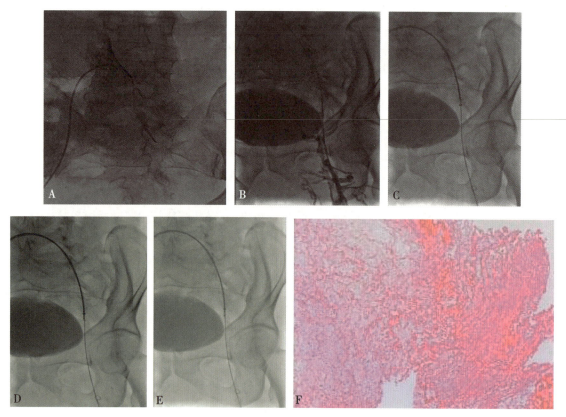

A.经右侧股静脉翻山鞘至左侧髂总静脉造影显示充盈缺损;B.导管导丝通过狭窄段,股静脉造影显示股静脉和髂外静脉充盈缺损,侧支循环形成;C.血管鞘引至左髂外静脉充盈缺损处;D、E.经外鞘管引入活检钳钳夹活检;F.病理显示为血栓。

图 5-25　左髂静脉狭窄钳夹活检操作与病理

7)解除髂静脉阻塞　髂静脉血栓可以进行抽栓或溶栓治疗,残余狭窄大于50%或者肿瘤压迫弹性回缩者,以直径10~15 mm球囊导管扩张成形治疗为主。若管腔外压迫或经球囊扩张后弹性明显回缩,置入自膨胀式支架。

8)静脉穿刺点止血　撤出静脉内的各种介入器械,静脉穿刺处压迫止血10 min,加压包扎4~8 h。

5.10.3.3　并发症防治

加强导丝和外鞘管引导下保证活检钳走行于正常静脉管腔,腔内病变钳夹活检,少见并发症。

1)管壁破裂　活检钳钳夹活检过程中,偏离管腔直接钳夹髂静脉管壁,致使管壁钳夹破裂。一般病变都是位于髂总静脉远端或股静脉,因此处距离皮肤相对浅,即便直接钳夹误取血管壁也可以压迫止血。

2)继发血栓　静脉管腔内创伤性操作,损伤血管内皮细胞,继发内源性凝血,若抗凝不够充分,有继发血栓的可能。预防为主,注意介入操作过程中的全身足量肝素化,加强介入操作后下肢腓肠肌的收缩活动,加快下肢静脉血流。一旦发现血栓形成,应充分抗凝;若抗凝后血栓不消失,应插管局部接触溶栓,彻底溶解血栓。

3)穿刺点血肿　使用粗大鞘管时若局部加压止血不彻底,会出现局部血肿。血肿的占位效应具有自限性压迫止血作用,一般局部血肿无须处理。

5.11　肺循环肺动脉狭窄与占位病变介入放射学活检术

肺循环(pulmonary circulation)是指血液由右心室射出,经肺动脉及其分支到达肺毛细血管,再经肺静脉回到左心房的血液循环,主要功能是进行气体交换,排出二氧化碳、吸入氧气,将含氧量较低、二氧化碳高的静脉血转变为含氧量高、二氧化碳低的动脉血。体循环中的支气管血管则主要对支气管和肺组织起营养性作用。肺段以远的周围性支气管静脉在肺泡附近与肺循环中的肺小静脉汇合,使体循环中的静脉血流入肺静脉中的动脉血,再进入左心房,结果使主动脉血液中掺入 1% ~ 2% 的静脉血。

肺动脉干(pulmonary trunk)起自右心室,位于心包内,系一粗短的动脉干,在主动脉的前方向左后上方斜行,至主动脉弓的下方分为左、右主肺动脉,分别经肺门进入左、右肺,并伴随支气管逐级分支,多数走行于各级支气管的后外侧,最后形成肺泡毛细血管网。肺动脉狭窄(pulmonary artery stenosis)指发生于右心室流出道、肺动脉瓣、肺动脉干及其分支的先天性狭窄病变。该畸形占先天性心脏病的 8% ~ 10%,其中2/3合并其他心脏畸形。

肺动脉原发占位性病变罕见,一般以栓子异位脱落栓塞肺动脉及其分支所致,且栓子多以血栓为主,气体栓塞、脂肪栓塞及癌栓较为少见。以肺动脉栓塞为例对肺动脉占位病变的介入放射学活检术进行介绍。

5.11.1 肺动脉狭窄与占位病变的病因

肺栓塞(pulmonary embolism)是指嵌塞物质进入肺动脉及其分支,阻断组织血液供应所引起的病理和临床状态。常见的栓子是血栓,其余为少见的新生物细胞、脂肪滴、气泡、静脉输入的药物颗粒甚至静脉系统内异物而引起肺血流阻断。

血栓形成肺栓塞是外周静脉血栓引起的严重合并症。栓子通常来源于下肢和骨盆的深静脉,顺静脉血液循环到肺动脉引起肺栓塞。血流淤滞,血液凝固性增高和静脉内皮损伤是血栓形成的促发因素。因此,创伤、长期卧床、静脉曲张、静脉插管、盆腔和髋部手术、肥胖、糖尿病、避孕药或其他原因导致的凝血机制亢进,容易诱发静脉血栓形成。恶性病变较常见的有原发性肝癌肝静脉和下腔静脉癌栓,乃至癌栓延伸至右心房,肾癌肾静脉癌栓延伸至下腔静脉;少见病变有血管内皮细胞肉瘤、管壁平滑肌肉瘤等。

5.11.2 肺动脉狭窄与占位病变的诊断

1)临床表现 肺栓塞的症状多种多样,症状的严重程度差别巨大,可以从无症状、隐匿,到血流动力学不稳定,甚或发生猝死。常见症状有:①呼吸困难及气促,尤以活动后明显,为肺栓塞最多见的症状;②胸痛,包括胸膜炎性胸痛或心绞痛样疼痛;③晕厥,为肺栓塞的唯一或首发症状;④烦躁不安、惊恐甚至濒死感;⑤咯血,常为小量咯血;⑥咳嗽、心悸等。临床上约 20% 的患者出现所谓肺栓塞"三联征",即呼吸困难、胸痛和咯血。

常见呼吸急促、发绀,肺部可闻及哮鸣音和/或细湿啰音,合并肺不张和胸腔积液时出现相应的体征。也常见心动过速,血压变化,严重时血压下降甚至休克;颈静脉充盈或异常搏动;肺动脉瓣区第二心音(P2)亢进或分裂,三尖瓣区收缩期杂音。

2)实验室检查 血浆 D-二聚体明显升高,大于 500 μg/L 为诊断的阳性值,其判断肺栓塞的敏感性为 95% ~ 98%。

3)影像学检查 首选 CT 增强,可以清楚显示肺动脉血栓与占位部位、形态、与管壁的关系及管腔内受损状况。直接征象有半月形或环形充盈缺损,完全梗阻,轨道征等;间接征象有主肺动脉及左右肺动脉扩张,血管断面细小、缺支、马赛克征、肺梗死灶、胸膜改变等(图5-26)。肺动脉造影是诊断肺栓塞与占位最特异的方法,适用于需要介入手术治疗的病例,一般不作为单独诊断使用。特征性表现为血管腔充盈缺损、动脉截断征等。

4)诊断 临床出现呼吸困难、胸痛或咳血,肺动脉 CT 平扫显示肺动脉内偏高密度的血栓影,增强显示肺动脉内充盈缺损,易于做出肺动脉栓塞或肺动脉占位的诊断。

肺栓塞的临床表现易与其他疾病相混淆,注意鉴别:①冠心病,肺栓塞因血流动力学变化,可出现冠状动脉供血不足,胸闷、心绞痛,易误诊为心绞痛或心肌梗死。冠脉造影可做出诊断与鉴别,但需注意,肺栓塞与冠心病有时可合并存在。②肺炎,肺栓塞有咳嗽、咯血、呼吸困难、胸痛,出现肺不张、肺部阴影,尤其合并发热时,易被误诊为肺炎。但肺炎有明确的感染病史,发病也没有肺栓塞那么急速,肺炎有肺部和全身感染的表现,如咯脓痰、寒战、高热、外周血白细胞计数和中性粒细胞百分比增高等。③主动脉夹层,肺栓塞可表现胸痛,部分患者可出现休克,需与主动脉夹层相鉴别,后者多有高血压,疼痛较剧烈,彩超和胸部 CT 检查可见主动脉夹层征象。

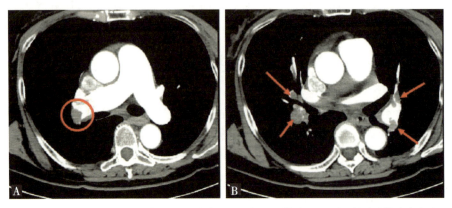

A.增强 CT 显示右下肺动脉主干充盈缺损(红环内);B.增强 CT 显示双侧肺动脉多支充盈缺损(红箭头)。

图 5-26　肺动脉栓塞增强 CT

5.11.3　肺动脉狭窄与占位的介入放射学活检术

5.11.3.1　术前准备

1)实验室与影像学检查　肺动脉栓塞或占位性病变,在诊断的前期完善三大常规、肝肾功能、凝血功能检查及心电图检查,胸腹部 MSCT 检查等。

2)血管腔内活检器械　血管鞘套装,0.035 inch×150 cm 亲水膜导丝,5 F×100 cm 直头多侧孔导管或猪尾导管,0.035 inch×260 cm 加强导丝,9 F×90 cm 单弯鞘管或可调弯鞘管,(1.8~2.3)mm×100 cm 腔镜活检钳,标本瓶。

5.11.3.2　肺动脉栓塞与占位钳夹活检操作

1)建立经皮静脉通路　若经皮经股静脉或经颈内静脉穿刺部位,一般选择方便操作的右侧股静脉入路。穿刺点局部消毒、铺无菌单,经皮经股静脉穿刺,引入血管鞘,取出血管鞘内导丝和扩张器,保留外鞘管,经皮静脉通路建立。

2)完成肺动脉造影　猪尾导管头端5~10 cm 塑形成60°弯曲,导丝、导管配合经外鞘管引入,前推依次经过股静脉、髂静脉、下腔静脉进入右心房,导丝朝向肺动脉方向推进,并进入肺动脉左右主干,引进导管至肺动脉主干。退出导丝,导管连接高压注射器,使用 300 mg 碘含量的对比剂,以 15~20 mL/s 的注射速率注射25~30 mL 的对比剂,做正位肺动脉造影;必要时前推导管分别至左肺动脉主干和右肺动脉主干,分次完成左肺动脉和右肺动脉造影。

3)选择肺动脉介入操作路径图　在连续的肺动脉造影图中,选择解剖结构和阻塞病变最清晰的图像,作为介入活检操作的路径图。

4)建立经皮肺动脉活检通道　完成肺动脉造影后导丝与导管配合开通肺动脉狭窄阻塞段,交换引入加强导丝跨越肺动脉闭塞段至远端分支,沿导丝引入 8 F 的长血管鞘至病变区,推进外鞘管抵紧或跨越病变,退出血管鞘内的扩张器保留导丝和外鞘管,经皮肺动脉介入操作通路建立。

5)钳夹活检　固定外鞘管和加强导丝的位置不变,经外鞘管引入纤维内镜的活检钳,透视监测下前推活检钳露出外鞘管头端,操作活检钳后手柄张开活检钳,在加强导丝和外鞘管的共同引导下,对准病变夹取活检、切割组织2~3块(图5-27)。

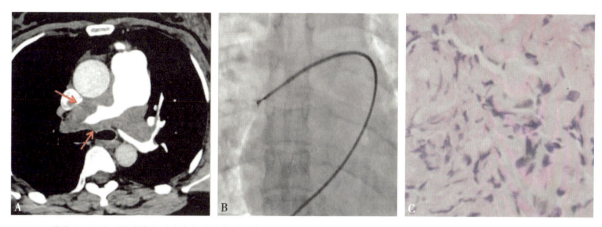

A. 增强 CT 显示双肺动脉主干内占位造成管腔狭窄（红箭头）；B. 引入活检钳对右肺动脉主干内占位钳夹活检；C. 术后病理提示肺动脉平滑肌肉瘤。

图 5-27　肺动脉平滑肌肉瘤 CT 与钳夹活检与病理

5.11.3.3　解除肺动脉狭窄与阻塞

1）溶栓与取栓　肺动脉内占位活检后一般序贯采取搅拌溶栓或取栓治疗。路径图指引下，经导丝置入血栓去除装置，以抽吸或旋切模式下缓慢操作取栓导管，以求彻底取出血栓，更换猪尾导管造影检查评估血栓清除情况，血栓清除不满意之处给予局部导管接触溶栓，直至左、右肺动脉主干动脉造影剂充盈，充盈缺损完全消失（图 5-28）。

2）解除狭窄与阻塞　无论肺动脉管壁增厚，还是管腔内占位病变，均应恢复肺动脉内腔的血流通畅性。若管壁增厚，则应管腔球囊扩张成形，或扩张成形配合内支架置入；若管腔内占位病变消融治疗，或可置入内支架（覆膜内支架），压缩肿瘤、扩张管腔，恢复肺动脉正常血流。

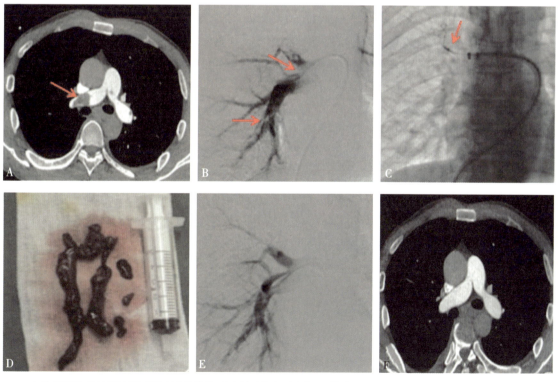

A. 胸部增强 CT 显示双肺动脉充盈缺损影，以右肺动脉主干为主（红箭头）；B. 右肺动脉造影显示右肺动脉主干及右上肺动脉充盈缺损影，主要累及右上肺动脉分支（红箭头）；C 使用 TendviaTM 抽栓导管（20 F）及网篮血栓取出装置进行肺动脉抽栓（红箭头）；D. 取出血栓块；E. 抽栓后即刻造影显示右上肺动脉充盈缺损消失，分支显影；F. PMT 术后 48 h 胸部增强 CT 显示双肺动脉主干充盈缺损影消失。

图 5-28　急性肺动脉栓塞患者经皮经肺动脉机械性血栓清除（PMT）过程

5.11.3.4 并发症防治

加强导丝和外鞘管引导下保证活检钳走行于正常肺动脉管腔，并发症少见。

1）心律失常 导丝、导管或外鞘管经过右心房、右心室时，刺激心脏内膜引发心律失常，调整导丝、导管或外鞘管位置，减少对心腔内壁刺激，心律失常即可缓解；若不缓解者，将导丝、导管或外鞘管退出心腔。必要时应用药物如利多卡因等控制心律失常。

2）肺动脉管壁破裂 活检钳钳夹活检过程中，偏离管腔直接钳夹肺动脉管壁，致使管壁钳夹破裂大出血，即刻进行介入栓塞治疗，或置入覆膜内支架封堵破口。

3）肺水肿 肺动脉阻塞解除后，血流迅速恢复，肺部血液灌注量突然增加，可使肺组织发生渗出、水肿，临床表现为血氧饱和度恢复后，又突然下降，呼吸困难，高压吸氧不能缓解。尽快给予白蛋白输注，并配合脱水、利尿，使用激素以消除肺水肿。

4）股静脉穿刺点血肿 使用粗大鞘管时若局部加压止血不彻底，会出现局部血肿，静脉血肿具有自限性，一般无须处理。

5.12 肺循环肺静脉狭窄与占位病变介入放射学活检术

肺静脉是从肺输送高氧含量的动脉血至左心房的血管，与体循环静脉不同，肺静脉主干及其属支皆无静脉瓣，其属支起自肺泡壁的毛细血管网，逐级汇合最后汇集成肺静脉，向内行穿过纤维性心包注入左心房的后上部。右肺静脉较长，行于右肺动脉的下方，上腔静脉和右心房的后上方；左肺静脉较短，横行于降主动脉的前方。

肺静脉左右各 2 支，共 4 支（图 5-29），分别为左肺上静脉和左肺下静脉，右肺上静脉和右肺下静脉，不同于肺动脉分支和支气管分支。肺静脉汇入左心房可能出现变异，可见 2 条左肺静脉合成 1 支共干进入左心房，或 3 条右肺静脉分别开口于左心房等。肺静脉还可能异常开口于左心房以外的部位，称为肺静脉畸形引流，肺静脉以一总干汇入左头臂静脉或上腔静脉，或注入右心房或冠状窦，或以一总干穿过膈肌，借肝静脉或门静脉连于下腔静脉等。

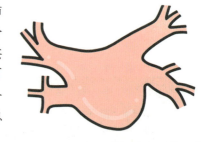

图 5-29 左心房与肺静脉解剖结构示意

肺静脉可因各种原因出现管腔狭窄进而导致血液回流受阻，影响肺循环功能，严重者危及生命，需要及时明确病因，采取有效治措施解除肺静脉狭窄和血流阻塞，恢复正常肺循环。

5.12.1 肺静脉狭窄与占位病变的病因

肺静脉狭窄（pulmonary vein stenosis，PVS）是先天或后天因素造成的肺静脉疾病，可累及肺静脉开口、肺内肺静脉、肺静脉 - 左心房吻合口等部位，分为先天性肺静脉狭窄（congenital pulmonary vein stenosis，CPVS）和获得性肺静脉狭窄（acquired pulmonary vein stenosis，APVS）。

CPVS 可单独发生，但常与先天性心脏病复杂畸形并发，表现为非特异性的纤维内膜增厚和不规则血管中层形成，异常增厚的内膜和中层形成导致不同类型的肺静脉狭窄。

APVS 是肺静脉畸形引流矫治术后常见的严重并发症，也可并发于特发性纵隔纤维化、胸部放疗、恶性肿瘤浸润、心包炎和组织胞浆菌病等。近年来随着心房颤动射频消融术的普及，术后并发 PVS 的报道越来越多。

5.12.2 肺静脉狭窄与占位病变的诊断

1）临床表现 PVS 可表现为进行性呼吸困难、胸闷、胸痛、咳嗽、咯血和反复性肺部感染等症状。Fender 等分析 124 例的肺静脉狭窄 >75% 的 PVS 患者，82% 出现临床症状，呼吸困难占 67%，咳嗽占

45%,疲劳占45%,运动耐力下降占45%和咯血占27%。

2)影像学检查 包括CTA或MRA和有创性肺静脉造影等检查。

(1)肺静脉CTA 可重建左心房、肺静脉及其近端分支,可从不同角度观察和测量肺静脉内径,详细评估PVS的部位和程度。

(2)肺静脉MRA 同CTA一样可直观显示出左心房及各肺静脉的形态结构,更可多方位、多角度地观察。

(3)经食管超声 经食管超声心动图(transesophageal echocardiography,TEE)具有无创、经济简便、无须造影剂和可重复性高等优点,是筛查PVS的重要手段。新兴的3D-TEE技术可更加精确地测量肺静脉内径。

(4)肺静脉造影 是诊断PVS的金标准,分为顺行性经外周静脉穿刺肺动脉插管间接肺静脉造影,经外周静脉穿刺插管至右心房、房间隔穿刺(或经过未闭卵圆孔)至左心房、肺静脉直接插管造影和经外周动脉穿刺经主动脉、左心室、左心房逆行性肺静脉直接插管造影3种方法。肺静脉造影可准确定位狭窄部位并评估狭窄程度,但肺静脉造影是有创性检查,不作为常规诊断使用。

3)诊断 临床出现反复呼吸道感染、运动耐量下降、呼吸困难、端坐呼吸等表现,最终出现右心室衰竭。经食管超声心动图观察肺静脉开口、共同肺静脉干与左心房吻合口的情况,明确是否存在梗阻。CTA可明确肺静脉狭窄部位、程度、范围。肺静脉造影观察肺静脉走行,明确肺静脉狭窄程度和范围。

5.12.3 肺静脉狭窄与占位的介入放射学活检术

对于肺静脉狭窄性病变一般不单纯进行介入放射学活检,对于局限性占位性病变应该积极活检明确病理学诊断,以科学选择治疗方案。

1)右肺静脉占位病变 钳夹活检采用经股静脉、经房间隔途径,插管至左心房,再从左心房插管至右肺静脉,完成肺静脉造影,交换引入加强导丝,经导丝引入长鞘管至右肺静脉建立活检通路,依次完成钳夹活检操作,取得组织块进行病理学诊断。

2)左肺静脉占位病变 钳夹活检采用经股动脉、经主动脉途径,插管至左心室、左心房,再从左心房插管至左肺静脉,完成肺静脉造影,交换引入加强导丝,经导丝引入长鞘管至左肺静脉建立活检通路,依次完成钳夹活检操作,取得组织块进行病理学诊断。

3)肺静脉主干巨大占位性病变 完全充盈肺静脉,甚至肺静脉膨大变形者,也可经皮经肺直接穿刺活检。

5.12.4 肺静脉狭窄与占位病变的介入治疗

PVS治疗手段包括球囊扩张、介入支架置入、手术矫治、手术中支架置入及多种方法复合应用。狭窄部位与病因不同,采用不同的治疗手段。

1)给肺静脉畸形引流矫治术后吻合口狭窄 可以采用球囊扩张成形治疗,若球囊扩张后复发,可置入内支架或手术补片扩大治疗等方法。

2)肺静脉开口狭窄及肺静脉长管状狭窄 因介入治疗(包括球囊扩张、经皮支架置入等)疗效欠佳,现多主张手术治疗,包括补片扩大、自体心房组织扩大修补、原位心包无缝合修补、游离心包无缝合修补等方法。

3)肺静脉弥漫性狭窄 除肺移植外尚无有效的治疗手段。

5.13 门静脉系统狭窄与占位病变介入放射学活检术

门静脉系统是肝功能血管集合的统称,由肠系膜上静脉和脾静脉汇合而成,收集了消化道、脾、胰、胆囊的血液,将携带丰富营养物质的血液输送入肝,除作为肝本身的代谢能源外,还合成新的物质,满足全身组织的需要。

门静脉主干长 6～8 cm,在胰头后方由肠系膜上静脉和脾静脉汇合而成,经十二指肠上部后方上行至肝门,分为门静脉左、右支,入肝后逐级分支最终注入肝血窦。门静脉在分支前其管径稍膨大,称为肝门静脉窦。门静脉主干与右支的夹角约为 120°,与左支横部的夹角约为 90°。门静脉主干及较大的属支无瓣膜结构。

门静脉左支较右支细长,自门静脉主干发出后向左横行于肝横沟内,至左矢状沟转向前行于肝圆韧带裂内。左支依据行程分为四部分,即横部、角部、矢状部(又称脐部)和囊部,分布于左半肝(Ⅱ段、Ⅲ段、Ⅳ段)和尾状叶(Ⅰ段)左段。门静脉右支较左支粗短,分布于右半肝(Ⅴ段、Ⅵ段、Ⅶ段、Ⅷ段)和尾状叶(Ⅰ段)右段。自门静脉主干发出后向右行于肝横沟内,沿肝门右切迹右行并进入肝实质,其末端一般分为前叶静脉和后叶静脉两支,两支形成向右并稍向前开放的 75°～90°夹角。

肝外门静脉汇合支主要有肠系膜上静脉、肠系膜下静脉、胃左静脉、胃右静脉、脾静脉、胆囊静脉、附脐静脉等。门静脉存在特殊的层流现象:来自右半侧结肠的血液经肠系膜上静脉汇入门静脉,然后经门静脉右支流入右半肝。来自脾、左半侧结肠的血液经脾静脉、肠系膜下静脉汇入门静脉,然后经门静脉左支流入左半肝(图 5-30)。

肝门静脉系统与上下腔静脉系统之间存在着广泛吻合。食管下段有食管静脉从与上腔静脉系的吻合;脐周围有脐周静脉网分别与上、下腔静脉吻合,直肠周围有直肠静脉丛与下腔静脉系的吻合。在门静脉高压/门静脉阻塞时,为了使淤滞在门静脉系统的血液回流,交通支大量开放建立侧支循环。

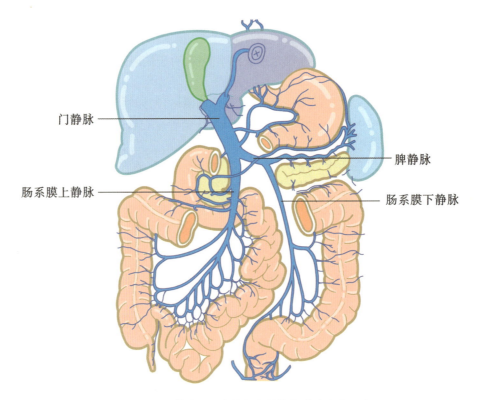

图 5-30　门静脉及属支的解剖结构与分流现象示意

5.13.1　门静脉系统狭窄与占位病变的病因

门静脉管腔内外病变、良恶性病变均可以引起门静脉及属支狭窄、管腔阻塞,血流阻力增加或血液回流受阻,导致胃肠道淤血。

1)门静脉管腔内病变　良性病变常见有门静脉高压继发门静脉血栓,易栓症继发门静脉血栓,脾切除后继发门静脉血栓,肠系膜上静脉局部狭窄引起的远端急/慢性血栓形成,脾静脉狭窄/闭塞造成的脾静脉血栓形成等。恶性病变常见有原发性肝癌门静脉癌栓,乃至癌栓延伸至肠系膜静脉及脾静脉形成广泛的门静脉系统癌栓（图5-31）。少见病变有血管内皮细胞肉瘤、管壁平滑肌肉瘤等。

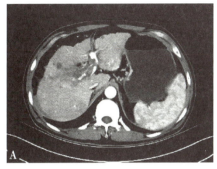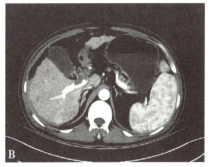

A.肝右叶占位合并门静脉左、右支癌栓的充盈缺损影；B.门静脉主干癌栓的充盈缺损影。

图5-31　肝细胞癌合并门静脉癌栓CT增强

2）门静脉管腔外病变　肝门部门静脉邻近器官或组织占位性病变体积巨大，直接挤压门静脉及其属支导致管腔狭窄、血流阻塞。良性病变有腹膜后纤维化，腹膜后巨大血肿压迫、巨大腹主动脉瘤压迫等。恶性病变有肝门部肝细胞肝癌和胆管癌、巨大胰头癌、胆管下段癌或壶腹癌、腹膜后淋巴肉瘤或淋巴结转移癌侵及压迫门静脉导致血液回流障碍。

5.13.2　门静脉系统狭窄与占位病变的诊断

1）临床表现　门静脉急性阻塞时，有持续性剧烈腹痛、腹胀、呕吐和血便，随时间延长出现腹部压痛、腹肌紧张和叩击痛等腹膜炎或麻痹性肠梗阻的表现；若蔓延至门静脉主干及肝内分支则可出现大量腹水；若度过急性期，由于门-体静脉建立了广泛的侧支循环，即自然分流的形成，腹水可能缓解或减少，脾大成为突出症状。脾长期充血后，脾髓细胞增生及纤维组织沉积，使血细胞破坏增多出现脾功能亢进，表现为贫血、血小板减少和白细胞减少。部分病例可有轻度黄疸、消化不良、食欲缺乏等。

2）实验室检查　当肠壁淤血变性合并细菌感染时，白细胞计数增多，粪便隐血阳性，肌酸磷酸激酶明显增高，甚至出现电解质紊乱和代谢性酸中毒；当消化道大出血时，可有贫血。脾切除术后的患者有时血小板明显增高。合并肠坏死时，腹腔穿刺时可抽出血性腹水，镜检可见红细胞，隐血阳性。

3）影像学检查　腹部X线平片：合并肠坏死或麻痹性肠梗阻时，可见肠管扩张伴气液平面。彩超显示门静脉主干、脾静脉残端内和肠系膜上静脉主干增宽，静脉内有异常回声，为实质性不规则性强光点或等回声光点。门静脉、脾静脉或肠系膜上静脉内径增宽并探及实质性回声，血流变细，完全阻塞时血流信号消失，栓塞远侧静脉扩张。CT平扫及增强显示门静脉腔内出现不强化低密度条状或块状病灶，并可见侧支静脉及异常肠段，正确率超过90%，同时可发现脾大或脾厚（图5-32）。

4）诊断　临床表现与影像学征象均典型，诊断不难。

无明确原因的持续性腹痛、腹部压痛、血便，影像显示门静脉管腔狭窄或闭塞，管腔内占位充盈缺损，或管腔外肿瘤压迫即可诊断。不明原因的麻痹性肠梗阻，合并血液高凝状态，特别对于门静脉高压断流术或脾切除术后的患者，应警惕并发门静脉系统血栓形成的可能，彩超或CT增强可清晰显示门静脉血栓征象，需要鉴别和排除急性肠梗阻、慢性胆囊炎、慢性胰腺炎等疾病。

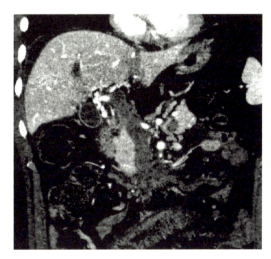

图5-32　门静脉及分支全程血栓CT增强影像

显示肠系膜上静脉、脾静脉及门静脉主干内广泛充盈缺损影，肝、脾形态无明显改变，无腹水。

5.13.3 门静脉狭窄与占位的介入放射学活检术

5.13.3.1 术前准备

1）实验室与影像学检查 门静脉管腔内或周围可疑的占位性病变，在前期诊断过程中应全面完善血、尿、粪三大常规检查，肝肾功能与凝血功能检查，心电图检查，上腹部 MSCT 或 MRI 检查等。

2）血管腔内活检器械 血管鞘套装，0.035 inch×150 cm 亲水膜导丝，5 F×100 cm 单弯导管或眼镜蛇导管，0.035 inch×260 cm 加强导丝。经皮经肝穿刺门静脉活检时，需要 8 F×25 cm 薄壁大腔血管鞘；经颈静脉肝内穿刺活检时，需要 RUPS-100 或其他 TIPS 肝内穿刺套装，(1.8～2.3)mm×100 cm 腔镜活检钳，标本瓶等。

3）血管腔外活检器械 经皮穿刺同轴套管弹枪式切割活检针，明胶海绵块与弹簧圈等。

4）介入治疗器械 若合并门静脉高压、消化道出血、腹水等严重并发症，需要同步 TIPS 降低门静脉压力、恢复门静脉的入肝血流。直径 6～8 mm 球囊扩张导管，直径 8 mm 裸支架和覆膜支架，各种规格的弹簧圈及栓塞用组织胶。

5.13.3.2 门静脉病变钳夹活检操作

门静脉内病变钳夹活检，在门静脉造影的基础上进行，操作步骤如下。

1）选择经皮穿刺静脉入路 合并肝硬化门静脉高压者选择经颈静脉途径穿刺入路，便于门静脉病变钳夹活检后，进行 TIPS 同步解除门静脉高压。无肝硬化门静脉高压者选择经皮经肝穿刺入路。穿刺点消毒铺无菌单，皮肤、皮下组织及静脉血管周围局部麻醉。

2）建立经皮经颈内静脉门静脉操作途径 经皮经右颈内静脉入路，选择穿刺点在颈动脉搏动点外侧 5～10 mm 平行线上，穿刺针与颈动脉平行向颈深部进针，以改良的 Sildinger 技术穿刺颈静脉达到一定深度；保持穿刺针连接的注射器负压状态，缓慢外撤穿刺针，当有暗红色血液回抽进入注射器，即说明穿刺颈静脉成功。

经穿刺针引入亲水膜导丝，退出穿刺针，沿导丝引入导管，导丝和导管配合依次经颈内静脉、上腔静脉、右心房至下腔静脉，用 10 F 扩张器扩张局部穿刺通道；引入静脉长鞘，通过导丝及肝静脉管选择性插入肝静脉，一般选择插管进入右肝静脉。

经肝静脉穿刺门静脉，根据术前 CT 或门静脉间接造影确定门静脉穿刺点，一般选择距肝静脉开口 20 mm 左右的静脉点，此点向前距门静脉右干约 15 mm，向下距门静脉右干 20～30 mm；根据门静脉穿刺针针柄部的方向调节器指引穿刺针方向和深浅度进行门静脉穿刺，当穿入肝内门静脉 1 级或 2 级分支后，将导丝引入门静脉主干，将 5 F 穿刺针外套管沿导丝送入门静脉，置换超硬导丝，沿导丝将肝穿刺装置插入门静脉主干后，保留带标记长鞘导管，经此导管插入带侧孔造影导管行门静脉造影及压力测定（图 5-33）。

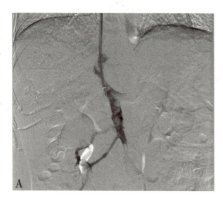
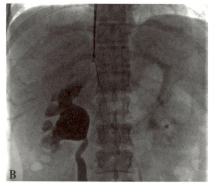

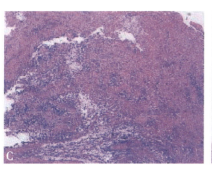
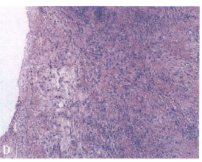

A.门静脉造影显示肠系膜上静脉、脾静脉及肝内门静脉内广泛充盈缺损影;B.经RUPS-100 穿刺套装外鞘管引入活检钳,门静脉主干钳夹活检组织;C、D. HE 染色病理显示血小板凝集成小梁状,小梁之间血液凝固,充满大量凝固的纤维蛋白和红细胞,符合血栓伴机化。

图 5-33　门静脉占位经 TIPS 途径钳夹活检操作与病理

3)建立经皮经肝门静脉操作途径　多选择门静脉右属支为穿刺目标血管,一般在腋中线、肋膈角下方 20 mm 左右的肋骨上缘穿刺,局部消毒铺无菌单,皮肤、皮下组织和胸部全层局部麻醉。

(1)经皮经肝穿刺门静脉　握紧 21 G 千叶针经皮穿刺胸壁全层,嘱咐患者轻轻吸气后闭气状态下,迅速推进穿刺针 10 ~ 15 cm,退出针芯,针外鞘连接抽吸有碘对比剂的注射器,边退针边试注射对比剂,至门静脉显影后固定穿刺针外鞘。

(2)建立经皮经肝门静脉操作通路　经针外鞘引入 0.018 inch×50 cm 铂金微导丝至门静脉主干,退出针外鞘,沿铂金微导丝引入 6 F 的经皮导入器至门静脉,退出导入器内芯,前推导入器外鞘管至门静脉主干,退出铂金微导丝。经导入器外鞘管手推碘对比剂造影,证实门静脉穿刺路径无误。

经导入器外鞘管引入 0.035 inch 亲水膜导丝并交换引入 5 F 导管,导丝、导管配合插管至门静脉主干,完成门静脉全景造影。交换引入加强导丝至肠系膜静脉,沿加强导丝引入 8 F×45 cm 血管鞘至门静脉阻塞段,保留导丝和外鞘管,退出血管鞘内的扩张器,经血管鞘侧壁推注对比剂进行门静脉造影,调整血管鞘在门静脉内的长度,留下足够长的操作空间,经皮经肝门静脉操作通路建立完成。

4)门静脉钳夹活检　根据病变的位置调整血管鞘的位置,推进外鞘管抵紧或跨越病变。体外固定外鞘管和加强导丝的位置不变,经外鞘管引入活检钳,透视监测下前推活检钳露出外鞘管头端 3 ~ 5 mm,操作活检钳后手柄张开活检钳,对准病变夹取活检,重复钳夹活检操作切割组织 2 ~ 3 块,送病理学检查。

5.13.4　门静脉阻塞与占位病变的介入治疗

1)门静脉血栓　若证实为门静脉血栓,可进行门静脉血栓局部导管接触溶栓、搅拌溶栓、抽吸血栓等治疗,以彻底清除血栓恢复门静脉正常结构与血流。

2)门静脉狭窄　因胰腺炎、外伤、手术等导致门静脉良性瘢痕性狭窄,局限性环形狭窄以球囊扩张成形治疗;节段性狭窄以球囊扩张成形配合内支架置入治疗。

3)门静脉高压　肝硬化门静脉高压,具有反复消化道出血或顽固性腹水者,进行经颈静脉肝内门体静脉分流术(TIPS)。

4)门静脉癌栓　进行门静脉癌栓射频消融治疗,或植入粒子链、粒子内支架,控制肿瘤。

5.13.5　并发症防治

并发症少见。

1)门静脉管壁破裂　活检钳钳夹活检过程中,偏离管腔直接钳夹门静脉管壁,致使管壁钳夹破裂,肝内门静脉外有肝组织包绕,肝外门静脉外有 Glisson 纤维鞘包绕,不会出现破裂大出血。

2)腹腔内出血　多是穿刺路径封闭失败引起。肝硬化患者,肝本身顺应性大、患者凝血功能差、血小板数量减少,容易出血且不易自止。另外在穿刺操作时,患者剧烈咳嗽及大幅度呼吸运动可撕裂肝包膜引起。一般小量出血时可行保守治疗。大量出血,应在输血补液同时进行介入栓塞治疗。肝被膜下血肿一般都能自行吸收,不需要特殊处理。

3)动静脉瘘形成　包括肝动脉-门静脉、动脉-胆管、肝动脉-肝静脉之间的瘘管,小的瘘管不需要特殊处理,由肝动脉所致的大的瘘可采用肝动脉栓塞治疗。

4)胆汁性腹膜炎　多由肝内胆管内胆汁通过穿刺路径溢出所致,预防的关键是彻底封闭穿刺路径。

5)胸腔内出血　一般为穿刺时损伤肋间动脉所致,穿刺时应在肋骨上缘穿刺,避免选择肋骨下缘误穿损伤肋间动脉。

6)气胸　多由穿刺点位置选择过高,穿刺损伤肺组织所致,避免的方法是在透声下定位肋膈角下方至少20 mm穿刺。小量气胸无症状无须处理可自行吸收,大量气胸应行负压引流。

5.14　右心室心内膜心肌与右心房、室占位病变介入放射学活检术

心脏的外形呈倒置的圆锥形,大小约相当于本人的拳头。右心系统位于胸骨正后方,包括右心房、右心室、三尖瓣、肺动脉瓣及肺动脉。右心房位于左心房的右前方、右心室的右后上方,大致呈卵圆形,壁薄腔大,是整个心脏壁最菲薄的心腔。右心房有上、下腔静脉和冠状静脉窦3个入口,有右房室口(三尖瓣)1个出口。右心房通过上、下腔静脉口和冠状窦口,接纳全身静脉血液的回流,右心房内的血液经右房室口即三尖瓣流入右心室。

右心室位于右心房的前下方,是心脏最靠前方的心腔,呈锥形,壁厚3~5 mm。右心室借室上嵴分为流入道和流出道两部分,流入道位于后下方,入口为右房室口,周缘附有三尖瓣。三尖瓣呈袖管状,各瓣尖向下,借许多细的腱索连于右心室的乳头肌之上。流入道中下部有许多交错的肌肉突起,称为肉柱。其中一条肉柱呈圆索状,跨越心室腔下部,从右心室前壁连至室间隔,称调节束,为右心室解剖标志之一。右心室流出道位于前上方向上通往肺动脉,起自室上嵴称动脉圆锥,为右心室腔向左上方伸出的部分,内壁光滑无肉柱。

5.14.1　右心室心内膜心肌与右心房、室占位病变的病因

1)心内膜和心肌病变　是临床较为常见的一组心脏疾病,如心内膜炎、心肌炎、肥厚型心肌病(图5-34)、限制型心肌病、扩张型心肌病、病毒性心肌病、酒精性心肌病、心脏淀粉样变等,是心脏诊断困难,疗效差,预后不良的一组疾病。临床工作中依靠排除性诊断,如当出现持续性胸痛、胸闷、心功能不全、呼吸困难等症状,实验室和影像学检查排除心脏瓣膜病、冠心病、肺源性心脏病(简称肺心病)、高血压心脏病、先天性心脏病等常见病后,高度怀疑为心肌炎或心肌病。多数患者长期处于实验性治疗阶段,未能获得最终的病理学诊断,严重影响治疗和预后。心内膜心肌活检技术需要大力推广与普及,以提高心内膜和心肌疾病的确诊率。

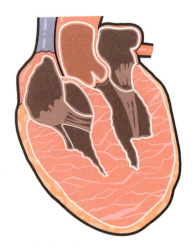

图5-34　肥厚型心肌病示意
左、右心室壁与室间隔均明显肥厚。

2)右心房、右心室占位病变　极为罕见,发病率仅为0.001%~3%,文献报道,大多数为良性病变,①良性肿瘤,包括横纹肌瘤、黏液瘤、纤维瘤等;②恶性肿瘤,包括肉瘤、非霍奇金淋巴瘤等;③生物学行为未明性肿瘤,均为炎性肌纤维母细胞瘤;④非肿瘤病变包括囊肿、血肿、血栓及心脏瓣膜异常增生。

5.14.2　右心室心内膜心肌与右心房、室占位病变的诊断

1)临床表现　多数心肌病患者因活动耐受性下降就诊,典型表现为无法进行正常生理活动、活动后气短、头晕、黑蒙等;部分患者因体检发现;心肌病患者失代偿后可并发心力衰竭、心律失常等。右心房、

右心室占位病变临床表现常不典型,可以无任何症状,在其他疾病检查时偶然发现,也可以表现为心脏血流梗阻、栓塞、心律失常、猝死等,症状出现与占位病变的大小和位置有关。

心脏纤维瘤来源于结缔组织成纤维细胞,多见于1岁以内的婴儿。最常见的位置是室间隔及心室游离壁内,1/3的心脏纤维瘤无症状,有症状者可表现为心律失常、心力衰竭或心脏猝死。横纹肌瘤是由心肌细胞组成的错构瘤,大部分无症状,多在产前或生后体检时发现,以新生儿多见;心脏横纹肌瘤的发生常常与结节性硬化症有关,至少有50%的儿童结节性硬化症患者有心脏横纹肌瘤。心脏血管瘤是一种非常少见的心脏良性肿瘤,会停止生长甚至消退,也可能会持续生长。

2)影像学检查 彩超显示扩张型心肌病心腔扩大、室壁运动减弱。肥厚型心肌病以心室肥厚为特征,可发生于任何部位,分非对称性占90%,为室间隔左室后壁增厚,对称性为弥漫性心肌肥厚(图5-35)。限制型心肌病是以心内膜及心内膜下心肌纤维化,引起舒张期难于舒展及充盈受限,心脏舒张功能严重受损为主要临床表现,彩超显示心内膜和心内膜下心肌回声增强。各类心肌病的心脏心内膜活检术,是确定心肌病的金标准。

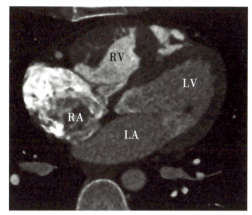

图5-35 肥厚型心肌病MRI

显示右心室壁和室间隔均明显增厚,右心房扩张。

各类心房心室内肿瘤影像学发现容易,但确诊困难。活检是确诊的唯一标准。彩超显示心脏纤维瘤的回声是均匀的较强回声,常包含钙化的高回声点;心脏血管瘤为均匀强回声。

5.14.3 右心室心内膜心肌与右心房、室占位的介入放射学活检术

5.14.3.1 术前准备

1)实验室与影像学检查 活检病理学诊断是疾病诊疗过程中的一个环节,其目的是进一步精准治疗。心内膜与心肌疾病,右心房、右心室占位性病变,在诊断的前期完善三大常规检查、肝肾功能与凝血功能检查、心电图检查、胸腹部MSCT与心脏MRI检查。

2)血管腔内活检器械 血管鞘套装,0.035 inch×150 cm亲水膜导丝,5 F×100 cm猪尾导管,0.035 inch×260 cm加强导丝,9 F×90 cm单弯血管鞘或可调弯血管鞘,(1.8~2.3)mm×100 cm内镜活检钳,标本瓶。

5.14.3.2 右心室心内膜心肌与右心房、室占位病变钳夹活检操作

右心房室介入放射学活检术是在心腔造影的影像导向下进行,操作步骤如下。

1)选择经皮穿刺静脉入路 一般习惯性选择股静脉入路,也可选择颈内静脉途径。股静脉穿刺入路,患者仰卧于DSA检查台上,暴露下腹部至股上部,腹股沟区消毒铺无菌单,确保介入活检器械无菌操作;个别特殊情况经右侧颈内静脉穿刺入路,下移枕头至肩部,垫高肩部、头部后仰并转向左侧。颈部消毒后铺无菌单。

2)建立经皮股静脉操作途径 经皮穿刺右侧股静脉入路,具体参见3.3相关内容。

3)完成右心室造影 经股静脉鞘管引入亲水膜导丝和猪尾导管,二者配合依次经股静脉、髂静脉、下腔静脉、右心房至右心室,退出导丝保留导管,连接高压注射器,以15~20 mL/s的注射速率、总量25~30 mL、高压注射300 mg碘含量的对比剂,以15~30帧/s的图像采集速度摄取心脏正位造影图像,图像采集周期包含右心室、肺动脉、肺静脉、左心房和左心室,必要时加做左前斜位心脏造影图像以切线位清晰显示室间隔。

4)建立活检操作路径图 根据可疑的心脏病变不同,选择右心室流入道、流出道、室间隔,或占位病变显影清晰的图像作为钳夹活检操作的路径图。

5）建立经皮右心室活检通道　完成右心室造影后交换引入加强导丝至肺动脉肺门以远分支内,沿导丝引入 9 F×90 cm 单弯血管鞘至右心室病变区,推进外鞘管抵紧或跨越病变,保留导丝和外鞘管、退出血管鞘内的扩张器,建立经皮至右心室的钳夹活检通道。

6）钳夹活检　体外固定外鞘管和加强导丝的位置保持不变,经外鞘管引入纤维内镜活检钳,透视监测下前推活检钳至活检钳钳部头端露出外鞘管头端,操作活检钳后手柄张开活检钳,对准右心尖或室间隔或占位病变夹取活检、切割组织块(图 5-36)。

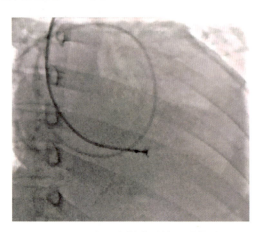

图 5-36　右心室钳夹活检 X 线操作
显示左心室张开的活检钳。

5.14.4　心内膜或心肌病,右心房、室占位病变的后续治疗

心内膜病获得病理学诊断后,针对病因选择有效药物治疗。心肌病得到病理学诊断后应用药物或配合外科治疗。右心房、右心室的占位病变活检明确病理后行外科手术切除治疗。

5.14.5　并发症防治

在加强导丝引导下保证鞘管走行于正常心腔,在鞘管辅助下进行心肌壁或心腔内病变钳夹活检,极少出现并发症。

1）心腔壁破裂　右心房壁是心脏壁最薄弱的区域,切忌在右心房壁进行活钳夹活检;一旦误操作粗大鞘管、加强导丝或活检钳导致右心房破裂,出现心腔出血心包压塞,应即刻经皮心包穿刺置管抽吸引流,并将引流血液经股静脉外鞘管注入,以减少失血,维持正常血液循环,并尽快转入手术室,行外科心脏修补手术。

右心室肌壁厚,尤其是肥厚型心肌病时,病变区域心肌或室间隔更肥厚,钳夹活检不会出现室壁破裂。

2）心律失常　多为导丝、导管或鞘管在心腔内操作,触碰刺激心脏内膜,引起心律失常,调整导丝、导管位置,或将导丝、导管等器械退出心腔,心律失常可自行恢复。

3）瓣膜损伤　钳夹活检误取瓣膜或腱索,导致腱索断裂或瓣叶损伤,出现瓣膜功能不全,一般不严重。右心室活检选择在心尖部无乳头肌和腱索分部的区域,即可避免瓣膜损伤。

4）一过性胸痛、胸闷　导管与鞘管刺激心脏,或钳夹活检损伤心脏,或钳夹活检操作中少量气泡、血栓引起肺动脉栓塞。症状轻微,多可逐渐缓解。

5）静脉穿刺点血肿　使用粗大血管鞘时若局部加压止血不彻底,会出现局部血肿,静脉出血血肿具有自限性,一般无须处理。

5.15　左心室心内膜心肌与左心房、室占位病变介入放射学活检术

左心系统位于右心系统左后方,包括左心房、左心室、二尖瓣、主动脉瓣和主动脉。左心房位于右心房的左后方,是心脏最后方的心腔,壁厚约 3 mm。左心房的前方有主动脉和肺动脉,后方有食管和胸主动脉。左心房外侧突出部分为左心耳,在左心房血流淤滞时可出现血栓。左房上壁和后壁两侧上下各有 2 个肺静脉开口,此处是心房颤动射频消融的重要靶点。左心房的后侧壁为房间隔的左侧面。左心房前下方为二尖瓣口,通向左心室。

左心室位于右心室左后方,呈圆锥形,壁厚 9~12 mm,是心腔壁最厚的区域。以二尖瓣前叶为界,左心室分为左后方的流入道和右前方的流出道 2 部分。流入道的入口为左房室口,周边附有二尖瓣。流出道是左心室前内侧部分,二尖瓣前叶构成流出道后外侧壁,室间隔构成内侧壁,流出道出口为主动脉瓣口,向上通向升主动脉。二尖瓣装置包括瓣叶、瓣环、腱索及乳头肌,前瓣较大,位于前内侧,后瓣较宽,位于后外侧。

5.15.1　左心室心内膜心肌与左心房、室占位病变的病因

1)心肌与心内膜疾病　心肌病如肥厚型心肌病、限制型心肌病、扩张型心肌病等可出现不同程度、不同部位的左心室肥大。高血压心脏病和二尖瓣关闭不全可引起左心室肥大性改变。左心室肥大是指心室肌肉肥厚,心腔扩大。长期的左心室肥大,会引起心肌相对供血不足,心肌纤维化,造成心脏的舒张和收缩功能下降,最后导致心力衰竭(图5-37)。

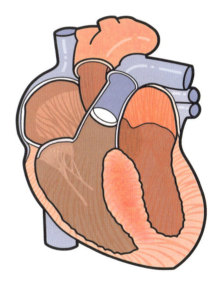

2)左心房、左心室占位　包括心脏肿瘤、血栓、赘生物、正常变异组织和心脏外结构等。左心房、左心室肿瘤少见,以原发性肿瘤和良性肿瘤为主,包括心脏黏液瘤、心脏纤维瘤和心脏弹性纤维瘤等。

(1)心脏黏液瘤　是最常见的原发性心脏肿瘤,占心脏肿瘤的 30% ~50% ,75% 发生于左心房,发生于左、右心室各占4%。心脏黏液瘤可发生于任何年龄段,但多见于 40 多岁的成年女性。肿瘤有蒂附于房间隔中部,舒张期肿瘤从左心房脱入二尖瓣口,足够大的肿瘤阻塞二尖瓣口血流,收缩期返回左房,产生二尖瓣狭窄的类似症状(图5-38)。

图5-37　以左心室壁肥厚为主的心肌病示意

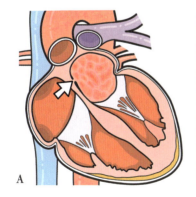 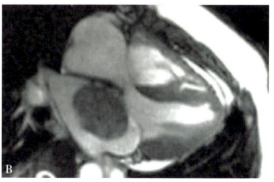

A.巨大黏液瘤充满左心房;B.巨大黏液瘤占据左心房大部空间。
图5-38　左心房黏液瘤示意与MRI

(2)心脏纤维瘤　多见于婴儿和儿童,心脏肿瘤如有钙化强烈提示纤维瘤,肿瘤多位于左室或室间

隔,多为单发,大小不一,直径有时可达 10 cm,影响心脏功能。

(3)弹性纤维瘤 常发生在心脏瓣膜或心内膜移行处,多是在常规超声心动图例行检查中偶尔发现的。肿瘤容易生长在房室瓣的心房面和动脉瓣的心室面,主动脉瓣最容易受到累及,瘤体不大,偶尔可造成流出道梗阻栓塞等罕见并发症。

5.15.2 左心室心内膜心肌与左心房、室占位病变的诊断

1)临床表现 心内膜或心肌疾病,出现胸闷、胸痛、呼吸困难、活动后心慌闷气等心肺功能损伤的非特异性症状。心腔肿瘤体积足够大,影响心脏射血功能;若肿瘤阻塞心脏瓣膜口、心室流出道,产生类似心脏瓣膜狭窄的一系列充血性心力衰竭症状。

2)影像学检查 心脏病变超声检查即可显示心脏各种结构,又可以估测心脏收缩、舒张和射血功能,是诊断心脏疾病简单、准确的理想影像学技术。

(1)肥厚型心肌病 超声显示室间隔肥厚或流出道狭窄,心腔扩大,心脏收缩无力,射血功能低下。MRI 和 MSCT 可见类似表现。

(2)心脏黏液瘤 超声表现为左心长轴切面及心尖四腔切面肿瘤有蒂附着于房间隔中部,舒张期肿瘤脱入二尖瓣口,阻塞二尖瓣口血流,收缩期返回左房。肿瘤呈现致密反射光团,回声多数均匀一致,部分病例可有中心坏死的液性暗区,肿瘤的致密光团可变形,收缩期呈圆形,舒张期至二尖瓣口呈椭圆形。MSCT 增强可见左心房内充盈缺损,MRI 动态成像可见心房充盈缺损,并见肿瘤在心脏舒张期前移至二尖瓣,堵塞瓣口。

(3)心脏纤维瘤 肿瘤多位于左室或室间隔,超声显示肿瘤多为单发,大小不一,回声改变和其他部位的纤维瘤类似,部分瘤体内可见钙化。

(4)弹性纤维瘤 多是常规超声例行检查偶尔发现,肿瘤生长在房室瓣的心房面和动脉瓣的心室面,主动脉瓣最容易受到累及,多数瘤体不大,偶尔可造成流出道梗阻。

3)诊断 临床表现结合心脏影像学表现,发现病变容易,但是定性诊断困难。左心室或左心房钳夹活检至关重要。

5.15.3 左心室心内膜心肌的介入放射学活检术

5.15.3.1 术前准备

1)实验室与影像学检查 活检病理学诊断是疾病诊疗过程中的一环,其目的是进一步精准治疗。左心房、左心室壁和腔内占位性病变,在诊断的前期完善三大常规检查、肝肾与凝血功能检查及心电图检查、心脏彩超和胸腹部 MSCT 或 MRI 检查。

2)血管腔内活检器械 血管鞘套装,0.035 inch×150 cm 亲水膜导丝,5 F×100 cm 猪尾导管,0.035 inch×260 cm 加强导丝,9 F×90 cm 薄壁大腔单弯鞘管或可调弯鞘管,(1.8~2.3)mm×100 cm 腔镜活检钳,标本瓶。

5.15.3.2 左心室壁与占位钳夹活检操作

左心室壁增厚如肥厚型心肌病等,往往也有右心室壁受累,钳夹活检病理学诊断,原则上首选右心室操作。若右心室钳夹活检不成功或不易进行,再选择左心室进行钳夹活检。左心室腔内占位病变,直接选择左心室钳夹活检,步骤如下。

1)选择经皮动脉穿刺入路 患者仰卧于 DSA 检查台上,一般经股动脉途径穿刺入路,暴露下腹部和股上部,腹股沟区消毒铺无菌单,覆盖无菌单,确保介入活检器械无菌操作。近年来,为加快动脉途径介入后患者康复,越来越多的患者开始选择桡动脉穿刺入路。

2)建立经皮股动脉操作途径 一般选择方便操作的右侧股动脉入路。具体参见5.1.3相关内容。

3)左心室造影 依次经股动脉外鞘管引入导丝和猪尾导管,二者配合经过股动脉、髂动脉、降主动

脉、主动脉弓、升主动脉、主动脉瓣,进入左心室直达心尖部,退出导丝,以 300 mg 碘含量的对比剂、20 ~ 25 mL/s 的注射速率、注射总量 30 ~ 40 mL,图像采集速度 15 ~ 30 帧/s,完成左心室正位减影造影,显示室壁或腔内占位病变的具体部位。

4)建立经皮左心室钳夹活检通路 交换引入左心室加强导丝,根据左心室病变与升主动脉的空间解剖关系,沿加强导丝引入 8 F 的直头或单弯长血管鞘至病变区,调整长鞘管的深度与方位,使外鞘管抵紧病变,退出血管鞘内的扩张器,保留导丝和外鞘管。

5)钳夹活检夹取组织块 固定外鞘管和加强导丝在左心室的位置保持不变,经鞘管引入纤维内镜通用的活检钳,透视监测下前推活检钳露出外鞘管头端。操作活检钳后手柄张开活检钳,在加强导丝引导、在外鞘管协助下,对准左心室壁病变或心腔内占位病变夹取活检、切割组织 2 ~ 3 块,标本瓶固定后行病理学检查(图 5-39)。

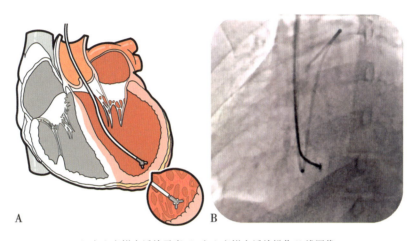

A. 左心室钳夹活检示意;B. 左心室钳夹活检操作 X 线图像。

图 5-39 左心室钳夹活检操作

5.15.4 左心房内占位病变的介入放射学钳夹活检操作技术

心脏黏液瘤最多发生于左心房,需要进行左心房占位的钳夹活检操作。

1)进入左心房的经皮穿刺入路选择 可选择经股动脉—左心室—二尖瓣—左心房的逆行操作路径,也可选择经股静脉—右心房—房间隔—左心房的顺行性操作路径。后者经过房间隔处可经未闭的卵圆孔进入左心房,也可直接穿刺房间隔建立右心房至左心房的操作通路。

2)完成左心房造影 导丝、导管配合进入左心房,引入猪尾导管至左心房深部(右肺静脉开口附近),退出导丝,以 300 mg 碘含量的对比剂、15 ~ 20 mL/s 的注射速率、注射总量 25 ~ 30 mL,图像采集速度 15 ~ 30 帧/s,完成左心房正位减影造影巴,显示腔内占位病变的具体部位。

3)建立经皮左心房钳夹活检通路 交换引入左心房加强导丝,根据左心房内占位病变的空间解剖关系,沿加强导丝引入 8 F 的直头或单弯长血管鞘至病变区,调整长鞘管的深度与方位,使外鞘管抵紧病变,退出血管鞘内的扩张器保留导丝和外鞘管。

4)钳夹活检夹取组织块 固定外鞘管和加强导丝在左心室的位置保持不变,经鞘管引入纤维内镜通用的活检钳,透视监测下前推活检钳露出外鞘管头端。操作活检钳后手柄张开活检钳,在加强导丝外鞘管引导下,对准左心房腔内占位病变夹取活检、切割组织 2 ~ 3 块,标本瓶固定后行病理学检查。

5.15.5 左心房、左心室占位病变的后续治疗

左心房、左心室占位活检明确病理后行外科手术切除治疗。心室壁病变明确病理学如心肌病、心内膜炎等诊断后,针对病因治疗。

5.15.6 并发症防治

加强导丝和外鞘管的双重引导下,保证心肌壁与心腔内病变钳夹活检走行于正常心腔内,极少出现并发症。

1)心律失常 导管、导丝与鞘管在心腔内操作过程中,刺激心室壁或心房壁,出现一过性心律失常,调整导丝、导管或鞘管位置,或撤出导丝导管与鞘管,心律失常即可恢复正常,一般无须特殊处理。

2)异位栓塞 钳夹活检后组织标本脱落至左心系统,随动脉血流流向全身器官,进入脑动脉、内脏动脉或四肢动脉而阻塞动脉血流,导致相应组织器官缺血。关键在于预防,活检钳钳夹活检切割组织后,收紧活检钳,防止切割的组织块脱落。一旦发现组织块异位栓塞,尽快以活检钳或者取异物装置、取血栓内支架取出组织块,恢复血流。

3)二尖瓣损伤 极少发生,左心室尖部内腔光滑,无乳头肌和腱索结构,在此处钳夹活检不可能损伤瓣膜及其相关结构。

4)股动脉穿刺点血肿 使用粗大鞘管时若局部止血不彻底,会出现局部血肿。股动脉血肿需要及时处理,以防止压迫静脉和神经,并形成假性动脉瘤。股静脉血肿具有自限性,无须特别处理。

参考文献

[1] SOKOLOWSKI C, BACIEWICZ F. Swinging calcified amorphous tumour in the ascending aorta[J]. European Journal of Cardio-Thoracic Surgery:Official Journal of the European Association for Cardio-Thoracic Surgery,2022,62(2):ezac376.

[2] RESTREPO C S, BETANCOURT S L, MARTINEZ-JIMÉNEZ S, et al. Aortic tumors[J]. Semin Ultrasound CT MR,2012,33(3):265-272.

[3] HAGIWARA H, MORITANI S, NAKAYAMA T, et al. Myoepithelial carcinoma occurring on the ascending aorta[J]. Ann Thorac Surg,2021,112(1):e1-e4.

[4] 么刚,孙建男,刘巍立,等.16排螺旋CT血管成像在上肢动脉疾病的应用[J].CT理论与应用研究,2006,15:26-29.

[5] 王坚,朱雄增.软组织肿瘤病理学[M].北京:人民卫生出版社,2008:343-345.

[6] 岳君秋,郭小芳,张杨鸽龄,等.原发性动脉内膜肉瘤17例诊治分析[J].湖北民族学院学报(医学版),2012,29(3):16-21.

[7] RESTREPO C S, BETANCOURT S L, MARTINEZ-JIMENEZ S, et al. Aortic tumors[J]. Semin Ultrasound CT MR,2012,33(3):265-272.

[8] 贾立群,杨玲.心脏黏液瘤的研究和诊疗进展[J].癌症,2021,40(3):91-96.

[9] 李臻,叶书文,詹鹏超,等.DSA下血管腔内钳夹病理活检术临床应用初步研究[J].临床放射学杂志,2022,41(8):1535-1539.

[10] NICOLAIS C, LAKHTER V, VIRK H U H, et al. Therapeutic options for in-stent restenosis[J]. Curr Cardiol Rep,2018,20(2):7.

[11] 陈冰宜,李延,蔡惠,等.下肢动脉支架内再狭窄的腔内治疗研究进展[J].血管与腔内血管外科杂志,2021,7(9):1089-1094,1016.

[12] CHOLONGITAS E, BURROUGHS A K. Is it difficult to obtain an optimal liver biopsy specimen? [J]. Hepatology,2010,51(1):355-356.

[13] DINKEL H P, METTKE B, SCHMID F, et al. Endovascular treatment of malignant superior vena cava syndrome:Is bilateral wallstent placement superior to unilateral placement? [J]. J Endovasc Ther,2003,10(4):788-797.

［14］　GWON D I,KO G Y,KIM J H,et al. Malignant superior vena cava syndrome:a comparative cohort study of treatment with covered stents versus uncovered stents[J]. Radiology,2013,266(3):979-987.

［15］　刘超,丁鹏绪,周朋利,等.上腔静脉综合征的诊疗进展[J].中华介入放射学电子杂志,2022,10 (1):70-74,87.

［16］　SCALESE M J,HAYES S L,LOTT S. Antithrombotic therapy post endovascular stenting for superior vena *Cava* syndrome[J]. Hosp Pharm,2017,52(10):666.

［17］　HADDAD M M,THOMPSON S M,MCPHAIL I R,et al. Is long-term anticoagulation required after stent placement for benign superior vena *Cava* syndrome? [J]. J Vasc Interv Radiol,2018,29(12):1741-1747.

［18］　韩新巍,马波,吴刚,等.Budd-Chiari 综合征:下腔静脉阻塞区钳夹活检病理学探讨[J].介入放射学杂志,2006,15(9):530-532.

［19］　韩新巍,马波,邢古生,等.布-加综合征下腔静脉阻塞区的介入放射学钳夹活检技术研究[J].医学影像学杂志,2004,14(2):120-122.

［20］　徐伟康,肖晋昌,徐浩,等.Z 型支架置入治疗布加综合征下腔静脉阻塞的中远期疗效分析[J].临床放射学杂志,2021,40(7):1392-1395.

［21］　王成刚,王小林,龚高全,等.激光切割镍钛合金大支架植入治疗癌栓所致下腔静脉狭窄的疗效[J].中国临床医学,2012,19(2):131-133.

［22］　吴育民,周汝明,梁惠民,等.支架置入术治疗原发性肝癌并下腔静脉阻塞的近期疗效观察[J].医学影像学杂志,2011,21(1):72-75.

［23］　张福君,吴沛宏,范卫君,等.肿瘤所致下腔静脉狭窄及阻塞的介入性开通治疗[J].中华放射学杂志,2000,34(10):688-691.

［24］　陈规划,王国栋,何晓顺,等.原位肝移植术后下腔静脉狭窄的诊断和治疗[J].中华肝胆外科杂志,2000,6(6):64-65.

［25］　刘静,李忠华,王兴海,等.右叶部分肝移植肝静脉的临床应用解剖[J].中国临床解剖学杂志,2004,22(3):234-236.

［26］　韩新巍,张文广,闫磊,等.Budd-Chiari 综合征:下腔静脉阻塞膜与肝静脉的位置关系研究[J].实用放射学杂志,2011,27(4):542-544.

［27］　王侚,张辉,郭成浩,等.下腔静脉隔膜阻塞型布-加综合征的病理学及病因学研究[J].介入放射学杂志,2008,17(7):500-503.

［28］　王朝阳,任建庄,韩新巍,等.经颈静脉肝内门体分流术联合经导管溶栓治疗肝静脉广泛闭塞型巴德-吉亚利综合征合并急性门静脉血栓的临床疗效[J].中华消化杂志,2017,37(10):661-665.

［29］　韩新巍,丁鹏绪,吴刚.Budd-Chiari 综合征:多层螺旋 CT 诊断的扫描技术[J].中国介入影像与治疗学,2006,3(4):251-254.

［30］　马秀现,冯留顺,许培钦,等.球囊扩张肝静脉治疗肝静脉阻塞型布-加综合征 23 例报告[J].中国医师杂志,2001(1):46-47.

［31］　高雪梅,韩新巍,马波,等.布-加综合征合并近端肝动脉-门静脉分流的螺旋 CT 诊断[J].临床放射学杂志,2005,24(12):1075-1078.

［32］　张庆桥,祖茂衡,徐浩,等.布加综合征合并肝静脉血栓介入治疗的疗效观察[J].中华放射学杂志,2011,45(7):666-669.

［33］　周为民,吴浩荣,李晓强,等.肝静脉阻塞型布加综合征的腔内治疗[J].中华普通外科杂志,2010,25(4):277-280.

［34］　戎建杰,李晓强,钱爱民,等.腔内治疗肝静脉阻塞型布加综合征[J].中华普通外科杂志,2012,27(5):392-394.

［35］　祖茂衡,徐浩,李国均,等.肝静脉阻塞的血管造影表现[J].中华放射学杂志,2004,38(2):188-191.

[36] CHOLONGITAS E,BURROUGHS A K. Is it difficult to obtain an optimal liver biopsy specimen？[J]. Hepatology,2010,51(1):355-356.

[37] 张文广,齐县伟,张敬强,等. 经颈静脉肝内穿刺活检对不明原因肝病患者的应用价值[J]. 中华肝胆外科杂志,2022,28(9):651-655.

[38] 张冠华,王民,陈广,等. 61 例经颈静脉肝脏穿刺活组织检查术临床应用的评价[J]. 中华肝脏病杂志,2020,28(11):949-953.

[39] 中国门静脉高压诊断与监测研究组,中华医学会消化病学分会微创介入协作组,中国医师协会介入医师分会急诊介入专委会,等. 中国肝静脉压力梯度临床应用专家共识(2018 版)[J]. 中华肝胆外科杂志,2018,24(11):721-732.

[40] KALAMBOKIS G,MANOUSOU P,VIBHAKORN S,et al. Transjugular liver biopsy—indications,adequacy,quality of specimens,and complications—a systematic review[J]. J Hepatol,2007,47(2):284-294.

[41] 马富权,李伟之,李培杰,等. 经颈静脉肝活组织检查 14 例分析[J]. 中华肝脏病杂志,2019,27(10):799-801.

[42] 吕飒,游绍莉,余强,等. 经颈静脉肝穿刺活组织检查在疑难重症肝病诊治中的可行性及意义:单中心 5 例患者分析[J]. 中华肝脏病杂志,2017,25(10):772-774.

[43] 曹传振,寿建忠,肖振东,等. 无远处转移肾癌伴肾静脉瘤栓的长期疗效和预测影响因素[J]. 中国微创外科杂志,2016,16(3):213-216.

[44] 齐隽,顾正勤,陈方,等. 肾癌合并肾静脉或下腔静脉癌栓的诊断和治疗体会[J]. 上海医学,2008,31(6):388-390.

[45] 李江松,金一,孙茸,等. 肾癌并肾静脉、下腔静脉、右心房癌栓的外科治疗(附 3 例报告)[J]. 泌尿外科杂志(电子版),2018,10(4):24-27,11.

[46] 叶鹏. 局部晚期肾癌伴肾静脉瘤栓的术后疗效及其预后影响因素[D]. 南昌:南昌大学,2020.

[47] 曹传振. 肾癌伴肾静脉瘤栓的预后及相关因素分析[D]. 北京:北京协和医学院,2016.

[48] QAIS BAHEEN,毕海,王凯,等. 肾静脉平滑肌肉瘤多学科讨论与文献复习[J]. 现代泌尿外科杂志,2022,27(2):153-155.

[49] 李曾,廖洪,谭政. 原发性肾淋巴瘤伴肾静脉瘤栓形成一例报告[J]. 中华泌尿外科杂志,2014,35(9):707.

[50] 王锡娟,郭乾坤,曹越,等. 临床少见的左肾巨大乳头状肾细胞癌伴肾静脉癌栓[J]. 临床误诊误治,2016,29(3):53-55.

[51] 薛蔚,潘家骅,陈海戈,等. B 超定位下经皮肾造瘘术并发肾静脉损伤三例报告[J]. 中华泌尿外科杂志,2008,29(12):829-832.

[52] 马亚南,任心爽,于易通. 肾血管平滑肌脂肪瘤伴肾静脉、下腔静脉及肺动脉栓塞 1 例[J]. 中华放射学杂志,2022,56(1):99-100.

[53] 杨光唯,蒋劲松,来集富,等. 介入治疗髂静脉肿瘤性狭窄[J]. 中国中西医结合外科杂志,2013,19(3):332-333.

[54] 赵国瑞,任建庄,段旭华,等. 腔内介入治疗 Cockett 综合征伴左下肢深静脉血栓形成[J]. 介入放射学杂志,2017,26(6):522-526.

[55] 吴正阳,张文广,周朋利,等. 球囊不同扩张时机在 Cockett 综合征合并左下肢深静脉血栓中的对比观察[J]. 中华医学杂志,2018,98(4):299-301.

[56] 王孝运,段鹏飞,倪才方. 下肢深静脉血栓形成伴髂静脉狭窄支架植入与否近中期临床疗效比较[J]. 介入放射学杂志,2018,27(12):1140-1143.

[57] 陈千益,胡晓曼,费哲为,等. 盆腔恶性肿瘤并发急性下肢深静脉血栓形成的腔内介入治疗(附 32 例)[J]. 现代肿瘤医学,2018,26(4):612-616.

[58] 俞靖凡,金泳海,黄天安,等. 恶性肿瘤引起髂股静脉重度狭窄继发下肢深静脉血栓形成的介入治

疗[J].实用放射学杂志,2021,37(2):296-299.

[59] 许琳惠,任建庄,段旭华,等.腹主动脉假性动脉瘤致下肢深静脉血栓形成介入治疗一例[J].中华介入放射学电子杂志,2020,8(3):285-287.

[60] 张伟,汤超,李臻,等.下肢深静脉血栓延伸至下腔静脉的 DSA 影像分析及介入治疗[J].医学影像学杂志,2014(12):2154-2157.

[61] GREITEN L E. Commentary:Surgical correction of peripheral pulmonary artery stenosis appears to be a safe and durable option[J]. The Journal of Thoracic and Cardiovascular Surgery,2023,165(4):1503-1504.

[62] 曹云山,段一超,苏红玲.纤维纵隔炎致肺血管狭窄的诊治进展[J].中华心血管病杂志,2020,48(10):823-830.

[63] 韩新巍,马波,李永东.获得性右肺动脉闭锁一例[J].介入放射学杂志,2003,12(2):114.

[64] 韩新巍,肖官惠.右室流出道和肺动脉狭窄对 Fallot 四联症根治[J].中华放射学杂志,1992,26(11):747-750.

[65] 韩新巍,丁鹏绪,高雪梅,等.Budd-Chiari 综合征:下腔静脉阻塞合并血栓的可回收内支架设计与应用[J].介入放射学杂志,2006,15(9):533-536.

[66] DING P X,HAN X W,LIU C,et al. Inferior vena cava filter misplacement in the right ovarian vein and successful removal by loop-snare technique in a patient with inferior vena cava agenesis[J]. J Vasc Surg Cases Innov Tech,2018,4(4):324-326.

[67] CAPPATO R,CALKINS H,CHEN S A,et al. Updated worldwide survey on the methods,efficacy,and safety of catheter ablation for human atrial fibrillation[J]. Circ Arrhythm Electrophysiol,2010,3(1):32-38.

[68] CAPPATO R,CALKINS H,CHEN S A,et al. Worldwide survey on the methods,efficacy,and safety of catheter ablation for human atrial fibrillation[J]. Circulation,2005,111(9):1100-1105.

[69] ROSTAMIAN A,NARAYAN S M,THOMSON L,et al. The incidence,diagnosis,and management of pulmonary vein stenosis as a complication of atrial fibrillation ablation[J]. J Interv Card Electrophysiol,2014,40(1):63-74.

[70] 杨小敏,郭述良.咯血:是否警惕了房颤消融术后肺静脉狭窄[J].医学信息,2014,27(13):620-621.

[71] TOKUTAKE K,TOKUDA M,YAMASHITA S,et al. Anatomical and procedural factors of severe pulmonary vein stenosis after cryoballoon pulmonary vein ablation[J]. JACC:Clinical Electrophysiol,2019,5(11):1303-1315.

[72] NARUI R,TOKUDA M,MATSUSHIMA M,et al. Incidence and factors associated with the occurrence of pulmonary vein narrowing after cryoballoon ablation[J]. Circ Arrhythm Electrophysiol,2017,10(6):e004588.

[73] YAMAMOTO T,TAKAHASHI Y,YAMAGUCHI J,et al. Pulmonary vein narrowing after visually guided laser balloon ablation:occurrence and clinical correlates[J]. J Cardiovasc Electrophysiol,2020,31(7):1597-1605.

6 消化道疾病介入放射学活检术

6.1 食管狭窄与占位病变介入放射学活检术

一切饮食都是依次经口腔、口咽腔、喉咽腔、咽食管前庭（也称韩-吴氏腔）进入食管,再通过食管输送至胃腔。食管是下咽食物和唾液进入胃腔的肌性管道,具有较强的生理性收缩和扩张功能以方便各种食物团块顺利通过。正常非吞咽动作时处于收缩闭塞状态,食管内腔成为一个潜在间隙,尤其食管入口的环咽肌和出口的贲门括约肌一直处于收缩封闭管腔状态,仅在下咽物体通过时瞬间舒张开放。肌性食管受下咽食物刺激依次扩张和收缩发生蠕动,将食物团块顺次推向深部进入胃腔。食管入口的环咽肌在无吞咽动作时处于收缩封闭状态,防止食管内残留食物或分泌物反流入喉腔和气管。食管下端延续为贲门,贲门括约肌在无食团通过时也处于收缩关闭状态,防止胃内容物向食管反流。

引起食管狭窄、食物通过障碍最常见的疾病是食管癌,也是我国最常见的消化道恶性肿瘤之一,年发病在25万例左右。我国食管癌绝大多数都是鳞状细胞癌,具有明显的区域高发特性,常见于太行山区（河南省、河北省和山西省的三省交界区）和江苏淮安市、四川的彭县和平昌地区、广东的汕头地区,以及海南省。全世界食管癌发病率排名第7（新增病例60.4万例/年）,死亡率排名第6（死亡54.4万例/年）。我国区域性高发倾向的食管癌与欧美国家非地域性发病倾向的食管腺癌病理类型大不相同,欧美国家大多数是在Barrett食管基础上继发的腺癌。

6.1.1 食管狭窄或闭塞的常见病因与诊断

引起食管狭窄的病因可分为良恶性两类,恶性狭窄最多见的是食管癌,其他见于食管肉瘤、后纵隔肿瘤和淋巴结转移瘤压迫等;良性狭窄见于食管癌放射治疗瘢痕性狭窄、化学腐蚀性损伤后继发性瘢痕性狭窄,内镜腔内治疗后瘢痕性狭窄,外科手术后瘢痕性狭窄和先天性发育异常如食管蹼等。

6.1.1.1 恶性狭窄食管癌

早期食管癌可无任何症状,或仅表现为进食后残留异物感,容易被忽视或与其他的疾病混淆而延误诊断。随着病情发展,出现进行性加重的进食困难等明显症状,此时来院就诊多数患者已经发展至中晚期,即进展期食管癌。

1）进展期食管癌的大体分型　大体病理学和X线食管造影分为4型。

（1）髓质型食管癌　癌组织在食管壁内弥漫性浸润生长,破坏管壁向管腔内和管腔外广泛扩展累及食管周径的全部或绝大部分,肿瘤区食管管壁不规则性明显增厚,肿瘤的上下边缘呈山坡状隆起。肿瘤为均匀一致的致密性实体肿块,组织学上由大量分化差的肿瘤细胞和极少的纤维间质成分组成,肿瘤质地如同脑脊髓组织一样柔软,故而称其为髓质型食管癌。

癌组织柔软出现食管狭窄梗阻症状晚,一经发现几乎都是晚期,髓质型食管癌是最常见的晚期食管癌,占晚期食管癌的1/2以上,恶性程度高,病变节段长,周围浸润范围广,狭窄扭曲如裂隙状的残存内腔纤维内镜无法通过,触及易于出血（图6-1A）。这是介入放射学活检术、食管（粒子）内支架置入和动脉灌注治疗的良好适应证,部分患者降级后可以实现外科转化治疗。

(2)蕈伞型食管癌 肿瘤组织以向食管腔内生长为主,瘤体呈蘑菇样凸起占据管腔大部或全部导致管腔狭窄;隆起的肿瘤边缘与其周围的正常黏膜境界清楚,肿瘤占据食管正常管腔导致狭窄梗阻,出现进行性加重的吞咽困难(图6-1B);也是介入放射学活检术、食管内支架置入和动脉灌注化疗的良好适应证,大部分患者可以降级后实现外科转化治疗。

(3)溃疡型食管癌 肿瘤组织沿着管壁浸润并向管腔内生长,肿瘤生长速度过快、肿瘤中心区域缺血性坏死溃破,出现外形不规则的深陷性溃疡。X线食管造影表现为腔内溃疡,溃疡可深达管壁肌层,食管阻塞程度较轻(图6-1C)。该型进行介入放射学活检的不多,若进行动脉局部灌注化疗,介入治疗后肿瘤快速大面积坏死继发食管瘘的概率较大,介入治疗时对此问题要足够重视。

(4)缩窄型食管癌 也称硬化型食管癌。肿瘤组织在食管壁内弥漫性浸润,常累及食管壁全层全周,组织学上肿瘤是有大量的间质纤维组织内夹杂少许分化较好的癌细胞组成,形成明显的食管环行狭窄,严重狭窄乃至于闭塞(图6-1D),较早出现食管阻塞症状,能在早中期得以诊断,但内镜通过困难,不易获得病理学诊断,是介入放射学活检术、食管内支架置入和动脉灌注治疗的良好适应证,降级实现转化治疗的成功率最高。

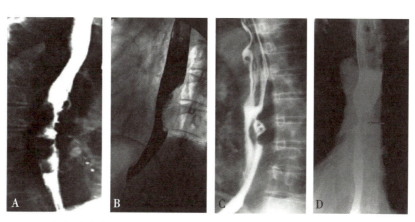

A.髓质型食管癌显示长节段病变裂隙状扭曲走行的狭窄内腔;B.蕈伞型食管癌显示偏心性缝隙样狭窄内腔;C.溃疡型食管癌显示腔内龛影;D.缩窄型食管癌显示局限性环形狭窄。

图6-1 中晚期食管癌大体分型X线造影

2)进展期食管癌的临床表现 典型表现为进行性加重的吞咽和进食困难,故而老百姓称其为“噎死病”,形容此病进食困难易饥饿而亡。肿瘤浸润管壁或/和管腔,最终导致管腔越来越狭窄,表现为进行性加重的进食困难,由进食吞咽固体食物(如馒头、大米)困难,发展到进食半流质食物(面条)困难,进而再发展至进食流质食物(稀饭、牛奶等)也困难,严重者滴水难进,每日吐出大量白色黏液样痰(实为无法下咽的口腔内唾液)。进食障碍,营养不足,肿瘤消耗加大,逐渐消瘦,最后出现恶病质。虽然X线食管造影可以发现食管狭窄与阻塞,但因纤维内镜无法通过,难以获取组织块得到病理学诊断,肿瘤的进一步诊疗活动难以进行。介入放射学腔道内钳夹活检,可以发挥无可替代的活检病理学诊断作用。

6.1.1.2 良性狭窄

食管良性疾病导致的食管狭窄原因众多,但发病率不高。有些影像学显示的良性病变外观,可能在良性狭窄中隐藏着恶性病变,这就需要对食管狭窄局部进行钳夹活检病理学诊断。

1)化学烧伤 多发生于快速发育生长期的学龄前儿童,误服强碱、强酸类化学物质,腐蚀食管壁内膜,乃至深层结构,管壁组织坏死,炎症反应水肿,肉芽组织大量增生,食管管腔长节段狭窄甚至全程狭窄(图6-2)。有必要对损伤变形的食管管壁进行介入放射学钳夹活检,以便在病变组织学变化的不同阶段使用不同的治疗方案,比如急性炎症反应水肿期以减少异物刺激(禁食水)、保持管腔通畅(留置空肠营养管)、减轻水肿反应(局部适当应用激素)为主,亚急性或慢性肉芽组织大量增生期以覆膜内支架置入、纤维瘢痕组织改建塑形、维护一个可通过食物的管形纤维组织食管内腔。维护一个正常进食通道,尤其对发育生长期儿童保证进食足够营养,保护儿童正常成长至关重要。

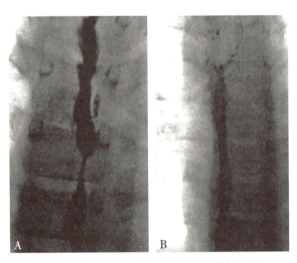

A. 炎症水肿期造影;B. 纤维组织增生瘢痕狭窄期造影。

图6-2　化学腐蚀性烧伤不同阶段食管造影

　　2)放射治疗后狭窄　中晚期食管癌放射治疗是经典的治疗手段之一,食管癌放射后狭窄也是常见的并发症,加剧进食和吞咽困难,一般认为是肿瘤坏死、组织修复的瘢痕性狭窄(图6-3),但也有一部分是肿瘤治疗不彻底或治疗后肿瘤复发。若实验室和影像学检查无法准确判断,为尽早控制残存或复发性肿瘤,对内镜不能通过狭窄区段者需要介入放射学钳夹活检,尽早明确病理学诊断,以便追加肿瘤后续治疗,提高疗效。

　　3)食管原位癌或早期癌局部治疗后狭窄　包括内镜剥离、局部消融、光动力等局部治疗后继发性狭窄(图6-4)。多数属于良性瘢痕性狭窄,但也有肿瘤治疗不彻底或者复发。若影像学诊断不明,为尽早控制残存或复发性肿瘤,需要介入放射学钳夹活检,明确病理学诊断。

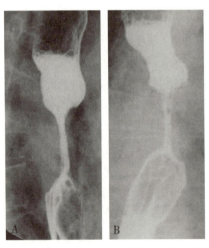

A. 缩窄型食管癌放射治疗前管腔狭窄;B. 放射治疗后管腔狭窄加重。

图6-3　食管癌放射治疗后瘢痕性狭窄造影

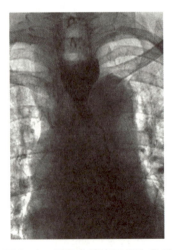

图6-4　早期食管癌局部治疗后继发性狭窄造影

6.1.2 食管狭窄性病变病理学活检的现状与进展

6.1.2.1 经纤维内镜钳夹活检

数十年来,纤维内镜(简称内镜)在临床得到广泛应用,食管狭窄性疾病的病理学诊断大部分都是通过内镜活检实现的。内镜直视食管病变的部位和局部形态结构,引入活检钳夹取病变组织,取材准确,阳性诊断率高,对于出血等并发症也能及时处理。但内镜检查对于体质虚弱、心肺功能差的食管狭窄患者来说,难以耐受或者风险大;对于那些食管严重狭窄和阻塞(进食流质饮食困难)的患者,常规内镜乃至超细内镜都难以通过阻塞段,内镜无法进入狭窄的病变段内部、无法引入活检钳、无法在内镜直视下夹取获得狭窄段病理组织块,无法观察狭窄段全程和狭窄段以远的食管和胃腔结构。纤维内窥镜的头端平齐,与内镜的镜身直径等同(图6-5),无法通过管腔内直径小于内镜外直径的狭窄管腔;若强行通过内镜,会导致病变的管壁出血、溃破、穿孔等巨大风险,危及生命;若只在食管狭窄阻塞段上缘的边缘部取得组织,阳性率低、假阴性率和误诊率高。

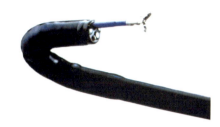

图6-5　纤维内镜镜头、镜身与器械孔引入活检钳示意

6.1.2.2 影像导向经皮穿刺活检

这包括超声、CT、MRI等多种影像技术导向的经皮穿刺活检技术。

食管属于肌性空腔脏器,完整的管壁保证食物和唾液等生命所需物质能正常通过并进入胃腔,无论正常管壁还是肿瘤浸润破坏的管壁,均禁止经皮穿刺切割活检取得管壁组织块;现代的穿刺活检针都是切割式,从穿刺通道中切割获取直径达1 mm、长度10~20 mm的圆柱状或半圆柱状组织块,造成管壁直径(半径)达1 mm的组织缺失,形成一个直径(半径)达1 mm的孔洞,唾液极有可能通过这个活检孔洞外溢,形成食管–纵隔瘘这一致命性并发症。故而,空腔脏器的食管和食管病变,不适宜采用影像学导向下的经皮穿刺切割活检。

6.1.2.3 介入放射学生理管腔活检术

这是借鉴内镜的实时监测引导和经内镜器械孔的活检钳引入技术,以DSA设备的实时X线影像监测替代内镜直视定位活检区和指导全程活检操作,以介入器械如血管鞘的外鞘管替代内镜器械孔引入活检钳的钳夹活检术。韩新巍团队最早以经皮经肝穿刺途径在细小的生理腔道——胆管成功应用钳夹活检术,迄今已经扩展应用到几乎全身各个生理管腔疾病的钳夹活检中。

食管狭窄或闭塞性病变活检在X线透视下经口腔或鼻腔引入导丝导管进入食管,纤细的亲水膜超滑导丝0.035 inch(直径0.89 mm)与5 F(直径1.68 mm)导管相互配合通过食管狭窄段纤细的腔道,乃至潜在的缝隙到达食管远段正常管腔和胃腔;经导管注射碘对比剂进行食管造影,证实正常食管管腔和食管狭窄阻塞段病变;再以导丝导管交换技术引入加强导丝,沿加强导丝引入9~10 F(内腔直径2.7~3.0 mm)的血管鞘至狭窄病变区,取出血管鞘内的扩张器,保留导丝与血管鞘的外鞘管,建立活检钳由体外进出食管狭窄病变段的通道。

经外鞘管引入纤维内镜通用的活检钳,X线影像实时监测下将活检钳推出外鞘管头端,操作活检钳后手柄张开活检钳、对准狭窄病变钳夹组织块。介入放射学X线影像监测下食管活检、可以取到纤维内镜难以到达的食管狭窄处组织,而且创伤小、费用低、成功率高,是食管严重狭窄和闭阻塞患者有效的病理学诊断技术。

6.1.3 食管病变介入放射学钳夹活检的适应证与禁忌证

介入放射学X线食管造影、造影图像引导和X线实时监测下食管的钳夹活检,主要适用于纤维内镜无法通过的食管中重度狭窄病变,贲门及食管胃吻合口中重度狭窄患者,或心肺功能很差,不能耐受内镜检查的食管、贲门和食管胃吻合口狭窄患者。

若食管轻度狭窄或轻中度偏心性狭窄,需要选择弯头鞘管或可调弯鞘管引导活检钳,方能对准狭窄区段进行钳夹活检。

食管造影正位片、双斜位片不能显示的管腔狭窄性病变,X线影像不能准确定位,不适宜介入放射学钳夹活检术。

6.1.4　介入活检前准备

1)辅助检查　血、尿、粪三大常规,肝、肾功能,电解质、凝血全套、传染病四项等实验室检查,心电图,X线食管造影了解狭窄程度与范围,胸腹部增强CT了解病变部位与周围器官之间的关系、有无淋巴结和肺、肝部转移。这些也是食管疾病诊疗需要做的常规检查。

2)器械准备　开口器、5 F椎动脉导管、0.035 inch×150 cm亲水膜导丝、0.035 inch×180(260)cm加强导丝,9~10 F血管鞘,纤维内镜通用活检钳,空肠营养管,必要时备用全覆膜食管内支架、可携带粒子覆膜内支架等。

3)药品准备　奥布卡因凝胶、碘对比剂、肾上腺素等。

4)患者准备　若患者已经滴水难以下咽、判断食管病变导致食管管腔闭塞者,提前1~2 d口服收敛剂(250 mL生理盐水或葡萄糖溶液+利多卡因10 mL+地塞米松5 mg+庆大霉素16万U+肾上腺素2 mg),每隔2 h左右,口服10~20 mL,促使闭塞病变收敛,消除水肿,出现孔隙,便于导丝导管通过。

6.1.5　食管病变介入放射学钳夹活检操作技术

6.1.5.1　经导管食管造影

术前3~5 min给予患者鼻腔或咽部喷雾局部麻醉,也可非麻醉下操作。

1)口服对比剂食管造影　若患者能够进流质饮食,可口服30%碘对比剂10~15 mL依次进行正位、左前斜位45°、右前斜位45°食管造影,观察食管狭窄(或食管胃吻合口狭窄)的位置和长度,观察狭窄段以远正常食管、贲门和胃腔,选择食管整体显影的清晰图像,建立活检操作路径图。

2)经导管注射碘对比剂食管造影　若患者进食流质饮食困难,反映食管重度狭窄甚至闭塞,口服食管造影,尤其平卧位液体对比剂失去重力作用,病变食管失去正常蠕动功能,口服对比剂造影不能通过食管严重狭窄或闭塞段,需要运用介入技术经食管插管注射对比剂完成食管造影。

置入开口器,导丝和导管配合依次经口腔、咽腔、咽食管前庭进入食管,当导丝、导管前进受阻时,说明到达狭窄阻塞病变区,在狭窄区上缘经导管注射30%碘对比剂3~5 mL进行食管造影,至少可显示病变段上部的鼠尾状的纤细残留内腔,或显示病变全程不规则状缝隙状内腔。

导丝、导管配合插管进入鼠尾状或缝隙状内腔,旋转推进导丝、导管,如同钻孔般操作导丝、导管,通过狭窄段至食管远段直达膈肌下方胃腔内。经导管注射对比剂使胃黏膜皱襞显影,证实导管位于胃腔无误,证实导管、导丝通过食管狭窄阻塞病变,走行于正常食管腔到达胃腔,插管成功。可以排除导丝导管误穿破食管肿瘤组织走行于纵隔、经纵隔下行穿破膈肌误进入腹腔或腹膜后腔。

若是患者食管狭窄易于通过导管,直接经导管行食管全程造影。注射器抽取10 mL左右的30%碘对比剂连接导管尾端,边后退导管边注射碘对比剂,使部分胃腔、贲门、食管远段正常段、狭窄段全长、狭窄区上方正常食管整体性充分显影,以食管整体造影的清晰图像作为活检操作的路径图(图6-6)。

3)经外鞘管注射对比剂进行食管造影　若是患者食管狭窄严重,导管通过狭窄阻塞段十分艰难,为防止后退导管造影、导管造影退出狭窄段后再次插入通过阻塞段困难,改为引入血管鞘,经血管鞘的外鞘管完成食管造影。

经胃腔内导管引入加强导丝,保留导丝退出导管,沿加强导丝引入血管鞘跨越狭窄区,退出血管鞘内的扩张器,保留导丝和外鞘管。注射器抽取10 mL左右的30%碘对比剂连接外鞘管侧臂,注射对比剂先使狭窄以远正常食管显影。助手医师协助固定加强导丝,边后退外鞘管边注射碘对比剂,使食管狭窄段全长、狭窄段上方正常食管整体性良好显影,选择食管狭窄段和其上下正常段食管整体显影清晰的造影图像,建立活检操作的路径图。

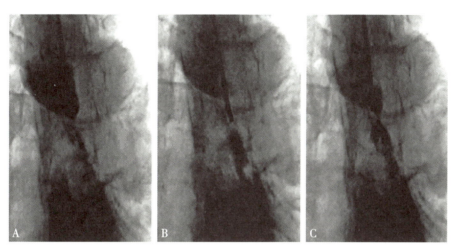

A. 导管头端在阻塞段上方造影,显示食管中段阻塞,仅病变上部残留鼠尾状狭窄内腔;B. 导管在阻塞段内部造影,显示食管中段残留缝隙状狭窄内腔;C. 回拉式经导管食管全程造影,显示正常贲门、正常食管下段、病变狭窄段和上方正常食管内腔。

图6-6　经食管插管食管造影全程操作

6.1.5.2　食管病变钳夹活检操作

完成口服碘对比剂食管全程造影或经食管内导管,经外鞘管注射碘对比剂食管全程造影,建立介入操作路径图后,开始食管狭窄病变钳夹活检操作,操作步骤如下。

1)建立加强导丝操作轨道　在路径图的指引下同法引入导管导丝进入胃腔,交换加强导丝进入胃腔并保留在胃腔内位置固定不变,建立体外经口腔、咽腔、食管至胃腔的加强导丝介入操作轨道(图6-7A)。

2)建立活检钳进出通路　即引入外鞘管。参照路径图沿加强导丝引入长鞘管置于食管狭窄段中下1/3区域内,退出扩张器,保留外鞘管和加强导丝,经外鞘管侧臂注射对比剂证实外鞘管头端位居狭窄病变节段内(图6-7B)。

3)钳夹活检组织块　X线透视影像监测下经外鞘管引入活检钳,以防止过快过于用力的暴力性推进操作刺破肿瘤组织、损伤纵隔,当活检钳头端接近外鞘管头端时,缓慢前推使活检钳的头端钳形部分暴露出外鞘管5 mm左右(图6-7C)。

X线透视影像监测下张开活检钳并前推2~3 mm抵紧病变组织(图6-7D),用力收紧活检钳切割夹取组织块(图6-7E)。保持活检钳收紧状态将活检钳退出体外,张开活检钳头端,用细针细心挑出钳槽内的组织块,若组织块大小如稻米、外观呈鱼肉样(图6-7F),证实取材成功;若组织块碎裂不成形或外观污浊、暗黑色,提示为坏死物或陈旧性出血块,表明活检取材失败。需再次送入活检钳,外鞘管后撤5 mm左右,同法在闭塞段的不同部位钳取3~5块外观鱼肉样、大小如大米粒样的组织,以专用的福尔马林标本瓶固定,送检常规病理、免疫组化和基因突变等检测。

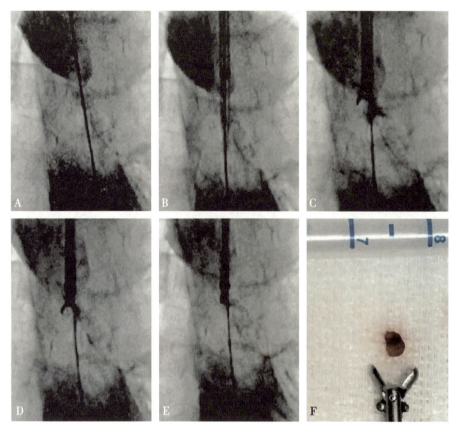

A. 经口腔、咽腔、食管至胃腔的加强导丝介入操作轨道；B. 加强导丝与外鞘管通路；C. 活检钳头端出外鞘管进入肿瘤组织；D. 活检钳张开准备夹取组织；E. 活检钳收紧夹取组织；F. 成功夹取的组织块。

图 6-7　食管病变钳夹活检操作过程

6.1.6　解除食管狭窄的介入操作

完成钳夹活检之后，根据患者病变的狭窄程度、营养需要、正常饮食要求和生活质量改善等，评估是否需要置入空肠营养管或食管覆膜内支架、携带粒子内支架，以便进行活检获取组织病理标本后，同步完成这些介入治疗性操作。

保留导丝撤出外鞘管。对于严重食管狭窄（或食管胃吻合口狭窄）无法进食的患者，可沿导丝交换引入胃或空肠营养管，最好置入食管内覆膜支架解除狭窄与阻塞，恢复正常饮食。

钳夹活检后若需置入胃或空肠营养管，选择经鼻腔操作途径，以方便经鼻腔较长时间留置营养管。若钳夹活检后不需要留置营养管，或准备置入食管内支架，可选择经口腔操作途径。

6.1.7　介入钳夹活检术后处理

钳夹活检属于微创性操作，操作后一般无须特别处理。

1）能吞咽进食者，适当禁食水 2 ~ 4 h，观察有无胸骨后疼痛、呕血等症状，情况严重者给予对症处理。

2）对于不能经口进食而置入经鼻胃肠营养管者，给予高蛋白、高纤维素流质饮食，由每次 100 mL 逐渐增加至 200 mL、300 mL、400 mL，每 2 h 左右鼻饲一次，逐步达到每日不少于 3 000 mL，每次鼻饲后鼓励下床活动 10 ~ 30 min，促进胃肠蠕动，帮助消化吸收，加速身体康复。

6.1.8　介入钳夹活检并发症防治

微创性的钳夹活检操作，操作后一般没有值得处理的严重并发症。

1）胸骨后疼痛 与钳夹活检局部损伤和炎症反应刺激有关，一般程度不重可以忍受，无须处理。疼痛严重难以忍受者，给予间歇口服收敛液减轻症状，疼痛持续性不缓解，甚至进行性加重者，复查食管造影了解是否有溃疡或瘘形成。

2）出血 一般由活检钳钳取局部组织造成局部组织黏膜渗血，极少造成大出血。出血量少（局部渗血）者，口服肾上腺素生理盐水或冰盐水即可止血。出血量大者，置入食管覆膜内支架压迫止血，或急诊行食管动脉栓塞止血。

6.1.9 展望

食管狭窄、食管阻塞性病变如食管癌的早期诊断是提高治疗效果、改善预后的最有效措施。内镜检查的普及大大提高了食管癌的早期诊断率，但由于直径较粗的纤维胃镜检查的局限性和较强的异物刺激反应，相当一部分年老体弱患者、心肺功能差的患者、食管严重狭窄而纤维内镜无法通过的患者，纤维内镜难以进行活检明确诊断。

介入放射学食管造影，在X线影像监测下引进活检钳对食管病变钳夹活检，可以取到狭窄段内任意部位的组织，弥补了内镜无法通过狭窄段获取狭窄段内组织的不足，可作为食管严重狭窄（或食管胃吻合口狭窄）内镜无法通过而活检失败者的替代技术，也是针对不适合或者不能耐受纤维内镜检查和内镜下活检的年老体弱者值得推荐的技术。

由于介入放射学食管钳夹活检是在X线食管造影和透视引导下进行，不能直视典型的病变成活组织，只能通过多点活检增加诊断阳性率，仍需要大量临床资料及经验积累，进一步提高介入放射学食管病变钳夹活检成功率。

6.2 食管–胃（肠）吻合口狭窄与占位介入放射学活检术

食管癌治疗的主要方法是外科广泛切除，食管与胃在颈部（或胸部）吻合。食管广泛切除后胃上提胸腔代食管是目前临床使用最多的上消化道重建方式，解剖上与生理食管类似。食管–胃吻合口狭窄是胃代食管术后较常见的并发症，国内文献报道食管癌术后吻合口狭窄发生率为2.0%～14.0%，国外文献报道狭窄发生率为13.0%～41.7%。吻合口狭窄发生的时间早晚不一，以术后4周～1年内发病者居多。

贲门癌外科大部胃切除后，食管与胃在左侧胸部吻合，食管–胃吻合口与食管癌切除后一样，也有一定的狭窄发生率。胃癌外科全胃切除后，食管与空肠在胸部或腹部相互吻合重建上消化道，形成的食管–空肠吻合口，其吻合口也具有一定的狭窄发生率。

食管–胃吻合口狭窄、食管–空肠吻合口狭窄，出现进行性加重的进食困难，影响着患者的生活质量和生存率，及时发现狭窄、明确狭窄的病因，是提高生活质量和远期生存率的关键。

6.2.1 食管–胃（肠）吻合口狭窄的病因

食管–胃（肠）吻合口狭窄的病因分为良性瘢痕性和恶性肿瘤性。

1）良性狭窄 与手术技巧或围手术期处理方法有关：①手术吻合时缝针过密、距边缘过远，造成愈合后吻合口狭窄。②选择机械吻合器直径过小，造成吻合口狭窄。③吻合术中胃壁组织包埋过多，凸入胃腔，挤压吻合口或位于其下方，吻合口狭窄造成不完全梗阻。④吻合手术包埋食管或胃部残端过多，或残端套入吻合口造成狭窄。⑤患者为瘢痕体质，吻合口区域大量瘢痕组织形成而狭窄。⑥术后并发吻合口瘘，瘘口炎症反应，愈合过程中继发大量肉芽组织增生，肉芽组织纤维化，瘘口愈合后局部瘢痕挛缩性狭窄。⑦术后长期进流质或半流质食物，吻合口得不到食物的机械性扩张，导致失用性狭窄。

2）恶性狭窄 食管癌、贲门癌、胃体与胃窦癌手术切除，若肿瘤未能达到干净彻底全部切除，手术后均有可能出现吻合口局部肿瘤复发，肿瘤直接侵犯吻合口，导致吻合口狭窄：①切缘残留肿瘤组织复发，吻合口管壁肿瘤侵犯增厚，吻合口狭窄梗阻。②吻合口局部肿瘤复发，肿瘤组织充盈堵塞吻合口。③食管残端肿瘤复发,侵犯吻合口而狭窄。④胃部残端肿瘤复发,侵犯吻合口而狭窄。⑤吻合口周围原肿瘤床区,肿瘤局部复发侵犯吻合口。⑥吻合口周围淋巴结转移瘤肿大,压迫侵犯吻合口而狭窄。

6.2.2　食管–胃(肠)吻合口狭窄的诊断

1)临床表现　特征表现是进行性加重的吞咽困难和食物反流,从进食固体食物困难,逐渐发展至进食半固体食物困难,甚至进食流质食物也困难。进食困难越重,反流物的量越多,主要为消化液和消化不良的食物,并无酸味亦不含胆汁。颈部或主动脉弓上吻合口狭窄,因残留食管短、食管容量有限,大口吞咽食物易于反流进入气道,或误吸进入气道,出现异物刺激性呛咳。膈肌上食管–胃吻合口长期狭窄,可引起食管异常扩大,成为存有食物的囊袋,重度的食管扩张可以压迫气管或支气管,产生呼吸困难。患者可有营养不良、体质消瘦或贫血。

2)辅助检查　食管–胃吻合口狭窄的主要检查手段有 X 线上消化道造影、颈胸部联合 MSCT、纤维胃镜等。

(1)X 线食管造影　严重的吞咽困难如进食流质饮食困难,选择30%碘对比剂口服造影或食管插管注射碘对比剂造影,禁用口服钡剂造影,以避免钡剂误咽进入气道,发生顽固性的钡剂沉积性肺部炎症。数字减影食管造影全程显示食管、吻合口和吻合口远端胃腔,可见吻合口局限性狭窄、严重狭窄呈细线状,狭窄近端食管内对比剂潴留,显示狭窄的位置、范围和程度。良性狭窄呈局限性环形狭窄,管壁光滑规则,恶性狭窄范围较长,管壁形态不规则,或者扭曲变形(图6-8)。

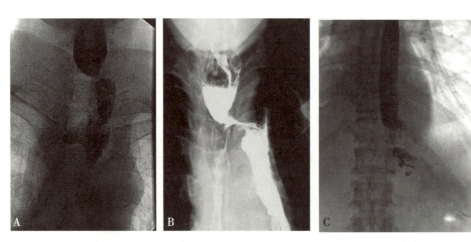

A. 口服对比剂食管造影,显示食管–胃颈部吻合口良性环形局限性狭窄;B. 口服对比剂食管造影,
显示食管–胃颈部吻合口恶性节段性不规则狭窄;C. 经食管插管造影,显示食管膈肌上食管–空肠吻合
口局限性狭窄。

图6-8　食管–胃(肠)吻合口狭窄 X 线碘对比剂造影

(2)MSCT　有助于显示吻合口狭窄原因,特别是增强 CT,有助于判断狭窄区域和周围是否有肿瘤发生,肿瘤的范围与部位;吻合口狭窄周围组织是否侵犯及有无气管、支气管受压均有帮助。

(3)纤维内镜　可显示狭窄上段,大概判断狭窄段病变的形态结构,一般内镜无法通过狭窄区,不易进行满意的内镜下钳夹活检病理学定性诊断。

6.2.3　食管–胃(肠)吻合口狭窄与占位病变的介入放射学钳夹活检术

内镜直视食管–胃(肠)吻合口狭窄及占位的局部形态结构,可见食管吻合口管腔变小,引入活检钳可以对病变部位进行病理活检,明确狭窄原因。内镜直视下夹取病变组织,取材准确,阳性诊断率高,对于出血等并发症也能及时处理。但是,若吻合口严重狭窄内镜通过困难,甚至不能通过,导致无法观察狭窄段全程和狭窄以远的胃或肠腔结构,无法引入活检钳获得狭窄段病理组织块。

介入放射学利用导丝、导管技术,可以通过吻合口严重狭窄区,可以借助导丝导管交换技术引入血管鞘(8～9 F),以血管鞘的外鞘管替代纤维内镜器械孔,以 X 线透视图像替代内镜直视,X 线影像监测下进行吻合口狭窄病变的钳夹活检操作。

6.2.3.1 适应证与禁忌证

1)适应证　所有吻合口狭窄与占位病变需要纤维内镜钳夹活检定性诊断者,纤维内镜无法通过的吻合口中重度狭窄病变;贲门及食管胃吻合口中重度狭窄,患者年老体弱心肺功能差,不能耐受内镜操作者;食管-胃吻合口狭窄不愿意接受内镜检查者。

2)禁忌证　无绝对禁忌证。若 X 线造影不能显示的管腔狭窄性病变,不能准确定位病变者,不适宜介入放射学钳夹活检术;吻合口外压性狭窄者,不适宜经腔内钳夹活检术。

6.2.3.2 术前准备

1)辅助检查　完善血、尿、粪三大常规检查,肝、肾功能检查,电解质与凝血功能检查,传染病学检查,以及心电图检查,X 线食管造影检查(了解狭窄程度与范围),胸腹部增强 CT 检查(了解病变部位与周围器官之间的关系、有无淋巴结肿大和肺、肝部转移)。

2)器械准备　开口器,5 F×100 cm 椎动脉导管,0.035 inch×150 cm 亲水膜导丝,0.035 inch×180 cm 加强导丝,9～10 F 血管鞘,纤维内镜活检钳,福尔马林标本瓶。空肠营养管,必要时备用直径 20～30 mm 球囊扩张导管、食管全覆膜分节支架、可携带粒子覆膜内支架等。

3)患者准备　若患者已经滴水难以下咽、判断食管-胃吻合口完全闭塞者,提前 1～2 d 口服收敛剂(250 mL 生理盐水或 5% 葡萄糖溶液+利多卡因 10 mL+地塞米松 5 mg+庆大霉素 16 万 U+肾上腺素 2 mg),每隔 2 h 左右,口服 10～20 mL,促使闭塞病变收敛、消除水肿,在原本的完全阻塞段病变内出现孔隙,变完全闭塞为重度狭窄,便于导丝、导管通过。

介入操作前 10～30 min 肌内注射地西泮和 654-2,消除患者紧张情绪,减少消化道分泌物。

6.2.3.3 介入放射学钳夹活检操作技术

1)食管与吻合口造影　术前 3～5 min 给予患者咽部喷雾局部麻醉,也可非麻醉下操作。

(1)口服碘对比剂食管造影　若患者能够进流质饮食,可口服 30% 碘对比剂 10～15 mL 依次进行正位、左前斜位 45°、右前斜位 45°,以吻合口为中心的食管造影,观察食管-胃吻合口狭窄的位置和长度,观察狭窄段以远正常食管、贲门和胃腔,选择食管整体显影的清晰图像,建立活检操作路径图。

(2)经导管注射碘对比剂食管与吻合口造影　若患者进食流质饮食困难,并发反流性呛咳,反映食管-胃吻合口重度狭窄甚至闭塞,口服对比剂造影不能通过严重狭窄或闭塞段,需要运用介入技术经食管插管注射碘对比剂完成食管与吻合口造影。

吻合口狭窄区近端造影,置入开口器,导丝和导管配合依次经口腔、咽腔、咽食管前庭进入食管,当导丝、导管前进受阻时,说明到达狭窄阻塞病变区,在狭窄区上缘经导管注射 30% 碘对比剂 3～5 mL 进行造影,至少可显示病变段上部的鼠尾状的纤细残留内腔,或显示病变全程不规则状缝隙状内腔。

导丝、导管通过吻合口狭窄区至胃腔,导丝、导管配合前推进入鼠尾状或缝隙状狭窄区内腔,旋转推进导丝、导管,如同钻孔般操作导丝、导管,通过狭窄段至狭窄下方胃腔内。经导管注射碘对比剂使胃黏膜皱襞显影,显示导管位于胃腔,证实导管导丝通过吻合口狭窄阻塞病变区、走行于正常食管腔、通过吻合口到达胃腔,插管成功。

若是患者吻合口狭窄易于通过导管,直接经导管行跨越吻合口的胃腔和食管全程造影。注射器抽取 10 mL 的 30% 碘对比剂连接导管尾端,从最远端的胃腔开始,边后退导管边注射碘对比剂,使部分胃腔、吻合口狭窄段全长、狭窄区上方正常食管整体性充分显影,以整体造影的清晰图像作为钳夹活检操作的路径图。

(3)经外鞘管注射碘对比剂食管与吻合口造影　若是患者吻合口严重狭窄通过导丝、导管困难,为防止后退导管造影、导管造影退出狭窄段后再次插入导丝、导管通过吻合口阻塞段困难,改为引入血管鞘,经血管鞘的外鞘管完成造影。保留胃腔内加强导丝,经加强导丝引入长鞘管通过吻合口狭窄段以远,退出血管鞘内的扩张器,保留导丝和外鞘管,经外鞘管行跨越吻合口的胃腔和食管全程造影。

注射器抽取 10 mL 左右的 30% 碘对比剂连接外鞘管侧臂,保持导丝位置不变,从最远端的胃腔开始,后撤外鞘管,边后退外鞘管边注射碘对比剂,使部分胃腔、吻合口狭窄段全长、狭窄区上方正常食管整体性充分显影,以整体造影清晰的图像作为钳夹活检操作的路径图。

2)钳夹活检操作 完成口服对比剂食管与吻合口全程造影或经食管内导管,经外鞘管注射对比剂食管与吻合口全程造影,建立介入操作路径图后,开始食管胃吻合口狭窄病变钳夹活检操作,步骤如下(图6-9)。

(1)建立加强导丝操作轨道 在路径图的指引下同法引入导管导丝进入胃腔,交换加强导丝进入胃腔并保留在胃腔内位置固定不变,建立体外经口腔、咽腔、食管、吻合口至胃腔的加强导丝介入操作轨道。

(2)建立活检钳进出通路 即引入外鞘管。参照路径图沿加强导丝引入长鞘管置于食管-胃吻合口狭窄段中下 1/3 区域内,退出扩张器,保留外鞘管和加强导丝,经外鞘管侧臂注射对比剂证实外鞘管头端位居吻合口狭窄病变节段内。

(3)钳夹活检组织块 X 线透视图像监测下,固定加强导丝和外鞘管位置不变,经外鞘管引入活检钳,当活检钳头端接近外鞘管头端时,缓慢前推活检钳使头端钳形部分暴露出外鞘管 5 mm 左右。

X 线透视图像监测下张开活检钳,并前推 2~3 mm 抵紧吻合口狭窄区病变组织,用力收紧活检钳切割夹取组织块。保持活检钳收紧状态退出体外,张开活检钳头端,用细针挑出钳槽内的组织块。重复钳夹活检操作,同法在吻合口狭窄段的不同部位钳取 3~5 块外观鱼肉样、米粒大小的组织,置入福尔马林标本瓶固定,送检常规病理、免疫组化和基因突变等检测。

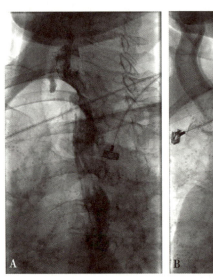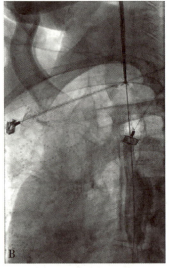

A. 经口引入单弯导管造影,显示食管-胃吻合口重度不规则狭窄;

B. 经外鞘送入活检钳至吻合口狭窄部钳夹活检。

图 6-9 食管癌广泛切除后颈部吻合口狭窄造影与活检操作

6.2.4 解除食管-胃(肠)吻合口狭窄的介入操作

完成吻合口狭窄钳夹活检之后,根据患者病变的狭窄程度、营养需要、正常饮食要求和生活质量改善等,评估是否需要球囊扩张成形、置入空肠营养管或覆膜内支架、携带粒子内支架,以便进行活检获取组织病理标本后,同步完成这些介入治疗性操作。

1)留置胃或空肠营养管,保留导丝撤出外鞘管 对于严重食管-胃吻合口狭窄无法进食的患者,沿导丝交换引入胃或空肠营养管,进行肠内营养,维护正常体质;同时留置的营养管也保留了通过吻合口狭窄区的一个通路,便于活检病理学结果出来后,进行吻合口的局部介入治疗性操作。钳夹活检后若需置入胃或空肠营养管,选择经鼻腔操作途径,以方便经鼻腔较长时间留置营养管和保留语言功能。

2）球囊扩张成形　吻合口狭窄病理学证实为良性、瘢痕性狭窄,一般常用大球囊(直径30 mm)扩张成形治疗。大量临床研究证实,吻合口局限性、环形瘢痕性狭窄,大球囊扩张成形,具有良好的长期疗效。

3）置入覆膜内支架或置入携带^{125}I离子的覆膜内支架　吻合口狭窄病理学证实为恶性、肿瘤复发性狭窄,推荐置入携带粒子的覆膜内支架既可解除吻合口狭窄阻塞,恢复正常饮食;又可在局部发挥肿瘤近距离放射治疗作用,以维持更好、更持久的疗效。

4）动脉灌注化疗　吻合口狭窄病理学证实为恶性、肿瘤复发性狭窄。在解除狭窄,恢复正常饮食的基础上,及时进行复发肿瘤的局部动脉灌注化疗与栓塞,超选择吻合口区肿瘤的供养动脉,规律性、周期性连续3~5次进行局部动脉灌注化疗,以最大限度地控制肿瘤。

5）放射性^{125}I粒子植入　吻合口周围淋巴结转移瘤,可直接经皮穿刺植入粒子,进行近距离内放射治疗。

6.2.5　钳夹活检并发症防治

微创性的钳夹活检操作,操作后一般没有值得处理的严重并发症。

1）胸骨后疼痛　与钳夹活检局部损伤和炎症反应刺激有关,一般程度不重可以忍受,无须处理。疼痛严重难以忍受者,给予间歇口服收敛液减轻症状,疼痛持续性不缓解,甚至进行性加重者,复查食管造影了解是否有溃疡或瘘形成。

2）出血　一般由活检钳钳取局部组织造成局部组织黏膜渗血,极少造成大出血。出血量少(局部渗血)者,口服肾上腺素生理盐水或冰盐水即可止血。出血量大者,置入覆膜内支架压迫止血,或急诊行食管动脉栓塞止血。

6.3　贲门狭窄与占位病变介入放射学活检术

贲门是上消化道的一部分,是胃与食管连接处宽1~4 cm的环状区,食管肌层的环形肌在贲门增厚,形成贲门括约肌。贲门上接食管,当食团通过时,贲门括约肌松弛使贲门打开,将食管内食物输送至胃腔。下接胃底区防止胃内容物反流进入食管,贲门括约肌在生理收缩时呈收缩封闭状态,以阻止胃内容物向食管内反流,避免胃酸刺激食管下段。当食管贲门部的神经肌肉功能障碍时,会导致食物无法通过而滞留,从而逐渐使食管张力、蠕动减低及食管扩张。

各种原因导致贲门狭窄,食物无法顺利通过贲门引发营养障碍。贲门狭窄可由贲门炎症、肿瘤、先天性疾病等因素导致。贲门狭窄的主要表现为吞咽困难、胸骨后疼痛、食物反流、消瘦等。

6.3.1　贲门狭窄与占位病变的病因

引起贲门狭窄的原因不多,但是发病率不低。

良性疾病包括贲门失弛缓症、贲门失弛缓症术后狭窄、胃食管反流的长期慢性损伤、胃食管反流手术治疗、局部消融治疗后继发性狭窄等。

恶性狭窄最多见原发性贲门癌,胃体癌向贲门侵犯,食管下段癌向贲门侵犯,后纵隔淋巴结转移瘤压迫贲门,肝脏右后叶或尾状叶巨大肿瘤侵犯或压迫贲门,小网膜囊巨大或多发淋巴结转移癌压迫贲门等。

6.3.2　贲门狭窄与占位病变的诊断

1）临床表现　间歇性吞咽困难和呕吐大量未消化食物是贲门失弛缓症的典型表现;情绪越紧张,症状越严重;进食冰冷食物,吞咽困难症状会加重,进食温热食物,吞咽困难又会减轻,甚至缓解。若贲门癌表现为持续性、进行性加重的进食困难,伴有明显的体质消瘦。

长期的贲门失弛缓症,大量咽下的食物和唾液存留于食管内,导致食管严重扩张形成囊袋状。平卧位时出现呕吐,呕吐出来大量未消化食物和唾液混合物,反流物无酸味或苦味,有别于胃-肠源性呕吐。

2）影像学表现　X线食管钡餐造影是诊断贲门狭窄梗阻的首选技术,可以直观地显示贲门狭窄梗阻,但是定性诊断有时困难。贲门失弛缓症表现为食管下端括约肌上方的下段食管逐渐变细,似鸟嘴状狭窄;狭窄以上食管全程异常扩张。但在某些情况下可部分开放,使钡剂进入胃腔,对正确诊断疾病增加难度。因此,有必要对贲门狭窄部位进行介入放射学钳夹活检,明确病理诊断以便选择正确治疗方案。

(1)贲门失弛缓症术后狭窄　贲门失弛缓症的治疗方法众多,如药物治疗、肉毒杆菌毒素注射、球囊扩张、支架置入、外科手术等。部分患者在外科术后仍会有吞咽困难,即贲门失弛缓症术后狭窄,该狭窄大多数由瘢痕所致,但在良性狭窄中可能隐藏着恶性病变,因此对贲门失弛缓症术后狭窄进行介入放射学钳夹活检尤为必要。

(2)贲门癌　贲门癌是胃癌中的一个独特亚型。早期贲门癌因临床表现隐匿难以发现,大多数患者发现时已是不可切除的晚期肿瘤或出现全身性转移,预后相对较差,有研究报道,中晚期贲门癌的5年生存率不到15%,而早期贲门癌的5年生存年率可达90%,所以,尽量做到早诊早治,同时对高危人群开展胃镜筛查,这对降低病死率、提高生存期、改善预后有着至关重要的意义。虽然X线食管造影可以发现贲门狭窄与阻塞,因纤维内镜无法通过,难以获取组织块得到病理学诊断,肿瘤的进一步诊疗活动难以进行,介入放射学腔道内钳夹活检,可以发挥无可替代的活检病理学诊断作用。

6.3.3　贲门狭窄性病变的介入放射学钳夹活检术

6.3.3.1　适应证与禁忌证

1)适应证　所有贲门狭窄需要明确病理学诊断者,中青年间歇性吞咽困难,X线钡餐食管造影缺乏典型的贲门失弛缓症征象;贲门失弛缓症各种方法治疗后复发吞咽困难,进行性加重的持续性吞咽困难,需要区别恶性病变者;可疑贲门癌因管腔严重狭窄内镜无法通过取得活检;食管下段癌累及贲门,管腔严重狭窄内镜无法通过取得活检;胃底癌累及贲门,内镜检查失败;贲门狭窄,病因不明,体质弱不能耐受内镜检查者。

2)禁忌证　进食困难,发现贲门狭窄,尽早明确病理学诊断,以便选择科学治疗方案,无绝对禁忌证。只要预计患者有继续治疗的价值,就应进行钳夹活检。X线钡餐食管造影不能准确定位的病变,不适宜介入放射学钳夹活检。

6.3.3.2　术前准备

1)辅助检查　完善血、尿、粪三大常规检查,肝、肾功能检查,电解质与凝血功能检查,传染病学检查,以及心电图检查,X线钡餐上消化道造影检查(了解狭窄程度与范围),胸腹部增强CT检查(了解病变部位与周围器官之间的关系、有无淋巴结肿大和肺、肝部转移)。

2)器械准备　开口器,5 F×100 cm椎动脉导管、0.035 inch×150 cm亲水膜导丝、0.035 inch×260 cm加强导丝,9~10 F血管鞘,纤维内镜活检钳,福尔马林标本瓶。空肠营养管,必要时备用全覆膜消化道支架、可携带^{125}I粒子覆膜内支架等。

3)患者准备　进食流质食物困难,X线钡餐食管造影贲门完全阻塞者,提前1~2 d口服收敛剂(250 mL生理盐水或葡萄糖溶液+利多卡因10 mL+地塞米松5 mg+庆大霉素16万U+肾上腺素2 mg),每隔2 h左右,口服10~20 mL,有助于闭塞病变消除水肿,出现裂隙,便于导丝导管通过。介入操作前10~30 min肌内注射地西泮和654-2,以解除患者紧张情绪,减少口腔和咽部与食管分泌物。

6.3.3.3　贲门病变介入放射学钳夹活检技术操作

1)经导管食管造影　术前3~5 min给予咽部喷雾局部麻醉,也可非麻醉下操作。置入开口器,导丝和导管配合依次经口腔、咽腔、咽食管前庭进入食管,前推至膈肌水平,当导丝、导管前进受阻时,说明到达阻塞病变区,在阻塞区上缘经导管注射30%碘对比剂5~10 mL进行食管造影,显示病变段上方食管、病变段上部的鼠尾状的纤细残留内腔,或病变全程不规则状缝隙状内腔。

导丝、导管配合插管进入鼠尾状或缝隙状内腔,旋转推进导丝、导管,通过阻塞段至膈肌下方胃腔内。

经导管注射对比剂使胃黏膜皱襞显影,证实导管位于胃腔,证实导管导丝通过食管、贲门阻塞病变区进入胃腔,插管成功。

2)建立加强导丝操作轨道 以导丝导管交换技术,经胃腔导管交换引入加强导丝至胃腔深部,退出导管,经皮至食管、贲门、胃腔的介入操作导丝建立轨道。

3)建立路径图 经胃腔内加强导丝,引入血管鞘跨越贲门阻塞区,退出血管鞘内的扩张器、保留加强导丝和外鞘管。注射器抽取 10 mL 左右的 30% 碘对比剂,连接外鞘管侧臂,注射对比剂先使狭窄以远胃腔显影,固定加强导丝位置不变,缓慢后撤外鞘管,边后退外鞘管边注射碘对比剂,使贲门狭窄段全长、狭窄段上方正常食管整体性良好显影,选择贲门狭窄段和其上方正常食管段整体显影清晰的造影图像,作为活检操作的路径图。

4)建立活检钳进出通路 即引入外鞘管至阻塞病变区段内。参照路径图沿加强导丝前推长鞘管置于贲门狭窄段中下 1/3 区域内,退出扩张器,保留外鞘管和加强导丝,经外鞘管侧臂注射对比剂证实外鞘管头端位居贲门狭窄病变节段内。

5)钳夹活检组织块 X 线透视影像监测下经外鞘管引入活检钳,当活检钳头端接近外鞘管头端时,缓慢前推使活检钳的头端钳形部分暴露出外鞘管 5 mm 左右。张开活检钳并前推 2~3 mm 抵紧阻塞区病变组织,用力收紧活检钳切割组织块(图 6-10)。保持活检钳收紧状态退出体外,张开活检钳头端,用细针细心挑出钳槽内的组织块,再次送入活检钳,外鞘管后撤 5 mm 左右,同法在闭塞段的不同部位钳取3~5 块组织,福尔马林标本瓶固定,送检常规病理、免疫组化和基因突变等检测。

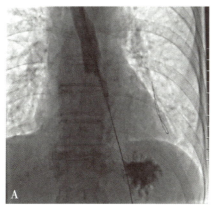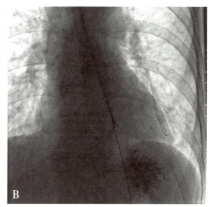

A. 经口引入加强导丝与食管、贲门、胃腔造影,显示管腔完全闭塞;B. 经外鞘管送入活检钳至贲门狭窄闭塞段钳夹活检。

图 6-10 贲门区阻塞性病变介入放射学钳夹活检操作

6.3.4 解除贲门狭窄的介入操作

完成活检之后,根据患者病变的狭窄程度、营养需要、正常饮食要求和生活质量改善等,评估是否需要置入空肠营养管或消化道覆膜内支架、携带粒子内支架,以便进行活检获取组织病理标本后,同步完成这些介入治疗性操作。

保留导丝撤出外鞘管。对于严重贲门狭窄(或食管-胃吻合口狭窄)无法进食的患者,至少可沿导丝交换引入胃或空肠营养管,经肠道营养,维持正常能量和各种营养物质供应。胃肠营养管也为明确病理学诊断后,进行的后续介入治疗操作保留了操作通路,必要时可经营养管引入导丝,进行球囊扩张、内支架置入等介入操作。

6.3.5 介入钳夹活检并发症防治

微创性的钳夹活检操作,操作后一般没有值得处理的严重并发症。

1)胸骨后疼痛 与钳夹活检局部损伤和炎症反应刺激有关,一般程度不重可以忍受,无须处理。疼痛严重难以忍受者,给予间歇口服收敛液减轻症状,疼痛持续性不缓解,甚至进行性加重者,复查食管造影了解是否有局部溃疡或瘘管形成,及时治疗处理。

2)出血　活检钳钳取局部组织造成局部组织黏膜渗血,极少造成大出血。出血量少(局部渗血)者,口服肾上腺素生理盐水或冰盐水即可止血。出血量大者,置入消化道覆膜内支架压迫止血,或急诊行食管动脉、胃左动脉栓塞止血。

6.4　胃腔狭窄阻塞与占位病变介入放射学活检术

胃部占位性病变多数是肿瘤性病变,以胃癌居多。胃癌是人类最常见的恶性肿瘤之一,居消化系统肿瘤的首位。外科手术切除是临床公认的治疗胃癌的最直接有效的方式,但我国胃癌患者多数就诊时已属进展期,手术切除率低,治疗效果差。国内资料显示,进展期胃癌的 5 年生存率仅 15% 左右,国外资料也仅有 5% ~40%。近 20 年来,随着介入医学的发展,对进展期胃癌的术前、术后、复发和姑息治疗均取得了很好疗效。

6.4.1　胃腔狭窄阻塞与占位病变的病因

引起胃壁增厚、管腔狭窄的疾病分为良恶性两类。

1)胃恶性肿瘤　胃壁结构包括黏膜、黏膜下层、肌层、浆肌层,各层结构均可以发生恶性肿瘤。

(1)黏膜性恶性肿瘤　即胃癌,是胃部最常见的恶性肿瘤;根据发病部位分为胃底贲门癌、胃体癌、胃窦癌等;根据肿瘤形态,即肿瘤大小和肿瘤黏膜病变情况早期分为隆起型、平坦型和凹陷型三种分型,中晚期分为浸润型、溃疡型、弥漫浸润型,病理上包括胃低、中、高分化腺癌,印戒细胞癌,腺鳞癌,未分化癌等。根据 Lauren 病理分型,有弥漫型、肠型、混合型和未分化型。目前胃癌全基因组分子分型有 4 种亚型,即 EBV 阳性(9%)、微卫星不稳定型(22%)、基因组稳定型(20%)、染色体不稳定型(50%)。

(2)淋巴瘤　为全身性系统疾病,可发生于胃部,即胃恶性淋巴瘤。

(3)胃间质肿瘤　起源于肌层、浆肌层或黏膜下层的恶性肿瘤,有间质瘤和平滑肌肉瘤、纤维肉瘤和脂肪肉瘤等。

(4)胃神经内分泌肿瘤　是起源于神经内分泌细胞的肿瘤,神经内分泌肿瘤神经内分泌细胞是机体内具有神经内分泌表型,可以产生多种激素的一大类细胞。

神经内分泌肿瘤有良性与恶性之分,良性肿瘤及时治疗大部分可以根治;恶性肿瘤在积极的规范治疗后,缓解症状,改善患者的生活质量,延长寿命。

2)胃良性病变　侵犯胃壁和胃腔的良性病变种类多,有良性肿瘤和非肿瘤疾病。

(1)良性肿瘤　有起源于胃壁黏膜上皮组织的腺瘤或息肉样腺瘤,另一类源于胃壁间叶组织的平滑肌瘤、纤维瘤、神经纤维瘤等。

(2)非肿瘤疾病　胃溃疡,胃化学性腐蚀损伤,糜烂性、萎缩性胃炎等。

3)邻近脏器肿瘤或淋巴结转移瘤　见于肝左叶巨大肿瘤、胰腺巨大肿瘤或巨大假囊肿、小网膜囊多发淋巴结转移、食管癌手术后胸腔胃纵隔淋巴结转移压迫等。

6.4.2　胃腔狭窄阻塞与占位病变的诊断

1)临床表现　早期胃癌可无任何症状,进展期胃癌可出现上腹部饱胀不适及疼痛,其表现无规律、无特异性;这时肿瘤可导致消化道功能紊乱,表现为恶心、呕吐及食欲低下等。胃窦肿瘤引起梗阻时可出现朝食暮吐、夕食朝反的现象,伴随消瘦、食欲下降、乏力等症状。肿瘤溃破出现呕血、黑便,发生率约为30%,多为小量出血。中晚期胃癌上腹部相当于胃区可能扪到肿块,肿块呈实质样硬块或结节状。可有左锁骨上淋巴结肿大、呕血、腹水形成等转移性表现。晚期患者还有贫血、黄疸、肠梗阻、恶病质等表现。

2)辅助检查

(1)上消化道钡餐造影(图6-11)　胃癌可见的征象有胃腔内充盈缺损,表面凹凸不平或有小的钡剂斑或小龛影,切线位显示宽基底与胃壁相连。胃腔内盘状及不规则形龛影,龛影口部可有指压迹征、裂隙征、双重边缘征,龛影邻近的胃壁可有环堤征或半月征,黏膜皱襞中断、破坏或杵状增粗。广泛浸润胃壁使胃腔缩小、边缘僵硬失去蠕动性,形如皮革状,称为"皮革胃"。

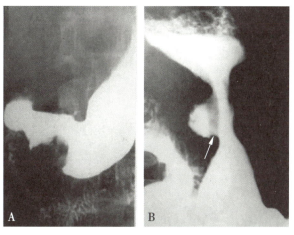

A.胃窦癌显示胃窦部管腔狭窄;B.胃体癌显示胃体部管腔狭窄和小弯侧腔内龛影。

图 6-11 胃癌 X 线钡餐造影

(2)腹部 MSCT 与 MRI CT 显示胃壁增厚,从 5 mm 到数厘米的显著增厚。胃癌增厚的胃壁多数为不规则状,病灶与正常胃壁分界不清,侵及浆膜层时外缘轮廓多不光整。软组织肿块,肿瘤向腔内或腔外同时生长形成不规则软组织肿块,表面往往高低不平;肿块坏死脱落形成腔内不规则溃疡时,内见对比剂或气体充盈。邻近胃壁不规则增厚。增强扫描早期肿块强化显著,内部坏死区则无强化,显示更为清楚(图 6-12)。肿瘤向周围侵犯,中晚期胃癌突破浆膜层侵及邻近的组织和器官,表现为胃轮廓不清,胃周脂肪层模糊不清或消失,当胃壁增厚大于或等于 2 cm 时,表明伴有浆膜层突破或胃周浸润。

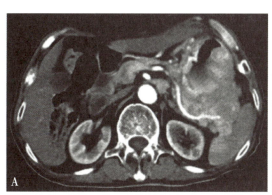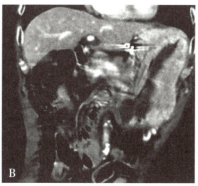

A.横断位显示胃底与胃体大弯侧胃壁增厚;B.冠状位显示胃壁大弯侧增厚并肿块样强化。

图 6-12 中晚期胃体癌 CT

局部和远处淋巴结转移,可见小网膜囊、腹腔、腹膜后淋巴结肿大。

胃癌的 MRI 表现和 CT 相似,进展期胃癌表现为胃壁的不规则增厚、肿块和胃腔的变形和狭窄。不规则增厚的胃壁在 T1WI 和 T2WI 均表现为较低信号,快速动态增强扫描胃癌病灶多数早期不均匀强化,延迟期持续强化。肿大的淋巴结在 T1WI 和 T2WI 均表现为中等度的低信号。

6.4.3 胃腔占位病变的介入放射学钳夹活检术

6.4.3.1 适应证与禁忌证

1)适应证　可疑胃部肿瘤需要明确病理学诊断,不能耐受,或不愿意接受内镜检查者;胃部病变合并咽腔、食管或贲门严重狭窄,内镜无法通过者;胃部肿瘤侵犯贲门,贲门严重狭窄不能通过内镜者;胃部疾病致胃腔严重狭窄,内镜通过困难或强行通过有风险者。

2)禁忌证　无绝对禁忌证。

6.4.3.2 术前准备

1)辅助检查　完善血、尿、粪三大常规检查,肝、肾功能检查,电解质、凝血功能和传染病学检查,心电图检查,X 线上消化道造影检查(了解胃腔狭窄程度与范围、周围病变位置与大小),腹部 CT 检查(了解胃部病变与周围器官之间的关系、有无周围侵犯和区域淋巴结转移)。

2)器械准备　开口器,5 F×100 cm 椎动脉或眼镜蛇导管、0.035 inch×150 cm 亲水膜导丝、0.035 inch×260 cm 加强导丝,10 F×60(90)cm 单弯血管鞘或可调弯血管鞘,纤维内镜活检钳,福尔马林标本瓶,空肠营养管,覆膜内支架等。

3)病人准备　介入操作前 10~30 min,肌内注射地西泮和 654-2,以解除患者紧张情绪,减少口腔与消化道分泌物,防止误咽与呛咳。

6.4.3.3 胃腔占位病变介入放射学钳夹活检操作

1)经导管上消化道造影　患者仰卧位于 DSA 检查台上,2% 利多卡因或者奥布卡因凝胶经口咽局部浸润麻醉,置入开口器,经口引入 5 F 椎动脉导管和亲水膜导丝,两者配合依次通过食管、贲门进入胃腔,经导管推注 30% 碘对比剂 10~20 mL 行胃腔造影,进一步证实病变或占位的部位与大小。

2)建立路径图　选择显示病变清晰的胃腔造影图,作为介入钳夹活检的路径图。

3)建立活检通路　导管与亲水膜导丝配合前推至胃窦部,交换引入加强导丝至胃窦远端幽门区,固定导丝退出导管引入 10 F 长鞘管至胃腔病变中远部 1/3,退出血管鞘内扩张器保留外鞘管和加强导丝,体外经口腔至胃腔的活检的轨道建立。

4)钳夹活检　经外鞘管引入活检钳于胃腔病变处,张开活检钳并向前推进 3~5 mm,收紧活检钳夹取组织,退出活检钳,如此反复钳夹活检 2~5 次,成功夹取至少 2~3 块米粒样的组织块,将夹取的病变组织块放入福尔马林标本瓶中固定,送病理学检查。活检后退出活检钳经鞘管引入加强导丝,必要时经加强导丝可进行营养管置入及支架释放等操作;退出加强导丝。术后给予止血、抗感染药物对症治疗。

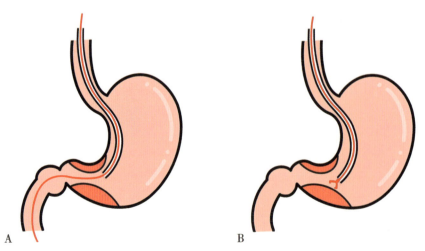

A.显示胃窦部狭窄占位;B.经外鞘管送入活检钳至狭窄部进行钳夹活检。

图 6-13　经口经导管胃腔造影与钳夹活检示意

5）经皮穿刺切割活检　上腹部其他脏器巨大肿瘤,或腹腔淋巴结多发转移、纵隔淋巴结转移瘤外压胸腔胃腔狭窄梗阻,可进行影像学（超声、CT、MRI）导向下的经皮穿刺、以活检针切割活检,完成病理学诊断。

6.4.3.4　并发症防治

微创性的钳夹活检操作,操作后一般无值得处理的严重并发症。

1）口咽部出血　经口置入 10 F 长血管鞘时损伤口咽部黏膜,出现唾液或痰液带血,多可自行停止,无须处理。

2）消化道出血　血便排除原发疾病及血液系统疾病所致消化道出血后,考虑置管或活检所致胃壁划伤所致,少量一过性出血,可自行停止。量多时给予口服止血药物如冰盐水或肾上腺素冰盐水。持续性大出血,血压或血色素下降者,超选择性动脉插管介入栓塞治疗。

3）胃穿孔　若患者术中术后突发上腹部腹痛,高度怀疑胃穿孔,急行胃腔插管负压减压治疗,抽尽胃内分泌物,防止外溢造成自我消化损伤。腹腔的网膜组织,对胃部损伤或细小穿孔,具有保护修复作用,钳夹活检引起的胃壁局限性损伤,一般可自行愈合。

6.5　胃-肠吻合口狭窄与占位病变介入放射学活检术

胃部分切除、胃部分和十二指肠切除、十二指肠切除、胰十二指肠切除等多采用毕 II 式胃肠吻合方式（图6-14）,术后胃-空肠吻合口具有胃-空肠输入襻接口和胃-空肠输出襻接口 2 个通道,即胃腔与空肠腔形成三岔口结构,胃-空肠吻合口的良恶性狭窄是较难处理的手术后并发症。目前,胃-空肠吻合口的三岔口区狭窄梗阻,无论进食还是胃排空困难,都是临床处理棘手的难题。

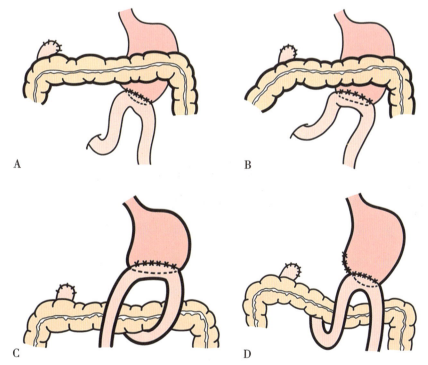

A、B.结肠后吻合的两种类型；C、D.结肠前吻合的两种类型。

图 6-14　胃部分切除或胃部分与十二指肠切除的毕 II 式胃肠吻合方式示意

6.5.1　胃-肠吻合口狭窄与占位病变的病因

胃-肠吻合口狭窄梗阻起因于胃肠、胃十二指肠、胰十二指肠外科手术,手术多为切除相应脏器肿瘤。

吻合口狭窄梗阻多因手术技术操作不当所致,或是局部肿瘤复发浸润引起。分为良恶性两类:

1)胃-空肠吻合口良性狭窄 是毕Ⅱ式术后并发症之一,可因吻合口周围组织的血供不足,组织长期缺氧而过度增生;或为黏膜对位不佳、皱襞突入吻合口、吻合口偏斜、术中缝线过密、包埋过紧,或吻合器型号选择口径过小,或手术后感染、局部炎症、吻合口瘘等愈合过程中瘢痕组织过度增生,吻合口环状瘢痕向心收缩引起。曾报道高达20%的发生率,随着现代外科技术的提高,技术性吻合口狭窄的发生率已显著降低至0.3%～1.0%。

2)胃-空肠吻合口恶性狭窄 指残胃、胃-肠吻合口出现肿瘤复发、局部浸润或外部压迫引起的狭窄和梗阻。患者出现腹胀、腹痛和顽固性的恶心、呕吐、进食困难、进食障碍,从而引起"水电解质紊乱"甚至机体衰竭等并发症,严重者危及生命。同时伴有肿瘤复发者,多数是晚期肿瘤患者,病情复杂,既失去手术机会,又由于身体虚弱难以进行放化疗,胃或空肠造瘘的传统治疗风险较大,生活质量差。随着介入器材的改进和非血管性介入技术不断成熟,为这类晚期肿瘤患者提供了消化道内支架置入等有效的介入治疗手段,能迅速解除狭窄,缓解进食困难,有效延长生存期,提高生活质量。

6.5.2 胃-肠吻合口狭窄与占位病变的诊断

1)临床表现 良性胃-肠吻合口狭窄表现为术后开始进食或由流质改半流质饮食后,出现进食困难,上腹胀痛,伴进食后恶心呕吐,吐出物为胃内容物,有时混有胆汁,呕吐后症状可消失。狭窄梗阻严重者腹部可出现胃肠型,逆向蠕动,以输入袢吻合口狭窄梗阻者变现更为明显。恶性狭窄多在手术后3～6个月出现上述症状,进行性加重,并伴有更为明显的消耗性机体消瘦。

2)实验室检查 因进食障碍而出现水电解质紊乱,甚至机体衰竭,如严重贫血、低钾血症、低钠血症和低蛋白血症等。

3)影像学检查 胃大部切除术后反复呃逆、呕吐或胃液大量潴留,术后1周仍不能进流质饮食者应及时做上消化道造影(建议使用30%碘对比剂),显示对比剂滞留于残胃内,吻合口、输入袢或/和输出袢均未有对比剂进入而显影,或仅见细线样对比剂通过吻合口,吻合口远侧肠袢断续显影(图6-15)。

4)纤维内镜检查 胃镜检查可直观地显示狭窄或闭塞的部位,通过活检可以判断是良性还是恶性狭窄。对于部分重度狭窄或闭塞患者,内镜可能无法通过,导致活检失败。

5)诊断 患者进食后呕吐与X线胃腔造影显示吻合口狭窄或完全梗阻,诊断不难。胃大部切除术后,吻合口梗阻的发生率为3%～4%,大多为残胃蠕动无力造成的排空障碍,即胃-肠吻合口功能性梗阻,亦称功能性排空障碍,而真正因吻合口狭窄造成的器质性梗阻不到1%。

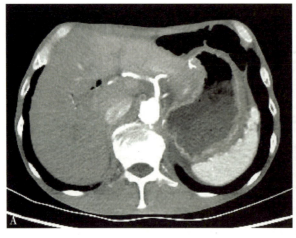
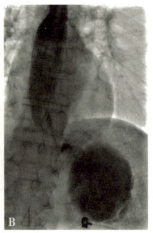

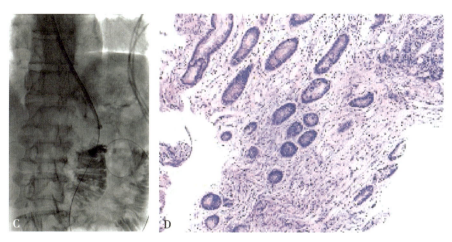

A. 上腹部 CT 显示残胃潴留扩张；B. X 线造影显示对比剂滞留于残胃内，未见对比通过胃-肠吻合口；C. 导丝通过闭塞段后经长鞘造影以显示病变阻塞段，经长鞘送入活检钳钳夹活检阻塞段；D. 病理显示吻合口黏膜慢性炎症。

图 6-15 胃-肠吻合口狭窄阻塞 CT、X 线造影、钳夹活检

6.5.3 胃-肠吻合口狭窄与占位的介入放射学活检术

6.5.3.1 术前准备

1）辅助检查 完善血、尿、粪三大常规检查，肝、肾功能和凝血功能检查，心电图检查，上消化道造影检查，内镜检查，胸、腹部 CT 扫描检查（了解病变及其周围结构的关系，吻合口周围是否有较大的软组织块影）。口服 30% 碘对比剂进行上消化道造影，以确定狭窄的长度、范围，观察输入袢、输出袢及吻合口的情况。

2）器材准备 0.035 inch×180 cm 亲水膜导丝，5 F×100 cm 单弯导管，0.035 inch×260 cm 加强导丝，(9~14)F×90 cm 薄壁大腔抗折直头鞘管，(1.8~2.3)mm×100 cm 内镜活检钳，福尔马林标本瓶。若胃-肠吻合口为机械性狭窄或闭塞，备用直径 10~20 mm 的球囊扩张导管，肠道支架 20 mm×120 mm 套装或倒 Y 形一体化覆膜胃-肠吻合口内支架等。

3）患者准备 术前依患者情况及手术方式适当选用镇静剂、止血剂、硬化剂、润滑剂等。术前不用胆碱类药物，既有利于判断残胃与肠道张力的情况，也避免残胃完全松弛过度扩张，无收缩力，给导丝、导管插入操作带来困难。

6.5.3.2 胃-肠吻合口钳夹活检操作

去除口腔内义齿（假牙）等各种异物，以免操作过程中误咽导致窒息。咽部局部麻醉采用 1% 利多卡因做喷雾麻醉，或口服利多卡因胶浆 20 mL，嘱患者张口置入开口器。

1）经导管食管胃造影 患者进食后呕吐，口服对比剂上消化道造影往往出现假象。患者仰卧于 DSA 检查床，X 线透视导向下经口引入多功能导管和亲水膜导丝，依次经口腔、咽腔、食管、贲门至胃腔内 5~10 cm，经导管注入 30% 碘对比剂 10~20 mL，以确定导管在残胃内，并观察残胃、吻合口、输入袢和输出袢对比剂显示情况。

2）经导管吻合口与输入袢和输出袢造影 适当增加胃腔内碘对比剂注射剂量和注射压力，多体位观察吻合口位置，如胃腔造影未显示胃-肠吻合口的位置和肠袢，导丝、导管配合下仔细寻找，并尝试插入导丝与导管进入吻合口和肠袢；如果导丝前推通过狭窄的吻合口进入肠袢，跟进导管，经导管注射碘对比剂，观察对比剂通过狭窄的吻合口，进入十二指肠或空肠输入袢、空肠输出袢（图 6-15）。

3）建立经口腔至吻合口的导丝轨道 造影后保留肠袢内导管，跟进导管导丝进入输入肠袢或输出袢至少 10～20 cm,经导管交换引入加强导丝至肠袢深部,建立钳夹活检操作轨道。

4)建立钳夹活检通路　经加强导丝引入 9 F 长血管鞘,前推血管鞘通过吻合口狭窄区,退出血管鞘内扩张器,保留外鞘管和加强导丝,胃-肠吻合口钳夹活检通路建立。

5)钳夹活检操作　保持外鞘管和加强导丝位置不变,经外鞘管引入(1.8～2.3)mm×100 cm 活检钳,在加强导丝和外鞘管的引导下,前推活检钳出外鞘管 5 mm,操作活检钳后手柄张开活检钳的钳头,对准胃-肠吻合口狭窄区进行钳夹活检,收紧活检钳退出体外,将获取的组织块置入专用福尔马林标本瓶固定;在狭窄与梗阻的吻合口不同区域重复钳夹活检操作,连续取得 3～5 块病理组织,置入福尔马林标本瓶固定后送病理学检查(图 6-15)。

6.5.4　胃-肠吻合口狭窄梗阻的介入治疗

1)留置空肠营养管　胃-肠吻合口狭窄梗阻,进食困难,营养不良,为恢复肠道营养,完成介入放射学钳夹活检后,沿加强导丝向输出袢空肠引入营养管,经营养管进行肠道营养。留置空肠营养管既可维持足够的肠道营养,又可保留一个经狭窄吻合口至空肠的介入操作通路,便于明确吻合口狭窄梗阻病因后,沿此营养管直接引入导丝通过狭窄的吻合口至肠袢,为进一步介入治疗,如球囊扩张成形或置入内支架等提供便利。

2)置入吻合口内支架　大量临床研究证实,无论胃-肠吻合口狭窄梗阻是良性瘢痕性还是恶性肿瘤复发,单纯球囊扩张成形疗效不佳,都需要置入覆膜内支架。最理想的胃-肠吻合口内支架是倒 Y 形一体化全覆膜内支架(韩新巍式内支架),可同时开通吻合口-输入袢和吻合口-输出袢,不仅置入后位置稳固,不易滑脱;残胃腔内一定高度的倒 Y 形一体化支架主体,只有在胃腔蠕动收缩时经支架排出食物,还能防止大量进食残胃后、食物快速排出至肠道的倾倒综合征发生(图 6-16)。

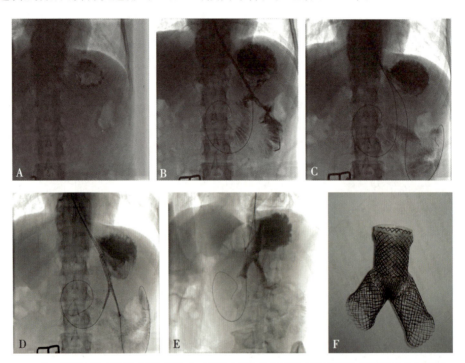

A. 口服碘对比剂造影,因胃-肠吻合口的输入袢和输出袢完全狭窄梗阻,服下的对比剂即可被全部呕吐,仅显示残胃的黏膜影;B. 经口腔引入 9 F 血管鞘至残胃腔,经外鞘管引入导管与亲水膜导丝分别打通吻合口与输入袢和吻合口与输出袢,引进导丝、导管,并经外鞘管造影显示胃-肠吻合口良性瘢痕性狭窄;C. 交换引入 2 根加强导丝至输入袢和输出袢,建立倒 Y 形支架置入的加强导丝轨道;D. 推进倒 Y 形内支架递送器套装进入输入袢和输出袢;E. 释放倒 Y 形一体化内支架于输入袢、输出袢和残胃腔,解除吻合口狭窄梗阻;F. 倒 Y 形一体化内支架。

图 6-16　胃窦癌毕Ⅱ式手术后吻合口狭窄造影与倒 Y 形一体化内支架置入

3）动脉灌注化疗与栓塞　若病理学证实为吻合口局部肿瘤复发,复发性肿瘤均属于难治性肿瘤,推荐进行局部动脉灌注化疗,适当配合化疗性栓塞,以有效控制肿瘤,提升生活质量和并延长生存期。

6.5.5　并发症防治

加强导丝引导下保证鞘管走行于正常管腔,鞘管辅助下进行吻合口病变钳夹活检,极少出现严重并发症。

1）胃肠出血　一般为活检创面少量渗血,无须处理。若出血量较大者可口服药物止血,或口服冰盐水、肾上腺素冰盐水混合液等止血。

2）胃肠管破裂　极为罕见,手术后的吻合口区炎症反应,网膜包裹,局部软组织比正常胃肠管壁增厚,活检钳钳夹活检过程中,不可能夹破胃-肠吻合口管壁全层。

3）吸入性肺炎　极少发生,见于术前未禁食患者,介入操作术中胃腔受导丝、导管刺激胃内容物大量呕吐引起误吸。注意介入操作前禁食水,或导管进入胃腔后尽可能把胃内容物抽吸干净。

6.6　十二指肠狭窄与占位病变介入放射学活检术

十二指肠与空肠和回肠同属于小肠,是小肠的起始部,上通过幽门接于胃窦下续于空肠,是连接胃和空肠的管道,是胃内物质包括食物和胃液排出进入空肠的通道;也是胆总管和胰腺管的汇入部,收集胆汁和胰液进入肠道;胃腔内的酸性物质与胆汁的碱性物质在十二指肠汇合,改变肠腔内容物的酸碱度,有利于维护肠道内环境稳定和促进食物中糖类、脂肪和蛋白质等物质消化吸收。

十二指肠约 25 cm 长,相当于人体并列的 12 个手指的长度,故而名为十二指肠。按照走行结构分为 4 部分。起始段为上部,长 5 cm 左右,包括十二指肠球和球后部,其位置与胃窦和幽门持平或高于胃窦幽门,是十二指肠溃疡的最好发区域,但是几乎没有报道过发生肿瘤。紧接是几乎垂直下行的十二指肠降部,长 7~8 cm,降部内侧缘有十二指肠大乳头结构,是胆总管和胰管的共同开口部。继而转向左侧处于水平走行的一段是十二指肠水平部,长约 10 cm。最后一段是转向左上方走行的十二指肠升部,长 2~3 cm,十二指肠悬韧带对肠管的压迹是十二指肠与空肠分界的外标记。

十二指肠可因管腔内外、良恶性病变引起肠腔狭窄阻塞,造成上消化道梗阻,导致顽固性呕吐及营养不良这一顽固性临床症状。明确十二指肠狭窄梗阻的病理学结果,进行球囊扩张成形或内支架置入解除狭窄,进行动脉灌注化疗与栓塞、消融或粒子植入治疗控制原发病,能迅速解除狭窄,缓解进食困难,延长患者的生存期,提高生活质量。

6.6.1　十二指肠狭窄与占位病变的病因

1）良性病变　分为先天性和后天性。先天性十二指肠梗阻出现巨大十二指肠症,病因有:①十二指肠膜性狭窄;②肠壁肌层神经丛的神经节细胞减少或完全缺如,病变肠段失去正常蠕动,造成痉挛梗阻;③环状胰腺,胰腺头部或全部呈环形结构包绕十二指肠降部,继发性十二指肠不全梗阻;④特发性,既无器质性又无肌间神经丛的神经节细胞发育障碍,病因不清。

后天性十二指肠良性狭窄,包括十二指肠溃疡性狭窄、十二指肠术后狭窄、化学烧灼导致的狭窄、肿瘤放疗后的瘢痕狭窄及功能性狭窄等。十二指肠溃疡如若未能及时诊断及正规治疗则可能发生十二指肠狭窄。其中,发生于十二指肠球部和降部交界部位(球后)的溃疡更容易出现狭窄。

2）十二指肠恶性狭窄　指胃窦或残胃、十二指肠腔内与管壁出现肿瘤浸润引起的狭窄和梗阻,还有胃、十二指肠周围脏器肿瘤浸润、压迫引起狭窄,如胰头癌、壶腹癌、腹腔和腹膜后巨大淋巴结转移癌等。

6.6.2　十二指肠狭窄与占位病变的诊断

1）临床表现　十二指肠狭窄梗阻主要表现为上消化道梗阻的一系列症状和体征,上腹胀痛,恶心呕吐,间歇性呕吐出大量具有腥臭味的胃内宿食,呕吐量大于进食量(除进食的食物外,还有大量胃液分泌物),呕吐后症状可消失。持续、反复的呕吐会造成电解质紊乱、营养不良,重则出现低钠、低钾及脱水,威胁患者生命健康。梗阻严重者上腹部可出现胃肠型,有逆向蠕动。

2)实验室检查 因进食障碍和大量呕吐出现水电解质紊乱,如严重贫血、低钾血症、低钠血症和低蛋白血症等。

3)影像学检查 上消化道造影能够直观显示十二指肠有无肠腔狭窄、腔内缺损和肠外压迫等病变,有典型上消化道梗阻症状者使用20%～30%碘对比剂口服造影,选择在大量呕吐后进行造影或胃腔插管负压抽尽胃内容物后造影。上消化道造影不仅对于显示出十二指肠梗阻的程度及位置有着其他检查不可比拟的优势,还能够区别其他造成十二指肠梗阻的一些疾病,诸如十二指肠隔膜闭锁、十二指肠隔膜狭窄以及先天性十二指肠旋转不良等消化道畸形(图6-17)。

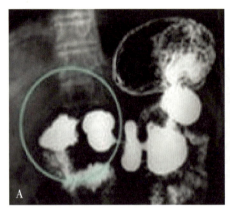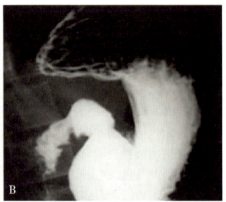

A. 显示胃腔多发强烈蠕动收缩,十二指肠球变形并球后环形狭窄,为溃疡愈合后瘢痕性狭窄;
B. 显示胃腔扩张,十二指肠降段节段性狭窄梗阻,为肠腔内肿瘤浸润。
图6-17 十二指肠狭窄梗阻上消化道造影

上腹部CT可观察十二指肠各段及邻近组织器官关系,进一步明确梗阻是否存在,尤其显示出静态情况下肠管扩张形态与结构和肠管周围占位病变如胰头癌、壶腹癌、胆总管癌、腹腔和腹膜后巨大淋巴结转移癌等(图6-18)。

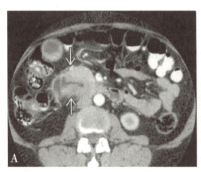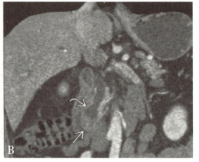

A. 横断面显示十二指肠左侧肿瘤压迫和包绕致十二指肠腔重度狭窄;B. 冠状面
显示壶腹部肿瘤压迫浸润十二指肠、十二指肠腔狭窄合并胆管梗阻扩张。
图6-18 壶腹癌CT

4)消化内镜检查 十二指肠镜检查可直观地显示狭窄或闭塞的部位,有无占位、溃疡等,若狭窄程度不严重,内镜可以通过者活检可判断狭窄梗阻病变性质;若是严重狭窄梗阻内镜无法通过,无法观察病变全程、无法进行病变核心区域活检。此时,介入放射学导丝导管交换技术,可以实现十二指肠病变钳夹活检病理学诊断。

5)诊断 临床表现与影像学征象均典型,十二指肠狭窄梗阻诊断不难。内镜不能通过者,难以获得病理学诊断。

6.6.3　十二指肠狭窄与占位的介入放射学活检术

6.6.3.1　术前准备

1）辅助检查　上消化道梗阻者,诊疗过程中已经进行血、尿、粪三大常规检查,肝、肾功能检查和凝血功能检查,以及心电图检查,上消化道造影检查,食管、胃和十二指肠内镜检查,常规胸、腹部 CT 平扫与增强扫描检查(了解病变及其周围结构的关系)。

2）器材准备　0.035 inch×180 cm 亲水膜导丝和 0.035 inch×260 cm 亲水膜加强导丝,5 F×125 cm 单弯导管,0.035 inch×260 cm 普通加强导丝或 0.035 inch×460 cm 胃肠道专用斑马导丝,(9~14)F×90 cm 抗折单弯血管鞘或单弯导引导管(Y 形阀),(1.8~2.3)mm×15.0 mm 内镜活检钳,福尔马林标本瓶。若十二指肠为器质性狭窄或闭塞,需要同步开通、解除狭窄或闭塞,直径 10~20 mm 球囊扩张导管,肠道支架 20 mm×120 mm 套装或可携带粒子内支架等。

3）患者准备　上消化道梗阻患者已经禁饮禁食,还应留置胃管持续胃肠减压,必要时用生理盐水反复冲洗抽吸,使胃腔处于空虚收缩形状,便于经胃部插管进入十二指肠。术前给予哌替啶镇静,术前应不用胆碱类药物以免胃腔松弛扩张给十二指肠插管带来困难。咽部局部麻醉采用 1% 利多卡因做喷雾麻醉 3 次,口服利多卡因胶浆 20 mL,张口安放开口器。

6.6.3.2　十二指肠钳夹活检操作

进行介入放射学十二指肠钳夹活检的关键是经口腔十二指肠插管,正常进行十二指肠插管不易,当十二指肠狭窄梗阻时插管更为困难。其难点之一在于胃腔巨大呈囊袋状,不同患者胃部张力不同,胃腔形状可呈牛角状–鱼钩状不同形态演变,导丝、导管易于在胃腔内盘曲成袢,向十二指肠方向推进困难;难点之二在于幽门管正常处于收缩关闭状态,导丝、导管进入胃窦接近幽门区触碰刺激会使括约肌痉挛收缩,幽门不易开放(图 6-19)。

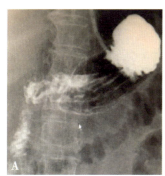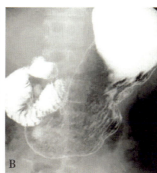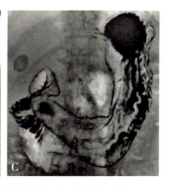

A. 高张力型胃呈牛角状;B. 低张力型胃呈鱼钩状;C. 胃黏膜像、幽门管开放和十二指肠球显影。

图 6-19　仰卧位胃腔造影不同张力形胃的形态

1）选择十二指肠插管组套　常规使用导丝和单弯导管配合依次进行胃腔、十二指肠腔插管,这对于导管导丝通过高张力型的牛角状胃进入十二指肠难度不大,但通过低张力型的鱼钩状胃较为困难。

推荐使用亲水膜加强导丝、单弯导管和单弯导引导管组合的套装。在单弯导引导管的引导下,导丝和单弯导管配合,经食管、贲门进入胃腔后,沿着胃体小弯侧前行易于至胃窦区,避免在胃腔内盘曲。

2）胃腔胃窦部造影　导丝、导管与导引导管组套通过贲门,经导引导管 Y 形阀侧臂注射 20%~30% 碘对比剂 10~20 mL 造影,显示胃底、胃体黏膜,证实导丝、导管走行途径位于正常胃腔,并显示胃腔大体形态。调整组套方向紧贴胃小弯继续推进至胃窦部,经导引导管连续注射适量对比剂使胃体–胃窦–幽门–十二指肠球部或降段良好显影。

3）建立胃窦–十二指肠路径图　选择胃体、胃窦、幽门,十二指肠球、降段和水平段显影良好的图片,作为十二指肠介入钳夹活检操作的路径图（图6-20）。

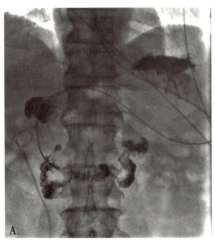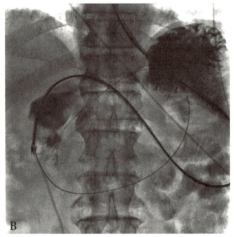

A. 十二指肠插管 X 线造影显示十二指肠降段与水平段严重狭窄近于闭塞；B. 沿加强导丝经外鞘管引入活检钳对十二指肠降段狭窄病变钳夹活检。

图6-20 经口腔十二指肠插管造影与钳夹活检

4）导管、导丝进入十二指肠　将导管、导丝沿胃体小弯送至胃窦紧邻幽门部，旋转并试探性前推导丝使之通过幽门进入十二指肠，跟进导管进入十二指肠，导丝、导管配合通过狭窄段并尽可能深入至空肠，跟进导引导管至十二指肠狭窄段。撤出导丝经导管注射碘对比剂显示狭窄段远端十二指肠和空肠近端结构，经导引导管注射对比剂显示病变狭窄段情况并测量狭窄段长度。

手术成功的关键在于导丝、导管顺利通过十二指肠狭窄段。对于完全性梗阻者，胃窦或十二指肠球部注射对比剂造影时很可能见不到对比剂通过，术中插管较为困难，需要耐心操作，间断旋转弯头导管和导丝方向，寻找狭窄梗阻段潜在的缝隙，在肠黏膜或病变表面滑动有可能顺势滑入狭窄（如缝隙）的肠管中。

对导丝、导管插入困难者，可借助内镜协助寻找狭窄位置和潜在缝隙并送入导丝和导管。

5）建立稳固的钳夹活检通道　导丝、导管进入狭窄段以远空肠近端，导引导管进入狭窄段，固定导管和导引导管位置不变，交换引入普通加强导丝或斑马导丝至空肠，建立稳定的加强导丝和导引导管共同引导的钳夹活检通路。

6）钳夹活检　体外牢靠固定导丝和导引导管位置不变，经导引导管引入活检钳至导引导管头端，活检钳头暴露出导引导管头端 3～5 mm，张开活检钳前推靠近病变组织，快速收紧活检钳夹取组织块，退出活检钳，细针挑出钳槽内的组织块置入福尔马林标本瓶，重复钳夹活检操作取出组织块 3～5 块送病理学检查。

6.6.4　十二指肠狭窄梗阻的介入治疗

1）留置空肠营养管　十二指肠狭窄梗阻，所进食物不能通过进入空回肠，严重营养不良。为恢复肠道营养，完成介入放射学钳夹活检后，沿加强导丝向空肠引入营养管，经营养管进行肠道营养。留置空肠营养管既可维持足够的肠道营养，又可保留一个经狭窄十二指肠至空肠的介入操作通路，便于明确狭窄梗阻病因后，沿此营养管直接引入导丝通过狭窄至回肠，为进一步介入治疗，如球囊扩张成形或置入内支架等提供便利。

2）置入十二指肠内支架　临床研究证实，十二指肠狭窄梗阻无论是良性瘢痕性还是恶性肿瘤，单纯球囊扩张成形疗效不佳，需要置入覆膜内支架（图6-21）。

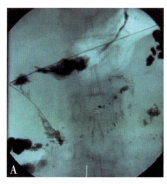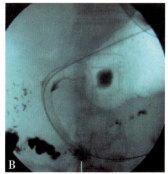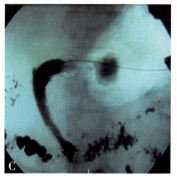

A.十二指肠插管造影显示降段重度狭窄梗阻；B.十二指肠球部–降段置入内支架后狭窄解除；C.十二指肠
插管造影显示管腔扩张，对比剂通过顺利。

图6-21　胰头癌压迫致十二指肠狭窄梗阻置入内支架

3）动脉灌注化疗与栓塞　若病理学证实为十二指肠肿瘤，可进行局部动脉灌注化疗，适当配合化疗性栓塞，以有效控制肿瘤，提高生活质量并延长生存期。

4）肿瘤消融或粒子植入肿瘤　若为胰头癌或腹腔腹膜后淋巴结转移癌，可进行经皮穿刺消融治疗，或/和放射性粒子植入治疗，以控制肿瘤、减轻痛苦、延长生命、提高生活质量。

6.6.5　并发症防治

实时透视观察和加强导丝与导引导管共同引导能够保证活检部位走行于正常十二指肠管腔中，极少出现并发症。

1）胃肠出血　多数为钳夹活检肿瘤组织表面小血管断裂，表现为渗血，可自行止血或经内科药物止血治疗得到控制。术后有黑便的患者，予以禁食、抑酸、止血，大量出血不止时需要介入动脉栓塞止血或内镜下止血治疗。

2）肠壁破裂穿孔　极少发生，十二指肠属于腹膜后器官。采用活检钳在钳夹活检过程中，偶然偏离管腔直接钳夹十二指肠管壁，使管壁钳夹损伤破裂，一般病变都是位居网膜包绕区，包绕损伤区具有自限性修复功能。

3）误吸　操作过程中由于义齿脱落或者患者反射性呕吐引起，术前应去除口腔内可能活动的义齿等各种异物，以免操作过程中误咽导致窒息。所有患者术前1 d禁食水，对于胃潴留患者术前应持续胃肠减压，用生理盐水反复抽吸胃内容物。

6.7　空肠上段狭窄与占位病变介入放射学活检术

空肠属于小肠，是中消化道或下消化道的一部分，上连接于十二指肠升部，十二指肠与空肠的分界是外部的十二指肠悬韧带（即Treitz's韧带），悬韧带是联系于横结肠系膜根与十二指肠空肠曲之间的腹膜皱襞，起于右膈肌脚，止于十二指肠空肠曲上部后面，悬吊固定十二指肠空肠曲，故而空肠起始段走行自左向右几乎呈水平状。空肠位于左上腹腔，直径稍粗，长2～3 m，占空回肠全长的2/5。空肠下续于回肠，其结构形态与回肠逐渐过渡，二者之间缺乏明确的分界。空回肠是人体营养物质的主要摄入场合，小肠具有浓密的绒毛，其表面积几乎达到200 m²，广大的吸收面积有利于吸收各种营养物质。

空肠起始段可因胰腺炎、胰腺假囊肿、胰腺癌、横结肠癌、腹腔或腹膜后巨大淋巴结转移癌等周围病变累及而狭窄，也可因肠腔内腺癌、肉瘤而阻塞，偶也可见先天性狭窄，引起类似于上消化道梗阻的临床表现。

介入放射学的导丝、导管等操作易于到达食管、贲门、胃和十二指肠上消化道部位，无论距离还是弯曲度都易于克服。但对十二指肠以远的小肠仅能达到近段（起始段）空肠，中远段空肠无论距离还是弯曲度都不易于突破，本部分仅叙述空肠起始段狭窄或梗阻性疾病。

6.7.1 空肠上段狭窄与占位病变的病因

空肠起始段狭窄或梗阻性疾病临床不多见,其原因也有良恶性,良性病变见于胰腺炎渗出物继发纤维粘连牵拉肠管、巨大胰腺假囊肿、腹膜后淋巴结结核推压肠管,克罗恩病(Crohn disease)累及回肠肠管管壁、回肠腺瘤或平滑肌瘤阻塞管腔等。

恶性病变有空肠恶性淋巴瘤、腺癌、肉瘤等阻塞肠腔,胰腺癌、横结肠癌推压和浸润回肠,腹腔和腹膜后腔巨大淋巴结转移压迫回肠等。

6.7.2 空肠上段狭窄与占位病变的诊断

1)临床表现　空肠近端狭窄梗阻,主要症状为腹痛、大量呕吐含有胆汁的胃内宿食,呕吐后症状可暂时消失。上腹部隆起可见肠型及蠕动波,上腹部压痛、叩诊呈鼓音。

2)实验室检查　因进食障碍而出现水电解质紊乱,甚至机体衰竭,如严重贫血、低钾、低钠和低蛋白血症等。

3)影像学检查　X线胃肠造影(怀疑肠道梗阻者禁用钡餐,使用20%～30%的水溶性碘对比剂)检查对空肠狭窄梗阻病变的诊断最有帮助,表现为十二指肠降段、水平段、升段对比剂淤积,肠管增粗扩张,波及近段空肠。扩张的十二指肠内混有大量食糜,并反复出现钟摆样逆蠕动,对比剂远端出现肩样征,中间有细线样对比剂通过进入上段空肠,狭窄远段空肠结构和黏膜形态无异常。

腹部CT:胃腔扩张大量食物潴留,若呕吐后检查胃内空虚,无混杂密度的食物影;十二指肠腔扩张,内见液气平面。空肠肿瘤可见管壁不规则增厚或腔内充盈缺损,胰腺或横结肠肿瘤可见相应区域不规则肿物推压浸润回肠(图6-22)。

4)诊断　典型的类似于上消化道梗阻临床症状与消化道造影征象,诊断空肠狭窄梗阻不难。

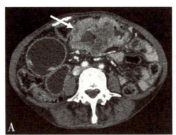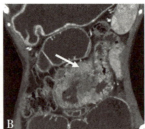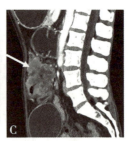

A.腹部CT横断面显示肠管壁增厚,管腔狭窄(箭头),近段肠重度扩张积液;B.冠状面显示肠管壁增厚和管腔狭窄,近段肠管和胃腔重度扩张积液;C.矢状面显示肠管增厚和管腔狭窄。

图6-22　近端空肠狭窄梗阻CT图像

6.7.3 空肠上段狭窄与占位的介入放射学活检术

参见6.6.3相关内容。

依次经口腔插管至食管-贲门-胃腔-十二指肠和空肠,完成空肠近段造影(图6-23),建立加强导丝和导引导管钳夹活检通路,完成钳夹活检。

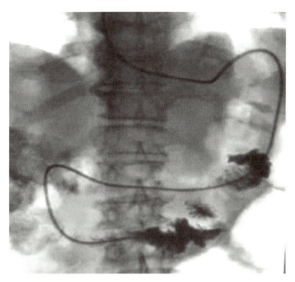

图 6-23　空肠起始段腺癌直接插管 X 线造影图像
显示近端空肠管腔节段性狭窄梗阻。

6.7.4　空肠上段狭窄与占位病变的介入治疗

参见 6.6.4 相关内容。

6.7.5　并发症防治

参见 6.6.5 相关内容。

6.8　盲、结肠狭窄与占位病变介入放射学活检术

结肠在右髂窝内续于盲肠和回肠,在第 3 骶椎平面连接直肠。结肠分升结肠、横结肠、降结肠和乙状结肠 4 部,大部分固定于腹后壁,结肠的排列酷似字母"M"框架,将小肠包围在框架之内。结肠直径由粗渐细,自起端 6 cm 逐渐递减为乙状结肠末端的 2.5 cm。结肠的运动少而慢,对刺激的反应也比较迟缓,主要功能在于吸收水分及无机盐,还是消化吸收后食物残渣的暂时储存场所,食物残渣在结肠内停留十余小时,在这一过程中,一部分水分被结肠黏膜吸收,剩余部分经结肠内细菌的发酵和腐败作用后形成粪便。结肠内有大量的细菌如大肠埃希菌、葡萄球菌等,这些细菌通常不致病,且能够分解糖、脂肪、蛋白质等。结肠内的细菌能利用肠内较简单的物质来合成维生素 B 复合物和维生素 K,这些维生素可被人体所吸收并利用。

引起结肠狭窄、粪便通过障碍最常见的疾病是结肠癌。结肠癌是我国最常见的消化道恶性肿瘤之一,近 20 年来发病率明显上升。大约 70% 的结肠癌是由腺瘤性息肉演变而来,从形态学上可见到增生、腺瘤及癌变各阶段,演变耗时 10～15 年,但也有 30% 的癌不经腺瘤演变直接以癌巢的形式出现。

6.8.1　盲、结肠狭窄与占位病变的病因

引起结肠狭窄的病因,分为良恶性两大类。

1)恶性狭窄　最多见是结肠癌,其他见于腹腔内肿瘤压迫。

(1)结肠癌　早期结肠癌可无任何症状,出现明显症状来院就诊时多数已经发展至中晚期,即进展期结肠癌。进展期结肠癌大体病理学分为四型:①胶样型,癌外形不一,可呈隆起巨块状,可形成溃疡或以浸润为主,癌组织柔软,出现结肠狭窄梗阻症状晚,病理为黏液腺癌。②隆起型,肿瘤向腔内生长为主,

呈蘑菇样凸起占据管腔大部或全部导致管腔狭窄梗阻。③溃疡型,肿瘤沿管壁浸润并向腔内生长,生长速度过快、肿瘤中心区域缺血性坏死溃破出现溃疡。④浸润型,肿瘤组织在结肠壁内弥漫性浸润,累及结肠壁全周,导致局部肠壁增厚,若肿瘤间质结缔组织成分多,肠管周径缩小形成环状狭窄,较早出现肠梗阻症状,能在早中期得以诊断。

(2)邻近肿瘤压迫 腹盆腔脏器肿瘤如胃癌、肾癌、卵巢癌等原发癌和淋巴结转移癌,体积增大至一定程度,形成结肠压迫性改变,导致肠腔狭窄梗阻。

2)良性狭窄 见于结肠癌外科术后吻合口狭窄、克罗恩病、溃疡性结肠炎所致的纤维性狭窄,内镜腔内治疗后瘢痕性狭窄,先天性发育异常如先天性结肠狭窄和闭锁、先天性巨结肠等。

(1)外科术后吻合口狭窄 结肠癌外科手术后吻合口狭窄是手术常见并发症,一般认为是术后周围组织修复的瘢痕性狭窄,但也有一部分是肿瘤复发性狭窄,若实验室和影像学无法准确判断,应尽早进行局部钳夹活检,明确病理学诊断。

(2)结肠早期癌局部治疗后狭窄 包括内镜剥离、光敏治疗、局部消融、局部切除等局部治疗后继发性狭窄。多数属于良性瘢痕性狭窄,尽早进行局部钳夹活检,明确病理学诊断。

(3)克罗恩病 发病高峰年龄为18~35岁,病变黏膜呈纵行溃疡及鹅卵石样外观,病变进展使肠壁增厚变硬,引起结肠管腔长节段狭窄甚至全程狭窄。可在狭窄变形的结肠管壁进行钳夹活检病理学诊断。

6.8.2 盲、结肠狭窄与占位病变的诊断

1)临床表现 早期结肠癌可无任何症状,中晚期出现腹胀、消化不良、便血和排便习惯改变,黏液血便,严重肠管狭窄时出现肠梗阻症状。还可出现贫血、消瘦、乏力、低热和腹部包块等。

2)影像学检查 钡剂灌肠造影:这是盲肠、结肠病变传统的检查技术。结肠癌可见局限性或节段性黏膜破坏、充盈缺损、肠管不规则狭窄。肠外压迫性病变可见偏心性、局限性肠腔狭窄、肠壁黏膜结构基本正常。克罗恩病可见局限性、多发性、结肠和小肠同时受累的肠腔狭窄,正常肠黏膜消失,表现为鹅卵石样黏膜改变。

MSCT平扫与增强:结肠癌可见节段性肠管壁不规则增厚,与正常肠管之间分界不清,巨大的软组织肿物向腔内生长致肠腔不规则形状,向肠壁外侵犯致外周界限不清,可见局限区域淋巴结肿大(图6-24A)。肠腔外压迫性病变,可见肠管外邻近脏器巨大软组织肿块,偏心性压迫邻近肠管,局限性肠腔狭窄。克罗恩病可见局限性、多发性、结肠和小肠同时受累的肠管壁增厚,肠腔狭窄,正常肠黏膜消失,表现为鹅卵石样黏膜改变。

3)纤维内镜 这是现代医学诊断结肠疾病的常规检查技术,大有替代X线钡剂结肠灌注造影的发展趋势,可直管观察管腔、黏膜和管壁结构。若结肠腔还不太狭窄,可直接观察狭窄段肠管腔的内膜破坏、不规则菜花样肿块、肿块表面坏死溃疡等,判断病变良恶性表观特征,必要时钳夹活检。

4)诊断 临床典型的下消化道梗阻症状,结合X线钡剂灌肠造影典型的盲结肠狭窄梗阻部位、范围和程度,腹盆腔MSCT显示肠管狭窄、肠壁增厚、腹盆腔和腹膜后淋巴结有无增大,做出盲结肠狭窄与占位的诊断。

6.8.3 盲、结肠狭窄与占位的介入放射学钳夹活检术

6.8.3.1 适应证与禁忌证

1)适应证 所有适宜纤维结肠镜检查和进行钳夹活检的盲、结肠狭窄与占位病变,盲、结肠管腔与管壁病变,肠腔严重狭窄内镜无法通过者;或内镜强行通过有出血、溃破、穿孔等巨大风险者;心、脑、肺脏器功能差难以忍受内镜检查者;不愿意接受内镜检查者;肠腔严重狭窄出现肠梗阻症状需要置入内支架解除梗阻者可以同步完成钳夹活检;肠腔严重狭窄或多发狭窄梗阻、需要置入肠梗阻导管者,可以同步完成钳夹活检。

2）禁忌证　无绝对禁忌证,严重感染、恶病质、多脏器功能衰竭、难以纠正的凝血功能不良为手术的相对禁忌证。盲、结肠狭窄梗阻产生难以忍受的严重临床症状,若不及时救治危及生命,有一线希望就要尽快明确病理学诊断,治疗原发病,解除梗阻,恢复肠道正常功能。

6.8.3.2　术前准备

1）辅助检查　完善血、尿、粪常规检查,肝、肾、心功能检查,电解质与凝血功能检查,传染病学检查,以及心电图检查,腹盆部 CT 平扫与增强检查(了解结肠狭窄部位、程度与范围或癌肿侵犯程度、有无淋巴结和远处转移等)。

2）器械准备　0.035 inch×260 cm 亲水膜加强导丝和普通加强导丝,5 F×100(120)cm 单弯导管,9 F×90(120)cm 单弯导引导管或血管长鞘,Y 形阀与三通转换开关,(2.0～2.3)mm×150 cm 纤维内镜活检钳,(10～15)mm×50 mm 球囊导管,直径 22(24)mm×(100～140)mm 裸或覆膜内支架,或可携带放射性粒子内支架等。

6.8.3.3　盲、结肠病变介入放射学钳夹活检操作

1）经肛门插管导管结肠造影　患者仰卧于 DSA 检查台上,臀下垫上纱布垫以防止操作过程中排泄粪便外溢检查床上。无须麻醉,直接插管操作。将单弯导引导管连接 Y 形阀和三通转换开关,单弯导管与亲水膜导丝插入导引导管内组成套装经肛门引入,导管、导丝配合旋转前推通过一个半环形结肠袋的拦阻,跟进导引导管,经导引导管或导管间断造影监测所通过肠管的内腔结构,直达狭窄梗阻肠管远心端(参照腹盆部 CT 图像的肠管病变位置)。经导管或导引导管注入一定量盐水或低浓度碘对比剂,冲洗狭窄梗阻肠腔内黏稠的粪便,然后导管、导丝配合旋转前推通过狭窄段到达狭窄梗阻肠管近心端。

若狭窄梗阻肠管具有一定的裂隙,经导管推注20%～30%碘对比剂10～20 mL 进行狭窄梗阻段近心段肠管造影,可使病变狭窄近心段、狭窄病变段、狭窄远心段都清晰显影。若导管导丝易于通过狭窄梗阻肠管,可经导管边注射对比剂边后撤导管,使狭窄病变近心段、狭窄病变段和狭窄远心段肠管清晰显影。若病变狭窄梗阻严重,导管导丝通过困难,保留近心段导管位置不动,分别经近心段导管注射对比剂和远心段导引导管注射对比剂行狭窄病变肠管两端对吻造影,达到狭窄病变近心段、狭窄病变段和狭窄远心段肠管清晰显影。

2）建立钳夹活检路径图　以结肠造影的清晰图像作为活检操作的参考对照图,即路径图。

3）建立加强导丝操作轨道和活检钳进出通路　完成结肠狭窄病变及两端肠管造影后,导丝、导管配合进入近心段的肠管,沿导丝、导管推进导引导管进入病变狭窄段,交换引入普通加强导丝,保留加强导丝和导引导管退出导管,经导引导管注射对比剂证实其头端位居狭窄病变节段内,建立体外经肛门、直肠至结肠的介入操作轨道和钳夹活检通路。

4）钳夹活检组织块　路径图引导和透视监测下,经导引导管引入活检钳,当活检钳头端接近外鞘管头端时,缓慢前推使活检钳的头端钳形部分暴露出导引导管 5 mm 左右,张开活检钳并前推 2～3 mm 抵紧病变组织,用力收紧活检钳切割夹取组织块。保持活检钳收紧状态将活检钳退出体外,张开活检钳头端,用细针挑出钳槽内的组织块,放置专用福尔马林标本瓶内。重复活检操作,同法在狭窄闭塞段的不同部位钳取 3～5 块组织,标本瓶固定送检常规病理、免疫组化和基因突变等检测(图6-24)。

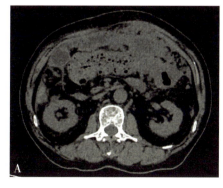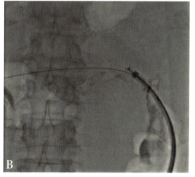

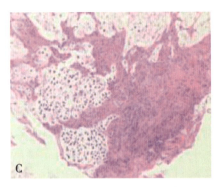
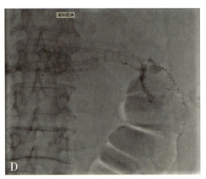

A.CT 显示结肠脾曲管壁不规则增厚,肠腔狭窄近于闭塞;B. 活检钳钳夹活检;C.病理学显示腺癌;D. 结肠脾曲支架置入后,管腔通畅。

图 6-24 结肠脾曲肿瘤 CT、夹取活检操作、病理学和内支架置入

6.8.4 解除结肠狭窄梗阻病变的介入治疗

完成钳夹活检操作之后,根据患者病变狭窄程度,肠道功能和营养需要,正常饮食要求和生活质量改善等,评估是否需要行原发病和狭窄梗阻肠管的进一步介入治疗。

1)解除结肠狭窄梗阻 恢复正常排便功能是人之必需。多发良性狭窄梗阻可置入肠梗阻导管;晚期恶性肿瘤,多发腹盆腔转移肿瘤压迫性狭窄梗阻也可置入肠梗阻导管,以恢复正常排便和排气功能。局限性环形瘢痕性狭窄(如吻合口狭窄),可进行大球囊扩张成形治疗。恶性狭窄,无论局限性环状狭窄或是节段性狭窄,直接置入裸或覆膜内支架(图 6-25),或可携带放射学粒子的覆膜内支架。

2)结肠肿瘤介入治疗 控制肿瘤也有利于缓解肠管狭窄梗阻。局部供养动脉灌注化疗与栓塞,可携带粒子内支架置入,也可放射性粒子植入治疗。局部介入治疗肿瘤降级后,争取外科二期切除,实现转化治疗,以取得更好的长期疗效。

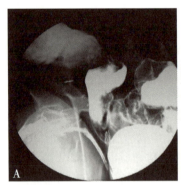
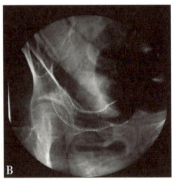
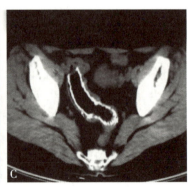

A.碘对比剂灌肠造影显示乙状结肠重度狭窄梗阻;B.X 线片显示乙状结肠狭窄区置入内支架;C.CT 显示乙状结肠内支架膨胀良好,结肠壁不规则增厚。

图 6-25 乙状结肠癌合并完全性肠梗阻,置入内支架解除梗阻的 X 线造影与 CT

6.8.5 并发症防治

微创性的钳夹活检一般没有严重并发症,可能会出现以下情况。

1)腹部疼痛 肿瘤组织局部浸润性生长就有腹部疼痛,钳夹活检局部损伤和炎症反应刺激有可能加剧疼痛,一般程度不重可以忍受,无须处理。

疼痛严重、进行性加重难以忍受者,疼痛持续性不缓解者,复查 CT 或造影了解结肠局部情况,排除结肠穿孔破裂、局限性腹膜炎可能。

2）便血　肿瘤生长过快,中心区域缺血性坏死溃破就会出现血便。活检钳钳取局部组织也会造成局部组织破溃渗血,极少造成大出血,多数可以自行停止。出血量大者,可急诊行结肠动脉栓塞术。

3）腹泻　盲结肠病变多数伴随有排便习惯改变,结肠内插管刺激、对比剂刺激,或置入内支架后突然狭窄梗阻解除,会出现排便次数增多、腹泻等表现,一般不需要处理,1~2 d后多可自行缓解。

6.8.6　展望

结肠狭窄、结肠阻塞性病变如结肠癌的早期诊断是提高治疗效果、改善预后的最有效措施。纤维结肠镜检查的普及大大提高了结肠癌的早期诊断率,但由于直径较为粗大的纤维结肠镜检查的局限性和较强的异物刺激反应,相当一部分年老体弱患者、心肺功能差的患者、结肠严重狭窄而纤维内镜无法通过的患者,纤维内镜难以进行活检明确诊断。

介入放射学结肠造影,在造影影像实时监测下引进活检钳对结肠病变钳夹活检,可以取到狭窄段内任意部位的组织,弥补了内镜无法通过狭窄段获取狭窄段内组织的不足,可作为结肠严重狭窄(或结肠吻合口狭窄)内镜无法通过而活检失败者的替代技术,也是年老体弱不适合或者不能耐受纤维内镜检查和内镜下活检值得推荐的技术。

由于介入放射学结肠钳夹活检是在结肠造影和透视引导下进行,不能直视典型的病变组织活检,可通过多点活检增加诊断阳性率,并现场确认钳夹活检的组织标本是病变组织。仍需要大量临床资料及经验积累,进一步提高介入放射学结肠病变钳夹活检成功率。

6.9　直肠狭窄与占位病变介入放射学活检术

直肠位于盆腔的后部,长12~15 cm,是大肠的末段。平第3骶椎处上接乙状结肠,沿骶、尾骨前面下行,穿盆膈,终止于肛门。上部直肠与乙状结肠粗细相同,下部扩大成直肠壶腹,是暂存粪便的部位。以腹膜返折为界分为上段直肠和下段直肠。直肠在前后的方向上有2个弯曲。上方的弯曲凸向后侧,称为直肠骶曲;下方的弯曲凸向前侧,称为直肠会阴曲。

直肠狭窄或占位病变常伴有肠道完全性或不全性梗阻。直肠狭窄最常见的病因是恶性肿瘤,以直肠癌最多见。2022中国癌症统计报告显示:我国结直肠癌发病率逐年快速上升,男性居全部恶性肿瘤的第2位,年新发病率42.67/10万,女性居第4位,年新发病率30.32万/10万。多数患者在确诊时已属中晚期,解除肠道梗阻、明确病理学诊断至关重要。

6.9.1　直肠狭窄与占位病变的病因

1）良性病变　先天发育畸形形成肛门直肠狭窄甚至闭锁,称为先天无肛或先天性肛门闭锁;若肛门闭锁处理不当,也可形成瘢痕性狭窄。炎症瘢痕性狭窄如肛周脓肿、溃疡性结直肠炎、克罗恩病、性病性淋巴肉芽肿、肠结核、复杂性肛瘘、阿米巴肠病、血吸虫肠病等,可使肛管直肠结缔组织增生肥厚,形成瘢痕性狭窄。最常见的病因是损伤及手术不当,如内痔黏膜切除过多,外痔皮肤切除过多;内痔脱垂或外痔硬化剂注射量过多面积过大。其次是意外损伤,如肛门直肠刀伤,最多见的是高处坠落伤,异物损伤等形成的瘢痕性狭窄。其他还有理化损伤,如化学烧伤等。良性肿物压迫如直肠巨大息肉等,邻近器官肿物压迫,如子宫肿瘤、前列腺肿瘤、较大的淋巴瘤、平滑肌瘤、脊索瘤、骶前脊膜突出、骶尾骨前突畸形等,都能引起肛管或直肠狭窄。

2）恶性狭窄　常见肛管癌和直肠癌,二者是肠腔内质地较硬的恶性肿瘤。肿瘤生长1~2年可堵塞肠腔,同时伴随便血、排便习惯改变、下坠及疼痛等。

6.9.2　直肠狭窄与占位病变的诊断

1）临床表现　患者多半有肛门疼痛、便形细窄、肛门分泌物流出和大便表面带血、排便困难等症状。直肠指检时向上可摸出狭窄,直肠壁变硬,无弹性,有时狭窄口大或呈镰状,指检后往往可见指套带血。

2)影像学检查　钡剂灌肠造影可直接显示狭窄部位、范围和程度;若是严重狭窄完全梗阻,需要介入放射学导丝、导管技术插入导管越过直肠狭窄阻塞段,经导管注射 20% ~ 30% 碘对比剂行乙状结肠-直肠造影,详细显示狭窄部位、长度范围和狭窄程度(图 6-26A)。

腹盆腔 CT 和 MRI 则直观显示直肠病变的管壁厚度、外周浸润程度及临近区域结构、腹腔与腹膜后淋巴结转移与肝脏转移等情况,做出肿瘤的临床分期(图 6-26B)。

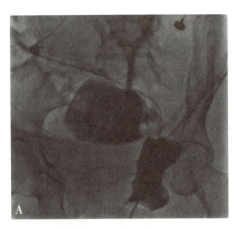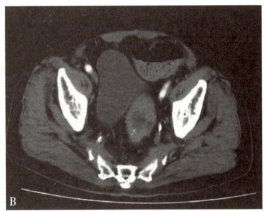

A. 直肠插管通过梗阻区注射碘对比剂造影,显示直肠中上段狭窄梗阻;B. CT 显示直肠管壁不规则增厚和管腔狭窄。

图 6-26　直肠癌合并肠梗阻经导管注射碘对比剂的 X 线造影与 CT

3)纤维结肠镜检查　直肠狭窄不严重时可以明确病变的部位、大小及性质,同步进行组织活检;若是严重狭窄内镜不能通过,提示检查失败。

4)诊断　根据病史、直肠指检、影像学检查,可作出直肠狭窄与占位病变诊断。

6.9.3　直肠狭窄分类

传统上有多种直肠狭窄的临床分类方法,不同的分类方法是为不同的治疗技术服务,或为了保守治疗,或为了姑息性治疗,或为了动态评价病变进展与恶化等。现代外科手术和介入放射学诊疗技术,只需了解狭窄梗阻程度造成的临床危害和处理对策,以最大限度地消除狭窄梗阻症状,控制病变进展尤其肿瘤进展,延长患者生存期和生存质量。

按狭窄程度和临床症状分类如下。

1)轻度狭窄　排便不畅,大便变形,无明显肠梗阻症状,指诊可通过狭窄部。这种轻度狭窄基本不影响患者生活质量,有利于及时就诊发现早中期病变,可以进行纤维结肠镜检查和钳夹活检病理学诊断。

2)中度狭窄　排便困难,大便外形变细,有不完全性肠梗阻症状,指诊难以通过狭窄部。这类中度狭窄已经影响患者正常生活,促使患者和家属就诊,发现中期或中晚期病变,大多数患者还可以完成纤维结肠镜检查和钳夹活检病理学诊断。

3)重度狭窄　排便极其困难或假性失禁,便少而稀或粪水样便,肠梗阻症状明显,指诊无法通过狭窄部。这类重度狭窄严重影响患者生活,纤维结肠镜难以通过,无法进行纤维内镜检查和钳夹活检病理学诊断。

6.9.4　直肠狭窄与占位的介入放射学活检术

6.9.4.1　适应证与禁忌证

1)适应证　所有适合纤维结肠镜检查和钳夹活检的直肠狭窄与占位病变,临床和影像学证实的直肠中重度狭窄,纤维结肠镜无法通过完成钳夹活检者;临床和影像学证实的直肠重度狭窄、完全性肠梗阻,急需球囊扩张或置入内支架解除肠梗阻、恢复排便功能者,在球囊扩张或内支架置入过程中同步完成直肠病变钳夹活检;患者身体虚弱不能耐受纤维结肠镜检查,或不愿接受纤维结肠镜检查者;患者痔疮合并出血、血栓、疼痛,肛裂、肛周脓肿等进行结肠镜检查加重痛苦者。

2)禁忌证　对于直肠狭窄与占位病变导致的肠道梗阻、排便困难,解除狭窄梗阻恢复正常排便,钳夹活检明确病理学诊断,无绝对禁忌证。

6.9.4.2　术前准备

1)辅助检查　完善血、尿、粪常规检查,肝、肾、心功能检查,电解质与凝血功能检查,传染病学检查,以及心电图检查,腹盆部CT平扫与增强(了解直肠狭窄部位、程度与范围或癌肿侵犯程度、有无盆腔和腹腔腹膜后淋巴结转移等)。

2)器械与药物准备　0.035 inch×180 cm亲水膜加强导丝,5 F×100 cm单弯导管或猎人头导管,9 F×50 cm血管鞘,(2.0～2.3)mm×100 cm纤维内镜活检钳,福尔马林标本瓶;(10～15)mm×50 mm球囊导管,直径22(24)mm×(100～140)mm裸或覆膜内支架,或可携带放射性粒子内支架等。

碘对比剂20～50 mL,生理盐水稀释至20%～30%;盐酸肾上腺素1 mg×1支,生理盐水稀释至20～40 mL。

6.9.4.3　介入放射学活检操作

1)经肛门引入导管完成直肠和乙状结肠造影　直肠狭窄或占位病变钳夹活检操作是在X线透视下,经肛门引入导丝、导管进入直肠抵达狭窄病变区,退出导丝,经导管注射碘对比剂10～20 mL完成狭窄区至肛门的直肠下段造影。一般狭窄区会有纤细的裂隙或残留管腔,注射的对比剂依靠注射压力沿狭窄的残留管腔向直肠上段或乙状结肠蔓延显影。亲水膜加强导丝与单弯导管相互配合通过直肠狭窄段纤细的腔道或潜在的缝隙到达乙状结肠或降结肠段正常管腔,退出导丝,经导管注射10～20 mL对比剂完成乙状结肠、直肠上段、狭窄段和直肠下段全程造影,详细显示狭窄部位、长度范围和狭窄程度(图6-27A)。

2)建立体外经肛门至直肠狭窄段的活检通路　完成造影后交换引入加强导丝至乙状结肠或降结肠深部,沿导丝引入血管鞘至狭窄病变区,取出血管鞘内的扩张器,保留导丝与血管鞘的外鞘管,建立活检钳由体外进出直肠病变狭窄区的通路。

3)钳夹活检　经外鞘管引入活检钳,X线影像监测下将活检钳推出外鞘管头端,张开活检钳,对准狭窄病变前推活检钳3～5 mm抵紧病变,钳夹病变组织块,撤出活检钳取出组织块。同法在狭窄段的不同部位钳取3～5块组织,置入福尔马林标本瓶固定,送检常规病理、免疫组化和基因突变等检测(图6-27A、B)。

完成钳夹活检取得满意组织块后,可酌情置入内支架解除肠梗阻(图6-27C),而后退出全部介入器械,结束介入操作。

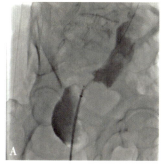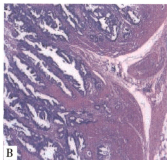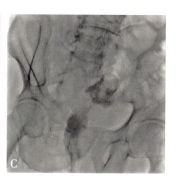

A.X线造影导向下,导丝与外鞘管引入活检钳钳夹活检操作;B.病理学显示为腺癌;C.钳夹活检后置入直肠内支架,支架部分性扩张解除狭窄恢复肠管通畅。

图6-27　直肠上段肿瘤介入放射学钳夹活检、内支架置入与病理

4)经皮穿刺切割活检 盆腔其他脏器巨大肿瘤,或盆腔淋巴结多发转移瘤外压性直肠狭窄梗阻,可进行影像学(超声、CT、MRI)导向下的经皮穿刺、以活检针切割活检,完成病理学诊断。

6.9.5 直肠狭窄与占位病变的介入治疗

1)解除狭窄和肠梗阻治疗 完成活检之后,根据患者狭窄程度和提高生活质量等要求,评估是否需要放置经肛型肠梗阻导管引流,或进行球囊扩张、内支架置入等治疗。

经肛门放置自膨胀式金属支架治疗结肠、直肠梗阻与传统外科肠造瘘等手术相比微创、安全、疗效可靠。无论是恶性肿瘤侵犯或外压,还是直肠手术后吻合口瘢痕组织过度增生或肿瘤复发等引起的直肠狭窄导致排便障碍,均可采用内支架治疗解除梗阻、恢复正常大便排出,为充分术前肠道准备后行择期切除手术及改善身体状况进行后续的综合治疗奠定基础。

2)原发病介入治疗 直肠癌或直肠癌手术后复发癌,可以进行局部动脉灌注化疗与栓塞控制肿瘤,提高长期疗效;盆腔肿瘤或转移瘤,进行经皮穿刺消融治疗或放射性粒子植入治疗控制肿瘤,减轻痛苦,延长生命。

6.9.6 并发症防治

直肠狭窄或占位病变钳夹活检属于微创性操作,操作后一般无须特别处理。

1)防治便血 介入钳夹活检损伤病变表面,可出现局部渗血,经外鞘管出现血性渗出物,或引起血便或便血,即可经结、直肠内导管局部快速注射肾上腺素盐水,促使局部血管收缩与有效止血。

2)疼痛 与钳夹活检局部损伤、内支架置入膨胀过程中撕裂或推压周围组织,或炎症反应刺激有关,一般程度不重,无须处理。疼痛严重难以忍受者,给予口服或静脉注射镇静止痛药物减轻症状,一般2~3 d疼痛即可完全缓解。

3)里急后重、排便次数增多 多为直肠病变邻近肛门,或置入的内支架距离肛门齿状线太近,刺激肛门括约肌的异常反应。给予镇静止痛药物减轻症状,逐渐会适应这种反应。

6.9.7 展望

早期诊断是提高治疗效果、改善预后的最有效措施。介入放射学造影,在影像监测下以外鞘管替代纤维内窥镜的器械孔引进活检钳对病变钳夹活检,可以取到狭窄段内任意部位的组织,弥补了内镜无法通过狭窄段获取狭窄段内组织的不足,也可替代内镜减轻操作痛苦,可作为严重狭窄内镜无法通过而活检失败者的替代技术,也是年老体弱不适合或者不能耐受纤维内镜检查和内镜下活检值得推荐的技术。

6.10 结肠(直肠)吻合口狭窄与占位病变介入放射学活检术

我国结直肠癌(colorectal cancer,CRC)的发病率和死亡率逐年上升,成为威胁国民健康的重大疾病,大部分患者需要手术治疗。吻合口狭窄和肿瘤复发是术后严重的并发症,一旦出现应尽早采取有效措施,降低结直肠吻合口狭窄和肿瘤复发的临床危害,改善疗效,提高生活质量,降低病死率。

6.10.1 结肠(直肠)吻合口狭窄与占位病变的病因

结直肠吻合口狭窄分为良性狭窄和恶性狭窄。

1)良性狭窄原因 有以下3类。①术前因素:如术前放疗、新辅助化疗、炎症性肠病等炎性浸润、胶原蛋白及纤维增生,使吻合口异常愈合而狭窄。②术中因素:吻合方式选择不当、吻合后肠管区段血运不佳、吻合器型号偏小等使瘢痕组织过度增生而狭窄。③术后因素:术后吻合口瘘、炎性反应继发性纤维组织增生,瘢痕性狭窄。

2）恶性狭窄的原因　是残端或吻合口局部肿瘤复发,肿瘤细胞增生、浸润使吻合口狭窄,局部淋巴结转移瘤压迫侵犯吻合口导致狭窄等。

6.10.2　结肠（直肠）吻合口狭窄与占位病变的诊断

1）临床表现　结直肠术后吻合口狭窄和占位病变到一定程度就会引起排便困难、腹胀等肠道部分性或完全性梗阻的一系列下消化道梗阻表现;临床上一般将手术后1～3个月内出现的吻合口狭窄肠梗阻视为良性瘢痕性狭窄,将3个月后出现的吻合口狭窄肠梗阻视为恶性狭窄。

2）影像学检查　临床出现结直肠手术后下消化道梗阻症状,首先考虑吻合口狭窄。可疑结直肠吻合口狭窄的首选检查是X线钡剂灌肠造影,可显示吻合口区局限性或节段性狭窄,局限性规则性的环形狭窄多为良性瘢痕性狭窄;局限性或长节段性不规则形狭窄,尤其合并局部结节或菜花样充盈缺损者,多是肿瘤复发的恶性狭窄。腹盆腔CT显示吻合口部位肠腔狭窄,吻合口近心端肠管异常扩张,粪便潴留,远心端肠管空虚;若为肿瘤复发表现为肠壁不均匀增厚或局部肿块,伴有局部淋巴结肿大等。

3）纤维内镜检查　是诊断结直肠吻合口狭窄的重要方法,可直视吻合口狭窄,观察狭窄区域的形态,判断病变的良恶性。但是严重狭窄时内镜无法通过,难以观察吻合口狭窄区全貌和进行钳夹活检。

4）诊断　既往有结直肠手术史,有相应的吻合口狭窄的症状,影像学检查提示吻合口狭窄或者占位,易于做出吻合口狭窄的诊断。

6.10.3　结肠（直肠）吻合狭窄与占位的介入放射学钳夹活检术

6.10.3.1　适应证与禁忌证

1）适应证　影像学证实结直肠吻合口狭窄需要明确病理学诊断者,纤维内镜无法通过的吻合口中重度狭窄者,心肺功能差不能耐受纤维内镜检查者,对内镜反应敏感不愿意接受内镜检查者,吻合口严重狭窄肠梗阻需要介入技术解除梗阻并同步完成钳夹活检者。

2）禁忌证　解除吻合口狭窄,缓解肠梗阻并同步完成钳夹活检,无绝对禁忌证。即便顽固性肠梗阻营养不良、身体近于衰竭,也应积极球囊扩张或内支架置入（同步钳夹活检）解除吻合口狭窄梗阻,恢复正常进食,改善营养,挽救生命。

6.10.3.2　术前准备

参见6.8.3.2相关内容。

6.10.3.3　介入放射学钳夹活检操作

参见6.8.3.3相关内容。

结直肠吻合口狭窄或占位性病变活检在X线透视下,经肛门引入亲水膜加强导丝与单弯导管进入结直肠,二者相互配合通过吻合口狭窄段到达正常管腔,依次完成经导管结直肠造影,加强导丝插至吻合口近心端正常肠管较远部位,沿加强导丝引入血管鞘至狭窄病变区建立由体外至吻合口狭窄区的活检钳通路,经外鞘管引入活检钳,对准吻合口狭窄或占位病变钳夹活检,取出组织块送病理检查（图6-28）。

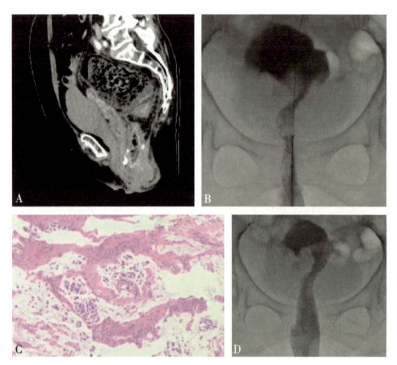

A. 盆腔CT矢状位,显示直肠吻合口管壁增厚,可见吻合器致密影;B. X线造影,显示乙状结肠-直肠吻合口狭窄,沿外鞘管引入活检钳活检;C. 病理显示为腺癌;D. X线造影,显示内支架置入后狭窄解除,管腔通畅。

图6-28　直肠癌手术后吻合口肿瘤复发性狭窄影像与病理

6.10.4　结肠(直肠)吻合口狭窄与占位病变的介入治疗

参见6.8.4相关内容。

6.10.5　并发症防治

参见6.8.5、6.9.6相关内容。

6.11　胆管狭窄与占位病变介入放射学活检术

胆管是起源于肝的一套管道系统,是消化系统的重要的结构之一,发挥着胆汁收集、储存、浓缩、排泄和运输等生理功能。解剖学上将胆管系统分为肝内胆管和肝外胆管2部分,肝内胆管包括肝内毛细胆管、小叶间胆管、肝段胆管、肝叶胆管和左右叶主肝管。肝外胆管包括左右主肝管的肝外段,左右主肝管汇合而成的肝总管,肝总管和胆囊管汇合而成的胆总管,胰管和胆总管汇合而成的胆胰壶腹部,还有胆囊和胆囊管。

肝细胞分泌的胆汁经肝内毛细胆管收集后逐级汇合引流至左右主肝管、肝总管和胆囊管,在非进食状态下回流至胆囊内储存和浓缩。进食时胆胰壶腹括约肌松弛,胆囊收缩,胆汁经胆囊管、胆总管、十二指肠大乳头流入十二指肠腔,辅助食物消化吸收。无论胆管腔内、胆管管壁或是胆管管壁外发生病变,都会引起胆管狭窄、胆汁排出不畅,甚至完全堵塞胆管。胆管梗阻引起胆管内压力增高,导致胆红素和胆盐反流进入血液在血液中蓄积,患者出现黄疸、皮肤瘙痒、上腹部不适和厌食等症状,严重者可导致急性化脓性胆管炎、化脓性胆囊炎、脓毒血症、肝功能损伤、肾功能衰竭、凝血机制障碍和心血管损害等。

20世纪引起胆管梗阻的常见疾病是胆管结石,迄今最常见的疾病是胆管癌,胆管癌按照发病部位分为肝内胆管癌和肝外胆管癌2种亚型。肝内胆管癌属于原发性肝癌的一种,是仅次于肝细胞癌的第二大原发性肝恶性肿瘤,占原发性肝脏恶性肿瘤的 10% ~20%。肝外胆管癌又分为肝门部胆管癌和远端胆管癌,肝门部胆管癌约占胆管癌总数的 60%,远端胆管癌约占 30%,而肝内胆管癌占 10% 左右(图 6-29)。

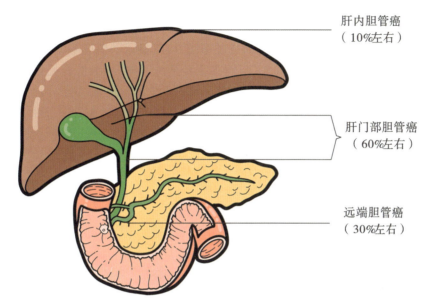

肝内胆管癌
（10%左右）

肝门部胆管癌
（60%左右）

远端胆管癌
（30%左右）

图 6-29　胆管癌各部位发生率分布示意

亚洲黄种人,特别老年人是胆管癌的高发人群,日本、韩国、中国和泰国等年发病率超过 6 人/10 万,全球年死亡率为 1 ~6 人/10 万。在过去数十年里,随着社会老龄化,该病的发病率一直处于上升趋势。60% ~70% 的胆管癌就诊时已是晚期,传统姑息治疗特别是化疗预后差,肝内和肝外胆管癌的 5 年生存率分别仅为 2% ~15% 和 2% ~30%。早期发现、早期明确病理学诊断,科学精准治疗对改善预后至关重要。

6.11.1　胆管狭窄与占位病变的病因

引起胆管狭窄和梗阻的病因,根据原发疾病不同分为良性胆管狭窄及恶性胆管狭窄,以恶性胆管狭窄多见。

1)恶性胆管狭窄　引起恶性胆管狭窄的疾病种类较多,主要有胆管癌、胰头癌、壶腹癌、肝癌、胆囊癌、十二指肠乳头腺癌等原发肿瘤直接侵犯胆管,胃肠道癌发生肝十二指肠韧带区域转移、转移瘤侵犯或压迫胆管造成胆管狭窄。胆管狭窄、梗阻性黄疸是临床常见病,胆汁淤积引起胆管内高压,既损伤肝细胞又导致胆汁逆流进入血液产生高胆红素血症,引起一系列肝和全身毒性反应。

2)良性胆管狭窄　良性胆管狭窄主要是指由胆管结石、硬化性胆管炎、胆囊炎、胰腺炎、胆总管囊肿、胆管蛔虫、感染、医源性损伤(手术瘢痕、放疗后胆管狭窄等)、良性肿瘤、息肉等引起的狭窄。

6.11.2　胆管狭窄与占位病变的诊断

1)临床表现　黄疸是胆管梗阻的特征性表现,多表现为无痛性黄疸。最早出现巩膜黄染,进行性加重,呈现皮肤、黏膜都黄染,全身皮肤瘙痒,小便黄,严重时如浓茶水般,大便呈白陶土样。胆管梗阻易于合并胆管感染,此时可出现寒战、高热。

2)实验室检查　血液检测,早期胆管不全梗阻,仅表现为肝细胞损伤转氨酶升高。随着狭窄、梗阻加重,转氨酶和总胆红素均升高,以直接胆红素升高为主。若合并胆管感染,则可见白细胞计数升高,以中性粒细胞升高为主。

3)影像学检查　超声显示梗阻以上肝内外胆管扩张,梗阻段胆管壁增厚、管腔狭窄乃至于闭塞,梗阻远端胆管空虚萎陷;若肝门部胆管癌从一侧主肝管蔓延至肝总管,可见一侧肝叶胆管扩张聚拢征和肝叶萎缩、对侧肝叶代偿性肥大的萎缩和肥大综合征影像;若肝门部胆管癌起源于肝总管,可见双侧肝叶胆管以肝门为轴线扩张的蝶翼征;肝总管和左右主肝管梗阻,胆囊体积不大,或者萎缩。胆总管梗阻显示为肝内外胆管扩张,合并胆囊扩张肿大。

MSCT 平扫与增强,能够直观地显示梗阻水平以上扩张的肝内或肝内外胆管,准确定位胆管梗阻部位。肝门部胆管梗阻,根据胆管肿瘤原发部位和进展不同,可以显示一侧肝叶胆管扩张聚拢征伴随肝叶萎缩(导管明显扩张和聚拢征的肝叶)和肥大(导管扩张轻微的一侧肝叶)综合征影像,或双侧肝叶胆管扩张形成的蝶翼征(图6-30)。肝门和肝总管导管梗阻可见肝内胆管扩张,胆囊不肿大;胆总管和壶腹部梗阻,肝内外胆管和胆囊都扩张肿大。冠状位图像重建,可以整体性显示胆管树,显示胆管梗阻的具体部位、病变范围、梗阻程度,显示胆管腔内、管壁和管外肿瘤或其他病变的全貌,对胆管梗阻病变作出初步的定性诊断,为选择治疗方案提供充分的影像学资料。

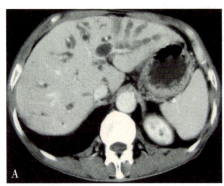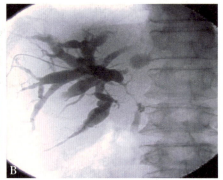

A.CT 显示左肝叶胆管明显扩张并相互聚拢靠近,右肝叶胆管扩张轻微,彼此远离;B.胆管造影显示左侧主肝管长节段狭窄阻塞,说明病变原发于此处,肝总管长节段狭窄、阻塞,而右侧主肝管局部短段狭窄,说明病变是从左肝管进展至此。

图6-30 肝门部胆管癌 CT 与胆管造影

采取特殊的 MSCT 胆管病变靶区放大扫描技术,可以清晰显示胆管癌的局部形态、大小范围、管壁浸润、强化特征等,既可以作出较为准确的定性诊断,又可以随访判断治疗效果(图6-31)。

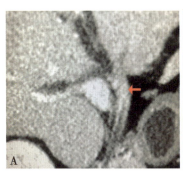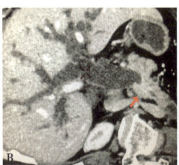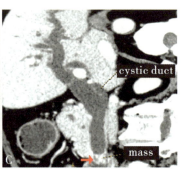

A.肝总管癌,显示胆管壁增厚,管腔闭塞;B.胆总管癌,显示胆管壁不规则增厚,管腔近于闭塞;C.壶腹部癌,显示管腔内占位,充盈缺损填塞管腔。

图6-31 不同部位胆管癌 MSCT 放大靶扫描

MRI 平扫与增强和胆管水成像即磁共振胰胆管成像(MRCP),其平扫与增强显示胆管梗阻性病变的价值与 CT 类似;特殊的水成像技术可以立体地展示整个胆管系统,对扩张胆管的程度与走行,对梗阻部位的程度与范围,皆可一目了然,为后续经皮经肝进行胆管穿刺和进一步的胆管介入诊疗操作,提供指导(图6-32)。

经皮穿刺胆管造影(PTC)和纤维内镜逆行胰胆管造影(ERCP),曾经都是胆管疾病诊断的金标准,但因属于有创性检查,现已很少用于单纯胆管疾病诊断,仅在胆管狭窄梗阻介入治疗时才使用。

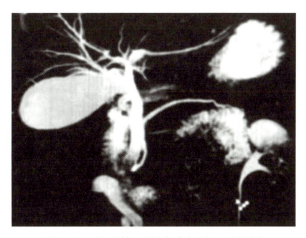

图 6-32　胆总管下段（壶腹部）梗阻 MRCP
显示肝内外胆管扩张和胆囊肿大，胆总管下端肿瘤充盈
缺损、管腔狭窄。

4）诊断　临床发现皮肤、黏膜黄染，小便黄，大便白陶土样变；实验室总胆红素升高，以直接胆红素升高为主；影像学显示胆管壁增厚、管腔狭窄梗阻，梗阻水平以上胆管扩张，诊断阻塞性黄疸和定位阻塞部位不难。

6.11.3　胆管介入放射学钳夹活检术

X 线影像监测下经皮经肝穿刺胆管钳夹活检（percutaneous transhepatic cholangiobiopsy，PTCB）是一项全新的创新性活检技术，是借鉴纤维内镜的直视监测和经内镜器械孔的活检钳引入技术，以 X 线影像监测替代内镜直视监测，以血管鞘的外鞘管替代内镜器械孔引入活检钳的钳夹活检术，解决了细小管腔结构——胆管无法获取病变组织块并进行病理学诊断的难题。

6.11.3.1　适应证与禁忌证

1）适应证　影像学证实胆管狭窄梗阻与胆管内占位病变，需要明确病理学诊断的胆管疾病患者；心肺功能很差，不能耐受纤维内镜检查的壶腹部、胆总管与肝总管狭窄梗阻患者。

2）禁忌证　无绝对禁忌证。因梗阻性黄疸、肝功能损伤、凝血因子合成障碍出现凝血功能障碍、低蛋白血症、大量腹水等，可补充白蛋白、输注新鲜血浆、血液净化腹水转输，纠正身体状况后，积极进行 PTCB 并解除胆管梗阻，加速肝功能恢复，挽救患者生命。

6.11.3.2　术前准备

1）辅助检查　完善血、尿、粪三大常规检查，肝、肾功能检查，电解质与凝血功能检查，传染病学检查，以及心电图检查，CT 或 MRCP 检查（了解肝内扩张胆管的走行与方位并显示胆管狭窄部位、程度和范围等）。

2）器械准备　经皮穿刺导入器套装、5 F×100 cm 的单弯导管，或 5 F×45 cm KMP 胆管专用导管、0.035 inch×150 cm 亲水膜导丝、0.035 inch×180 cm 加强导丝，9 F×20（45）cm 血管鞘，纤维内镜活检钳，福尔马林标本瓶，胆管引流管或可携带粒子引流管，胆管内支架、覆膜内支架或可携带粒子内支架等。

3）患者准备　术前 10～30 min 肌内注射地西泮镇静，肌内注射 654-2 预防自主神经应激反应，避免胆管和肠管痉挛。合并腹水者补充白蛋白、利尿，或者适当经皮抽吸排出腹水。凝血机制异常者，输注新鲜血浆予以纠正。

6.11.3.3　介入放射学钳夹活检操作

1）选择经皮穿刺进针点　患者平躺于 DSA 检查床上，根据术前腹部 CT 或 MRI 图像选择皮肤穿刺点,一般右侧胆管选择右侧季肋区腋中线、肋膈角下2 cm以上的肋骨上缘为经皮经肝穿刺右胆管的皮肤进针点。左侧胆管选择剑突下、左肋弓边缘(相当于锁骨中线)为皮肤穿刺进针点。穿刺点相应区域消毒、铺无菌巾,皮肤及胸壁或腹壁全层软组织局部浸润麻醉。

2)经皮经肝穿刺胆管造影(PTC) 经局部麻醉后的皮肤穿刺进针点使用21 G×20 cm千叶针沿着胆管走行方向朝向肝门部穿刺,进针深度10~15 cm后,撤出千叶针内芯,保留千叶针针鞘并连接抽有碘含量30%对比剂的注射器,一边缓慢退针一边推注少量对比剂,当发现肝内胆管显影时,证实针鞘头端位于胆管内,停止退针、保持针鞘位置不变,更换新注射器回抽胆管内淤积胆汁5~10 mL送实验室行细菌培养、药物敏感试验和脱落细胞学等检查。然后经针鞘注入5~10 mL对比剂使肝内胆管、主肝管和肝总管等显影,初步了解肝内胆管走行和肝外胆管梗阻的部位。

在显影胆管图像的指引下,将0.018 inch×60 cm铂金微导丝通过针鞘送入扩张的胆管内,尽力将铂金微导丝送入胆管深部至左或右主胆管或肝总管,尽量通过阻塞区到达胆总管以增加铂金微导丝的支撑力和稳定性,固定铂金微导丝,退出针鞘,沿铂金微导丝引入6 F×20 cm的三件套经皮导入器,当导入器头端(外鞘环状金属标记)进入胆管后固定铂金微导丝和导入器的金属与塑料双重内芯,推进导入器外鞘至胆管深部,固定保留导入器外鞘管,退出导入器内芯和铂金微导丝。若单独推进导入器外鞘管困难,可仅固定铂金微导丝和导入器的金属内芯,同时推进外鞘管和塑料内芯管,后者质地较为坚韧、头端较为锐利,前推外鞘管和塑料内芯管的合力,易于引导外鞘管通过比较坚韧的胆管壁进入胆管内腔,外鞘管和塑料内芯管进入胆管一定深度后,塑料内芯管,继续前推外鞘管到达胆管目标位置。

经外鞘管尽可能把扩张胆管内淤积的胆汁抽吸干净,然后注射30%碘对比剂进行胆管树全程造影,使肝内外胆管系统整体性全景显影。

注意PTC时胆管内每次注射对比剂的总量不能超过从扩张胆管内抽出淤积胆汁的量;胆管穿刺成功注射对比剂行胆管造影,应遵循先抽吸淤积的胆汁,尽可能抽尽梗阻以上扩张胆管内淤积的胆汁,既降低胆管内的压力,也清空胆管内的胆汁,而后再推注对比剂造影的操作顺序,从而避免先注射对比剂或较大剂量的对比剂,增加肝内胆管压力,引发淤积胆汁,尤其是合并感染的胆汁逆流入肝血窦,进入血液循环,产生应激或过敏反应,出现寒战、高热、颤动,影响介入操作;也避免扩张胆管内淤积的黏稠胆汁与对比剂混合不匀,造成胆管造影图像显示不完整、不清晰的假象。

3)建立钳夹活检路径图 选择胆管系统显影完整清晰、病变部位明确的胆管造影图作为介入操作路径图。

4)建立经皮至十二指肠的加强导丝操作轨道 完成胆管造影后,经导入器外鞘管引入0.035 inch×150 cm亲水膜导丝依次进入主肝管、肝总管、胆总管,尽可能通过胆管狭窄梗阻段,直至进入十二指肠降部或水平部。固定亲水膜导丝退出外鞘管,交换引入5 F导管至十二指肠水平部;若此前铂金微导丝和导入器外鞘管未能通过狭窄阻塞段胆管,导管与亲水膜导丝配合打通胆管梗阻段,通过肝(胆)总管、壶腹部进入十二指肠直达十二指肠水平部。保留导管,交换引入0.035 inch×180 cm加强导丝达十二指肠水平部,保留并固定加强导丝,退出导管,经皮至十二指肠的介入活检操作通路建立。

5)建立经皮活检通路 固定加强导丝位置不变,沿加强导丝引入9 F×20 cm血管鞘,使血管鞘的外鞘管头端进入病变的胆管狭窄梗阻段。固定加强导丝和血管鞘的外鞘管,退出血管鞘内的扩张器,经外鞘管侧臂注射碘对比剂3~5 mL,证实外鞘管头端位于病变的狭窄胆管区段内,加强导丝位于十二指肠远端,经皮至病变段胆管的钳夹活检通路建立。

6)钳夹活检操作 固定加强导丝和外鞘管位置不变,经外鞘管引入纤维内镜活检钳,X线透视图像监测下,缓慢前推活检钳的头端出外鞘管头端3~5 mm,操作活检钳后手柄张开活检钳,对准狭窄梗阻区病变前推3~5 mm,抵紧病变快速收紧活检钳,夹取切割组织块,保持活检钳收紧状态退出体外,张开钳头,取出钳槽内组织块,放置福尔马林标本瓶中固定。重复活检操作,至少取得满意的组织块3~5块,置入标本瓶内,送病理学、免疫组化和基因突变等检查。

7)置入胆管引流管 引流管分为2类:单纯外引流管和内外复合引流管。外引流管是将(8.5~12)F×25 cm的头端多侧孔引流管,经皮经肝留置固定在狭窄梗阻段上方胆管内,将梗阻段上方胆管内淤积的胆汁和未来分泌的胆汁引流至体外倒掉。内外复合引流是将(8.5~12)F×45 cm的前段多侧孔引流管,跨越狭窄梗阻段胆管,进入十二指肠内,将狭窄梗阻上方胆管内淤积的胆汁和未来分泌的胆汁引流至十二指肠内,胆汁进入肠道发挥正常促消化的作用。这种引流管的前段有较长区域的侧孔分部,既可将梗阻段上方的胆汁引流至梗阻段下方的胆管内,也可直接引流到十二指肠内。显然内外复合引流管的胆汁引流方式,符合正常胆汁的生理流向,胆汁进入十二指肠发挥正常助消化的作用,更具有优势(图6-33~图6-35)。

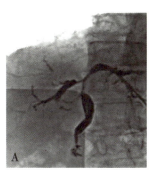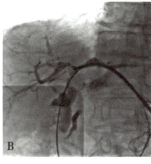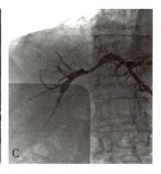

A.左侧剑突下经皮经肝穿刺左侧胆管,造影显示肝门部胆管三岔口狭窄;B.建立加强导丝和外鞘管的经皮胆管活检通路,经外鞘管引入活检钳进行钳夹活检;C.活检后置入右侧主肝管-左侧主肝管至体外的胆管外引流管。

图6-33　肝门部胆管占位病变钳夹活检和胆管外引流管置入

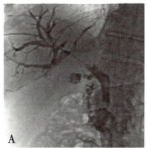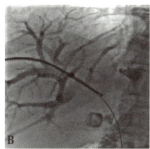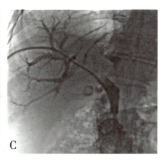

A.右季肋部经皮经肝穿刺右叶胆管造影显示肝总管狭窄梗阻和左侧肝管梗阻不显影;B.建立经皮至十二指肠的加强导丝和经皮至梗阻段胆管的外鞘管胆管活检通路,经外鞘管引入活检钳进行钳夹活检;C.活检后置入右肝管-肝总管-胆总管至十二指肠的内外引流管。

图6-34　肝总管占位造影与钳夹活检和引流管置入

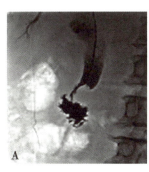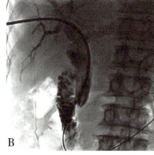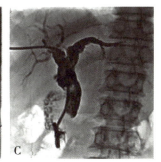

A.右季肋部经皮经肝穿刺右叶胆管造影显示胆总管下段壶腹部狭窄;B.建立经皮至十二指肠水平部和升部的加强导丝轨道和经皮至梗阻段胆管的外鞘管活检通路,经外鞘管引入活检钳进行钳夹活检;C.活检后置入右肝管-肝总管-胆总管至十二指肠的内外引流管。

图6-35　胆总管下段壶腹部占位造影与钳夹活检和引流管置入

置入胆管引流管有3种作用:其一是引流梗阻淤积的胆汁,解除胆管内的高压状态,消除胆汁向肝血窦逆流,减轻或消除高胆红素血症;保护肝功能,维护全身正常生理代谢,是梗阻性黄疸有效的姑息性治疗措施。其二是留置经皮经肝至胆管的引流管,保留了经皮至胆管的操作通路,便于明确病理学诊断后,继续经此途径介入治疗胆管狭窄梗阻的原发病。其三是引流管填塞封闭了经皮经肝至胆管的穿刺通道,具有止血、防止动静脉瘘、血管胆管瘘和胆汁外溢进入腹腔引起胆汁性、化学性腹膜炎等作用。

6.11.4 解除胆管狭窄梗阻与原发疾病的介入治疗

1)缓解和消除黄疸　置入胆管引流管,据病情不同置入单纯外引流管,或置入内外复合引流管,如前述。

2)控制胆管肿瘤　原发性胆管癌85%左右在病理学上属于高分化腺癌,其对化疗、外放射治疗均不敏感;原发性胆管癌80%以上发生于肝门部左右肝管和肝总管交界的三岔口区,外科手术切除困难。局部介入治疗具有优势,可采用的介入治疗技术有以下几种。

(1)置入可携带^{125}I粒子的引流管　这是韩新巍教授团队研发的针对细小直径的生理腔道如胆管和输尿管肿瘤的近距离放射治疗器械,最小外径已可达到10.5 F,由中间大腔引流管和两侧2个小腔粒子装载管组成,兼具开通狭窄梗阻胆管引流和胆管肿瘤近距离放射治疗的双重作用,适应于治疗任何部位、任何组织学类型的肝外胆管癌。若病理学证实为胆管癌,尤其是高分化腺癌者,将原有胆管普通引流管更换为装载有放射性^{125}I的粒子的引流管,并且根据肿瘤的长度科学布局粒子链的长度,依据肿瘤的直径(胆管壁的病理厚度)装载不同放射活性的^{125}I粒子,^{125}I的粒子在胆管癌局部持续性发挥近距离内照射的作用(图6-36)。

(2)置入可携带^{125}I粒子的内支架　这是滕皋军院士研发的胆管癌专用内支架,由携带粒子的网格框架和内支撑作用的内支架两部分组成,方便直径较细的支架推送器先后将粒子框架和内支架置入胆管肿瘤区,用于治疗肝总管和胆总管癌,但是,不太适应左右主肝管部位肿瘤。

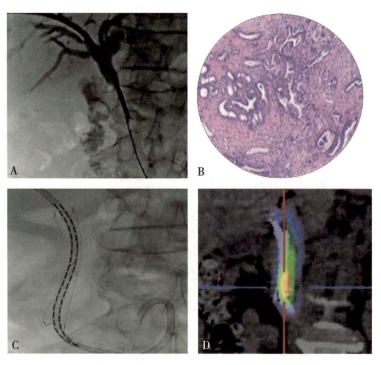

A. 经皮经肝穿刺胆管造影与钳夹活检;B. 病理学显示高分化腺癌;C. 肝总管与胆总管内置入携带双粒子链的引流管;D. 携带粒子引流管置入后核素扫描显示辐射范围涵盖肿瘤区。

图6-36　胆管高分化腺癌累及肝总管下段和胆总管上段的钳夹活检、病理、携带粒子引流管置入

（3）胆管肿瘤射频消融治疗　使用腔道射频消融导管,此特殊结构的消融导管头段自身具有阳极环和阴极环,二者构成一个完整的射频发射回路,每次消融直径可以达到10～15 mm,长度20～30 mm,以射频脉冲产生的热能使胆管癌变性坏死。

（4）局部动脉灌注化疗与栓塞　无论腺癌、鳞癌,均可配合进行胆管供养动脉的局部灌注化疗与栓塞,加强肿瘤控制效果。

3）控制胆管周围肿瘤　外压性胆管狭窄如肝门部肝癌、肝十二指肠韧带转移癌、胰头癌等,可进行经皮穿刺消融治疗、穿刺粒子植入治疗等。

4）良性狭窄介入治疗　常见原因有胆管结石、硬化性胆管炎、胰腺炎后遗症等。

（1）胆管排石治疗　肝总管结石或胆总管结石引起"痛、烧、黄"三联征,经皮经肝穿刺胆管造影显示胆管内结石的充盈缺损影,证实结石位置与体积。导丝、导管配合从结石旁边通过进入十二指肠水平段,交换引入加强导丝至十二指肠,沿加强导丝引入8 F血管鞘至胆管内,经血管鞘沿导丝送入直径12～16 mm的球囊导管至壶腹部,扩张撕裂壶腹部括约肌,而后回撤球囊至结石头侧,充盈球囊前推结石至十二指肠内,随大便排出体外。以明胶海绵条封堵经皮肝穿刺通道,撤出全部介入器械。

（2）硬化性胆管炎介入治疗　多为串珠样狭窄与扩张交替分部,经皮经肝穿刺胆管,在胆管狭窄区域置入8.5～12 F的胆管引流管,留置3～6个月使狭窄区域的纤维组织增生改建塑形,狭窄解除后拔除引流管。

（3）胰腺炎后继发性胆总管瘢痕性狭窄　胰腺,尤其炎症累及胰头部,炎症刺激胆总管纤维组织过度增生,胰头部炎症之后继发性纤维组织过度增生,胆总管狭窄。经皮经肝穿刺胆管,在胆总管狭窄区域置入12～14 F的引流管,留置3～6个月使狭窄区域的纤维组织增生改建塑形定型后,狭窄解除后拔出引流管。

6.11.5　并发症防治

1）置入内外引流管者,维持开放引流2～3 d即可关闭外引流,积极内引流。2～3周黄疸消退后即可拔管,同时积极处理原发病。1个月、3个月、6个月复查上腹部CT。

2）外引流者应完全开放引流管　1周左右黄疸减轻后,进行第二次介入操作打通梗阻以实现内外复合引流管置入或内支架置入。

3）注意引流管护理　观察引流管近皮肤切口有无渗出,必要时换药。禁忌引流管在皮肤处丝线缝合固定。

4）菌血症或败血症　多由于穿刺损伤或造影时压力较高,淤积胆汁中滋养的细菌入血所致。患者可出现一过性畏寒、发热,严重者出现感染性休克症状。术前、术后可静脉给予抗生素预防,或者依据药敏试验结果选用抗生素,同时保证胆汁通畅引流。

5）出血　多为穿刺部位局部血肿、肝包膜下血肿、腹腔出血。穿刺损伤肋间动脉可出现致命性大出血,因此穿刺时应避开肋间动脉。穿刺过程中嘱患者屏气,改变穿刺方向时穿刺针尖应后退保留在肝包膜下实质内。术毕拔出外鞘管时可以明胶海绵条或弹簧圈封闭穿刺通道,预防出血。

6）胆汁血症　穿刺造影时注射对比剂量过多,或注射压力过大,形成胆管高压,胆汁逆流经肝窦进入血液,患者可出现一过性寒战、发热等症状。静脉应用激素可控制症状。

7）胆汁漏　即阻塞以上扩张胆管内淤积的胆汁漏出胆管壁外,发生率极低,可通过积极外引流得到控制,一般不出现胆汁性腹膜炎。

8）胸腔并发症气胸、血胸、胆汁性胸腔积液　为穿刺时误穿胸腔、损伤胸膜所致。发生率较低,注意穿刺部位选择在肋膈角以下至少2 cm的肋骨上缘可避免。

9）肝动静脉瘘　多为穿刺时选用较粗套管针、损伤肝血管所致。较小的动静脉瘘一般无须处理,大的瘘口可进行介入栓塞治疗。

6.12　胆-肠吻合口狭窄与占位病变介入放射学活检术

胆-肠吻合术是胆管良恶性疾病、医源性胆管损伤、重建胆管引流的重要治疗手段。基本术式包括胆总管十二指肠吻合术、间置空肠肝(胆)总管十二指肠吻合术、肝(胆)总管空肠 Roux-en-Y 吻合术、肝(胆)总管空肠襻吻合术等。术后吻合口狭窄是较常见的并发症,通过影像学和实验室证据判断胆-肠吻合口狭窄的良恶性困难,因无法明确狭窄病变的组织病理学诊断和性质,也就无法进行后续科学治疗如化疗、放疗、经导管动脉灌注化疗或栓塞治疗等。随着经皮经肝胆管造影(PTC)等介入技术的发展,胆管活检变得简单、安全、有效,可以为鉴别狭窄的良恶性提供病理学证据。此外,通过胆管引流或支架置入,可有效降低黄疸,是医生和患者都更容易接受的微创介入技术。

6.12.1　胆-肠吻合口狭窄与占位病变的病因

胆-肠吻合口狭窄的病因分为良性及恶性胆-肠吻合口狭窄两类。

1)良性狭窄　在胆肠吻合手术后,胆管壁纤维肌层中大量纤维细胞转化为功能活跃的成纤维细胞,导致胶原大量合成,容易导致胆-肠吻合口处纤维组织过度增生,最终表现为瘢痕性挛缩、吻合口狭窄。此外,胆肠反流、反复胆管感染和结石等反复慢性炎症刺激,使胆肠吻合愈合后上皮排列杂乱,黏膜层变薄萎缩,杯状细胞及纤维组织增生导致管壁增厚,也会导致吻合口瘢痕性狭窄。

2)恶性狭窄　主要见于胆管恶性肿瘤术后出现肿瘤局部复发。在胆管癌患者行根治性切除手术时,由于肿瘤浸润平面难以肉眼观察,肿瘤常常会沿着胆管壁和神经束向两侧远端浸润。因此,胆管肿瘤手术应尽可能做到根治性切除,在手术中应常规对胆管切缘做快速病理检查,以保证胆管切缘阴性,避免残留肿瘤导致术后吻合口肿瘤复发。也见于壶腹部肿瘤、十二指肠肿瘤、胰腺癌等手术后局部复发浸润吻合口,或邻近淋巴结转移压迫导致吻合口狭窄。

6.12.2　胆-肠吻合口狭窄与占位病变的诊断

1)临床表现　参见 6.11.2 相关内容。

更多见胆管感染症状,因胆肠吻合术后,吻合口区结构与正常胆胰壶腹部解剖大不相同,完全失去了正常的壶腹括约肌结构和功能,失去胆汁只能单向流入十二指肠,而十二指肠内容物不能反流进入胆管的正常生理功能。若出现胆-肠吻合口轻中度狭窄,尚没有出现阻塞性黄疸时,肠内容物易于反流进入胆管,而不能顺利地再流向肠管,含有细菌的肠内容物在胆管内引发感染,表现为反复发作的胆管感染,寒战高热,上腹部不适与胀满。

2)实验室检查　参见 6.11.2 相关内容。更多见血常规检查白细胞计数增多、中性粒细胞百分比增高。

3)影像学检查　胆肠吻合术后,无论吻合口瘢痕性挛缩,或是局部肿瘤复发浸润,或区域淋巴结转移压迫,均可继发不完全性梗阻性黄疸,若诊断与治疗不及时,狭窄进行性加重至完全性梗阻性黄疸。上腹部 CT 和 MRI 可以显示肝内胆管扩张积气,胆-肠吻合口近端扩张积气,吻合口局部管壁增厚伴狭窄,对于恶性肿瘤复发患者还可显示局部占位病变等情况。MRCP、PTC 可以清晰显示整个胆管系统及吻合口肠襻的形态结构与长度。

4)诊断　临床皮肤、黏膜黄染,小便黄,大便白陶土样变;实验室总胆红素升高,以直接胆红素升高为主;影像学显示肝内胆管扩张积气,胆-肠吻合口狭窄及占位病变。结合既往胆肠吻合手术病史、临床表现、实验室指标和影像学表现,诊断不难。

6.12.3　胆-肠吻合口狭窄与占位病变的介入放射学钳夹活检术

参见 6.11.3 相关内容。

6.12.3.1 适应证与禁忌证

1）适应证　影像学证实胆-肠吻合口狭窄与占位病变,需要明确病理学诊断的患者;因胆肠吻合术后胃-十二指肠-胆管的解剖结构发生重大变化,十二指肠镜到达胆-肠吻合口及进行 ERCP 检查困难,无论解除吻合口狭窄消除阻塞性黄疸,还是明确吻合口病理学诊断,介入放射学都彰显出技术优势。

2）禁忌证　无绝对禁忌证。因梗阻性黄疸、肝功能损伤、凝血因子合成障碍出现凝血功能障碍、低蛋白血症大量腹水等,可补充白蛋白、输注新鲜血浆、血液净化腹水转输,纠正身体状况后,积极进行 PTCB 并解除胆管梗阻,加速肝功能恢复,挽救患者生命。

6.12.3.2 术前准备

参见 6.11.3.2 相关内容。

6.12.3.3 胆-肠吻合口钳夹活检操作

参见 6.11.3.3 相关内容。

需要注意的是,胆肠吻合手术后,胆总管或胆总管和肝总管被手术切除,大部分缺如,肝外胆管的总长度有限,具有的介入放射学操作空间大为减少。经皮穿刺完成 PTC,开通吻合口狭窄后,需要导管、导丝配合进入输出袢肠管尽可能较深的部位,以使加强导丝操作通路和引入的血管鞘钳夹活检通路都更为稳妥,既可保证顺利完成吻合口钳夹活检操作,也便于此后置入引流管,或置入内支架解除吻合口狭窄梗阻(图6-37)。

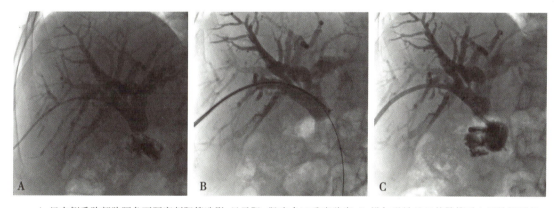

A. 经右侧季肋部肋膈角下肝穿刺胆管造影,显示胆-肠吻合口重度狭窄;B. 沿加强导丝经外鞘管引入活检钳进行钳夹活检;C. 经皮经肝置入体外—胆管—肠道内外引流管。

图 6-37　胆-肠吻合口狭窄 PTC 与钳夹活检操作和引流管置入

6.12.4　解除胆-肠吻合口狭窄梗阻与占位病变的介入治疗

1）缓解和消除黄疸　置入胆管引流管,尽可能置入内外复合引流管,将胆汁引流入肠道以发挥正常消化作用。

2）控制肿瘤复发导致的吻合口狭窄　胆-肠吻合口肿瘤复发或局部淋巴结转移所致的吻合口恶性狭窄,可采用的介入治疗技术有以下几种。

（1）置入可携带^{125}I 粒子的引流管,参见 6.11.4 相关内容。

（2）置入覆膜内支架或可携带^{125}I 粒子的内支架,参见 6.11.4 相关内容。

（3）经皮穿刺消融治疗,或粒子植入治疗,参见 6.11.4 相关内容。

（4）局部动脉灌注化疗与栓塞,参见 6.11.4 相关内容,但要注意吻合口供养动脉不仅限于胰十二指肠上动脉,可能还有胰十二指肠下动脉或者肠系膜上动脉的空肠分支,分别进行选择性插管灌注化疗与栓塞。

3）良性胆-肠吻合口瘢痕挛缩性狭窄的介入治疗

（1）球囊扩张治疗　吻合口良性狭窄常表现为局限性环形狭窄，瘢痕性狭窄进行性加重，瘢痕性组织坚韧，一旦狭窄严重甚至造成吻合口闭塞，导丝、导管将难以通过吻合口。所以对于良性、瘢痕性吻合口狭窄，一旦吻合口狭窄出现阻塞性黄疸症状，应尽早进行介入放射学钳夹活检和扩张成形治疗，以免拖延诊疗，出现无法开通阻塞的被动局面。导丝、导管配合通过吻合口狭窄区进入空肠输出袢远端，交换引入加强导丝至输出袢空肠，沿加强导丝引入球囊导管至吻合口部，扩张狭窄区的瘢痕组织，而后置入12~14 F 的内外引流管，以引流管支撑吻合口，待 3~6 个月瘢痕组织改建塑形定型后，可将引流管拔除。

（2）支架置入治疗　长期置入金属支架可能导致胆汁反流、感染、结石形成等，因此对于胆-肠吻合口良性狭窄患者置入金属支架需谨慎。若球囊扩张术+引流管植入能够满足治疗要求，不建议采用金属支架置入。

6.12.5 并发症防治

参见 6.11.5 相关内容。

参考文献

［1］ BI Y H，LI J D，CHEN H M，et al. Fluoroscopic guidance biopsy for severe anastomotic stricture after esophagogastrostomy of esophageal carcinoma：a STROBE-compliant article［J］. Medicine（Baltimore），2018，97（37）：e12316.

［2］ SUNG H，FERLAY J，SIEGEL R L，et al. Global cancer statistics 2020：GLOBOCAN estimates of incidence and mortality worldwide for 36 cancers in 185 countries［J］. CA：a Cancer J Clin，2021，71（3）：209-249.

［3］ SHIMODA Y，SHIMIZU Y，TAKAHASHI H，et al. Optical biopsy for esophageal squamous cell neoplasia by using endocytoscopy［J］. BMC Gastroenterol，2022，22（1）：259.

［4］ SMITH R A，LAM A K. Liquid biopsy for investigation of cancer DNA in esophageal squamous cell carcinoma［J］. Methods Mol Bioly（Clifton，N. J. ），2020，2129：203-215.

［5］ 韩新巍，李永东，邢古生，等.阻塞性黄疸：PTC 下胆道钳夹活检的技术方法学研究和临床应用［J］.中华肝胆外科杂志，2004，10（11）：762-764.

［6］ XING G S，GENG J C，HAN X W，et al. Endobiliary brush cytology during percutaneous transhepatic cholangiodrainage in patients with obstructive jaundice［J］. Hepatobiliary Pancreat Dis Int，2005，4（1）：98-103.

［7］ 吴刚，韩新巍，水少锋，等.活检术诊断食管-胃吻合口重度狭窄的技术探讨［J］.中国介入影像与治疗学，2007，4（2）：136-138.

［8］ 刘厚宝，沈盛.胆肠吻合口狭窄主要原因及对策［J］.中国实用外科杂志，2014，34（10）：934-938.

［9］ XING G S，GENG J C，HAN X W，et al. Endobiliary brush cytology during percutaneous transhepatic cholangiodrainage in patients with obstructive jaundice［J］. Hepatobiliary Pancreat Dis Int，2005，4（1）：98-103.

［10］ 崔超，刘成霞，贾兴芳. 贲门癌研究现状及进展［J］.世界最新医学信息文摘，2019，19（96）：31-32.

［11］ 陈秀秉.贲门失弛缓症的诊断和治疗进展［J］.广西医科大学学报，2019，36（3）：479-483.

［12］ 路菲凡，李昌达，史永军.贲门失弛缓症的诊断与治疗研究进展［J］.中华消化病与影像杂志（电子版），2021，11（2）：72-77.

［13］ 彭武，方建武.内镜下扩张治疗食管及贲门狭窄的疗效观察［J］.中国内镜杂志，2008，14（5）：525-527.

[14] ARIMI P,ISLAMI F,ANANDASABAPATHY S,et al. Gastric cancer:Descriptive epidemiology,risk factors,screening,and prevention[J]. Cancer Epidemiol Biomarkers Prev,2014,23(5):700-713.

[15] 陈其华. 胃镜活检病理在胃癌诊断中的应用价值[J]. 中国城乡企业卫生,2022,37(12):152-154.

[16] 赫捷,陈万青,李兆申,等. 中国胃癌筛查与早诊早治指南(2022,北京)[J]. 中国肿瘤,2022,31(7):488-527.

[17] ILSON D H. Advances in the treatment of gastric cancer:2020-2021[J]. Curr Opin Gastroenterol,2021,37(6):615-618.

[18] 张春生,邰韩珍,鹿丽丽,等. 残胃、胃肠吻合口恶性病变引起的狭窄支架置入术[J]. 现代肿瘤医学,2007,15(8):1143-1145.

[19] 吴刚,司江涛,韩新巍,等. 改良型Y型自膨胀式金属内支架治疗五例残胃-空肠吻合口狭窄[J]. 介入放射学杂志,2010,19(8):627-630.

[20] 李腾飞,吴刚,张萌帆,等. 新型Y型自膨式全覆膜金属支架治疗毕Ⅱ式术后胃空肠吻合口良性狭窄[J]. 中华消化病与影像杂志(电子版),2015,5(3):16-19.

[21] 朱明理. 57例先天性十二指肠梗阻病例回顾性分析[D]. 长春:长春中医药大学,2020.

[22] 左海军,虞晓群,江堤. 内镜下球囊扩张治疗十二指肠溃疡狭窄的临床价值[J]. 海南医学,2018,29(8):1160-1162.

[23] 刘璐,赵国策,李春花. 十二指肠溃疡瘢痕性狭窄内镜直视下球囊扩张的护理[J]. 局解手术学杂志,2011,20(4):465.

[24] 蒋昇,茅爱武,王忠敏. 胃十二指肠良恶性狭窄金属支架成形术应用[J]. 介入放射学杂志,2013,22(4):348-352.

[25] 赵宝红,任红霞,吴晓霞,等. 腹腔镜诊治新生儿高位空肠闭锁/狭窄的效果观察[J]. 上海交通大学学报(医学版),2021,41(9):1162-1168.

[26] 燕桂新,赵文泉,刘永波,等. 十二指肠、空肠先天性闭锁与狭窄的诊断[J]. 临床放射学杂志,2002,21(1):77-78.

[27] 华春华. 原发性十二指肠空肠癌3例报告[J]. 现代诊断与治疗,2000,11(4):256.

[28] 刘征吉,张华,李仲荣. 小儿环状胰腺伴空肠上段狭窄一例[J]. 温州医学院学报,2005,35(5):416.

[29] 李静,张燕双,徐梦楠,等. 自膨式金属支架治疗结直肠癌患者肠梗阻的价值[J]. 武警医学,2020,31(8):683-687.

[30] 唐合春. 结肠、直肠癌活检病理诊断的探讨[J]. 养生保健指南,2021(34):75.

[31] ROY H K,GOLDBERG M J,BAJAJ S,et al. Colonoscopy and optical biopsy:Bridging technological advances to clinical practice[J]. Gastroenterology,2011,140(7):1863-1867.

[32] ATUKORALE Y N,CHURCH J L,HOGGAN B L,et al. Self-expanding metallic stents for the management of emergency malignant large bowel obstruction:A systematic review[J]. J Gastrointest Surg,2016,20(2):455-462.

[33] KIM S H,JANG S H,JEON H J,et al. Colonic stenting as a bridge to surgery for obstructive colon cancer:Is it safe in the long term? [J]. Surg Endosc,2022,36(6):4392-4400.

[34] MORARASU S,HAROON M,MORARASU B C,et al. Colon biopsies:benefit or burden? [J]. Journal of Medicine and Life,2019,12(2):156-159.

[35] ZHOU H,LIU Z T,WANG Y X,et al. Colorectal liver metastasis:Molecular mechanism and interventional therapy[J]. Signal Transduct Target,2022,7(1):70.

[36] TUCA A,GUELL E,MARTINEZ-LOSADA E,et al. Malignant bowel obstruction in advanced cancer patients:epidemiology, management, and factors influencing spontaneous resolution[J]. Cancer Manag Res,2012,4:159-169.

[37] 沈艳,陆文明,郭碧萍,等. 直肠超声双重造影及介入活检一体化检查对直肠癌TN分期的临床应

用价值[J].中国现代医生,2020,58(35):120-124,128,193.

[38] OHNO M,NISHIDA A,NISHINO K,et al. Palliative stenting for malignant colorectal stenosis in the elderly[J]. DEN Open,2023,3(1):e168.

[39] MORAIS M,PINTO D M,MACHADO J C,et al. ctDNA on liquid biopsy for predicting response and prognosis in locally advanced rectal cancer:a systematic review[J]. European Journal of Surgical Oncology,2022,48(1):218-227.

[40] REN Y F,YE J N,WANG Y,et al. The optimal application of transrectal ultrasound in staging of rectal cancer following neoadjuvant therapy:a pragmatic study for accuracy investigation[J]. J Cancer,2018, 9(5):784-791.

[41] 李海宏,黄克林,程惠民,等.数字减影血管造影引导肠道支架置入治疗结直肠肿瘤急性梗阻临床 分析[J].山西医药杂志,2018,47(10):1183-1185.

[42] SIEGEL R L,MILLER K D,FUCHS H E,et al. Cancer statistics,2022[J]. CA Cancer J Clin,2022,72 (1):7-33.

[43] 傅传刚,郝立强.低位直肠癌保肛术后吻合口漏与狭窄原因及治疗[J].中国实用外科杂志,2014, 34(9):851-854.

[44] 王玉柳明,王贵玉.结直肠癌术后良性吻合口狭窄的成因及治疗进展[J].中华结直肠疾病电子杂 志,2020,9(4):345-348.

[45] FUGAZZA A,KHALAF K,COLOMBO M,et al. Role of endoscopic ultrasound in vascular interventions: where are we now? [J]. World Journal of Gastrointestinal Endoscopy,2022,14(6):354-366.

[46] LI Z,LI T F,REN J Z,et al. Value of percutaneous transhepatic cholangiobiopsy for pathologic diagnosis of obstructive jaundice:analysis of 826 cases[J]. Acta Radiol,2017,58(1):3-9.

[47] PAVLIDIS E T,PAVLIDIS T E. Pathophysiological consequences of obstructive jaundice and perioperative management[J]. Hepatobiliary Pancreat Dis Int,2018,17(1):17-21.

[48] RIZVI S I,KHAN S A,HALLEMEIER C L,et al. Cholangiocarcinoma- evolving concepts and therapeutic strategies[J]. Nat Rev Clin Oncol,2018,15(2):95-111.

[49] RAZUMILAVA N,GORES G J. Cholangiocarcinoma[J]. Lancet,2014,383(9935):2168-2179.

[50] BERTUCCIO P,MALVEZZI M,CARIOLI G,et al. Global trends in mortality from intrahepatic and extrahepatic cholangiocarcinoma[J]. J Hepatol,2019,71(1):104-114.

[51] SHROFF R T,KENNEDY E B,BACHINI M,et al. Adjuvant therapy for resected biliary tract cancer: ASCO clinical practice guideline[J]. J Clin Oncol,2019,37(12):1015-1027.

[52] WU Z Y,JIAO D C,GUO F F,et al. Treatment of biliary stenosis using percutaneous transhepatic cholangiobiopsy with biopsy forceps of varying diameter[J]. Quant Imaging Med Surg,2022,12(1): 207-214.

[53] LI T F,REN K W,HAN X W,et al. Percutaneous transhepatic cholangiobiopsy to determine the pathological cause of anastomotic stenosis after cholangiojejunostomy for malignant obstructive jaundice[J]. Clin Radiol,2014,69(1):13-17.

[54] 韩新巍,李永东,吴刚,等.阻塞性黄疸经皮经肝胆管造影下胆道活检敏感性的影响因素分析[J]. 中华消化杂志,2005,25(12):714-716.

[55] 李永东,韩新巍,吴刚,等.阻塞性黄疸:经皮穿刺胆道造影下胆道钳夹活检与毛刷活检对比研究 [J].介入放射学杂志,2004,13(6):536-539.

[56] 韩新巍,李永东,吴刚,等.阻塞性黄疸:PTC下胆管钳夹活检的技术方法学研究[J].临床放射学 杂志,2004,23(12):1076-1079.

[57] 韩新巍,李永东,吴刚,等.阻塞性黄疸的影像导向下胆道钳夹活检[J].中华普通外科杂志,2004, 19(12):737.

[58] 韩新巍,李永东,马波,等.对阻塞性黄疸行胆道活检的临床研究[J].中华消化杂志,2004,24(6):

24-26.

［59］ 韩新巍,李永东,马波,等.阻塞性黄疸经皮肝穿胆管造影术下胆管钳夹活检病理学诊断［J］.中华放射学杂志,2004,38(10):17-21.

［60］ 韩新巍,李永东,马南,等.经皮肝穿刺胆道造影术下的胆道活组织检查诊断阻塞性黄疸［J］.胃肠病学和肝病学杂志,2003,12(5):470-472.

［61］ 韩新巍,李永东,高雪梅,等.经皮肝穿刺胆道造影术下胆管活检的临床研究［J］.介入放射学杂志,2002,11(5):351-353.

［62］ 李腾飞,李臻,韩新巍.经皮肝穿刺胆道内钳夹活检诊断恶性阻塞性黄疸胆肠吻合术后吻合口狭窄［J］.临床放射学杂志,2011,30(1):90-93.

［63］ 时吉庆,侯玲,罗伟,等.胆肠吻合术后再次手术原因分析及处理［J］.肝胆外科杂志,2012,20(4):274-276.

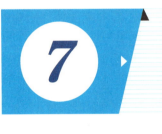

气道狭窄与占位病变介入放射学活检术

呼吸道也称气道,以喉为界分为上呼吸道和下呼吸道。下呼吸道包括气管、隆突、主支气管、中间支气管、叶支气管和段支气管等24级分支,组成一个形如倒置树状的支气管树。其中将气管、隆突、左右主支气管和右侧中间支气管称为中央大气道。各种良恶性病变如气道腔内占位、气道管壁肿瘤、气道软骨变性或损伤、气道壁瘢痕组织过度增生和气道外占位压迫等均可引起中央气道狭窄,影响正常通气功能。出现不同程度的呼吸困难,严重者表现为不能平卧、强迫性端坐呼吸、缺氧发绀、濒死感,甚至窒息死亡。需要紧急抢救解除中央大气道狭窄,以恢复正常通气功能,挽救生命;也需要取得病变组织标本以明确病理学性质,从而科学治疗原发疾病,提高长期疗效。

中央大气道重度狭窄时纤维支气管镜不能通过狭窄段,无法了解病变的完整范围,无法钳夹活检取得病变组织块,特别是富血供的占位性病变,镜下活检容易出血加重气道梗阻,并且内镜无法通过狭窄,不能经内镜止血和吸出血液,严重时导致窒息死亡。

胸部MSCT扫描可以全面了解中央大气道狭窄段位置、程度、范围以及邻近结构。介入放射学导管导丝交换技术可以顺利通过狭窄区,在X线影像引导下,沿导丝引入鞘管至病变段,经鞘管引入纤维内镜活检钳对病变狭窄段进行钳夹活检,具有定位准确、成功率高、操作简单、技术安全等优势。鞘管的侧臂还能高压输送氧气,一定程度上能缓解通气障碍和缺氧。重度中央大气道狭窄活检后同步置入气道内支架,支架膨胀力对肿瘤组织起到压迫止血作用,同时恢复气道通畅性,消除气道阻塞的窒息死亡风险。

7.1 气管狭窄与占位病变介入放射学活检术

气管是下呼吸道最粗大的管腔,位于下颈部和上胸部。上起自喉部声门下腔下部第一个环形软骨环下缘,下延续于气管最下一个C形软骨环下缘接续于隆突。由多个C形软骨环、环形纤维环和近于平面的膜壁共同组成一个外形如横置C形(马蹄铁形)的管腔,C形软骨环开口向后由膜壁封闭,膜壁与食管密切相邻。呼气与吸气时纤维环和膜壁纵向收缩与舒张使气管的长度发生一定变化,咳嗽咳痰时纤维环和膜壁同步发生横向收缩与交替舒张使气管的内径发生巨大变化,借助管径收缩时气管内强大的气流将痰液咳出体外。

气管是气体进出肺部和痰液排出体外的唯一管道,气管管腔内外各种原因引起管腔狭窄阻塞,将导致气体通过困难和痰液无法排出,产生呼吸困难、缺氧发绀和肺部感染等一系列致命性危害。解除气管狭窄阻塞,明确病理学诊断至关重要。

7.1.1 气管狭窄与占位病变的病因

1) 良性气管狭窄 20世纪,良性气管狭窄较多见于气管内膜结核、意外事故热气烧伤、化学毒气腐蚀性损伤和自缢造成的机械性损伤。进入21世纪,随着医疗抢救和重症监护技术如气管插管、气管切开的广泛开展,因操作不当、护理失误(持续性充盈气管插管球囊或球囊压力过高)引起气管软骨断裂、变性,内膜损伤、感染和炎症反应,继发性纤维组织过度增生、瘢痕挛缩(图7-1),车祸颈胸部损伤累及气管,食管癌、肺癌和纵隔转移癌放射治疗后气管软骨变性,还有多发性骨软骨炎、软骨变性和淀粉样变性、软骨环骨化变性等,或软骨失去支撑力,或者纤维组织增生、瘢痕组织挛缩导致狭窄,或二者兼有的复杂性狭窄。

气管腔内或管壁原发性良性肿瘤如息肉、腺瘤、海绵状血管瘤、平滑肌瘤等导致狭窄。

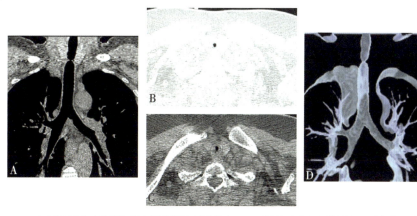

A. 冠状面重建显示气管上段局限性环形狭窄;B、C. 横断面肺窗和纵隔窗显示气管重度
狭窄如针孔状;D. 气道三维重建(表面遮蔽技术)显示胸上段气管局限性环状狭窄。

图7-1　气管切开插管后继发软骨环变性和瘢痕组织增生性狭窄 CT 影像

2)恶性气管狭窄　包括气管原发性恶性肿瘤和转移性肿瘤。原发性气管肿瘤包括鳞癌、腺样囊性癌、类癌、黏液表皮样癌及腺癌等。由于淋巴系统特殊的解剖回流结构,下肢、盆腔、腹部和胸部淋巴液回流收集至后纵隔的胸导管,头颈上肢淋巴液回流收集至锁骨下静脉,所以颈部和纵隔淋巴结转移癌可来自从头颈到盆腔几乎全身各处脏器原发癌,最多见的是支气管肺癌和食管癌发生肺门和纵隔淋巴结转移累及气管、隆突或/和近端主支气管,或食管癌、纵隔淋巴瘤、甲状腺癌、胸腺癌等直接侵犯气管或压迫气管(图7-2)。

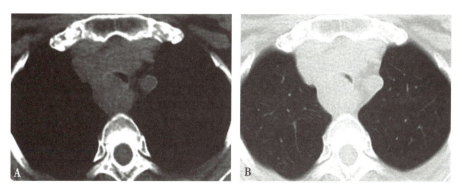

纵隔窗(A)和肺窗(B)显示中纵隔淋巴结转移瘤侵犯破坏气管右侧后壁,气管内腔重度狭窄变形。

图7-2　恶性气管狭窄胸部 MSCT 横断面

7.1.2　气管狭窄与占位病变的诊断

1)临床表现　气管狭窄阻塞的典型表现是进行性加重的呼吸困难与缺氧,有活动后呼吸困难,进而平静休息状态下呼吸困难,再至平静平卧休息状态下呼吸困难,严重者强迫性端坐位依然呼吸困难,缺氧发绀;痰液咳出困难,出现吸气时"三凹征"。平喘、止咳、祛痰、抗感染药物治疗无效,使用脱水、利尿、糖皮质激素和高压吸氧可短暂缓解呼吸困难与缺氧症状。

2)影像学检查　颈胸部联合 MSCT 平扫与增强是胸部疾病,尤其气管等中央大气道疾病的首选影像学检查,也是气管狭窄与占位病变定量和定性诊断必不可少的影像学检查。既可直接显示气管腔内充盈缺损、管腔狭窄、管腔受压扭曲变形,还可准确测量气管正常管腔径线和病变范围,又可全面显示气管壁和邻近区域占位病变与肺部情况。

若患者强迫性端坐位呼吸、无法配合平卧位完成胸部 MSCT 检查,可在检查前 10~30 min 肌内或静脉注射糖皮质激素如甲基强的松龙(简称甲强龙),以减轻气管狭窄病变部位水肿,提高机体应激反应能力,增加对缺氧的耐受性。一般用药后 5~10 min 即可明显减轻呼吸困难症状,维持 2~3 h 的相对呼吸平稳状况,平稳配合完成胸部 MSCT 等有关需要平卧位的检查。

3)实验室检查　血氧饱和度降低至 50%~90% 水平,轻中度气管狭窄者辅助吸氧可缓解,重度狭窄者即便高压高流量吸氧也难以缓解。动脉血气分析:$PaO_2<60$ mmHg 提示呼吸衰竭,$PaO_2<20$ mmHg 病人往往昏迷,时刻有生命危险。$PaCO_2>50$ mmHg,表示通气不足,CO_2 潴留,呼吸性酸中毒。

4)纤维支气管镜检查　轻中度的气管狭窄和呼吸困难可以耐受内镜检查,直视气管狭窄病变的程度、范围和外表形状。重度狭窄和呼吸困难者无法耐受内镜检查,或内镜无法通过狭窄区观察病变全貌,也无法进行病变区钳夹活检操作。

5)诊断　典型的持续性进行性加重的呼吸困难,辅助吸氧不能缓解的缺氧发绀,MSCT 显示气管管腔不同程度和范围的狭窄,易于做出气管狭窄、占位和阻塞诊断。

7.1.3　中央大气道狭窄呼吸困难的临床分级

国内外多个内、外科协作组或协会有多个气急、气促或呼吸困难的临床评价分级标准,但对于中央大气道狭窄,尤其重度致命性狭窄阻塞缺乏可行的评价指标。韩新魏团队总结 20 余年气道狭窄阻塞的临床救治经验,在美国呼吸协会的气急临床分级指南(5 度 4 级)基础上,总结出 Han 氏中央大气道狭窄呼吸困难(8 度 7 级)的临床分级标准。

中央大气道狭窄呼吸困难 0~Ⅶ级分级(Han 氏分级)标准:

0 级:正常无气促,无呼吸困难症状。

Ⅰ级:快步行走时出现气促。

Ⅱ级:平常速度行走时出现气促。

Ⅲ级:平常速度行走时出现气促被迫停止行走。

Ⅳ级:轻微活动时出现气促,尚可维持日常生活作息。

Ⅴ级:平静平卧状态下气促,被迫坐立位缓解气促,失去正常作息生活。

Ⅵ级:平静坐立位气促,强迫性端坐位依然气促,需要辅助吸氧。

Ⅶ级:平静坐立位辅助吸氧依然气促,呼吸用力,大汗淋漓,濒死感。

Ⅰ~Ⅱ级气促为轻度气道狭窄和呼吸困难,Ⅲ~Ⅳ级为中度狭窄和呼吸困难,轻度与中度中央大气道狭窄和呼吸困难不会造成严重缺氧和危及生命,以明确原发病诊断和治疗原发病为主。Ⅴ~Ⅶ级属于重度中央大气道狭窄阻塞,时刻会缺氧、窒息,危及生命,以紧急病理活检和同步解除狭窄梗阻,挽救患者生命为主。

7.1.4　气管狭窄与占位的介入放射学活检术

7.1.4.1　适应证与禁忌证

1)适应证　①气管管腔内或管壁病变导致轻中度狭窄,因其他原因不能耐受纤维支气管检查取得病理组织者,或不愿接受纤维内镜检查者;②重度狭窄内镜无法到达狭窄段进行钳夹活检者;③重度狭窄有窒息风险需要紧急置入内支架解除狭窄、恢复通气功能挽救生命者,支架置入过程中同步完成钳夹活检。

2)禁忌证　解除气管致命性严重狭窄,没有绝对禁忌证,只要有一线生机,即便病人缺氧昏迷,也要尽力抢救性的气管内插管或内支架置入,恢复通气,在内支架置入的操作过程中同步完成狭窄病变的钳夹活检。相对禁忌证包括:①气管管腔外部病变造成的压迫性狭窄;②严重凝血功能障碍者。

7.1.4.2　术前准备

1)辅助检查　完善血、尿、粪常规检查,肝、肾和凝血功能检查,心电图检查,全面了解重要生命脏器功能和一般身体状况。颈胸部联合 MSCT 显示气管狭窄的程度与范围,判断气管狭窄的病因,评价肺部结构与功能。

2)器械与药品准备 开口器、5 F 椎动脉导管、5 F 直头多侧孔导管,0.035 inch×150 cm 亲水膜导丝、0.035 inch×180(260)cm 加强导丝,(9~10)F×50(90)cm 血管鞘,(1.5~2.3)mm×100 cm 纤维内镜活检钳,福尔马林标本瓶,必要时备用(12~16)mm×50 mm 球囊扩张导管,直筒或异型(L 形、倒 Y 形)气道内支架,支架取出钩,气管插管等(图 7-3)。

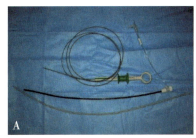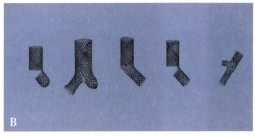

A.活检钳、血管鞘;B.系列气道支架(韩新巍式气道支架)。

图 7-3 气道狭窄介入器械

糖皮质激素如甲强龙 40 mg×(2~4)支,局麻药 2% 利多卡因 5 mL×2 支(生理盐水稀释至 1%),碘对比剂 50 mL(生理盐水与利多卡因混合稀释至 30% 碘浓度),肾上腺素 1 mg×2 支(1 支生理盐水稀释至 20~40 mL)。

3)患者准备 若患者已经处于强迫性端坐位呼吸困难,或缺氧发绀意识模糊状态,搬动患者进介入手术室前,或进入手术室准备介入操作前 5~10 min 静脉注射糖皮质激素甲强龙 40 mg,促使狭窄病变收敛,减轻水肿,改善通气,提高患者对缺氧的耐受力。若严重缺氧、心动过速不主张术前应用副交感神经抑制剂(阿托品、654-2 等)减少唾液腺和呼吸道腺体分泌,以免加剧心动过速;严重缺氧也不主张使用镇静类药物(地西泮等)消除患者的紧张情绪,以免抑制呼吸中枢,加剧呼吸困难和缺氧。

患者移至 DSA 检查床上,经鼻腔连接吸氧管高流量吸氧,缓解缺氧症状至血氧饱和度达到或接近 100%,增加患者的体内氧气储备能力,以应对介入操作过程中介入器械短暂性通过狭窄节段时加重气管阻塞、加重通气障碍。护士或助手连接负压吸引管和吸痰管,置于患者头颈旁,以便及时操作吸去口腔、咽腔、鼻腔内分泌物,减少呼吸道堵塞,改善通气功能。

7.1.4.3 介入放射学活检操作

气管狭窄与占位病变的介入放射学钳夹活检是在气管造影的影像引导和 X 线实时透视图像监测下完成的。气管插管 X 线气管支气管造影是 20 世纪诊断支气管扩张的经典技术,随着 MSCT 技术的广泛普及,诊断支气管扩张已不再需要进行气管插管的支气管造影。现代气管支气管狭窄与阻塞病变的介入诊疗,又使气管插管的 X 线气管支气管造影恢复了青春。气管狭窄与占位病变钳夹活检操作步骤如下。

1)经鼻腔插入气管隆突或主支气管高压氧气输送导管 对于重度气管狭窄阻塞,或者对于气道介入操作技术不是十分熟练的操作者来说,这个经鼻腔至中央大气道深部的输氧导管,就如同一条维持生命必需氧气的生命线。熟练掌握气道介入操作技术的介入专家,无须留置这一氧气输送导管。

在鼻腔局麻或非局麻状态下操作,将直头多侧孔导管头端 10 cm 左右人工塑形成弧形弯曲,导管内插入亲水膜导丝露出导管前端 3~5 cm。导丝、导管配合下沿着 X 线透视影像下鼻腔、咽腔、喉腔和气管内气体负影向前推进,依次经一侧鼻孔、鼻咽部、口咽部、喉咽部至喉腔,当导丝、导管触碰声带时患者出现剧烈的刺激性呛咳反应和躁动,护士固定患者头颈部位置保持不变,嘱患者做深吸气动作开放声门裂,介入操作者快速试探性前推导丝、导管通过开放的声门裂,导丝、导管进入气管上段,继续前推导丝、导管越过气管狭窄段至隆突区或一侧主支气管,退出导丝,经导管快速注射 2~3 mL 混合有局部麻醉药的碘对比剂并高速采集图像完成气道造影,显示多侧孔导管位于气管隆突或主支气管等大气道内,证实插管无误。鼻翼及面部用胶布粘贴固定导管,外连接氧气管,经导管高压高流量向隆突或主支气管内输氧。

即便后续介入操作的粗大器械完全阻塞狭窄区气管,依靠这根氧气输送导管也可维持肺部供氧。

2)经口腔气管插管　护士在患者头侧固定好吸氧管,准备好吸痰管,并协助固定患者头颈部处于右前斜30°~45°位置,调整 DSA 的 C 臂于左前斜30°左右投照角度。此时,气管位置基本上处于左前斜60°~70°,避开了气管负影与脊椎骨骼的高密度重叠显影,有利于气管造影时气管支气管的清晰显影和引导介入操作。

置入开口器,口咽部喷雾局麻,亲水膜导丝插入单弯导管并露出导管前端3~5 cm,导丝、导管配合经开口器送入,在 X 线透视口腔、咽腔和喉腔等腔道内气体负影的引导下,依次经口腔、口咽、喉咽进入喉腔,当导丝、导管接触声带时患者出现强烈的刺激性呛咳反应和躁动。护士固定患者头颈部位置保持不变,嘱患者做咳嗽或深吸气动作,此时声门裂开放,介入操作者快速试探性前推导丝、导管通过开放的声门裂进入气管上段,患者刺激性呛咳停止也间接说明导丝、导管已经通过喉部声门进入气管,根据术前胸部 MSCT 定位和 X 线透视下气管内气体负影,前推导管至接近气管病变狭窄段,退出导丝,保留导管。

3)经气管内导管中央大气道造影　经气管内插入的导管快速注射3~5 mL 混有麻醉药、浓度30%的碘对比剂,快速采集图像完成气管造影,造影图像显示近端正常气管、狭窄段气管、狭窄以远气管、隆突和主支气管。选择中央大气道整体性显影清晰的图像作为介入钳夹活检的操作路径图。

4)建立体外经口腔至主支气管的介入操作加强导丝轨道　完成气道造影后,参照路径图,前推亲水膜导丝配合导管越过狭窄段,进入一侧主支气管直至下叶支气管,同时调整图像视野将气管狭窄病变和下叶支气管内导丝都包含在图像的监测范围之内。保留导管,退出亲水膜导丝,经导管注射1~2 mL 碘对比剂行支气管造影,证实导管位于下叶支气管无误。交换引入加强导丝至下叶支气管内,保留导丝,退出导管,在体外口腔开口器处固定导丝,保持导丝在气管和下叶支气管内的位置不变。

5)建立体外经口腔至气管狭窄和占位病变的活检和氧气输送通路　沿加强导丝向气管内送入9 F×50 cm 的鞘管,参照路径图前推血管鞘越过病变狭窄段,固定加强导丝和外鞘管,退出鞘管内的扩张器。外鞘管侧壁连接高压氧气管,经外鞘管高压高流量向气管狭窄以远的气管下段、隆突区或主支气管输送氧气,并准备经外鞘管引入纤维内镜活检钳进行气管狭窄和占位病变的钳夹活检。

6)钳夹活检　X 线透视监测下,体外固定保持气管内的外鞘管和下叶支气管内的加强导丝位置不变。经外鞘管引入2.3 mm×100 cm 的纤维内镜活检钳,缓慢前推使活检钳头端暴露出外鞘管3~5 mm。参照路径图,操作活检钳后手柄张开活检钳钳头,对准气管内狭窄或占位病变前推3~5 mm 抵紧病变,快速收紧活检钳,夹取病变组织块,后退活检钳回到外鞘管内,保持活检钳收紧状态快速从外鞘管内撤出体外。张开活检钳钳头,用细针从钳头的凹槽内挑出组织块,置入福尔马林标本瓶中固定。重复活检操作,适当调整外鞘管深度,在狭窄或占位病变的不同部位钳夹活检病变组织3~5 块,置入标本瓶中送病理学、免疫组化、分子病理学等检测。

7)防止活检区出血　钳夹活检对气管内病变组织造成一定损伤,多数情况仅仅是病变表面渗血,表现为痰中带血,无须处理可自行停止。若钳夹活检损伤病变组织微小血管,出血量较大,表现为连续性咳痰和痰中鲜血块,可经外鞘管引入导管至病变区,经导管快速注射2~3 mL 肾上腺素盐水促使损伤血管收缩以止血。注射后持续观察3~5 min,咳痰量减少、痰中带血减少乃至基本消失,止血有效,可结束介入活检操作(图7-4)。

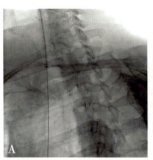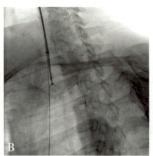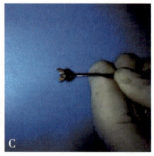

A.经导丝向气管内引入血管鞘通过狭窄段;B.经外鞘管引入活检钳,调整外鞘管头端位置于狭窄区,张开活检钳钳夹活检;C.活检钳钳槽内夹取的病变组织块。

图7-4　气管占位病变介入放射学钳夹活检操作过程

7.1.5 气管狭窄与占位病变的介入治疗

气管严重狭窄引起的重度呼吸困难可导致窒息死亡,是临床并不少见的致命性急症,需要紧急抢救处理,解除气管狭窄阻塞,恢复正常通气以挽救患者生命,并科学治疗原发病,以巩固长期疗效。

1)解除气管狭窄阻塞,恢复气管正常通气功能,保证氧气供给,是挽救患者生命,维护机体正常生理功能之必需。器质性的气管狭窄,几乎只有依靠介入技术才能及时有效地解除狭窄梗阻。解除气管狭窄有以下3种介入技术。

(1)介入放射学气管插管 对于气管严重狭窄麻醉科插管困难和气管狭窄累及颈部气管耳鼻喉科气管切开困难者,在没有明确气管狭窄的确切病因前,或在不具备气管内支架置入条件时,先以介入放射学的导丝导管交换技术,通过气管严重狭窄区,再以导丝导管交换技术逐级引入 10～18 F 的血管鞘扩张狭窄,将气管插管装载在粗大的血管鞘上,经血管鞘将气管插管引入狭窄段以远,完成经鼻腔或经口腔的跨越狭窄段气管插管。推荐经鼻腔途径气管插管,这样不影响口腔的语言和进食功能。将气管插管前端跨越狭窄段,至隆突或主支气管内,单纯以气管插管自然通气,或经气管插管辅助呼吸通气(图7-5)。

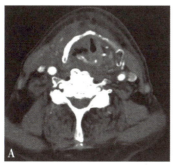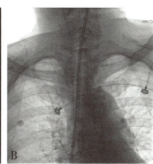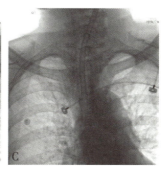

A. CT 横断面显示喉腔软组织增厚,左侧为甚;B. 沿导丝引入 14 F 鞘管和气管插管组成套装;C. 沿 14 F鞘管推入气管插管。

图7-5 喉癌术后复发咽喉和气管入口区严重狭窄 CT 与 DSA 引导下气管插管

(2)介入放射学球囊扩张成形术 胸部 MSCT 显示气管软骨环完整的良性局限性环形狭窄,可进行单纯性球囊扩张成形术。球囊扩张撕裂环状纤维瘢痕组织,解除瘢痕组织的挛缩性狭窄(图7-6)。

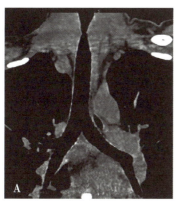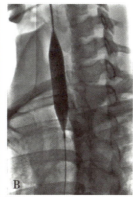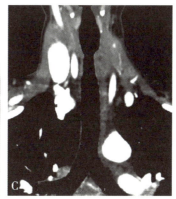

A. CT 冠状面重建显示气管上段节段性狭窄;B. 球囊扩张气管狭窄段;C. CT 冠状面重建显示球囊扩张后狭窄区解除。

图7-6 气管良性狭窄球囊扩张成形

(3)介入放射学内支架置入术 气管节段性狭窄,无论良恶性,无论管腔还是管壁病变,抑或是管外压迫性狭窄,均应置入自膨式金属内支架,首选覆膜内支架。

支架外形有直筒状、L 形气管主支气管分支形、倒 Y 形一体化气管主支气管双分支形等类型的韩新巍式气道系列内支架。单纯气管受累者选择圆管状覆膜内支架;气管下段接近隆突区的狭窄,或下段狭窄合并一侧主支气管狭窄者,选择L形气管主支气管分支形覆膜内支架;气管下段狭窄合并隆突区三岔口狭窄,或者合并双侧主支气管狭窄者,选择倒Y形一体化气管主支气管双分支形覆膜内支架(图7-7)。

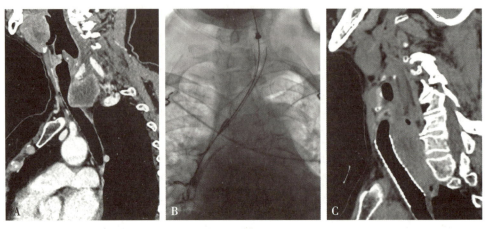

A. CT 矢状面成像显示上端气管重度狭窄;B. X 线引导下置入直筒状气管支架;C. CT 矢状位显示支架位置良好,气管狭窄解除。

图7-7　上胸部气管狭窄置入直筒状内支架后胸部 X 线与 CT

2)治疗原发病　良性瘢痕性狭窄置入可回收气管覆膜内支架 6～12 个月,待瘢痕组织改建塑形后,取出内支架。各种原因引起的软骨环变性塌陷,只能置入覆膜内支架支撑、维持气管的膨胀性,一般 6～12 个月需要更换一次(图7-8)。

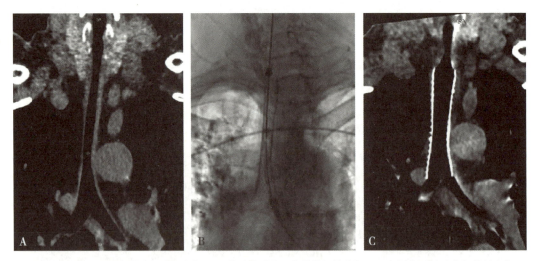

A. CT 冠状面显示气管全程重度狭窄;B. X 线引导下置入直筒状气管支架;C. CT 冠状面显示支架位置良好,气管狭窄解除。

图7-8　复发性多软骨炎置入直筒状内支架后胸部 X 线与 CT 图像

　　管腔或管壁恶性病变,先置入覆膜内支架或装载放射粒子的覆膜内支架,解除狭窄,恢复正常呼吸功能,恢复机体正常生理活动后,再规律性、周期性进行局部动脉灌注化疗与栓塞,有效控制肿瘤。管腔外部的外压性病变如肺癌纵隔和肺门淋巴结转移、食管癌直接侵犯或/和合并纵隔淋巴结转移,气管内支架解除狭窄后,及时进行动脉灌注化疗与栓塞,必要时配合经皮穿刺消融治疗或放射性粒子植入治疗,以求有效控制肿瘤;待肿瘤控制,肿瘤占位效应形成的气管压迫消失后,可取出气管内支架(图7-9)。

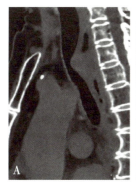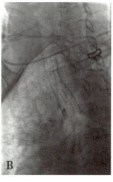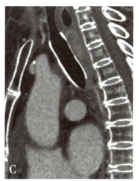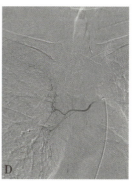

A. CT 矢状位显示食管癌外压性气管中上段重度狭窄;B. X 线引导下置入直筒状气管支架;C. CT 矢状位显示气管支架位置良好,气管狭窄解除,肿瘤经灌注化疗与栓塞后体积回缩;D. 经支气管动脉行食管癌灌注化疗与栓塞术。

图 7-9　食管癌致气管狭窄置入直筒状气管支架及动脉化疗与栓塞治疗

7.1.6　并发症防治

1)气管出血　导丝导管、血管鞘通过狭窄病变区刺激与损伤,钳夹活检对病变造成的损伤,可能会引起病变组织,尤其脆弱的肿瘤组织表面溃破而渗血,出现痰中带有少量血丝,或痰中带有较大的血块。痰中带血不需要处理,溃破点几乎都可以自行凝血而停止出血。痰中带有较大血块,并且持续不断地咳痰带血块者,说明病变表面溃破点较大,可能可能合并有微小血管破裂,交换引入导管至病变区,经导管快速注射(喷射式注射)稀释的肾上腺素盐水,促使病变溃破面各级血管强烈收缩而迅速止血。

2)钳夹活检或内支架置入过程中呼吸困难加重　较为粗大的介入器械如血管鞘,特别是内支架递送器,通过狭窄与占位病变区时加剧狭窄和阻塞,加重通气障碍而造成短暂性缺氧加剧。气道介入操作技术熟练的医生,快速完成血管鞘或内支架递送器通过狭窄,经外鞘管侧臂或支架递送器侧臂连接高压输氧管道,高流量向狭窄以远气管、隆突供氧,即可避免操作过程中加重缺氧和呼吸困难。

气道介入操作技术不熟练的医生,先经鼻腔、咽腔、气管向狭窄以远气管或隆突区置入直头多侧孔导管,经此导管连接高压输氧管道,高流量持续性向狭窄以远气管、隆突供氧,即可避免操作过程中一时加重或阻断气管时的缺氧呼吸困难。

3)内支架置入后复发呼吸困难　分为近期呼吸困难加重和中远期呼吸困难加重。

(1)近期呼吸困难加重　主要由潴留痰液阻塞气道和复张性肺水肿导致。重度气管狭窄阻塞,咳痰困难使支气管深部和肺泡内潴留大量痰液,一旦气管内支架置入解除狭窄阻塞,潴留的大量痰液涌入叶支气管、主支气管等大气道内形成阻塞,患者体质虚弱无力咳出潴留的大量黏稠痰液。在气管内支架置入解除狭窄、恢复通气、血氧饱和度恢复正常后,突然呼吸困难加重,血氧饱和度再次下降,可闻及两肺大量痰鸣音。此时经导丝向两侧主支气管、下叶支气管引入吸痰管,负压抽吸痰液,辅助拍打病人胸背部、改变病人体位,尽可能吸尽主支气管、叶支气管和段支气管内存留的痰液。

较长期的气管狭窄阻塞,肺部通气量大幅度减少,肺部正常气血交换对应的血液供应量也大幅度减少。气管内支架置入,狭窄解除,肺部通气量大量增加,肺部血液供应量也随之大幅度增加,导致肺组织水肿,反而造成气血交换障碍,使内支架置入后短暂性的呼吸困难缓解、血氧饱和度恢复正常后,突然又复发呼吸困难和缺氧,并且吸氧不能缓解。即刻静脉给予白蛋白、糖皮质激素,并配合利尿脱水,消除或减轻血液再灌注性肺水肿,改善肺组织气血交换功能。

(2)中远期呼吸困难加重　内支架置入数周至数月后出现进行性加重的呼吸困难,几乎都是内支架再狭窄,再狭窄的常见原因有痰液潴留形成痰痂,内支架刺激内膜肉芽组织过度增生,肿瘤生长蔓延超越内支架长度等。痰痂性阻塞进行纤维内镜清除;肉芽组织过度增生可行内镜下消融,或置入更长的内支架以支架内再次置入支架,1~2周后取出支架,也可消除肉芽组织;肿瘤蔓延生长可再次对接置入内支架,也可进行动脉灌注化疗与栓塞或全身系统治疗控制原发病。

7.2 隆突区狭窄与占位病变介入放射学活检术

气管隆突是气管下端和左右主支气管头端之间的一个特殊的解剖结构,包括一个特殊的倒马鞍状软骨环,一个与气管下端 C 形软骨环连接的纤维环,两个(左右各一个)分别连接左、右主支气管头端 C 形软骨环的纤维环。

隆突区毗邻脏器固定,其前下方为左心房,右前方是上腔静脉,后方紧邻食管。隆突区周围是纵隔淋巴结集中分布最多的区域,肿瘤侵犯或其他部位肿瘤发生纵隔淋巴结转移,容易引起隆突区狭窄,导致患者呼吸困难甚至窒息死亡。轻中度狭窄可以采取气管镜下活检,以明确病理性质针对原发病治疗,重度狭窄需要紧急置入 Y 形支架解除狭窄缓解症状,在置入支架同时采取介入放射学方法钳夹活检取得组织标本,明确病理性质,为治疗原发病取得病理学依据。

7.2.1 隆突区狭窄与占位病变的病因

1)良性隆突区狭窄 气管插管或气管切开一般不会导致隆突区狭窄,其他良性狭窄原因见7.1.1相关内容。

2)恶性隆突区狭窄 由于隆突区特殊的解剖结构和隆突区周围丰富的淋巴结分布,中央型肺癌、其他部位恶性肿瘤发生纵隔淋巴结转移以及食管癌直接侵犯导致的隆突区恶性狭窄更为常见。

7.2.2 隆突区狭窄与占位病变的诊断

典型临床表现为进行性呼吸困难,体征为吸气性"三凹征"。影像学检查依赖胸部 MSCT 平扫与增强,既能初步了解病变性质,又能明确狭窄程度、范围及测量气道数据以选择合适气道支架。轻中度狭窄可以做气管镜检查明确病变性质,以及镜下活检和减瘤治疗。实验室检查表现为 II 型呼吸衰竭。结合症状、体征、影像学和实验室检查不难做出诊断,参见 7.1.2 相关内容。

7.2.3 隆突区狭窄与占位的介入放射学活检术

7.2.3.1 适应证与禁忌证

参见 7.1.4.1 相关内容。

7.2.3.2 术前准备

参见 7.1.4.2 相关内容。

7.2.3.3 介入放射学活检操作

气道隆突区狭窄与占位病变介入放射学钳夹活检和气管狭窄与占位病变的活检流程基本相同,参见 7.1.4.3 相关内容。前者比后者略微复杂,需要提前在左右主支气管留置两根加强导丝,沿其中一根导丝引入鞘管,经鞘管钳夹活检,活检完成后置入倒 Y 形一体化支架解除隆突区复合性狭窄阻塞(图7-10)。具体操作步骤如下。

1)经鼻腔插入主支气管高压氧气输入导管。和气管狭窄与占位病变不同,这一导管置入深度必须超过隆突病变区到达左或右主支气管内。

2)经口腔气管插管及造影方法同 7.1.4.3 相关内容。

3)先建立一根体外经口腔至主支气管的介入操作加强导丝轨道,沿导丝置入 9 F 血管鞘,退出血管鞘内芯,经外鞘管引入亲水膜导丝与 5 F 导管,两者配合进入另一侧主支气管下叶,造影证实后交换引入另一根加强导丝,退出导管。

4)调整鞘管头端至隆突区病变处,分别在病变远端、中心和近端钳夹活检,活检完成后经鞘管注入肾上腺素盐水防止出血。

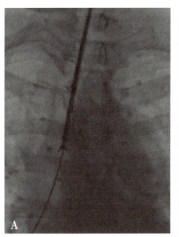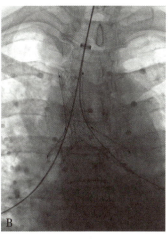

A.预置两根加强导丝,沿一根导丝置入血管鞘,经外鞘管引入活检钳钳夹活
检;B.置入倒 Y 形一体化气管主支气管双分支内支架解除隆突区狭窄。

图 7-10　隆突区狭窄介入放射学活检与倒 Y 形一体化支架置入

7.2.4　隆突区狭窄与占位病变的介入治疗

活检完成后,隆突区狭窄与占位病变的介入治疗主要包括两部分:一是置入 Y 形一体化支架解除狭窄,以缓解呼吸困难,稳定正常的呼吸功能,为治疗原发病创造机会;二是治疗原发病,主要是针对恶性肿瘤采取的支气管动脉灌注化疗与化疗性栓塞术,控制肿瘤,延缓疾病进展,提高生活质量,延长生存时间。

1)倒 Y 形一体化气道支架置入术　退出外鞘管,经左右两侧加强导丝分别引入装载支架左右分支部的递送器内芯,氧气管连接递送器侧臂导管。固定导丝,将支架递送系统送至气管隆突处,旋转支架输送器使左右支架分支部与左右主支气管居于同侧,倒 Y 形内支架两侧的黄金标记点分别位于左右两侧缘。固定加强导丝和递送器后手柄,回拉前手柄完全释放支架的双侧分支部。固定递送器前后手柄相对位置,沿加强导丝将两个分支部分别引入左右主支气管内,当倒 Y 形支架分叉部靠近气管隆突时,固定递送器,先后分别牵拉左右侧支架捆绑丝线完全释放支架两分支部。固定递送器后手柄、回拉前手柄释放气管部,缓慢退出支架输送系统及导丝。最后分别沿两根导丝引入吸痰管抽吸气管支气管内残留的对比剂及潴留的大量痰液(图 7-11)。

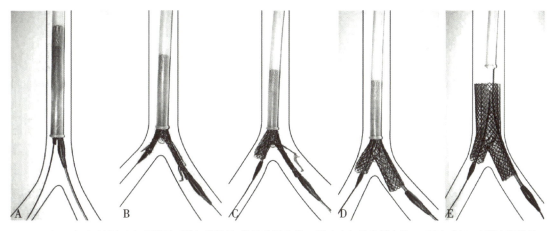

A.经口腔至两侧主支气管预置两根加强导丝,沿导丝置入倒 Y 形内支架输送器套装;B.固定手柄,后撤输送器外鞘,暴露支架两个分支并前推进入主支气管;C、D.先后牵拉左右侧分支支架捆绑丝线完全释放支架两分支部;E.继续回拉前手柄释放倒 Y 形支架气管部于气管下段内。

图 7-11　倒 Y 形一体化气管主支气管双分支内支架捆绑与推送置入示意

可携带粒子内支架植入,对于隆突区管腔内占位、管壁占位使用可携带粒子的倒 Y 形一体化内支架植入,发挥多重作用,既可解除气道管腔狭窄恢复正常管腔和通气功能,又可局部杀灭肿瘤提高长期治疗效果,还可一定程度上抑制内支架异物刺激引起的内膜过度增生以维持内支架的长期通畅。

2) 支气管动脉灌注化疗和栓塞术 隆突区恶性病变责任血管主要是支气管动脉,介入治疗的方式主要有支气管动脉灌注化疗和栓塞术。一般经股动脉穿刺,置入导管鞘;经血管鞘引入导管,导丝、导管配合依次经股动脉、髂动脉、腹主动脉至降主动脉气管分叉水平附近,进行支气管动脉插管并完成支气管动脉造影,造影显示供血支气管动脉增粗、增多、扭曲紊乱,实质期表现为较均匀浓染的肿瘤轮廓。经支气管动脉灌注化疗药物,依据肿瘤病理诊断类型、前期治疗史及疗效评估、实验室检查结果等确定个体化方案。

化疗药物灌注完成后,造影确认导管位置,选择适当粒径的栓塞材料经导管缓慢推注,注意必须严格透视下进行,以避免反流。近年来,使用药物洗脱微球行肝动脉化疗栓塞的成熟技术,也有应用于支气管动脉化疗栓塞治疗肺癌和纵隔淋巴结转移癌,达到化疗药物在瘤体内缓慢持久释放和栓塞治疗的双重效果(图 7-12)。

3) 经皮穿刺放射性粒子植入术 对隆突周围转移性淋巴结肿大,可动脉灌注化疗与栓塞并配合放射性粒子植入,也可单独进行经皮穿刺放射性粒子植入近距离放射性治疗。

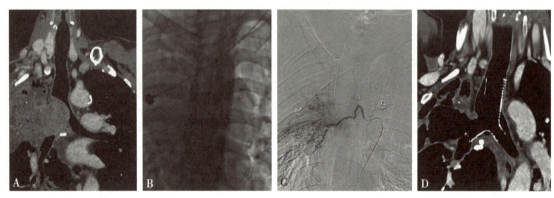

A.CT 冠状位显示右肺占位、气管下段及隆突区重度狭窄;B.X 线引导下置入倒 Y 形气道支架;C.行右侧支气管动脉灌注化疗栓塞术;D.CT 显示支架位置良好,气管狭窄解除,与图 A 对比肿瘤组织几乎完全坏死萎缩。

图 7-12 右肺鳞癌致隆突区狭窄置入倒 Y 形气道内支架及动脉栓塞胸部 X 线与 CT 图像

7.2.5 并发症防治

气道隆突区狭窄或占位病变活检的并发症分两大类:一是活检及支架置入的并发症(参见 7.1.6 相关内容),二是支气管动脉灌注化疗栓塞的并发症。常见如下。

1) 痰中带血 钳夹活检操作与内支架置入操作损伤气管支气管黏膜,或者损伤占位病变表面组织而出血。无论活检操作抑或是内支架置入过程中发现痰中带血,都要及时经导管向气管和隆突区局部喷射性注射肾上腺素盐水,促使表浅血管收缩以有效止血。

2) 刺激性呛咳 隆突部是气道对外来刺激最敏感的区域,局部肿瘤、外来转移淋巴结肿大压迫刺激,或是内支架置入都会产生不同程度的异物刺激与呛咳反应。严重呛咳影响正常生活和休息者,雾化吸入地塞米松、利多卡因和抗生素混合液,减轻气道内膜的刺激性反应,以减轻呛咳症状。

3) 脊髓损伤 表现为运动、浅感觉和自主神经损伤症状,主要由脊髓前动脉缺血梗死导致。可能的原因有对比剂刺激、化疗药物损伤和误栓等。关键在于预防,支气管动脉灌注化疗与栓塞前进行详细的多个投影位置(胸部正位、左右双斜位)的血管造影,排除支气管动脉上可能的脊髓动脉异常分支。一旦发现脊髓损伤,应立即停止灌注化疗与栓塞,并给予大剂量糖皮质激素、脱水和血管扩张剂、营养神经等积极对症治疗,后期及时康复治疗(图 7-13)。

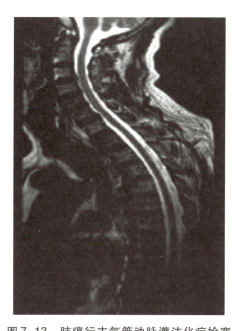

图 7-13　肺癌行支气管动脉灌注化疗栓塞
后脊髓损伤 MRI 图像

胸$_{8\sim10}$水平脊髓内可见条片状长 T_2 信号,考虑
缺血变性改变。

7.3　主支气管狭窄与占位病变介入放射学活检术

左、右主支气管是支气管树的一级分支,是隆突区与左、右肺门之间的通气管道。主支气管壁与气管一样也由软骨环、膜壁和环状韧带 3 部分组成。左主支气管细而长,长度 40～50 mm,内径约 11 mm,分为舌叶和下叶两个叶支气管。左主支气管后方邻接食管、胸导管和降主动脉,因此食管癌或淋巴结转移瘤易压迫左主支气管导致管腔狭窄。右主支气管短而粗,长度 15～20 mm,内径约 14 mm,走行较陡直,异物坠入易进入右主支气管。右主支气管分出上叶支气管和中间支气管,中间支气管再分出中叶支气管与下叶支气管。右主支气管前方为上腔静脉,奇静脉自后向前绕过右主支气管的上方,右肺动脉走行于奇静脉下方。右主支气管周围及其肺门部具有丰富的淋巴结,淋巴结转移瘤易于压迫形成右主支气管狭窄。

单侧主支气管狭窄症状隐匿,多数无明显呼吸困难症状,甚至确诊时已出现单侧肺阻塞性不张乃至于肺组织毁损。采取介入放射学技术能打通闭塞段进行钳夹活检,同步进行球囊扩张或内支架置入,对缓解症状和明确病变性质具有重要意义。

7.3.1　主支气管狭窄与占位病变的病因

1)良性主支气管狭窄　手术后吻合口形成过多瘢痕组织是主支气管良性狭窄的主要原因,如主支气管肿瘤切除后吻合,外伤后气管破裂或断裂修复,单侧或双侧肺移植术后等,吻合口瘢痕组织过度增生,挛缩狭窄。支气管内膜结核易发生于主支气管,左侧多于右侧。结核分枝杆菌破坏软骨环,继发大量纤维瘢痕组织增生,软骨环塌陷和瘢痕组织挛缩导致主支气管顽固性狭窄。支气管良性肿瘤也会导致狭窄,参见 7.1.1 相关内容。

2)恶性主支气管狭窄　包括主支气管原发性恶性肿瘤和转移性肿瘤。中央型肺癌更易导致主支气管狭窄,其他恶性肿瘤发生纵隔和肺门淋巴结转移会压迫或侵犯主支气管导致狭窄。依据肿瘤和管壁的关系分为管内型、管壁型和管外型。

7.3.2　主支气管狭窄与占位病变的诊断

主支气管狭窄或占位病变的临床表现、影像学和实验室检查同隆突区狭窄,参见7.2.2相关内容。

7.3.3　主支气管狭窄与占位的介入放射学活检术

7.3.3.1　适应证与禁忌证

参见7.1.4.1相关内容。

7.3.3.2　术前准备

参见7.1.4.2相关内容。

7.3.3.3　介入放射学活检操作

主支气管狭窄与占位病变介入放射学钳夹活检和隆突区狭窄与占位病变的活检流程基本相同,但是,由于一侧主支气管狭窄闭塞,另一侧主支气管通畅,无论活检操作还是置入内支架操作相对安全得多,参见7.1.4.3内容。需要经口腔至双侧主支气管和下叶支气管提前留置两根加强导丝,沿其中一根导丝引入8～9 F血管鞘至病变侧主支气管,经外鞘管完成钳夹活检,活检完成后置入倒 Y 形一体化支架。依据主支气管狭窄部位、范围,选择置入大 Y 形或小 y 形支架,或是大 Y 形和小 y 形支架相互对接组合(图7-14)。具体操作步骤如下。

1)经口腔气管插管及气管主支气管造影　方法同7.1.4.3。

2)先建立一条体外经口腔至患侧下叶支气管的介入操作加强导丝轨道　沿导丝置入9 F×45 cm 血管鞘,退出血管鞘内扩张器,保留加强导丝和外鞘管,经外鞘管引入亲水膜导丝与5 F导管,两者配合进入另一侧主支气管下叶(如需要放置小 y 形支架则导丝进入同侧上叶支气管),造影证实后交换引入加强导丝并固定,退出导管。

3)钳夹活检　调整鞘管头端至主支气管病变区,分别在病变远端、中心和近端钳夹活检,活检完成后经鞘管注入肾上腺素盐水防止出血。

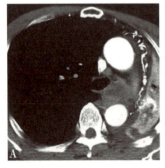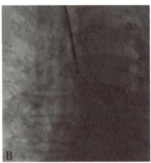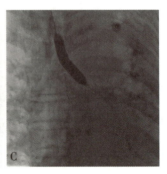

A.胸部增强 CT 显示左主支气管闭塞和左肺不张;B.经外鞘管引入活检钳至左侧主支气管,对准闭塞部位钳夹活检;C.行左主支气管球囊扩张成形术。

图7-14　左主支气管狭窄闭塞介入放射学活检操作过程

7.3.4　主支气管狭窄与占位病变的介入治疗

主支气管病变活检完成后,介入治疗方法有两类:其一是解除主支气管狭窄,恢复通气功能,包括球囊扩张成形,或球囊扩张成形与内支架置入;其二是治疗原发病,如恶性肿瘤的动脉灌注化疗与栓塞。

1)良性病变　采取球囊扩张或临时全覆膜 Y 形支架置入(禁止在主支气管置入直筒状覆膜支架)。

2）恶性病变　首先置入 Y 形支架解除狭窄（依据病变位置确定采取大 Y 形或小 y 形支架），以缓解呼吸困难，为治疗原发病创造机会；其次治疗原发病，主要是针对恶性肿瘤采取的支气管动脉灌注化疗和栓塞术，参见 7.2.4 相关内容。

下面以在左主支气管置入小 y 形一体化气道双分支内支架为例介绍操作流程。

分别经口腔至左舌叶和左下叶支气管置入加强导丝，经导丝分别引入装载支架左右分支部的递送器内芯。沿双加强导丝送入小 y 形一体化双分支内支架及递送系统至左主支气管分叉处，调整支架双分支方位与左主支气管舌叶和下叶支气管一致。牢固固定加强导丝和递送器后手柄，回拉前手柄完全释放支架的双侧分支部。固定递送器前后手柄相对位置，沿加强导丝将两个分支部分别完全引入左主支气管舌叶和下叶支气管内，先后分别牵拉两侧分支支架捆绑丝线完全释放支架两分支部。固定递送器后手柄、回拉前手柄释放支架主支气管部，小 y 形内支架释放置入完毕，缓慢退出支架输送系统及导丝（图 7-15）。

恶性肿瘤可置入携带粒子的主支气管-叶支气管分支内支架，发挥解除主支气管狭窄和肿瘤治疗的双重作用。

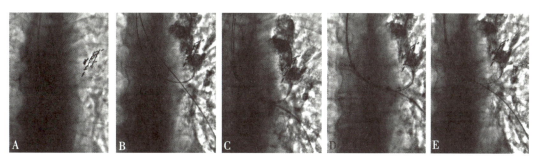

A. 经导管造影显示左主支气管重度狭窄；B. 分别在左舌叶、下叶支气管预置加强导丝；C. 沿导丝置入装载有内支架的递送器套装，固定手柄，后撤递送器外鞘管，暴露支架两个分支；D. 先后牵拉两侧分支支架捆绑丝线完全释放支架两分支部；E. 继续回拉前手柄释放支架主支气管部。

图 7-15　左主支气管小 y 形一体化双分支内支架置入操作过程

7.3.5　并发症防治

参见 7.2.5 相关内容。

7.4　右中间支气管狭窄与占位病变介入放射学活检术

右中间支气管是右主支气管分出右上叶支气管后的直接延伸部分，与右主支气管几乎呈一条直线，再进一步分出中叶和下叶支气管。管壁结构由软骨环、膜壁和环状韧带三部分组成，各组成部分的结构特征与主支气管类似。右中间支气管的范围是从右上叶支气管开口以下至中叶开口之间，没有其他的支气管分支。这段结构在临床上具有重要意义，当右中间支气管、上叶支气管、中叶或者下叶支气管发生病变时，便于置入 Y 形支架。右中间支气管的长度和内径，男性约 19 mm 和 12 mm，女性约 16 mm 和 10 mm。不同个体、性别之间右中间支气管的长度和内径差异显著。

轻中度右中间支气管狭窄无明显呼吸困难症状，气管镜下活检可明确病理性质。部分病例症状隐匿，影像学检查右中间支气管已闭塞，并出现右下叶及中叶肺组织不张，介入放射学技术能打通闭塞段钳夹活检，并同步进行腔内扩张成形或内支架置入以解除狭窄阻塞。

7.4.1　右中间支气管狭窄与占位病变的病因

参见 7.1.1 相关内容。

7.4.2　右中间支气管狭窄与占位病变的诊断

1）临床表现　腔内占位或内膜结核早期表现为刺激性咳嗽,管腔轻中度狭窄无呼吸困难症状,右中下肺不张时可有呼吸困难,听诊局部呼吸音减低或消失。

2）影像学表现　胸部 MSCT 是最主要的影像学检查方法,平扫能发现阻塞性肺炎、肺不张,通过多平面(MPR)、曲面重建(CPR),可任意角度、方位观察气道及其与周围组织的关系,明确显示气道内病灶大小、位置。增强 CT 能了解不张肺组织血供情况,间接判断打通气道后肺组织能否复张和恢复正常呼吸功能。

3）诊断　结合症状、体征以及影像学检查不难诊断右中间支气管狭窄与占位,定性诊断依赖于病理学检查。

7.4.3　右中间支气管狭窄与占位的介入放射学活检术

7.4.3.1　适应证与禁忌证

参见 7.1.4.1 相关内容。

7.4.3.2　术前准备

参见 7.1.4.2 相关内容。

7.4.3.3　介入放射学活检操作

右中间支气管狭窄与占位病变介入放射学钳夹活检和主支气管狭窄与占位病变的活检流程类似,参见 7.3.3.3 内容。如果计划活检和小 y 形支架置入同步进行,需要提前留置两根加强导丝,沿其中一根导丝引入血管鞘,经外鞘管钳夹活检,活检完成后置入小 y 形一体化支架。依据右中间支气管狭窄部位、范围,选择置入小 y 形支架,或者双 Y 形支架对接组合。具体操作步骤如下(图 7-16)。

先建立一根体外经口腔至右下叶支气管的介入操作加强导丝轨道,沿导丝置入 9 F 血管鞘,前推血管鞘通过狭窄或阻塞的中间支气管,退出血管鞘内扩张器,调整鞘管头端至右中间支气管病变区,分别在中间支气管病变远端、中心和近端钳夹活检,活检完成后经鞘管注入肾上腺素盐水防止出血。

根据中间支气管病变邻近或累及上叶支气管或中叶支气管,决定置入右主支气管与上叶和中间支气管小 y 形内支架,或是中间支气管与中叶和下叶小 y 形内支架,经外鞘管引入亲水膜导丝与 5 F 导管,两者配合进入右上叶支气管或右中叶支气管造影证实后交换引入加强导丝,退出导管,此后完成内支架置入。

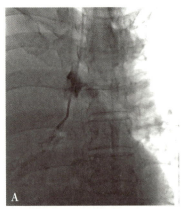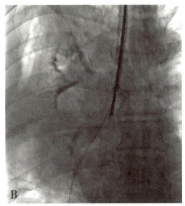

A.经中间支气管内导管造影显示中间主支气管闭塞;B.经外鞘管引入活检钳,钳夹活检中间支气管闭塞病变。

图 7-16　右中间支气管闭塞介入放射学活检操作过程

7.4.4　右中间支气管狭窄与占位病变的介入治疗

参见7.3.4相关内容。

下面是右主支气管和中间支气管与上叶支气管置入小y形气道支架的操作流程。

经口腔分别在右上叶和右下叶支气管置入加强导丝,经导丝分别引入装载支架左右分支部的递送器内芯。沿双加强导丝送入一体化双分支内支架及递送系统至右主支气管开口处,调整支架方位使支架分支部与右侧上下叶支气管顺应。牢固固定加强导丝和递送器后手柄,回拉前手柄完全释放支架的双侧分支部。固定递送器前后手柄相对位置,沿加强导丝将两个分支部分别引入右上叶和右中间支气管内,当支架分叉部靠近右上叶支气管分叉处时,固定递送器,先后分别牵拉两侧分支支架捆绑丝线完全释放支架两分支部。固定递送器后手柄、回拉前手柄释放主支气管部,缓慢退出支架输送系统及导丝(图7-17)。

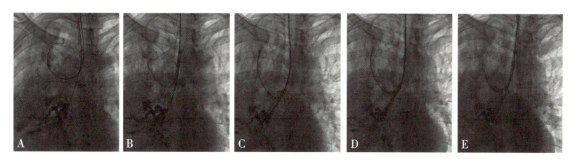

A.导管造影显示右中间支气管闭塞,分别在右上、下叶预置加强导丝;B.沿导丝置入装载右支架的输送器套装;C.固定手柄,后撤输送器,暴露支架两个分支并前推分别进入上叶和中间支气管内;D.先后牵拉两侧分支支架捆绑丝线释放支架两分支部;E.继续回拉前手柄释放支架右主支气管部。

图7-17　右主支气管小y形一体化气道支架置入操作过程

7.4.5　并发症防治

参见7.2.5相关内容。

7.5　叶支气管狭窄与占位病变介入放射学活检术

叶支气管是支气管树的二级支气管,从主支气管分出后进入肺叶,又称为肺叶支气管。大体解剖结构与主支气管类似,由C形软骨环、环状韧带和膜壁组成。左肺2支叶支气管,分别是舌叶和下叶支气管;右肺3支叶支气管,分别是上叶、中叶和下叶支气管。左舌叶支气管直径约11 mm,长度约15 mm;左下叶支气管直径约12 mm,长度约15 mm;右上叶支气管直径约10 mm,长度约15 mm;右中叶支气管直径约10 mm,长度约18 mm;右下叶支气管直径约10 mm,长度约10 mm。

肺叶支气管分出肺段支气管,各级支气管在肺叶内反复分支直达肺泡管,形状如倒立的树状,称为支气管树。

一叶支气管狭窄或闭塞一般不会引起明显的呼吸道症状。若合并感染,表现为发热、咳嗽等阻塞性肺炎症状。纤维支气管镜下能取得叶支气管狭窄与占位的表浅病理标本,介入放射学钳夹活检技术可达到纤维支气管镜类似的活检结果,还可以完成纤维内镜不能完成的叶支气管病变活检操作。

7.5.1　叶支气管狭窄与占位病变的病因

1)良性叶支气管狭窄　支气管内膜结核、复发性多软骨炎、放疗后损伤以及良性肿瘤是叶支气管狭窄的常见病因。

2)恶性叶支气管狭窄　包括原发于支气管的肺肿瘤,包括中央型和周围型肺癌,全身各个部位恶性肿瘤的肺转移以及叶支气管周围的淋巴结转移。

7.5.2　叶支气管狭窄与占位病变的诊断

1）临床表现　早期表现为刺激性咳嗽、痰中带血等，后期肺不张合并感染时可有发热、胸痛等症状。单纯一叶支气管狭窄或占位极少出现呼吸困难等呼吸道症状。

2）影像学表现　胸部增强 CT 能全面评估叶支气管狭窄与占位部位、程度及肺不张情况，依据病灶增强预估活检风险，并有助于定性诊断。

3）诊断　依据典型的胸部 MSCT 多平面成像和支气管树三维成像容易诊断叶支气管狭窄与占位，定性诊断依赖于病理学检查。

7.5.3　叶支气管狭窄与占位的介入放射学活检术

7.5.3.1　适应证与禁忌证

参见 7.1.4.1 相关内容。

7.5.3.2　术前准备

参见 7.1.4.2 相关内容。

7.5.3.3　介入放射学活检操作

叶支气管狭窄与占位病变介入放射学钳夹活检和气管、主支气管、隆突区狭窄与占位病变的活检流程不同，因叶支气管狭窄或闭塞对呼吸功能影响有限，无论良恶性病变一般不需要置入支架，明确良性病变后可行球囊扩张成形术，单根导丝即可完成操作，具体活检步骤如下（图 7-18A、B）。

1）经口腔气管主支气管插管完成病变侧主支气管与叶支气管造影。

2）导管导丝配合建立一根体外经口腔至叶支气管的介入操作加强导丝轨道，沿导丝置入 9 F×45 cm 的单弯血管鞘，退出血管鞘内扩张器，保留外鞘管和加强导丝。

3）调整鞘管头端至叶支气管病变区，镜外鞘管引入活检钳在病变中心区域进行钳夹活检，活检完成后经鞘管注入肾上腺素盐水防止出血。

7.5.4　叶支气管狭窄与占位病变的介入治疗

叶支气管病变活检完成后，良性病变采取球囊扩张，恶性病变采取动脉灌注化疗和栓塞的介入方法，参见 7.2.4 相关内容。

下面以右中叶支气管良性狭窄球囊扩张为例介绍操作流程。

经口腔向右中叶支气管交换置入加强导丝，沿导丝引入 10 mm×40 mm 的球囊扩张导管，固定导丝将球囊送至右中叶支气管狭窄处，球囊连接压力泵，注入稀释的对比剂至球囊完全充盈扩张，每次扩张维持 30～60 s，一般重复扩张 2～3 次以保证炎性瘢痕狭窄被充分扩张。球囊充分回缩后撤出，交换引入导管局部注入肾上腺素盐水防止出血。如果瘢痕组织较坚韧，可选择切割球囊或超高压球囊进行扩张成形（图 7-18C、D）。

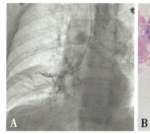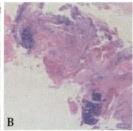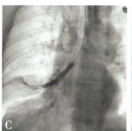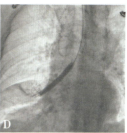

A.导管造影显示右中叶支气管重度狭窄;B.钳夹活检病理显示炎症纤维组织;C.球囊扩张右中叶支气管,开口部可见切迹;D.充分充盈球囊。

图 7-18　右中叶支气管活检与球囊扩张成形术操作过程

7.5.5　并发症防治

参见 7.2.5 相关内容。

参考文献

[1]　方毅,李腾飞,韩新巍,等.组合式 Y 型覆膜金属支架在复杂胸腔胃-气道瘘中的应用[J].临床放射学杂志,2015,34(7):1140-1143.

[2]　张登科,吕丽爱,赖林强,等.支气管动脉化疗栓塞术的技术细节与进展综述[J].介入放射学杂志,2024,33(3):330-334.

[3]　中国抗癌协会肿瘤介入学专业委员会.支气管动脉灌注术和支气管动脉化疗栓塞术治疗肺癌的中国专家共识(2023 版)[J].介入放射学杂志,2024,33(3):219-229.

[4]　任克伟,吴刚,韩新巍,等.气道重度狭窄:介入放射学钳夹活检技术探讨[J].临床放射学杂志,2012,31(6):872-875.

[5]　王慧霜,吴洁,贾艳红,等.经支气管镜活检致大出血 2 例报告[J].军医进修学院学报,2011,32(2):165,183.

[6]　王勇,朱海东,郭金和.支架植入治疗恶性气道狭窄的研究进展[J].介入放射学杂志,2015,24(2):172-176.

[7]　温志华,凌应冰,陈斌,等.支气管结核纤支镜活检后止血方法比较[J].南方医科大学学报,2010,30(8):2014-2015.

[8]　吴刚,马骥,韩新巍,等.倒 Y 型金属气道支架置入治疗晚期恶性肿瘤隆突部狭窄[J].中华结核和呼吸杂志,2008,31(10):771-773.

[9]　余丽丽,贾晋伟,肖洋,等.良性气道狭窄病因分析[J].临床肺科杂志,2019,24(8):1394-1398.

[10]　CONFORTI S,DURKOVIC S,RINALDO A,et al.Self-expanding y stent for the treatment of malignant tracheobronchial stenosis.Retrospective study[J].Arch Bronconeumol,2016,52(11):e5-e7.

[11]　GIOVACCHINI C X,KESSLER E R,MERRICK C M,et al.Clinical and radiographic predictors of successful therapeutic bronchoscopy for the relief of malignant central airway obstruction[J].BMC Pulm Med,2019,19(1):219.

[12]　GUIBERT N,DIDIER A,MORENO B,et al.Treatment of complex airway stenoses using patient-specific 3D-engineered stents:a proof-of-concept study[J].Thorax,2019,74(8):810-813.

[13]　IWANO S,IMAIZUMI K,OKADA T,et al.Virtual bronchoscopy-guided transbronchial biopsy for aiding the diagnosis of peripheral lung cancer[J].Eur J Radiol,2011,79(1):155-159.

[14]　LI Z M,WU G,HAN X W,et al.Radiology-guided forceps biopsy and airway stenting in severe airway

stenosis[J]. Diagn Interv Radiol,2014,20(4):349-352.

[15] 韩新巍.气道病变介入治疗与研究进展[M].郑州:郑州大学出版社,2017:133-250.

[16] 韩新巍,吴刚,马骥,等.气道倒Y型一体化自膨胀式金属内支架的递送技术研究和初步临床应用[J].介入放射学杂志,2007,16(2):92-94.

[17] 陈斌,郭述良.良性气道瘢痕狭窄治疗现状及研究进展[J].临床肺科杂志,2017,22(1):165-167,170.

[18] HAN X W,WANG C. Airway stenting in interventional radiology[M]. Singapore:Springer Nature Singapore Pte Ltd,2019:53-148.

[19] 蒋荣芳,徐明鹏,李莉华,等.良性气道狭窄治疗现状及研究进展[J].吉林医学,2018,39(5):967-970.

[20] 金发光,李时悦,王洪武.恶性中心气道狭窄经支气管镜介入诊疗专家共识[J].中华肺部疾病杂志(电子版),2017,10(6):647-654.

[21] 李庆庆,赵莹.经支气管镜活检孔道注水法观察直径小于支气管镜口径的支气管腔内病变的可行性[J].现代肿瘤医学,2021,29(20):3590-3593.

[22] 李宗明,刘耿,张全会,等.可降解镁合金气管支架在兔气管狭窄模型中初步应用[J].介入放射学杂志,2018,27(4):353-356.

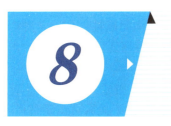

泌尿系统梗阻及占位病变的介入放射学活检术

泌尿系统是人体用以生成并排泄尿液的系统,还能调节水、电解质代谢和酸碱平衡,并产生多种生物活性物质,发挥着维持机体内环境稳定的重要作用。泌尿系统由肾实质、肾盏肾盂、输尿管、膀胱和尿道组成。泌尿系统与生殖系统在个体胚胎发育上有共同的起源,所以两个系统常合称为泌尿生殖系统,两个系统的疾病也会互相影响。

泌尿系统的生理腔道以膀胱为界分为上尿路及下尿路。膀胱以上的部分称为上尿路,上尿路是双侧对称结构,包括双侧肾盏、肾盂和输尿管。下尿路是由双侧上尿路汇合而成的单一结构,包括膀胱、男性前列腺、尿道。上尿路的疾病包括肾脏、肾盏、肾盂及输尿管感染、结石、结核、肿瘤等,下尿路的疾病包括膀胱及尿道感染、前列腺炎、肿瘤等。目前膀胱镜、输尿管镜、经皮肾镜等检查手段,广泛应用于泌尿系统疾病诊断及治疗,介入放射学技术因具有微创伤、可视性强、操作简单等优点,在上、下尿路疾病诊疗中的作用日渐彰显。本篇主要讲述介入放射学活检术在尿路梗阻及占位病变中的应用。

8.1 肾盂阻塞与占位病变介入放射学活检术

肾脏生成尿液,根据体液量的多少、酸碱度的高低和电解质的浓度,以重吸收和再分泌等功能,调节平衡、稳定内环境。肾脏内侧有一凹陷为肾门,它是肾静脉、肾动脉、肾盂出入肾脏及与输尿管连接的部位。肾门结构中一般肾静脉在前,肾动脉居中,肾盂在最后,肾小盏汇合成肾大盏再汇合成肾盂,肾盂出肾门延续为输尿管。

肾盂肾炎、肾(泌尿系)结核可以累及肾实质和肾盏肾盂,肾盏肾盂结石和肾盂癌等可导致阻塞与占位病变,可造成肾盂积水、肾盂出血、阻塞等危害肾功能。影像学检查可以提示病变,定性诊断依然需要病理学诊断,经皮肾镜、输尿管镜等可达到治疗与病理诊断的双重目的,但是操作复杂,需要全身麻醉,患者耐受性较差,微创的介入放射学钳夹活检或经皮穿刺活检具有巨大发展空间。

8.1.1 肾盂阻塞与占位病变的病因

1) 良性肾盂阻塞 慢性肾盂肾炎,多见于女性泌尿系逆行感染,尿道炎、膀胱炎,进而输尿管和肾盂炎症,引起肾盂纤维瘢痕性狭窄变形。肾结核累及肾盏、肾盂,变形扩张。肾脏实质近肾门部错构瘤,直接向肾盏、肾盂内生长侵犯,形成肾盂内占位,导致肾盂阻塞。肾盂良性肿瘤约占肾盂肿瘤的10%,多为移行细胞瘤。肾门或肾窦内良性肿瘤如脂肪瘤、神经纤维瘤、肾动脉瘤、肾囊肿等对肾盂形成压迫阻塞。

2) 恶性肾盂阻塞 最多见的肾盂癌为尿路上皮癌,是发生于肾盂上皮细胞的移行细胞癌,可单侧发生,也可双侧同时发生,具有多中心发生和易种植的特性,易于合并输尿管或/和膀胱的移行细胞癌。鳞状细胞癌较为少见,来源于尿路上皮,在异物(结石)或炎症长期刺激下化生为鳞状上皮,进而癌变至鳞状细胞癌。腺癌更为少见,也被认为是尿路上皮化生为腺上皮,进而恶性变为腺癌。更少见的还有非上皮源性的恶性肿瘤,如平滑肌肉瘤、癌肉瘤、血管肉瘤、小细胞癌等。

8.1.2 肾盂阻塞与占位病变的诊断

1）临床表现 无痛性全程血尿是肾盂肿瘤最常见的症状，血尿可自行停止，呈间歇性发作。若肿瘤种植在膀胱，可出现终末血尿。随肿瘤体积增大，肿瘤占位效应，充满肾盂，继发性肾盂阻塞、肾积水，出现腹背部胀痛。炎症与感染可出现尿急尿频、脓尿。

2）实验室检查 肉眼血尿间歇性发作，尿常规显微镜下尿液出现红细胞（镜下血尿）几乎贯穿于肾盂肿瘤的全程；炎症与感染出现大量白细胞，可伴随颗粒管型。长期的肉眼血尿或镜下血尿可出现贫血，血常规表现为红细胞减少与血红蛋白降低；合并感染者白细胞计数升高。肾功能，一侧肾盂阻塞即便肾盂积水，对侧肾代偿一般不会出现肾功能异常。脱落细胞，尿液离心沉淀可见肿瘤细胞。

3）影像学检查 彩超可见肾窦脂肪强回声围绕的肾盂内低回声占位，大小、形状不同，可伴有被占位挤压的肾盏肾盂变形或扩张，肾盂癌肿块内可见动脉血流频谱。CT可见肾盂局限性增厚或肾盂内占位，伴或不伴肾盂扩张积水；增强由于正常肾显著的强化效应，难以显示肿瘤是否有强化及强化程度；占位阻塞肾盂肾盏会引起相应肾实质对比剂在动脉早期灌注延迟显影差，在动脉晚期排出延迟而持续性显影（图8-1）；增强晚期肾盂充盈对比剂时可见肾盂内占位的充盈缺损；肾癌或肾错构瘤侵犯肾盂可见肾实质肿瘤侵入肾盂的直接征象。MRI的多参数成像和多方位任意切面的同质化成像，对肾盂占位、肾肿瘤侵犯肾盂、邻近病变压迫肾盂，肾盂变形、扩张和肾实质继发性损伤显示更为全面（图8-2）。

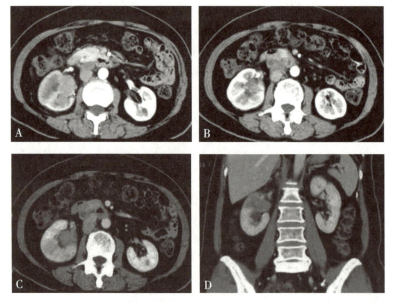

A、B. 动脉早期增强图像，显示肾中上极强化差，下极强化良好；C、D. 动脉晚期增强横断面和冠状面图像，显示肾盂上部和肾上盏占位阻塞引起中上极肾实质对比剂阙如。

图8-1 右肾上盏和肾盂上部占位病变MSCT增强图像

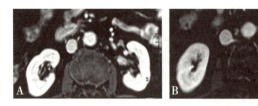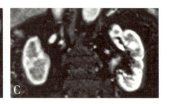

A. 动脉早中期图像显示肾盂占位明显强化；B. 实质期图像显示占位环形持续性强化；C. 动脉早期冠状位图像显示占位明显强化。

图8-2 左侧肾盂接近输尿管连接部占位（病理为高分化移行上皮癌）MRI增强图像

随着彩超、CT和MRI设备的普及，传统的X线腹盆腔平片、静脉肾盂造影（IVP）和膀胱镜逆行肾盂造影，临床已很少使用于泌尿系疾病诊断。

4）诊断　肉眼血尿或镜下血尿，影像学显示肾盂内占位或肾盂外占位压迫，易于做出肾盂狭窄或占位病变诊断。

8.1.3　肾盂阻塞与占位的介入放射学钳夹活检术

8.1.3.1　适应证与禁忌证

1）适应证　肾盂占位病变需要明确病理学诊断，以制订科学治疗方案；肾盂阻塞需要经皮穿刺引流解除阻塞恢复肾功能时，同步完成钳夹活检；肾实质占位病变侵犯肾盂，可经皮穿刺消融治疗同步完成切割活检，也可穿刺消融配合进行肾盂钳夹活检；肾盂或/和肾顽固性感染如肾盂肾炎或肾结核，需要活检或局部抽取积液、积脓完成细菌培养等生物学诊断者，同步钳夹活检提供更有力的诊断依据。

2）禁忌证　严重凝血机制障碍若不能有效纠正，禁忌钳夹活检。肾功能不全并非绝对禁忌证，无论双肾还是单肾占位病变进行手术切除，均需要明确病理学诊断，以科学规划手术切除范围，最大限度减少创伤；或者占位病变进行栓塞、消融治疗，同步完成钳夹活检，可为后续的综合治疗提供病理学依据。

8.1.3.2　术前准备

1）辅助检查　与肾脏疾病诊疗一样常规完善血、尿、粪三大常规检查，肝、肾和凝血功能检查，心电图检查，腹盆腔 MSCT 平扫加增强，或 MRI 平扫相关脏器。

2）器械准备　经皮穿刺导入器套装，5 F 单弯导管或 5 F×45 cm KMP 导管，0.035 inch×150 cm 亲水膜导丝，0.035 inch×180 cm 加强导丝，9 F×20(45)cm 血管鞘，纤维内镜活检钳，福尔马林标本瓶，(8.5 ~ 10)F×25 cm 多功能外引流管等。

3）病人准备　术前 10 ~ 30 min 肌内注射地西泮镇静，肌内注射 654-2 预防自主神经应激反应，避免泌尿道管腔痉挛。肾功能不全者，先进行血液透析恢复机体内环境稳定，而后再进行活检操作。凝血机制异常者，输注新鲜血浆予以纠正。

8.1.3.3　介入放射学活检操作

肾盂阻塞或占位病变介入放射学活检的操作途径有 3 个：一是直接经皮经肾穿刺至肾盂；二是膀胱镜协助下，经尿道、膀胱将导丝引入输尿管，而后导丝、导管配合至肾盂；也可直接经皮穿刺活检。

1）经皮经肾穿刺活检操作途径

(1)选择经皮穿刺进针点　患者俯卧于 DSA 检查床上，根据术前腹部 CT 或 MRI 图像选择皮肤穿刺点，经皮穿刺肾、肾盏要避开肝或脾与肠管。皮肤穿刺进针点相应区域消毒、铺无菌巾，皮肤及腹壁全层软组织局部浸润麻醉。

(2)经皮经肾穿刺肾盂输尿管造影　使用 21 G×20 cm 千叶针，经局部麻醉后的皮肤穿刺进针点，朝向目标肾盏、肾盂方向穿刺，进针达到预定深度或穿刺具有落空感后，撤出千叶针内芯，保留千叶针针鞘并连接抽有碘含量 30% 对比剂的注射器，缓慢推注少量对比剂。当发现肾盏、肾盂显影时，证实穿刺肾盂成功，适当前推或后退调整针鞘头端位置至肾盂中部囊腔内，保持针鞘位置不变，注入 5 ~ 10 mL 对比剂，了解肾盂内占位病变与阻塞的部位。选择肾盂占位病变和输尿管清晰显影的图像作为钳夹活检路径图。

(3)建立经皮至肾盂、输尿管的加强导丝操作轨道　在显影的上尿路图像指引下，经针鞘引入 0.018 inch×60 cm 铂金微导丝至肾盂和输尿管下段，固定铂金微导丝，退出针鞘，沿铂金微导丝引入 6 F×20 cm 的经皮导入器。当导入器头端(外鞘环状金属标记)进入肾盂后，固定铂金微导丝和导入器的内芯，推进导入器外鞘至输尿管中下部，保留导入器外鞘管并退出导入器内芯和铂金微导丝。

经导入器外鞘管引入 0.035 inch×150 cm 亲水膜导丝进入输尿管直达膀胱内形成盘曲状，固定亲水膜导丝退出外鞘管，交换引入 5 F 导管至膀胱内；保留导管，交换引入 0.035 inch×180 cm 加强导丝至膀胱内，保留加强导丝退出导管，经皮至肾盂、输尿管和膀胱的介入活检操作轨道建立。

（4）建立经皮活检通路　固定加强导丝位置不变，沿加强导丝引入 9 F×20 cm 血管鞘，使血管鞘的外鞘管头端进入肾盂阻塞或占位病变处。固定加强导丝和血管鞘的外鞘管，退出血管鞘内的扩张器，经外鞘管侧臂注射碘含量 30% 对比剂 3～5 mL，证实外鞘管头部居于占位病变或阻塞的肾盂内，加强导丝位于膀胱内，经皮至病变肾盂的钳夹活检通路建立。

（5）钳夹活检操作　固定加强导丝和外鞘管位置不变，经外鞘管引入纤维内镜活检钳，X 线透视图像监测下，缓慢前推活检钳的头端出外鞘管头端 3～5 mm，操作活检钳后手柄张开活检钳，对准肾盂阻塞区病变前推 3～5 mm，抵紧病变快速收紧活检钳，夹取切割组织块，撤出活检钳，取出钳槽内组织块，放置在福尔马林标本瓶中固定。重复活检操作，至少取得满意的组织块 3～5 块，置入标本瓶内，送病理学、免疫组化和基因突变等检查（图 8-3）。

（6）置入肾盂引流管　为缓解肾盂阻塞肾积水和促使肾功能损伤恢复，可置入肾盂引流管。引流管分为 2 类：单纯外引流管和肾盂膀胱双 J 形内引流管。外引流管引流是将（8.5～12）F×25 cm 的头端多侧孔引流管，经皮经肾留置在阻塞区上方扩张积水的肾盂内，将肾盂内积尿和未来分泌的尿液引流至体外。双 J 形内引流管引流是将 8.5 F×45 cm 的两端呈 J 形的多侧孔引流管，经肾盂跨越阻塞区进入膀胱内，将肾盂内积尿和未来分泌的尿液引流至膀胱内。

（7）封闭肾实质穿刺通道　若钳夹活检后不需要置入引流管，或置入引流管后短时间内需要拔出引流管，为防止肾实质穿刺通道出血或假性动脉瘤形成，在结束钳夹活检后，或拔出引流管后，交换引入血管鞘或引入导管，使用明胶海绵条或栓塞钢圈封堵穿刺通道。此后退出全部介入操作器械，结束介入操作。

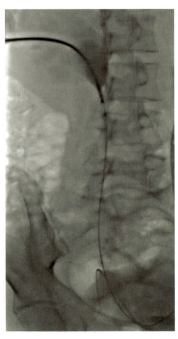

图 8-3　肾盂占位病变经皮穿刺肾盂造影与钳夹活检
沿经皮至膀胱的加强导丝轨道和经皮至肾盂的外鞘管活检通路引入活检钳，对肾盂占位病变钳夹活检。

2）膀胱镜协助下经尿道、膀胱、输尿管操作途径

（1）膀胱镜辅助向输尿管内引入导丝　最好是在介入手术室内同台完成膀胱镜和介入联合操作，也可以先在膀胱镜室完成输尿管导丝插入操作，导丝进入输尿管要足够深（至少 20 cm，或影像显示进入肾盂内形成折曲状），而后体外固定好导丝，再将患者转移至介入手术室完成后续介入钳夹活检操作。

（2）经肾盂内导管完成上尿路造影　患者平卧于 DSA 检查床上，沿导丝送入单弯导管至肾盂内呈弯曲状，退出导丝，经导管注射碘含量 30% 对比剂 5～10 mL，完成肾盏、肾盂和输尿管等上尿路造影，显示肾盂占位的大小、形态和具体部位。选择显影清晰的上尿路图像作为进行钳夹活检的路径图。

（3）建立经尿道至肾盂的钳夹活检通路　参照路径图，在 X 线透视图像实时监测下，依次向肾盂内交换引入 0.035 inch×180 cm 加强导丝，9 F×45 cm 血管鞘，退出血管鞘内扩张器，保留加强导丝和血管鞘的外鞘管，建立经尿道至肾盂的钳夹活检通路。

（4）钳夹活检　牢靠固定加强导丝和外鞘管，经外鞘管引入纤维内镜活检钳至肾盂内外鞘管头端外 3～5 mm，对准肾盂占位病变进行钳夹活检。重复活检操作，取得满意的病理组织块 3～5 块，置于福尔马林标本瓶内送病理学检查（图 8-4）。

钳夹活检后若从外鞘管内溢出血尿，或经外鞘管抽吸出血性尿液，说明病变活检后继发性出血，直接经外鞘管向肾盂内注射稀释的肾上腺素盐水，以收缩血管达到止血目的。2～3 min 后经外鞘管复查上尿路造影判断活检后上尿路的结构完整性，生理盐水冲洗肾盂，无血性液体或尿液者，即可撤出全部介入操作器械，结束介入活检操作。

3）经皮直接穿刺切割活检　对于肾肿瘤侵犯肾盂、肾盂旁肿瘤压迫肾盂导致肾盂阻塞者，可选择彩超、CT 或 MRI 导向下，使用自动或半自动弹枪式活检针，直接经皮穿刺肾、肾盂或肾盂旁占位切割活检。

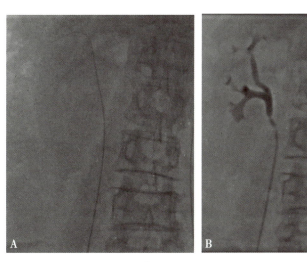

A. 膀胱镜辅助下经尿道、膀胱和输尿管向肾盂插入导丝；B. 沿导丝引入血管鞘，经外鞘管完成肾盂造影并钳夹活检。

图 8-4   右肾盂占位病变经尿道插管肾盂造影与钳夹活检

8.1.4   肾盂阻塞与占位病变的介入治疗

1）栓塞治疗   巨大肾盂占位，无论良恶性肿瘤，若肾功能严重受损，一般直接外科切除。若肿瘤巨大侵犯周围组织，外科难以彻底切除，可先行超选择性肾动脉化疗性栓塞，待肿瘤体积缩小、与周围结构之间具有清晰界限后，再行二次手术彻底切除，实现外科转化治疗。若肿瘤血供丰富，预估手术切除过程中大量失血，则先行肿瘤栓塞术，为外科创造一个不出血的手术环境。若为上极肾盏或下极肾盏与肾盂占位，为最大限度保全正常未被肿瘤累及的肾组织，可进行超选择性肿瘤动脉化疗性栓塞，必要时配合穿刺消融治疗控制肿瘤，避免全肾切除。

2）消融治疗   包括射频、微波、氩氦刀、纳米刀、放射性粒子植入等。对于不能耐受外科手术、不愿意接受外科手术的肾盂、输尿管联合占位病变，肾盂局限性占位病变，肾盂旁占位病变，都可以进行经皮穿刺消融治疗。

8.1.5   并发症防治

1）血尿   活检过程中血尿，经外鞘管肾盂局部注射肾上腺素盐水即可有效止血。活检术后少量血尿，一般可自愈，无须特殊处理。活检后大量血尿，可为活检引起肿瘤损伤，也可能是肿瘤自身溃破出血，药物保守治疗无效者，介入栓塞治疗。

2）腹痛   可能为肿瘤性疼痛，活检刺激加重疼痛，较大量出血、血凝块进入输尿管刺激痉挛性疼痛等。一般为慢性胀痛，可以忍受，不需要处理；不能忍受影响睡眠者，给予镇痛或镇痛配合解痉治疗。

3）尿急尿频   介入操作刺激或继发尿路感染引起，多为一过性，多饮水增加尿量冲洗泌尿道多可缓解。严重者使用抗生素，控制感染。

8.2   输尿管狭窄与占位病变介入放射学活检术

输尿管是一对位于腹膜后间隙的肌性管道，上起自肾盂，下汇入膀胱，全长 20～30 cm，管径为 5～7 mm（图 8-5）。主要功能是通过输尿管自上而下的蠕动，将接收肾盂的尿液输送进入膀胱。

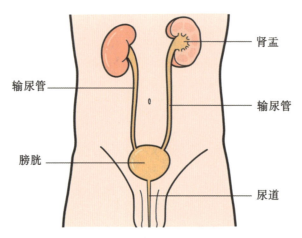

图 8-5 输尿管等泌尿系管道示意

输尿管狭窄分为单侧或双侧,常见部位是肾盂输尿管连接部和输尿管末端入膀胱处(图 8-6),引起肾积水、肾积脓、肾萎缩,直至肾功能衰竭,因此输尿管狭窄要及时治疗。针对不同病因,治疗方式及预后不同,输尿管狭窄部位的活检尤为重要,成为治疗方式选择的依据。经皮肾镜、输尿管镜等可达到治疗与病理诊断的双重目的,但是术式复杂,需要全麻下操作,部分病人无法耐受。微创的介入放射学钳夹活检成为一种可以替代的方法。

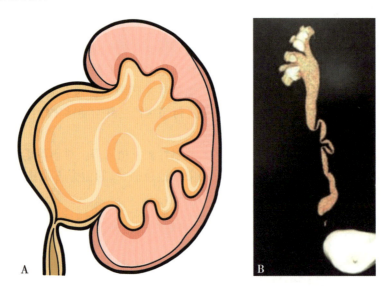

A. 输尿管上段狭窄和肾盂扩张积水;B. 输尿管下段狭窄和输尿管上段与肾盂扩张积水。

图 8-6 输尿管狭窄阻塞常见部位与肾积水示意

8.2.1 输尿管狭窄与占位病变的病因

除先天原因外,输尿管狭窄分为良性输尿管狭窄和恶性输尿管狭窄。

1)良性输尿管狭窄　肾结石术后、外伤术后、膀胱肿瘤切除术后吻合口狭窄、肾移植术后吻合口狭窄、腹膜后纤维化,腺性膀胱炎,神经源性膀胱导致输尿管末端抗反流功能下降,腹盆腔肿瘤或转移淋巴结放疗后等,均可导致输尿管狭窄。

2)恶性输尿管狭窄　常见于输尿管肿瘤、盆腔肿瘤。输尿管肿瘤主要病理类型为移行细胞癌、移行细胞合并鳞状上皮癌、黏液癌等,发病年龄为 20～90 岁,男性多发,男女之比为 4∶1。原发性输尿管肿瘤起源于输尿管本身,其中大多数(90%)为移行细胞癌。盆腔肿瘤包括膀胱肿瘤、前列腺肿瘤、妇科肿瘤(如宫颈癌、子宫内膜癌和卵巢癌)等,均可侵犯输尿管末端,造成肾盂积水。

8.2.2　输尿管狭窄与占位病变的诊断

1）临床表现　出现腰部或腰腹部胀痛、移植肾区（盆腔）疼痛、血尿等症状，双侧输尿管狭窄会出现少尿、无尿、氮质血症、全身水肿、体重增加等表现。

2）实验室检查　肾功能检测，双侧输尿管严重狭窄可出现肾功能损伤、肌酐升高，甚至尿素氮升高、肾功能衰竭。尿常规出现肉眼血尿或镜下血尿，炎症和感染出现大量白细胞；长期大量血尿者伴随红细胞减少与血红蛋白降低；合并感染者白细胞计数和中性粒细胞百分比升高。尿液脱落细胞学检测，恶性狭窄者部分病例可见肿瘤细胞。

3）影像学检查　彩超、CT 和 MRI 均可见到患侧肾盂积水，急性输尿管阻塞表现为肾盂积水和肾实质淤血肿胀变厚，长期慢性阻塞表现为肾实质萎缩变薄；肾盂和狭窄段以上输尿管扩张积水；良性狭窄段输尿管收缩变细，恶性狭窄段输尿管局部增厚实变，甚至向管壁外侵犯生长，恶性狭窄可见肿瘤动脉期不同程度强化（图 8-7）。

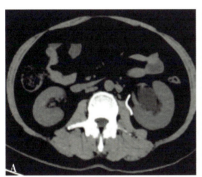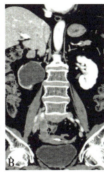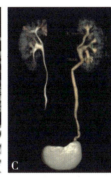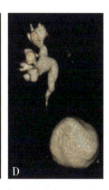

A. 左侧输尿管短期内不全阻塞，显示肾盂轻中度扩张，肾实质基本正常；B. 右输尿管长期重度阻塞，显示肾盏、肾盂严重扩张变形呈囊状，肾实质萎缩变薄如纸样；C. 左输尿管膀胱壁内段狭窄，输尿管全程扩张和轻度肾积水；D. 右侧输尿管中下段严重狭窄阻塞，输尿管上段和肾盂、肾盏扩张积水。

图 8-7　CT/CTU 显示不同部位输尿管狭窄阻塞和各种肾积水

核素肾动态显像（肾图）提示患肾功能下降，血流灌注下降，内分泌功能下降，呈现梗阻样肾图改变。

随着 CT 与 MRI 尤其 MR 水成像的广泛应用，静脉肾盂造影（IVP）或逆行肾盂造影已经极少再被临床应用于诊断泌尿系统疾病。

4）诊断　临床出现血尿、脓尿或少尿，影像学检查发现肾盂积水和输尿管扩张，易于做出输尿管狭窄阻塞或占位诊断。

8.2.3　输尿管狭窄与占位的介入放射学钳夹活检术

8.2.3.1　适应证与禁忌证

1）适应证　影像学检查诊断为输尿管狭窄，需要明确病理性质者，均是钳夹活检的适应证；急性输尿管梗阻肾功能损伤，急需置入引流管解除梗阻恢复肾功能者，同步完成梗阻病变钳夹活检病理学诊断；慢性输尿管梗阻严重肾盂积水和输尿管扩张合并顽固性感染，内科保守治疗无效，需要经皮肾盂引流脓尿完成生物学诊断和治疗者，同步完成梗阻病变钳夹活检。

2）禁忌证　严重凝血机制障碍，不能有效纠正者；合并大量血尿者，经皮经肾盂插管输尿管局部应用止血药物或经动脉栓塞治疗止血与钳夹活检同步完成。

8.2.3.2　术前准备

1）辅助检查　完善血、尿、粪三大常规检查，肝、肾和凝血功能检查，以及心电图检查，相关的影像学资料。

2）器械准备　经皮穿刺导入器套装,5 F×100 cm 单弯导管或 5 F×45 cm KMP 导管,0.035 inch×150 cm亲水膜导丝、0.035 inch×180 cm 加强导丝,9 F×45 cm 血管鞘,纤维内镜活检钳,福尔马林标本瓶,(8.5～10)F×45 cm 多功能引流管或双 J 形引流管等。

3）病人准备　术前 10～30 min 肌内注射地西泮镇静,肌内注射654-2 预防自主神经应激反应,避免泌尿道管腔痉挛。肾功能不全者,先进行血液透析恢复机体内环境稳定,再进行活检操作。凝血机制异常者,输注新鲜血浆予以纠正。

8.2.3.3　介入放射学活检操作

输尿管狭窄阻塞与占位病变经介入放射学钳夹活检的操作途径有两个:一是直接经皮经肾穿刺肾盂,经肾盂插管至输尿管狭窄病变段钳夹活检;二是膀胱镜协助下,经尿道、膀胱将导丝引入输尿管,而后导丝、导管配合至输尿管病变处钳夹活检。

1）经皮经肾穿刺肾盂活检操作途径

（1）选择经皮经肾穿刺进针点　患者俯卧于 DSA 手术台上,参照 CT 或 MRI 图像上肾上极与腰椎体的空间位置关系,一般选择仰卧位腋后线或俯卧位肩胛中线,肾中上极交界区水平,经皮经肾上极穿刺上盏入路,导管、导丝依次经上盏至肾盂、输尿管的路径是夹角在 90°以上的大弧形,便于后续导管、引流管等引入操作。

皮肤穿刺点消毒铺巾,多功能 DSA 的平板 CT 扫描与立体定位下（图 8-8）或超声引导下,确定皮肤穿刺进针点和进针通路,进针点皮肤及腹壁全层软组织局部浸润麻醉。

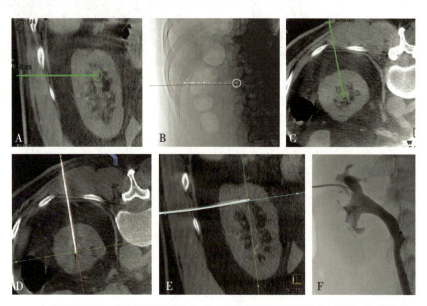

A.斜位断面显示进针通路（横线）;B.另一斜位断面显示进针靶点（圆环）;C.俯卧横断面显示进针通路（斜线）;D.俯卧位显示穿刺针进入肾上盏;E.显示穿刺针经皮进入肾上盏;F.显示肾盂穿刺成功,引进鞘管完成肾盂输尿管造影。

图 8-8　平板 CT 引导下确定穿刺点

（2）经皮经肾穿刺肾盂输尿管造影　使用 21 G×20 cm 千叶针,经局部麻醉后的皮肤穿刺进针点,朝向上极肾盏、肾盂方向穿刺,进针达到预定深度或穿刺具有落空感后,撤出千叶针内芯,可见肾积水的高压尿液溢出。经千叶针鞘推注碘含量30% 对比剂,当发现肾盏、肾盂显影时,证实穿刺肾盂成功,经针鞘引入 0.018 inch×60 cm 铂金微导丝至输尿管中下段尽可能深的部位（图 8-9）,固定铂金微导丝退出针鞘,沿铂金微导丝引入 6 F×20 cm 的经皮导入器,当导入器头端（外鞘环状金属标记）进入肾盂后,固定导入器内芯和铂金微导丝,继续前推导入器外鞘管进入输尿管一定深度,而后退出导入器内芯和铂金微导丝,经外鞘管推注碘对比剂 5～10 mL 造影,显示狭窄部位和阻塞以上输尿管与肾盂结构（图 8-10）。选择输尿管狭窄阻塞或占位病变和输尿管清晰显影的图像作为钳夹活检的路径图。

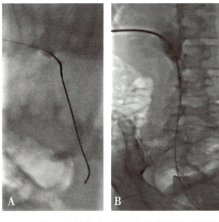
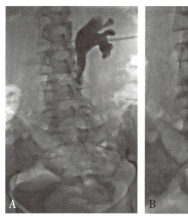
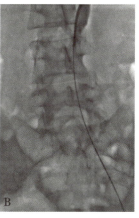

A. 肾盂穿刺成功,引入铂金微导丝至输尿
管中下段;B. 建立经皮至输尿管的加强导丝与
外鞘管钳夹活检通路。

**图 8-9 右侧输尿管上段狭窄阻塞
经皮经肾穿刺与造影**

A. 经肾盂穿刺造影显示输尿管中段严重狭窄;B. 输尿
管中段狭窄阻塞区钳夹活检。

**图 8-10 左侧输尿管中段狭窄阻塞经皮穿刺肾盂
输尿管造影与钳夹活检**

（3）建立经皮至膀胱的加强导丝操作轨道　在路径图指引下,经导入器外鞘管交换引入 0.035 inch×150 cm 亲水膜导丝及 5 F 导管,二者配合下越过狭窄段输尿管进入膀胱内形成盘曲状,保留导管并经导管注射少量对比剂造影证实为膀胱,交换引入 0.035 inch×180 cm 加强导丝至膀胱内,保留加强导丝,退出导管,经皮至肾盂、输尿管和膀胱的介入活检操作轨道建立(图 8-9)。

（4）建立经皮活检通路　固定加强导丝位置不变,沿加强导丝引入 9 F×45 cm 的血管鞘,使血管鞘的外鞘管头端进入输尿管狭窄证实为占位病变处。固定加强导丝和血管鞘的外鞘管,退出血管鞘内的扩张器,经外鞘管侧臂注射碘对比剂 3~5 mL,证实外鞘管头部居于占位病变区段内,加强导丝位于膀胱内,经皮至输尿管病变的钳夹活检通路建立。

（5）钳夹活检操作　固定加强导丝和外鞘管位置不变,经外鞘管引入纤维内镜活检钳,X 线透视监测下,前推活检钳的头端出外鞘管头端 3~5 mm,张开活检钳并对准输尿管病变前推 3~5 mm,钳口抵紧病变快速收紧活检钳,夹取切割组织块(图 8-10)。撤出活检钳,取出钳槽内组织块,重复活检操作,至少取得满意的组织块 3~5 块,放置福尔马林标本瓶中固定,送病理学、免疫组化和基因突变等检查。

（6）置入引流管　为缓解肾积水和尽快促使肾功能损伤恢复,可同步置入引流管引流肾积水。引流管分为 3 类:单纯经皮肾盂外引流管、经皮肾盂膀胱内外引流管和肾盂膀胱双 J 形内引流管。

经皮肾盂外引流管引流是将(8.5~12)F×25 cm 的头端多侧孔引流管,经皮经肾留置在肾盂内,将肾盂内积尿和未来分泌的尿液引流至体外,收集于尿袋中,定期释放排出,也叫造瘘管(图 8-11)。

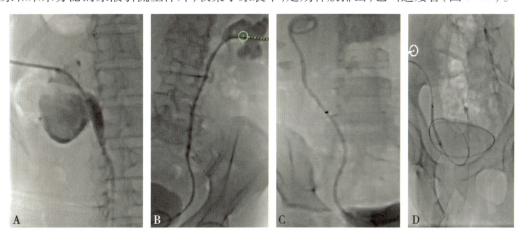

A. 经皮经肾盂留置外引流管;B. 经皮经肾盂、输尿管至膀胱留置内外引流管;C. 肾盂、输尿管至膀胱留置双
J 形内引流管;D. 移植肾输尿管瘢痕性狭窄球囊扩张成形治疗。

图 8-11 输尿管狭窄阻塞的不同介入治疗技术

经皮肾盂膀胱内外引流管引流是将（8.5～12）F×45 cm 的前半部多侧孔引流管，经皮经肾盂跨越输尿管留置在膀胱内，可关闭外引流，不需携带尿袋，只引流至膀胱储存，通过定时自然排便而排出体外。也可将尿液引流至体外，收集于尿袋中，定期释放排出。或同时引流至体外收集于尿袋、收集于膀胱内。留置经皮肾盂至膀胱的内外引流管，也为明确病理学诊断，尤其恶性肿瘤的局部介入治疗保留了操作通路，可经此通路进行输尿管恶性病变粒子链植入、腔内射频消融治疗等（图 8-11）。

肾盂膀胱双 J 形内引流管引流是将 8.5 F×45 cm 的两端呈 J 形的多侧孔引流管，经肾盂跨越输尿管狭窄部位送入膀胱，将尿液引流至膀胱内，通过自然排便而排出体外。不在体表留置引流管，不必携带尿袋，极大提高了患者生活质量（图 8-11）。

（7）封闭肾脏实质穿刺通道 若钳夹活检后置入肾盂膀胱内引流管，为防止肾实质穿刺通道出血、漏尿或假性动脉瘤形成，在结束钳夹活检后，交换引入血管鞘或引入导管，使用明胶海绵条或栓塞钢圈封堵穿刺通道。

2）膀胱镜协助下经尿道、膀胱、输尿管操作途径 对于输尿管中上段狭窄病变的介入放射学钳夹活检具有较大优势。

（1）膀胱镜辅助向输尿管内引入导丝 最好是在介入手术室内同台完成膀胱镜和介入联合操作，也可以先在膀胱镜室完成输尿管导丝插入操作，导丝进入输尿管要足够深（至少 20 cm 或影像显示进入肾盂内形成折曲状），而后体外固定好导丝，再将患者转移至介入手术室完成后续介入活检操作。

（2）经肾盂或输尿管内导管完成上尿路造影 患者平卧于 DSA 检查床上，X 线透视图像监测下沿导丝送入 5 F 导管至输尿管上段或肾盂内呈弯曲状，退出导丝，经导管注射 30% 碘对比剂 5～10 mL，完成肾盂和输尿管上尿路造影，显示输尿管病变的具体部位。选择显影清晰的上尿路图像作为进行钳夹活检的路径图（图 8-12）。

（3）建立经尿道至肾盂的钳夹活检通路 参照路径图，在 X 线透视图像实时监测下，依次向肾盂内交换引入 0.035 inch×180 cm 加强导丝、9 F×45 cm 血管鞘，保留加强导丝和血管鞘的外鞘管，建立经尿道至输尿管的钳夹活检通路（图 8-12）。

（4）钳夹活检 牢靠固定加强导丝和外鞘管，经外鞘管引入活检钳至外鞘管头端外 3～5 mm，对准输尿管占位病变进行钳夹活检，重复活检操作，取得满意的病理组织块 3～5 块，置于福尔马林标本瓶内送病理学检查。

8.2.3.4 输尿管狭窄与占位病变的介入治疗

1）解除肾积水 置入引流管有效引流输尿管狭窄导致阻塞的肾积水，或球囊扩张成形。对于输尿管狭窄造成的肾积水，完成组织活检后，即刻给予引流管置入，缓解积水症状，恢复肾功能。介入治疗的引流方式主要有经皮肾造瘘外引流术、经皮经肾盂输尿管膀胱内外引流术、经皮肾盂膀胱双 J 形管内引流术和输尿管球囊扩张术（图 8-12）。

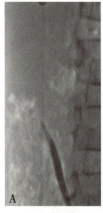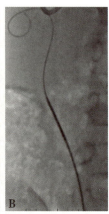

A. 膀胱镜辅助导丝、导管插入输尿管并造影证实；B. 建立经尿道至肾盂的加强导丝与外鞘管钳夹活检路径。

图 8-12　膀胱镜辅助输尿管插入导丝建立活检通道

2）恶性输尿管狭窄的介入治疗 除了引流管置入保护肾功能外，针对肿瘤的介入治疗方法主要有肿瘤血管化疗栓塞术、输尿管放射性碘-125（125I）粒子链植入术和输尿管病变射频消融术等。

肿瘤血管化疗栓塞术：输尿管上段由肾上腺动脉、肾动脉、肾下极动脉分支供血，输尿管下段由髂内动脉、腰动脉、肠系膜下动脉分支供血。行相关动脉造影，显示肿瘤供血血管，应用化疗药物灌注和栓塞颗粒给予栓塞治疗。

放射性碘-125（125I）粒子链植入：经患侧肾穿刺，输尿管造影，显示肿瘤梗阻段。取活检组织后，同时植入 125I 粒子链或可携带粒子的多功能引流管近距离放射治疗控制肿瘤，也可进行消融导管局部消融治疗(图 8-13)。

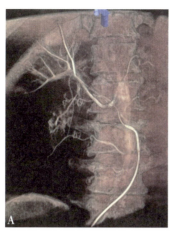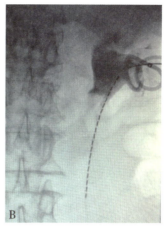

A. 右输尿管上段恶性肿瘤经动脉化疗栓塞术;B. 左输尿管上段恶性
肿瘤经肾盂外引流管与输尿管粒子链植入。

图 8-13 输尿管肿瘤的不同介入治疗

8.2.3.5 并发症防治

同肾盂阻塞与占位病变,参见 8.1.5 相关内容。

8.3 膀胱阻塞与占位病变介入放射学活检术

膀胱是一个囊袋状储尿器官,呈倒锥体形位于小骨盆腔的前部,与尿道的交界处有括约肌控制尿液的排出。膀胱底内面、两侧输尿管口与尿道内口之间为膀胱三角区,是肿瘤和结核的好发部位。

膀胱巨大占位或膀胱挛缩阻塞导致膀胱容积缩小,出现尿频、尿急、尿痛甚至血尿,病变阻塞部位在输尿管末端会造成肾积水,损伤肾功能。我国膀胱癌发病率位居泌尿生殖系统肿瘤第 1 位。膀胱阻塞性疾病要及时正确诊断,采用科学合理的治疗方法,延长患者的生存期,提高其生活质量。因此病理活检尤为重要,常用技术为膀胱镜直视下组织活检。男性患者膀胱镜检查需要全身麻醉。若膀胱内巨大占位充满内腔,膀胱镜操作空间局限,不易进行,而介入放射学引导下的钳夹活检,局部麻醉下即可进行,为年老体弱患者、膀胱巨大占位患者提供了新的病理组织学活检方法。

8.3.1 膀胱阻塞与占位病变的病因

1)良性膀胱阻塞 包括腺性膀胱炎、膀胱结石、膀胱息肉、膀胱结核等。

2)恶性膀胱阻塞 主要是膀胱肿瘤,高龄男性多见,男女比例 4∶1,95% 以上为尿路上皮癌,15% ~ 20% 有区域淋巴结转移或远处转移。也可见于宫颈癌侵犯膀胱、直肠癌侵犯膀胱或膀胱转移瘤。

8.3.2 膀胱阻塞与占位病变的诊断

1)临床表现 ①膀胱刺激征:尿频、尿急、尿痛。②排尿困难及尿潴留。③无痛性、间歇性、全程肉眼血尿。④肿瘤患者出现转移症状:下腹部肿块、腰骶部肿块、下肢水肿、贫血、消瘦等恶病质表现。⑤其他症状:肾积水、尿中带腐肉。

2)实验室检查 尿常规,肉眼血尿或镜下血尿,炎症和感染时有大量白细胞;血常规,红细胞减少与血红蛋白降低,贫血;合并感染者白细胞计数升高。尿液脱落细胞学检测,恶性阻塞病例可见肿瘤细胞。

3)膀胱镜检查 膀胱疾病首选膀胱镜检查。但是,膀胱挛缩或巨大占位、前列腺肥大及尿道狭窄、高龄体弱者膀胱镜操作困难。

4）影像学检查　彩超、CT、MRI都可用于膀胱疾病检查,可以发现膀胱壁增厚和腔内占位,判断肿瘤浸润膀胱壁深度以及局部转移肿大的淋巴结。如侵犯输尿管膀胱壁内开口区,可出现患侧肾积水、输尿管扩张(图8-14)。

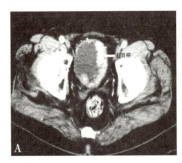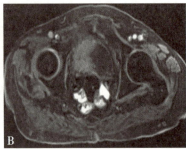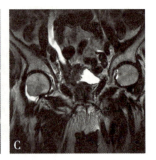

A. CT显示膀胱左侧壁和后壁结节性增厚占位,增厚的膀胱壁动脉期强化明显;B. MRI显示膀胱内腔右半占位,内腔缩小,动脉期明显强化;C. MRI的T2加权像显示膀胱腔内占位占据膀胱内腔2/3以上,右侧输尿管口受肿瘤侵犯而输尿管扩张积水。

图8-14　膀胱占位病变CT及MRI表现

5）诊断　①膀胱刺激征,血尿,肿瘤患者消瘦、恶病质等临床表现。②彩超、CT、MRI发现膀胱壁增厚和膀胱腔内占位,或伴随输尿管扩张等,易于做出膀胱阻塞诊断。

8.3.3　膀胱阻塞与占位的介入放射学活检术

8.3.3.1　适应证与禁忌证

1）适应证　影像学检查诊断为膀胱占位,需要明确病理性质,无法进行、不能耐受或不愿接受膀胱镜下活检,均可进行介入放射学钳夹活检。

2）禁忌证　严重凝血机制障碍,不能有效纠正;合并严重的内科疾病,处于急性期;合并出血性疾病、静脉血栓等处于治疗期等。

8.3.3.2　术前准备

参见8.2.3.2相关内容。

8.3.3.3　膀胱阻塞与占位的介入放射学活检操作

膀胱阻塞与占位病变钳夹活检是经尿道途径向膀胱内插管完成操作的。

1）经尿道插管进行膀胱造影　会阴部与尿道口消毒铺巾,奥布卡因凝膏涂抹尿道口局部麻醉。0.035 inch×150 cm亲水膜导丝插入5 F单弯导管内,导丝前端暴露出导管2～3 cm,二者配合下经尿道插入,进至膀胱内。X线透视图像上看到导丝、导管在盆腔内折曲成弧形,即为进入膀胱的标记。前推导管进入膀胱20 cm左右。退出亲水膜导丝,经导管推注碘含量20%～30%的对比剂进行膀胱造影,显示膀胱内充盈缺损的大小、形态与部位,显示膀胱残腔位置。

2）建立经尿道至膀胱的活检通路　经导管交换引入0.035 inch×180 cm加强导丝至膀胱,退出导管,保留加强导丝,经加强导丝向膀胱内引入9 F×25 cm血管鞘,鞘管头端置于充盈缺损病变处,固定加强导丝与血管鞘的外鞘管,撤出血管鞘内扩张器,经尿道至膀胱的加强导丝与外鞘管的活检操作通路建立。

3）钳夹活检　沿加强导丝经外鞘管引入活检钳,活检钳出外鞘管头端3～5 mm,张开活检钳对准占位病变前推3～5 mm,抵紧病变快速收紧活检钳,夹取切割组织后撤出活检钳(图8-15),取出钳槽内组织块。重复活检操作,至少取得满意的组织块3～5块,放置在福尔马林标本瓶中固定。送病理学、免疫组化和基因突变等检查。

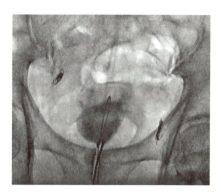

图 8-15　膀胱占位钳夹活检

经建立的尿道至膀胱的活检通道引
进活检钳,进行钳夹活检。

　　囊袋状的膀胱内腔巨大,若巨大占位病变占据整个内腔或膀胱壁普遍增厚,活检钳易于夹取病理组织块。若占位病变只占据膀胱内腔一侧 1/3 ~ 1/2,或膀胱壁仅有 1/3 ~ 1/2 增厚,直头外鞘管引导的活检钳有可能难以贴近病变夹取组织块,解决方法有三:第一,使用弯头或可调弯外鞘管,以弯头对准占位或增厚的膀胱壁夹取组织块活检;第二,经外鞘管侧臂负压抽尽膀胱内尿液或对比剂,促使膀胱内腔完全收缩与占位病变紧贴,活检钳即可紧贴病变夹取组织块;第三,利用加强导丝在膀胱内形成的盘曲,使盘曲形成弧度的加强导丝近端紧贴占位病变,引导外鞘管紧贴病变,易于夹取病变组织块。

8.3.4　膀胱阻塞与占位病变的介入治疗

　　膀胱良性病变可通过膀胱镜下切除或药物治疗。对于膀胱癌的治疗以手术为主,包括膀胱腔内肿瘤局部电切、膀胱全切与输尿管造瘘术。膀胱癌转移率高,术后易于复发,即使早期也有一定比例的淋巴管和淋巴结转移,经肿瘤供养动脉介入化疗栓塞对原发灶、转移灶及术后复发的肿瘤均可有效杀灭(图 8-16)。对中晚期暂不能手术的患者进行介入治疗可使肿瘤降期,创造再次手术、实现外科转化治疗的机会。

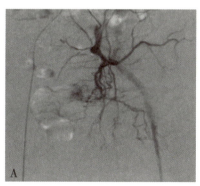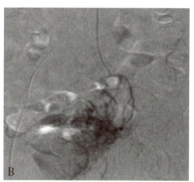

A. 左髂内动脉造影显示盆腔支-膀胱动脉增粗和膀胱内异常染色区;B. 超选择
性膀胱动脉插管造影显示膀胱内大片状异常染色区,进行局部灌注化疗与栓塞。

图 8-16　膀胱癌超选择性动脉造影、灌注化疗与栓塞

8.3.5　并发症防治

　　参见 8.1.5 相关内容。

参考文献

[1] 雷鸣,袁坚,刘永达,等.肾结石合并肾盂癌的诊断和治疗[J].中华泌尿外科杂志,2013,34(7):485-488.

[2] 夏樾,杨嗣星,钱辉军,等.电子输尿管软镜镜检术在单侧上尿路来源血尿诊断中的价值[J].中华泌尿外科杂志,2019,40(9):645-649.

[3] 焦德超,韩新巍,张福君,等.放射性粒子链近距离治疗输尿管癌一例[J].中华放射学杂志,2016,50(5):397-398.

[4] 陈娟,李思江,蒲军.输尿管癌的早期诊断及影像学特点[J].检验医学与临床,2018,15(1):73-76.

[5] 龚宇,肖家全,陈继民.腹腔镜肾盂切开取石术联合切取法活检术在肾铸型结石合并肾盂癌诊治中的作用[J].中华泌尿外科杂志,2021,42(2):147-148.

[6] 马闰卓,邱敏,何为,等.输尿管镜活检可协助上尿路尿路上皮癌危险分层[J].北京大学学报(医学版),2017,49(4):632-637.

[7] 吴丽媛,杨飞亚,牟廉洁,等.完全腹腔镜根治性膀胱切除术+邢氏原位回肠新膀胱的可行性和疗效[J].中华泌尿外科杂志,2020,41(2):90-94.

[8] 许凯豪,焦德超,韩新巍,等.透视下经皮经肾输尿管内钳夹活检诊断输尿管梗阻[J].介入放射学杂志,2022,31(1):45-48.

[9] 胡碬,陈耀兵,杜飞龙,等.经尿道膀胱肿瘤整块切除术标本病理学规范化检查的临床意义[J].中华泌尿外科杂志,2019,40(7):492-497.

[10] 郤云凯,田大伟,胡海龙,等.多点活组织检查在非肌层浸润性膀胱癌诊治中的临床价值[J].中华泌尿外科杂志,2017,38(8):581-585.

[11] 吴仲平,吴国定.经尿道膀胱肿瘤整块切除配合多点活检在膀胱肿瘤分期中的应用[J].国际泌尿系统杂志,2021,41(3):415-417.

9 生殖道疾病介入放射学活检术

9.1 阴道肿瘤与占位病变介入放射学活检术

阴道肿瘤性病变临床较为少见,可分为良性肿瘤和恶性肿瘤。肿瘤刺激阴道局部黏膜分泌物增多。白带增多。若恶性肿瘤表面溃破出血和继发感染,则出现血性、感染性白带。阴道恶性肿瘤多于良性肿瘤,阴道转移癌比原发恶性肿瘤常见。

9.1.1 阴道肿瘤与占位病变的病因

1)良性病变 阴道良性肿瘤发病率低,组织学类型多,根据其组织学来源分为纤维瘤、平滑肌瘤、血管瘤、脂肪瘤、神经瘤、副神经节瘤、黏液瘤和乳头状瘤等。阴道良性肿瘤一般不产生明显症状。也可见于外伤,如骨盆复合骨折伤及阴道,阴道外伤破裂修复后继发性瘢痕挛缩,或人工阴道瘢痕挛缩。

2)恶性病变 阴道恶性肿瘤按年龄段有相应的肿瘤谱和发生率,好发于成人的转移癌(多由宫颈癌、外阴癌、子宫内膜癌、直肠癌等直接侵犯或转移)、鳞癌、黑色素瘤,好发于青少年的透明细胞腺癌,好发于婴幼儿的横纹肌肉瘤、卵黄囊瘤、内胚窦瘤和葡萄状肉瘤。

9.1.2 阴道肿瘤与占位病变的诊断

1)临床表现 阴道良性肿瘤体积小者无症状,肿瘤较大者出现阴道下坠、性交不适或性交困难、接触性出血及压迫症状,如尿频及便秘,合并感染者有阴道分泌物增多或阴道流血。妇科检查阴道壁上见单发或多发、大小不一、带蒂或不带蒂、质硬或脆的肿瘤,表面光滑,如合并感染,则有坏死、破溃。

阴道恶性肿瘤长大后有下坠、阻塞感及性生活障碍。若肿瘤位于阴道前庭,可有排尿不畅及阴道刺激征。可表现为接触性出血,不规则阴道流血,流血时间长短不一,量或多或少。阴道排液,当肿瘤表面坏死组织感染时阴道排液增多,排液可为水样、米汤样或混有血液。当肿瘤压迫或侵犯膀胱及尿道时,可引起尿频、尿急及血尿,压迫直肠可引起排便困难、里急后重、便血等。肿瘤晚期可出现消瘦、严重贫血、乏力等恶病质表现。妇科检查可以扪及阴道壁有结节,呈菜花状、溃疡型或局部硬节状病变。

2)实验室检查 肿瘤标志物升高:鳞癌可见鳞状细胞癌(SCC)抗原升高,腺癌或卵巢癌者 CA125、CA19-9、癌胚抗原(CEA)、甲胎蛋白(AFP)和神经元特异性烯醇化酶(NSE)等升高。

3)影像学表现 盆腔超声、CT、MRI 检查,除定位(阴道内)和定性(良恶性)外,重要的是评估肿瘤的累及范围及有无淋巴结转移(图 9-1、图 9-2)。

4)诊断 白带增多或血性、感染性白带,妇科直视阴道病变或触及不同类型肿物,影像学显示阴道内或阴道内外肿瘤浸润,易于做出肿瘤或占位诊断。多数借助阴道窥器直视下钳夹活检也可明确病理学诊断。

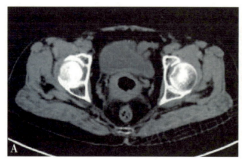
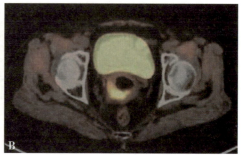

A. CT 显示阴道右侧壁与后壁广泛增厚;B. PET-CT 显示阴道右侧后壁增厚区域代谢亢进。

图 9-1　阴道鳞状细胞癌 CT 平扫与 PET-CT

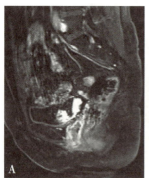
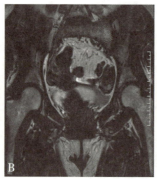
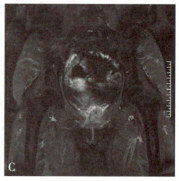

A. 矢状位图像显示阴道内充满不规则稍高信号肿块,肿瘤与直肠关系密切;B. 冠状位 T1W 图像显示
阴道内低信号占位;C. 冠状位 T2W 图像显示阴道内稍高信号占位病变。

图 9-2　阴道左侧壁乳头状鳞状细胞癌 MRI

9.1.3　阴道肿瘤与占位的介入放射学活检术

9.1.3.1　适应证与禁忌证

1)适应证　要确定诊断,阴道占位病理学可以直视下行活检,可以利用阴道镜定位活检。如果这两者困难(如肿瘤表面糜烂溃破、继发感染难以夹取深部肿瘤实质组织,或肿瘤致阴道重度狭窄不能进入深部肿瘤组织活检)则可借助于介入的导管导丝技术,插管至阴道深部造影,在造影图像引导下进行钳夹活检。邻近结构被外来肿瘤侵犯者,需经尿道-膀胱途径、直肠-乙状结肠途径造影,在造影图像引导下微创钳夹活检;也可在影像导引下经皮穿刺切割活检。

2)禁忌证　尽管阴道位置深在,但其开口于体外皮肤,钳夹活检没有绝对禁忌证。

9.1.3.2　术前准备

1)辅助检查　完善血、尿、粪三大常规检查,肝、肾和凝血功能检查,以及心电图检查,盆腔 CT 或 MRI 影像检查。

2)器械准备　阴道窥器,5 F×80 cm 单弯导管或 5 F×45 cm KMP 导管,0.035 inch×150 cm 亲水膜导丝,0.035 inch×180 cm 加强导丝,9 F×45 cm 血管鞘,纤维内镜活检钳,福尔马林标本瓶等。

3)病人准备　术前 10～30 min 肌内注射安定镇静。肾功能不全者,先进行血液透析恢复机体内环境稳定。凝血机制异常者,输注新鲜血浆予以纠正。

9.1.3.3 介入放射学钳夹活检操作

1）阴道插管造影 直接经阴道插入导管导丝,或阴道窥器协助直视下经肿瘤压迫或侵犯的阴道腔隙插入导丝导管,直达阴道深部宫颈区,经导管注射30%碘对比剂阴道造影,显示肿瘤或占位的大小、形态与部位,建立活检操作的路径图。

2）建立活检通路 在阴道造影路径图的指导下,交换引入加强导丝和血管鞘,使血管鞘的外鞘管头端置于阴道肿瘤的中心区域,建立钳夹活检的加强导丝与外鞘管通路。

3）钳夹活检 参照路径图,在X线透视图像实时监测下,固定加强导丝和外鞘管位置不变,经外鞘管引入活检钳至占位病变区,活检钳暴露至外鞘管头端外3~5 mm,张开活检钳并前推3~5 mm抵紧病变,快速收紧活检钳钳口夹取组织块,撤出活检钳,以细针挑出钳夹内的组织块放入标本瓶内。重复活检操作,取出满意组织块3~5块,置入标本瓶内送病理学检查(图9-3)。

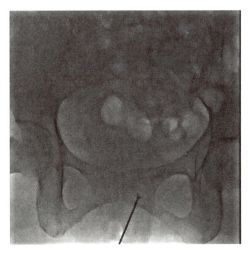

图9-3 阴道左侧壁乳头状鳞状细胞癌X线图像监测下介入钳夹活检(与图9-2为同一个病人)

9.1.4 阴道肿瘤与占位病变的介入治疗

1）良性肿瘤 多数可以手术剥离切除。富血供者也可进行介入栓塞治疗,乏血供者可进行穿刺消融治疗。

2）恶性肿瘤 Ⅰ期肿瘤可行外科切除,Ⅱ~Ⅳ期肿瘤可先行局部动脉灌注化疗与栓塞(图9-4),待肿瘤降级至Ⅰ期后再行外科切除治疗,成功实现转化治疗。盆腔或/和腹膜后淋巴结转移灶,可进行穿刺粒子植入或消融治疗。

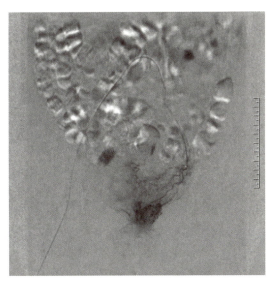

图9-4 阴部内动脉造影可见阴道左侧肿瘤染色
(与图9-2、图9-3为同一个病人)

9.1.5 并发症防治

影像导向下钳夹活检需要处理的并发症不多见。

1）出血 钳夹活检创面渗血,或肿瘤溃破而出血,多可自行停止,无须处理。出血量大、持续时间长时,经导管阴道局部注射肾上腺素盐水以收缩血管止血。

2）感染 肿瘤溃破继发感染,肿瘤阻塞阴道致分泌物不能正常排出体外,在阴道深部继发感染。插入导管进行阴道局部冲洗,或局部注射抗生素。

3）肿瘤溃破 肿瘤局部动脉灌注化疗或栓塞后,快速缺血性坏死,会出现表面溃破,继发出血、感染等。局部给予止血药物或抗生素盐水冲洗即可控制症状。

9.2　子宫腔占位病变介入放射学活检

子宫内腔类似于三角形,上部两侧与输卵管相连的是子宫峡部,下部与阴道相连的是子宫颈管,子宫峡部和颈管之间宽大的区域为宫腔,是孕育胎儿的地方。子宫肌壁和内膜均可因炎症和异常增生形成占位病变,影响正常子宫功能,导致痛经、月经量和周期异常,甚至不孕。影像学检查可以发现宫腔病变和子宫壁病变侵犯管腔,但确诊和科学治疗须依靠病理学组织活检。

9.2.1　子宫腔占位病变的病因

1）良性病变 宫腔感染、刮宫损伤、瘢痕组织增生等使宫腔狭窄。宫腔内良性占位包括黏膜下肌瘤、子宫内膜息肉、息肉样腺肌瘤。子宫腔内良性病变还包括子宫动静脉畸形、产后宫腔残留的胎盘组织等。

2）恶性病变 子宫腔内恶性占位包括子宫原发内膜癌、子宫肉瘤、癌肉瘤、绒癌、恶性葡萄胎等,还有宫颈癌和宫颈管癌侵犯等。

9.2.2　子宫腔占位病变的诊断

1）临床表现 生长于子宫体的子宫肌瘤较小时无明显症状,但生长于子宫腔黏膜下的肌瘤即使体积很小,早期也可有明显的月经量过多、经期延长,长期会出现乏力、贫血等;肌瘤还会由于在宫腔内机械性阻碍受精卵着床而导致不孕。子宫内膜息肉一般表现为月经异常,经量过多、经期延长或月经周期缩短等。子宫动静脉畸形往往由于月经量大而发现,有时候是由于孕期或产后大出血而确诊。

子宫腔内恶性占位宫腔内生长迅速,多表现为白带量多、下腹胀痛、阴部有异味、不规则阴道流血等。

2）影像学表现 彩超是诊断子宫腔内占位病变的首选方法,MRI 平扫与增强能够明确肿瘤大小、部位、形态和对肌层及周围组织器官的侵及范围(图 9-5)。

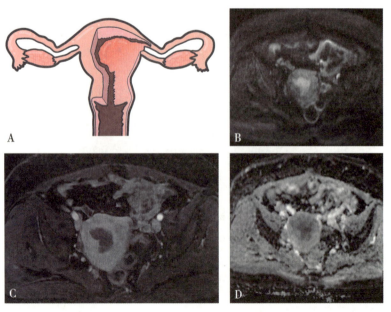

A.子宫内膜癌示意图;B.DWI 显示子宫内膜增厚,扩散受限高信号,病变局部累及子宫浅肌层;C.增强扫描宫腔内异常信号强化,延迟期相对低信号;D. ADC 上病变呈稍低信号。

图 9-5　子宫内膜癌示意及 MRI 表现

　　子宫动静脉畸形彩超显示无回声或低回声管状、囊状海绵样结构,散在分布囊性无回声结构,血流信号显示典型肌壁内高血流灌注特征,频谱多普勒表现为高流速低阻力的动脉频谱。MRA 或 CTA 能够清楚显示子宫内畸形血管团状、异常增粗的供养动脉和回流静脉(图 9-6)。

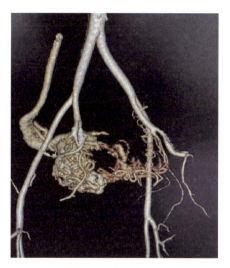

图 9-6　子宫动静脉畸形 CTA
显示局部大量的动静脉畸形异常血管团。

　　3)诊断　临床表现与影像学征象相结合,易于做出子宫腔内占位病变诊断。

9.2.3　子宫腔占位的介入放射学活检术

9.2.3.1　适应证与禁忌证

　　1)适应证　宫腔镜检查失败、不能耐受宫腔镜、不愿意接受宫腔镜或不具备宫腔镜检查条件的子宫腔、子宫峡部和子宫颈管内占位病变,要取得病理学诊断可以直接借助于介入的导管导丝技术,插管至子宫腔深部造影,在造影图像引导下进行钳夹活检。邻近结构被外来肿瘤侵犯者,需经尿道-膀胱途径、直肠-乙状结肠途径造影,在造影图像引导下微创钳夹活检;也可在影像引导下直接经皮穿刺切割活检。

　　2)禁忌证　尽管宫腔位置深在,但其开口于阴道,并经阴道开口于体外皮肤,钳夹活检没有绝对禁忌证。

9.2.3.2　术前准备

　　1)辅助检查　完善血、尿、粪三大常规检查,肝、肾和凝血功能检查,以及心电图检查,盆腔 CT 或 MRI 平扫加增强等影像检查。

　　2)器械准备　阴道窥器,5 F×80 cm 单弯导管或 5 F×45 cm KMP 导管,0.035 inch×150 cm 亲水膜导丝,0.035 inch×180 cm 加强导丝,9 F×45 cm 血管鞘(最好是单弯鞘),纤维内镜活检钳,福尔马林标本瓶等。

　　3)病人准备　术前 10~30 min 肌内注射地西泮镇静。肿瘤侵犯压迫输尿管致肾功能不全者,先进行血液透析或者肾盂穿刺引流恢复机体内环境稳定。凝血机制异常者,输注新鲜血浆予以纠正。

9.2.3.3　介入放射学钳夹活检操作

　　1)经阴道子宫插管造影　直接经阴道插入导管、导丝至宫腔,或阴道窥器协助直视下经阴道至宫颈,向子宫内插入导丝、导管,直达宫腔底部,经导管注射 30% 的碘对比剂子宫造影,显示肿瘤或占位的大小、形态与部位,建立经阴道至子宫的活检操作路径图。

　　2)建立活检通路　在子宫造影路径图的指导下,交换引入加强导丝和血管鞘,使加强导丝盘曲在子宫腔内并引导血管鞘的外鞘管头端置于子宫腔内肿瘤的中心区域,紧贴肿瘤,建立钳夹活检的加强导丝与外鞘管通路。

3)钳夹活检　参照路径图,在X线透视图像实时监测下,固定加强导丝和外鞘管位置不变,经外鞘管引入活检钳至子宫腔内占位病变区,活检钳暴露至外鞘管头端外3～5 mm,张开活检钳并前推3～5 mm抵紧病变,快速收紧活检钳钳口夹取组织块,撤出活检钳,以细针挑出钳夹内组织块放入标本瓶内。重复活检操作,取出满意组织块3～5块,置入标本瓶内送病理学检查(图9-7)。

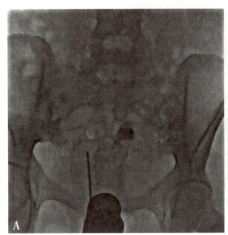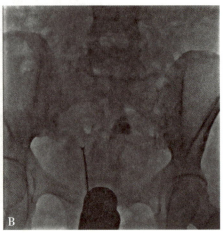

A.活检钳进入子宫腔抵住病变;B.活检钳张开钳头夹取组织块。

图9-7　子宫腔内占位病变钳夹活检操作过程

9.2.4　子宫腔占位病变的介入放射学治疗

早期局限于子宫腔或子宫肌层以内的肿瘤,首选外科手术子宫或子宫和附件全部切除。不能耐受、不愿意接受外科手术者,肿瘤向子宫以外侵犯或区域淋巴结转移者,进行介入治疗。

1)栓塞治疗　良性肿瘤如子宫肌瘤突入宫腔或压迫宫腔变形出现痛经、月经异常者,可进行超选择性肌瘤供养动脉和病理血管床栓塞术。

恶性肿瘤如子宫内膜癌等可进行肿瘤供养动脉灌注化疗与化疗性栓塞术,早期局限于子宫的肿瘤可以达到完全控制,并保护正常子宫结构与功能;中晚期可以在有效降期降级后实现转化治疗,重新获得手术切除机会。

2)消融治疗　巨大肿瘤周围广泛浸润者,动脉灌注化疗与栓塞,配合穿刺消融或粒子植入治疗。盆腔和腹膜后淋巴结转移可以经皮穿刺消融治疗,或经皮穿刺放射性粒子植入治疗。

9.2.5　并发症防治

1)疼痛　活检操作后出现盆腔局部疼痛,多为子宫插管与钳夹活检局部刺激所致,程度不重,可以忍受,一般短时间内即可自然缓解。活检操作前就存在的疼痛,多为肿瘤局部生长,体积过大,或周围侵犯邻近结构引起,为肿瘤性疼痛,有效控制肿瘤后方能缓解,或使用强力镇痛剂和麻醉药使缓解。

2)出血　活检操作后出现阴道出血、血性白带,为子宫插管与钳夹活检局部损伤所致,多为肿瘤组织表面溃破渗血,一般短时间内可自然停止。活检操作前就存在的血性分泌物,多为肿瘤局部生长过快过大,局部缺血性坏死而溃破,需有效控制肿瘤后方能缓解;出血量大者,肿瘤供血动脉化疗栓塞以有效止血。

3)感染　肿瘤阻塞宫颈管或阻塞子宫腔,宫腔内坏死物潴留,继发感染;或者钳夹活检操作过程中无菌观念不强,将细菌带入阻塞的子宫腔,进而继发感染。根据阴道分泌物的细菌培养和药物敏感试验,经子宫腔插入导管,局部应用抗生素盐水冲洗,或全身使用抗生素治疗。

9.3　输卵管阻塞与占位病变介入放射学活检术

输卵管是位于子宫两侧、内与子宫角相连、外端开口于盆腔的两个对称性肌性管道,可以发生多种类型的疾病,引起输卵管阻塞和不孕症。

9.3.1　输卵管阻塞与占位病变的病因

1)良性　最常见的是输卵管妊娠,其次是输卵管炎性疾病(结核等),包括输卵管黏膜炎、肌层炎症和浆膜炎。子宫内膜异位症相关输卵管疾病可致输卵管积水、积血。输卵管原发良性肿瘤少见,有畸胎瘤、交界性肿瘤、平滑肌瘤等。

2)恶性　输卵管原发恶性肿瘤罕见,包括输卵管癌、绒癌等,发病率占妇科恶性肿瘤的 1.0% ~ 2.0%,起源于输卵管黏膜上皮,单侧居多,多发生于输卵管壶腹部,最常见的组织学类型为浆液性癌。部分低级别的卵巢浆液性癌可能来源于输卵管,形成了卵巢癌的"二元论"学说,输卵管源的卵巢肿瘤近年来逐渐成为研究热点。

9.3.2　输卵管阻塞与占位病变的诊断

1)临床表现　由于输卵管疾病的解剖病理特点,临床表现缺乏特异性。

(1)输卵管妊娠　停经史、腹痛及阴道流血、超声检查提示附件区包块是三大主征。但由于受精卵在输卵管着床部位不同及孕囊发育状态不同,临床表现差异很大,停经史并不明显,腹痛及腹部包块常常与病情严重程度并不相符合。血 hCG 升高是重要辅助检查结果。

(2)输卵管炎性疾病　可以发生在输卵管的局部节段或者整个输卵管。急慢性腹痛及盆腔包块是重要表现。腹部包块大小并不能反映炎症的严重程度;若输卵管与周围存在粘连,盆腔检查往往不满意。

(3)子宫内膜异位症　易导致输卵管伞端粘连及输卵管浆膜层粘连,从而诱发输卵管积水、积血及纤维化,出现急慢性盆腔痛。

(4)输卵管恶性肿瘤　出现疼痛或腹胀等慢性症状,或肿瘤引起肠梗阻急性症状,也可能无症状,只是偶然诊断出输卵管病变。

2)实验室检查

肿瘤标志物:输卵管原发肿瘤极其少见,而且输卵管原发肿瘤缺乏特异性肿瘤标志物,只是在高度怀疑恶性肿瘤时作为筛查应用。包括 CA125、HE4、ROMA 指数、CA19-9、CEA、抑制素、AFP、β-hCG 和 LDH。

对于输卵管妊娠,血液 hCG 检查对定性诊断的价值较大,后穹隆穿刺是输卵管妊娠破裂出血诊断简易而价值较大的方法,但是,对于盆腔严重粘连者,妊娠囊未流产破裂者,以及病人内出血较多、生命体征不稳定不宜变换体位者,则诊断价值受限,有时需要行腹腔穿刺进行辅助诊断。

3)影像学表现　盆腔超声是输卵管疾病评估的重要工具,为首选检查;CT、MRI 可作为良恶性不明确包块的辅助诊断工具,显示与子宫关系密切的占位病变,对输卵管癌进行临床分期、评估转移或复发。

X 线输卵管造影,可显示输卵管狭窄、阻塞、积水等病变。

4)诊断　输卵管疾病缺乏典型的临床表现,影像学可以做出输卵管病变的大致定位诊断,明确诊断往往依靠病理学检查。

9.3.3　输卵管阻塞与占位的介入放射学活检术

虽然确诊输卵管占位有赖于组织学检查,但对于发现已经不只输卵管有病灶,周围器官也被侵及者,为明确病理类型,可在超声或 CT 导向下经皮穿刺活检。位于子宫角与输卵管交界区的病变,不能明确区分肿瘤起源者,可行 DSA 影像导向下子宫腔插管钳夹活检。

钳夹活检操作参见 9.2.3.3 相关内容。

9.3.4 输卵管阻塞与占位病变的介入放射学治疗

1）输卵管再通术 对于炎症碎片、黏液栓阻塞导致输卵管通畅度异常的,选择性输卵管造影大多可以疏通病变输卵管,同时经导管向输卵管腔内灌注庆大霉素和地塞米松等药物或臭氧增强治疗效果。

对于选择性输卵管造影后输卵管仍不能恢复通畅者,根据病变部位选择不同的治疗方法。间质部病变采用 0.018 inch 超滑导丝进行机械性开通;对于输卵管峡部闭塞病变,机械性开通的技术成功率和术后宫内受孕率存在不确定性,应慎重选择;输卵管伞端病变可用腹腔镜进一步检查治疗。

2）输卵管栓塞术 栓塞目的是避免输卵管积水对于胚胎植入的负面影响,其原理是以弹簧圈栓塞输卵管腔内,防止积水向宫腔反流。适用于放弃自然受孕或经综合评估不能恢复自然受孕能力的患侧输卵管。

3）化疗栓塞术 原发性输卵管癌少见,易被忽略,易被误诊。输卵管动脉化疗栓塞可作为外科切除术后的辅助治疗,更可以在术前进行,以缩小肿瘤,利于手术切除,减少术后的转移与复发。输卵管供血动脉有子宫动脉输卵管支及卵巢动脉输卵管支,相互之间存在大量吻合支。

4）经皮穿刺消融术 消融术可用于输卵管恶性肿瘤的减灭。

9.3.5 并发症防治

参见 9.2.5 相关内容。

参考文献

［1］ SAM A,GEORGE J,MATHEW B. Less common gynecologic malignancies:an integrative review［J］. Semin Oncol Nurs,2019,35（2）:175–181.

［2］ 谢幸,苟文丽. 妇产科学［M］. 8 版. 北京:人民卫生出版社,2013:331–333.

［3］ 卢准武,叶栋栋,吴斌,等. 2023 NCCN 卵巢癌包括输卵管癌及原发性腹膜癌临床实践指南（第 1 版）解读［J］. 中国实用妇科与产科研究,2023,39（1）:58–67.

［4］ SISODIA R C,DEL CARMEN M G. Lesions of the ovary and fallopian tube［J］. N Engl J Med,2022,387（8）:727–736.

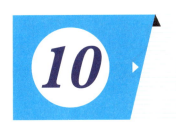

10 人工腔道和造瘘管阻塞性病变介入放射学活检术

人体正常生理腔道发生肿瘤或损伤时,为治疗疾病或挽救生命,在无法维持正常腔道或恢复其正常腔道解剖结构的情况下,只能建立一个人工腔道,或造一个瘘口,或留置一个引流管以替代原有腔道的生理功能或部分生理功能,如喉全切后人工喉、喉全切后再造食管、气管切开造瘘插管、胃造瘘、肠造瘘、胆管引流、肾造瘘、输尿管造瘘和膀胱造瘘等。

各类人工腔道和造瘘管局部肿瘤复发浸润或邻近肿瘤复发侵犯,炎症反应肉芽组织增生,纤维结缔组织过度增生,瘢痕组织挛缩等原因均可导致狭窄或阻塞,影响生理腔道正常功能,严重者危及生命。出现明显临床症状后,要及时明确病理学诊断,以便在科学诊断的基础上,采取正确治疗方法以取得理想的长期疗效。而明确狭窄区的病理学是确定治疗方案的重要一环。

10.1 喉切除后人工腔道阻塞性病变介入放射学活检术

喉是气道的一部分,更是主要的发音器官,临床上由于喉肿瘤、喉外伤或喉软骨变性而进行手术喉切除后,患者就变成无喉失音的残障者。因此,喉切除后发音重建是病人非常关心且迫切想要解决的实际问题。

正常人的肺和支气管汇于气管,气管经喉开口于咽腔前部,咽腔向上通过口咽部与口腔、鼻咽部和鼻腔连接,向下通过咽食管前庭(韩-吴氏腔)与食管连接。喉切除后,气管与食管不再相互汇合于咽腔,二者成为完全分开的两个管道系统。气管在喉以下第二、三软骨环处切断,断端缝合于颈前皮肤造口处,形成永久性气管瘘口(图10-1),插入气管套管成为气体进出肺的呼吸通道(图10-2)。喉气管环与会厌和舌骨一起切除,咽瘘修补后向前上缝合于喉咽壁至舌根与口腔相通,向下与食管连接,成为经口进食的消化管道。在气管和食管之间通过手术建立一个人工通道,用手堵住颈部气管造瘘口后,从肺中呼出的空气通过新建的气管-食管造瘘口进入食管,逆流入口腔,由构语及共鸣器官协调作用形成言语,成为一个发音通道。

喉切除后,可以根据不同情况建立2个或3个人工腔道:①人工形成一个下颈部皮肤与气管的造瘘管,重建呼吸道以进行正常呼吸;②形成一个口咽至食管的一段再造食管,重建消化道以进行正常经口腔进食;③形成一个气管-食管造瘘口,重建发音管道以恢复语言功能。

喉肿瘤局部复发浸润,邻近肿瘤复发侵犯,局部肉芽组织增生或纤维结缔组织过度增生等,均可导致皮肤气管造瘘口狭窄发生阻塞,或口咽至正常食管的再造食管狭窄发生阻塞。皮肤气管造瘘口狭窄发生阻塞可引起呼吸困难,严重者窒息缺氧致命。再造食管狭窄引起进食困难,严重者进食水困难,营养衰竭而致命。这两个人工腔道狭窄均需要首先明确病理学诊断,方能选择科学治疗方案,不仅解除狭窄阻塞,而且维持腔道的长期通畅,维持长期疗效和正常生理功能。

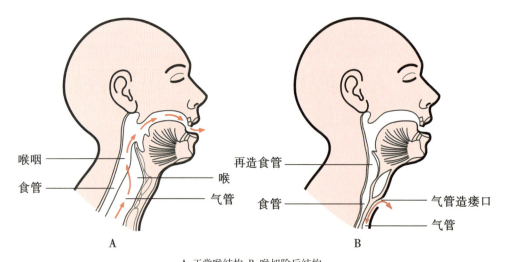

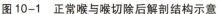

A. 正常喉结构;B. 喉切除后结构。

图 10-1　正常喉与喉切除后解剖结构示意

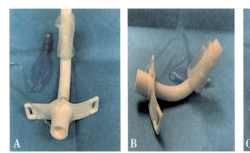 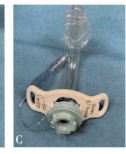 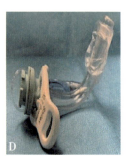

A、B. 一体化气管套管正、侧位图;C、D. 气管套管与颈部固定托组装在一起的正、侧位图。

图 10-2　皮肤气管造瘘管使用的经皮肤气管套管

10.1.1　喉切除后皮肤气管造瘘管阻塞性病变介入放射学活检术

　　喉部外科全切除术尤其喉癌的外科切除术,切除的下缘一般扩大至气管第二或第三节软骨环水平。喉部和第二或第三节软骨环以上气管切除后,上段气管吻合在下颈部、胸骨上窝上方的皮肤造口处,终生依靠经皮肤造瘘口至气管的套管插管(图 10-2),维持气管造瘘口和呼吸道的通畅性,保证气体的顺利进出和痰液的正常咳出。

10.1.1.1　皮肤气管造瘘管狭窄阻塞的病因

　　1)恶性狭窄　喉全切最常见的恶性原因是喉癌切除,切除后继发性皮肤气管造瘘口狭窄的最常见恶性原因是喉癌复发。喉癌是起源于喉黏膜上皮的恶性肿瘤,多数为鳞癌。喉癌年发病率 2.1/10 万,有逐年上升趋势,男性多发,男女比例(8~10):1,常见于 40 岁以上,发病率位居头颈部恶性肿瘤第三位。手术前喉癌(特别声门下型,即发生于声带以下的肿瘤)沿着喉腔管壁和上段气管壁浸润生长,气管手术切缘局部肿瘤复发,可引起皮肤造瘘口和气管上段狭窄阻塞;手术前喉癌(特别声门旁型,即原发于喉室的肿瘤)向周围颈部组织结构侵犯,邻近软组织残存肿瘤复发,压迫或直接侵犯造瘘口和上段气管导致狭窄阻塞;或手术后局部淋巴结转移肿大,压迫造瘘口和上段气管而狭窄阻塞。食管上段癌、环咽癌、甲状腺癌、胸腺癌、淋巴瘤等皮肤造瘘口附近肿瘤压迫或侵犯,都可引起皮肤造瘘口和上段气管狭窄阻塞。

　　2)良性狭窄　可以是肉芽组织过度增生填塞造瘘口或气管内腔,或是纤维结缔组织挛缩使皮肤造瘘口和吻合口狭窄。手术缝合不当、局部感染发生炎症反应、气管插管型号选择不当(直径过粗)损伤内膜、护理粗心等刺激、瘢痕体质等,均可导致造瘘口局限性或节段性狭窄阻塞。

10.1.1.2 皮肤气管造瘘管狭窄阻塞的诊断

1）临床表现 喉切除经皮气管造瘘后，逐渐出现通气受限，严重者可致进行性加重的呼吸困难，甚至窒息死亡。咳痰困难，反复发作的肺部感染；癌症浸润复发者痰中带血，或者咯血。肿瘤晚期多发转移，可导致全身恶病质表现。可直接观察到造瘘口肿瘤组织生长或肉芽组织增生挛缩狭窄，可出现气管套管拔出清洗后再次插入困难，或定期更换新的气管套管时插入困难（图10-3）。

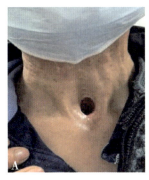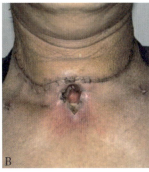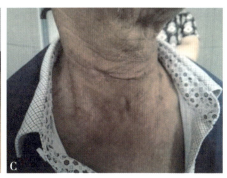

A. 皮肤造口形态结构良好；B. 皮肤造口炎性反应与结痂；C. 皮肤造口纤维结缔组织增生、挛缩导致狭窄。

图10-3 皮肤气管造瘘管患者

2）影像学表现 颈胸部联合MSCT扫描，扫描前先暂时拔出气管内金属套管以消除CT扫描时伪影。直观显示皮肤造瘘口狭窄，或皮肤-气管吻合口区狭窄、气管上段（气管套管头端深度部位）狭窄，腔道管壁增厚和邻近软组织肿块（图10-4）。

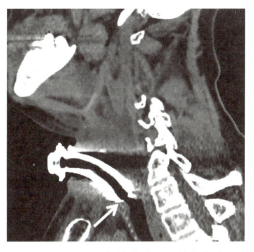

**图10-4 经皮肤气管造瘘口插管与气管上
端狭窄CT**

气管套管前端区域局限性气管管壁增厚、管腔
狭窄（箭头处）。

3）诊断 进行性加重的呼吸困难，外观皮肤造瘘口异常组织增生、瘘口及深部气管管腔狭窄，MSCT显示造瘘口或/和气管局限性或节段性狭窄，易于做出诊断。

10.1.1.3 皮肤气管造瘘管阻塞的介入放射学钳夹活检术

X线影像引导下对皮肤造瘘口与气管狭窄阻塞进行微创介入治疗是一种安全可行的方法，适用于各级医疗机构，尤其对病情紧急的患者，这种方法可以发挥重要作用。介入技术主要包括导管与导丝配合通过气管造瘘口通道，进入气管内，经导管造影完成阻塞段的诊断，进而完成钳夹活检、支架置入或鞘管辅助下气管插管术。

1）适应证与禁忌证

（1）适应证　皮肤造瘘口狭窄，皮肤-气管吻合口狭窄，气管套管区段狭窄或套管前端气管狭窄，无论腔内占位还是管壁增厚都是钳夹活检的适应证。若是腔外压迫性病变可行影像导向下直接经皮穿刺、活检针切割活检。

（2）禁忌证　没有绝对禁忌证。即便局部组织因癌症或炎症溃烂，因其位置均相对表浅，活检后可局部压迫止血或直视下腔道内局部喷洒药物止血。

2）术前准备

（1）辅助检查　经皮气管造口后出现呼吸困难等狭窄症状入院，常规完善血、尿、粪三大常规检查，肝、肾和凝血功能检查，心电图检查。颈胸联合 CT 检查，确定皮肤造瘘口与气管狭窄区域和范围。

（2）器械准备　0.035 inch×150 cm 亲水膜导丝，5 F×80（100）cm 单弯导管或猎人头导管，0.035 inch×180 cm 普通加强导丝，9 F×45 cm 血管鞘，纤维内镜活检钳，福尔马林标本瓶等钳夹活检器械。（14～20）mm×5 cm 球囊扩张导管，适当型号的气管套管，气管插管等解除或缓解造瘘口与气管狭窄的器械。

（3）病人准备　重度呼吸困难严重缺氧者，要采取措施尽力恢复通气、恢复正常血氧饱和度。其措施包括：静脉给予糖皮质激素以减轻狭窄区局部水肿，缓解狭窄和呼吸困难症状；并向气管、主支气管深部插入吸痰管充分吸痰，减轻痰液潴留对支气管形成的阻塞；也可经造瘘口临时插入较细直径的气管插管，既可以恢复气道通气，也可以在气管插管一边空隙内进行狭窄与占位病变的钳夹活检操作。

3）钳夹活检操作方法

（1）经皮肤气管造瘘口插管完成中央大气道造影　患者取右侧卧位或右侧斜卧位，沿皮肤造瘘口处环形局部注射浸润麻醉，5 F 单弯导管和 0.035 inch 亲水膜导丝配合经皮肤造瘘口进入气管内达隆突水平，退出导丝经导管注射 30% 的碘对比剂与局麻药利多卡因混合液 5～10 mL，边注射对比剂边回撤导管，完成气管、隆突和主支气管造影，确诊狭窄段位置、程度和累及的范围。选择中央大气道和狭窄病变显影清晰的全景图像，作为钳夹活检操作路径图。

（2）建立经皮肤至主支气管的加强导丝操作轨道　在路径图的导引下，重新插入亲水膜导丝和导管至主支气管深部或下叶支气管内。退出亲水膜导丝，经导管注射 2～3 mL 对比剂造影证实导管位于下叶支气管内无误。交换引入 0.035 inch×180 cm 普通加强导丝（此类加强导丝摩擦力大，易于固定，不易弹出）至下叶支气管内，退出导管保留加强导丝，加强导丝操作轨道建立。

（3）建立经皮肤至狭窄或占位病变区域的钳夹活检通路　在皮肤造瘘口处牢靠固定加强导丝，沿着导丝送入 9 F×45 cm 血管鞘，推进血管鞘，使外鞘管头端位于气管狭窄或占位病变梗阻最严重的部位。保留加强导丝和外鞘管，退出血管鞘内扩张器，并经外鞘管注射 3～5 mL 对比剂造影证实外鞘管头端位于狭窄阻塞段，经皮至气管的钳夹活检通路建立。

（4）钳夹活检操作　固定外鞘管和加强导丝位置保持不变，顺着加强导丝、经外鞘管引入（1.8～2.3）mm×100 cm 活检钳，前推活检钳出外鞘管头端 3～5 mm，操作活检钳后手柄张开活检钳，对准狭窄阻塞区或占位病变前推 3～5 mm 抵紧病变，收紧活检钳，钳取组织块，重复活检操作夹取狭窄区组织 3～4 块，置于标本瓶中送病理学检查。

（5）对于重度气管狭窄患者，完成钳夹活检后，可以通过气管造瘘口进行气管支架置入术，以迅速缓解患者呼吸困难（图 10-5）。

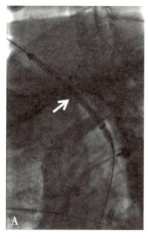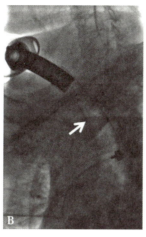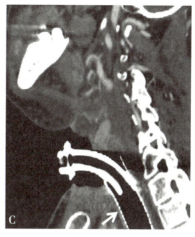

A. 经气管造瘘送入装载有内支架的支架递送器套装,箭头所指为气管狭窄处;B. 置入镍钛记忆合金全覆膜自膨式气管支架(白箭头)和插入气管套管 X 线图,显示气管上段狭窄区内支架膨胀不全;C. 置入镍钛记忆合金全覆膜自膨式气管支架(白箭头)和插入气管套管 CT 图,显示气管上段狭窄区内支架完全膨胀,支架位置佳。

图 10-5　经皮肤气管造瘘插管后上段气管狭窄置入内支架

10.1.1.4　皮肤气管造瘘管阻塞的介入治疗

1)解除狭窄阻塞,恢复气道通气功能　维持正常血氧饱和度,防止气道严重阻塞而致缺氧窒息死亡。皮肤造口狭窄或皮肤-气管吻合口狭窄,无论良恶性,球囊扩张狭窄段后,更换插入较大型号气管套管;或球囊扩张后,临时插入气管插管跨越狭窄段至气管下端。

2)治疗原发病　主要是局部肿瘤复发的治疗。若是局部实体肿瘤,可进行经皮穿刺消融治疗或经动脉灌注化疗与栓塞;若是肿瘤环绕气管或造瘘管生长,可进行携带粒子内支架置入配合动脉灌注化疗与栓塞;若是区域淋巴结转移肿大,较大病灶进行经皮穿刺消融治疗,较小病灶可进行经皮穿刺粒子植入治疗。

10.1.1.5　并发症防治

钳夹活检操作,一般没有值得处理的严重并发症。

1)造瘘口处疼痛　与钳夹活检局部损伤和炎症反应刺激有关。一般程度不重,可以忍受,无须处理。疼痛严重难以忍受者,在局部喷洒麻醉药的基础上,经插管复查造影或者 CT,除外局部管壁穿孔可能。

2)出血　一般由活检钳钳取病变组织造成局部组织黏膜渗血,极少造成大出血。出血量少(局部渗血)者,用注射器局部喷洒肾上腺素生理盐水收缩血管即可止血。出血量大者,置入气管覆膜内支架压迫止血或调整气管插管,以气管插管的球囊压迫止血。

3)穿孔　经皮气管造瘘管或气管钳夹活检损伤管壁而穿孔,可导致颈部气肿或纵隔气肿,严重者压迫气管造成呼吸困难,及时发现并置入覆膜气管内支架封闭破口。

10.1.2　喉全切除后口咽与食管间再造食管阻塞性病变介入放射学活检术

喉全切后形成口咽至食管的一段再造食管,重建上消化道上端以进行正常经口腔进食。正常咽腔在喉咽部与呼吸道和消化道都相互连接,喉咽部前方与喉相连,下方与咽食管前庭和食管相连,发挥着呼吸道和消化道的双重作用。喉切除后,气道与消化道不再相互汇合于咽腔,二者被人工分隔成完全分开的两个管道系统。当喉全切将气管环、喉腔与会厌和舌骨一起切除后,修补咽瘘(常规喉切除是直接将喉开口处咽腔两侧黏膜缝合在一起修补咽瘘,扩大喉切除是使用皮瓣修补喉咽腔前部较大范围组织缺失的咽瘘),并向前上缝于喉咽壁至舌根与口腔相通,下方与咽食管前庭和食管连接,成为经口进食的人工再造食管,构成上消化道的一部分。

10.1.2.1 喉切除后再造食管狭窄阻塞的病因

1)良性狭窄 良性狭窄是较常见的原因。手术后早期喉切除区与咽部缝合区肉芽组织过度增生填塞再造食管内腔造成狭窄阻塞。或是缝合修补处大量纤维结缔组织增生,瘢痕挛缩使再造食管狭窄。手术后局部感染引起炎症反应,愈合过程中继发大量炎性肉芽组织增生,形成瘢痕挛缩性狭窄阻塞。皮瓣缝合处异常肉芽组织增生,或皮瓣坏死炎症反应,继发大量纤维结缔组织形成瘢痕挛缩性狭窄阻塞。患者瘢痕体质等原因,大量瘢痕组织形成,导致再造食管局限性或节段性狭窄阻塞,出现进食吞咽困难。

2)恶性狭窄 恶性狭窄相对少见。喉癌切除后无论局部复发还是淋巴结转移,常发生于原喉部区域和前方与两侧的邻近区域,除非巨大肿瘤和广泛浸润有可能累及再造食管,导致局限性或节段性狭窄阻塞。环咽癌、食管上段癌、淋巴瘤等附近肿瘤压迫或侵犯,也可引起再造食管狭窄阻塞。

10.1.2.2 喉切除后再造食管狭窄阻塞的诊断

1)临床表现 喉切除食管再造后恢复正常经口进食,逐渐出现吞咽困难,并进行性加重,从进食固体食物困难,到进食半流质食物困难,发展至流质饮食和喝水困难,甚至无法饮水进食。

2)影像学表现 口服对比剂食管造影,以注射器抽取30%的碘对比剂10~20 mL注入口腔,X线数字成像胃肠造影机或DSA视野对准口咽和胸部,患者头部扭向右前斜位置,X线投照角度左前斜位,嘱咐患者大口一次性吞咽口腔内液体对比剂,数字影像连续采集图像,完成口咽-再造食管-食管中上段造影,可显示口咽下方相当于喉咽部位的再造食管段狭窄程度与范围,或再造食管段与食管颈段联合狭窄的程度与范围(图10-6A)。

经口腔食管插管造影,严重狭窄饮水困难,口服对比剂食管造影失败者,以介入放射学技术经口腔向食管内插管通过狭窄区至食管中下段,经导管注射30%的碘对比剂10~20 mL,边注射对比剂,边回拉导管至口咽部,完成食管中上段、再造食管和口咽部造影,显示颈部食管或/和再造食管狭窄的程度与范围,术中可以根据狭窄情况置入食管支架解决进食障碍问题(图10-6B、C)。

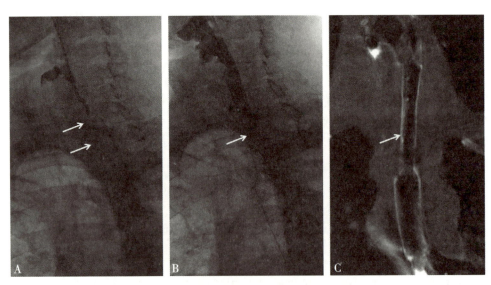

A.碘对比剂食管造影图像,上端食管和再造食管重度狭窄接近于闭塞(箭头);B.再造食管狭窄置入特制的酒瓶状食管支架后X线造影;C.再造食管狭窄置入特制的酒瓶状食管支架后C臂CT图像,显示支架解除狭窄、位置良好。

图10-6 喉全切除后再造食管狭窄造影与内支架置入后造影和CT冠状切面图像

口咽-颈部联合MSCT扫描,可以显示口咽(舌根)以下食管或再造食管管壁局限性增厚或不规则增厚,管腔狭窄,或邻近区域有肿物、有成簇的肿大淋巴结压迫食管而狭窄。在正常生理情况下,由于吞咽活动咽下唾液和空气,食管上中段腔内具有少量气体存留。若再造食管部严重狭窄致吞咽困难,则食管全程管腔内无气体存留,均处于收缩关闭状态。

　　3)诊断　进行性加重的吞咽困难乃至不能进食水,食管造影显示口咽以下再造食管管腔局限性或阶段性狭窄阻塞,MSCT 显示食管局限性或节段性管壁增厚,管腔狭窄,伴或不伴食管周围肿块,做出再造食管狭窄阻塞诊断不难。

10.1.2.3　再造食管阻塞性病变钳夹活检术

　　X 线影像引导下导管与导丝配合通过再造食管的狭窄阻塞区进入食管内,经导管造影完成阻塞区定位,进行钳夹活检、球囊扩张或内支架置入的微创介入操作,是一项简单可行、方便实用的临床技术。

　　1)适应证与禁忌证

　　(1)适应证　再造食管狭窄阻塞,无论腔内占位还是管壁增厚都是钳夹活检、实现病理学定性诊断的适应证。若是腔外压迫性病变可行影像导向下活检针直接经皮穿刺切割活检。

　　(2)禁忌证　没有绝对禁忌证。若凝血机制异常,须输注新鲜血浆等予以纠正。

　　2)术前准备

　　(1)辅助检查　吞咽困难或无法进食水,入院常规完成血、尿、粪三大常规检查,肝、肾和凝血功能检查,以及心电图检查。食管造影和头颈联合 CT 检查,确定再造食管狭窄区域和范围。

　　(2)器械准备　0.035 inch×150 cm 亲水膜导丝,5 F×80(100)cm 单弯导管或猎人头导管,0.035 inch×180 cm 普通加强导丝,9 F×45 cm 血管鞘,纤维内镜活检钳,福尔马林标本瓶等钳夹活检器械。(10~15)mm×5 cm 球囊扩张导管,特殊的酒瓶状食管覆膜内支架等。

　　(3)病人准备　严重进食困难不能饮水者反映食管完全闭塞,可采取措施缓解闭塞,直至狭窄处恢复饮水,哪怕只能咽下少量饮水,就说明食管内腔具有缝隙,可以通过导丝和导管。包括静脉给予糖皮质激素以减轻狭窄区水肿,间歇性少量口服收敛液(地塞米松+麻黄素+利多卡因+庆大霉素+生理盐水的混合液)4~6 h。加强静脉营养,保证身体能量和水电解质平衡。

　　3)钳夹活检操作方法

　　(1)经口腔或鼻腔插管完成上中段食管造影　患者平卧于 DSA 检查床,5 F 单弯导管和 0.035 inch 亲水膜导丝配合经口腔进入食管中段水平,退出导丝,经导管注射30%的碘对比剂 5~10 mL,边注射对比剂边回撤导管,完成食管和再造食管与口咽部造影,确诊狭窄段位置、程度和累及的范围。选择狭窄病变显影清晰的图像,作为钳夹活检的路径图。

　　(2)建立经口腔至食管的加强导丝操作轨道　在路径图的导引下,重新插入亲水膜导丝和导管至食管中下段内。退出亲水膜导丝,经导管注射 2~3 mL 对比剂造影证实导管位于食管内无误。交换引入 0.035 inch×180 cm 普通加强导丝至下段食管内,退出导管保留导丝,加强导丝操作轨道建立。

　　(3)建立经口腔至狭窄病变区域的钳夹活检通路　在口腔处牢靠固定加强导丝,沿着导丝送入 9 F×45 cm 血管鞘,推进血管鞘使外鞘管头端位于食管狭窄或占位病变梗阻最严重的部位。保留加强导丝和外鞘管,退出血管鞘内扩张器,并经外鞘管注射 3~5 mL 对比剂造影证实外鞘管头端位于狭窄阻塞段,经口腔至食管的钳夹活检通路建立。

　　(4)钳夹活检操作　固定外鞘管和加强导丝位置保持不变,顺着加强导丝经外鞘管引入(1.8~2.3)mm×100 cm 活检钳,前推活检钳出外鞘管头端 3~5 mm,操作活检钳后手柄张开活检钳,前推 3~5 mm 抵紧狭窄病变,收紧活检钳,钳取组织块,连续活检操作取得组织 3~4 块,置于标本瓶中送病理学检查(图10-7)。

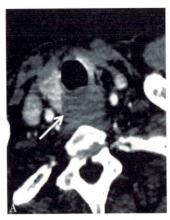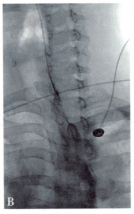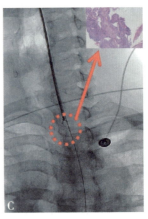

A.局部肿瘤复发完全堵塞食管上段；B.插管造影显示食管上段重度狭窄，对比剂无法通过；
C.经导管、导丝途径建立操作路径，对梗阻区进行钳夹活检取样。

图10-7 再造食管狭窄CT和介入钳夹活检操作

10.1.2.4 再造食管阻塞的介入治疗

1）解除狭窄阻塞，恢复正常吞咽进食功能 对再造食管狭窄，无法区分良恶性时，先经鼻腔置入胃腔或空肠营养管，及时进行足量的肠道营养。同时也保留了经鼻腔至食管的操作通路，便于明确病理学诊断后，沿着此通路进行后续的介入治疗。

2）治疗原发病 主要是局部纤维组织过度增生的瘢痕挛缩，或肿瘤复发浸润的治疗。良性瘢痕挛缩性狭窄，置入再造食管和直肠食管上段的特殊型号的酒瓶状覆膜食管内支架（图10-8）；以酒瓶状支架的颈部较小直径（10～12 mm）段置入再造食管狭窄段解除狭窄，以酒瓶状支架粗大的体部（直径20 mm左右）置入正常食管内发挥固定作用。恶性狭窄者置入酒瓶状覆膜可携带粒子内支架，并同时联合经动脉灌注化疗与栓塞；若是区域淋巴结转移肿大，较大病灶进行经皮穿刺消融治疗，较小病灶可进行经皮穿刺粒子植入治疗。

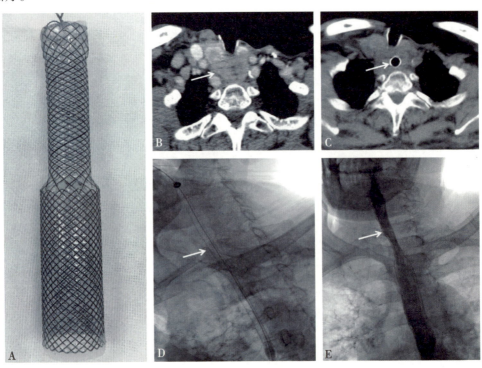

A.特制的酒瓶状食管支架；B.术前CT显示气管皮肤造口后方软组织肿块（箭头），病理提示局部鳞癌复发；C.置入食管支架，CT显示食管通畅（箭头）；D、E.透视下置入酒瓶状食管支架操作与造影图像。

图10-8 喉癌手术喉全切后肿瘤局部复发浸润再造食管狭窄内支架置入治疗

10.1.2.5　并发症防治

钳夹活检操作,一般没有值得处理的严重并发症。

1)咽部疼痛　与钳夹活检局部损伤和炎症反应刺激有关,一般程度不重可以忍受,无须处理。疼痛严重难以忍受者,口服收敛液可有效缓解疼痛。

2)出血　一般由活检钳钳取局部组织造成局部组织黏膜渗血,极少造成大出血。出血量少(局部渗血)者,用注射器局部喷洒肾上腺素生理盐水收缩血管即可止血。出血量大者,置入食管覆膜内支架压迫止血。

3)支架后异物感　支架上段完全位于喉咽、咽食管前庭区域,正常手术前紧邻的喉部具有剧烈的异物刺激性;而喉部全切除后,这种刺激性几乎消失,另外还有支架特殊的酒瓶状结构,上段较为狭窄的内支架直径对周围结构的膨胀性异物刺激不大,异物反应明显减轻。

10.2　人工替代性食管阻塞性病变介入放射学活检术

食管癌是常见的消化道恶性肿瘤之一,全球超过一半的食管癌发生在中国,90%以上病理学属于鳞状细胞癌。当前治疗食管癌最有效的方法依然是手术根治性切除,推荐的手术方案是食管癌及其邻近食管或胸腹段食管广泛切除,自体胃上提至胸腔走行于后纵隔原食管床区,在主动脉弓上水平与上胸段食管吻合(称为弓上吻合),或胃上提至颈部与残存的颈段食管吻合(称为颈部吻合),以胸膜腔内的胃重建上消化道,上提至胸膜腔的胃一般都要做部分切除后缩窄或者管状化处理。也有婴儿先天性食管节段性闭锁,儿童食管热力烧伤或化学性(强碱、强酸等)腐蚀损伤,损伤后瘢痕挛缩狭窄的食管切除后,以空肠或结肠代食管重建上消化道。

许多食管疾病患者都需行食管病变和邻近部分正常食管或大部分正常食管切除后食管重建术,食管重建术是术后恢复正常饮食的唯一途径。迄今为止,尽管国内外科学家利用多种人工材料制备人工食管的研究取得了较大进展,但是,人工材料的食管替代物几乎都处于基础研究和动物实验阶段。临床广泛应用正常消化道如胃、空肠或结肠作为食管替代物,重建上消化道。无论重建食管的胃、空肠还是结肠都有可能因不同的良恶性病变,导致管腔狭窄或出现占位性病变阻塞管腔,引发进食困难等一系列临床症状。

10.2.1　人工替代性食管阻塞性病变的病因

最多见的原因是食管癌切除不彻底,肿瘤局部复发压迫和浸润替代食管的胸腔胃,或者食管癌,其他颈部、胸部和腹腔、盆腔恶性肿瘤纵隔转移淋巴结压迫浸润胸腔胃等。也可见于手术后感染,纵隔脓肿压迫,纵隔结核、纵隔纤维化的侵犯与压迫等。

10.2.2　人工替代性食管阻塞性病变的诊断

1)临床表现　进行性加重的吞咽困难,或持久不缓解的吞咽困难,高位重度狭窄梗阻表现为吞咽困难伴吞咽后误咽的刺激性呛咳。进食困难和肿瘤复发大量消耗,体质严重消瘦。

2)影像学表现　X线食管造影,口服30%碘对比剂10～20 mL食管造影,可见替代性食管局限性或节段性狭窄梗阻,狭窄区管腔扭曲变形。胸部MSCT显示后纵隔肿物推压替代性食管的胸腔胃,或后纵隔肿瘤直接浸润替代性食管的胸腔胃壁和胃腔;或胸腔胃壁不规则性增厚,管腔狭窄甚至闭塞梗阻。肿瘤巨大或者转移淋巴结多发,可能同时推压或侵犯气管、降主动脉等(图10-9)。

3)诊断　进行性加重的吞咽困难,和典型的X线食管造影替代性食管的胸腔胃狭窄,CT显示后纵隔肿物等,易于做出替代性食管的胸腔胃狭窄或占位病变诊断。

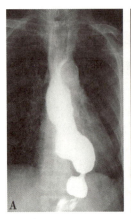
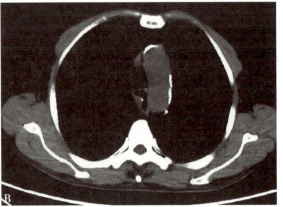

A. X 线食管造影显示胸腔胃上段内腔扭曲变形狭窄（箭头）；B. CT 显示后上纵隔软
组织肿瘤压迫侵犯胸腔胃。

图 10-9　替代性食管的胸腔胃肿瘤压迫浸润影像

10.2.3　人工替代性食管阻塞性病变的介入放射学活检术

10.2.3.1　适应证与禁忌证

1）适应证　食管大部分切除、以胃或肠管代食管重建上消化道后，出现进行性加重的吞咽困难，纤维内镜不能通过、身体素质差不能耐受纤维内镜或不愿意接受纤维内镜检查者，或胸腔胃溃破（胃纵隔瘘、胃气道瘘）需要明确病理学诊断者，均可以导丝和导管技术进行影像导向下的钳夹活检。

2）禁忌证　没有绝对禁忌证，严重身体衰竭恶病质，严重凝血功能异常难以纠正者，应慎重。

10.2.3.2　术前准备

参见 6.1.4 相关内容。

10.2.3.3　介入放射学钳夹活检操作

参见 6.1.5 相关内容（图 10-10）。

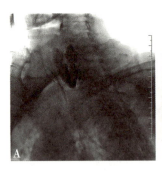
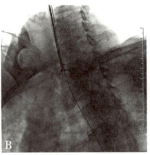
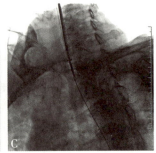

A. 上消化道造影显示管腔狭窄，对比剂通过受阻；B. 进入活检钳，张开钳头准备钳夹占位组织；
C. 收紧钳头钳夹组织。

图 10-10　胸腔胃壁增厚、管腔狭窄钳夹活检操作

10.2.3.4　影像导向下直接经皮穿刺活检术

后纵隔占位病变压迫人工替代性食管，或者后纵隔人工替代性食管管壁受肿瘤侵犯显著增厚，可进行影像导向下的直接经皮穿刺活检术。因纵隔两侧含气肺组织的影响，选择 CT 影像导向的经皮穿刺活检技术。患者采取俯卧位,局麻下经背部穿刺,紧贴椎体侧缘进针,对准后纵隔占位或显著增厚的人工替代性食管管壁穿刺切割活检。

经皮穿刺切割活检,要严格控制进针深度,对于后上纵隔病变以防进针过深损伤气管,对于后中和后下纵隔病变,以防进针过深损伤左心房或肺静脉等重要结构。沿椎体左侧缘进针活检,还要精准掌握好进针角度,以防误穿刺损伤降主动脉。

10.2.4　人工替代性食管阻塞性病变的介入治疗

1)解除梗阻,恢复正常进食　人工替代性食管如胸腔胃做过管状化处理,或者替代性食管是空肠或结肠,可直接置入适当型号的食管覆膜内支架解除狭窄梗阻,恢复正常进食。若是胸腔胃没有进行管状化处理,可暂时经鼻腔跨越狭窄梗阻段和胃与十二指肠,置入空肠营养管,经营养管注射粉碎的糊状食物,保证充足的经肠道营养。

2)介入治疗复发性肿瘤　食管癌手术切除后局部复发,属于难治性肿瘤,可进行经动脉局部灌注化疗与栓塞,有效地控制肿瘤。对于多发淋巴结转移肿大,可配合进行经皮穿刺放射性粒子植入。

10.2.5　并发症防治

微创性的介入放射学钳夹活检操作,一般没有值得处理的严重并发症。

1)胸骨后疼痛　与钳夹活检局部损伤和炎症反应刺激有关,一般程度不重,可以忍受,无须处理。疼痛严重难以忍受者,给予间歇口服收敛液减轻症状。疼痛持续性不缓解,甚至进行性加重者,复查食管造影,了解是否有溃疡或瘘形成。

2)出血　一般由活检钳钳取局部组织造成局部组织黏膜渗血,极少造成大出血。出血量少(局部渗血)者,口服肾上腺素生理盐水或冰盐水即可止血。出血量大者,置入食管覆膜内支架压迫止血,或急诊行超选择性动脉栓塞止血。

3)腹泻　钳夹活检或/和内支架、营养管等操作过程中,较多服用高渗透压的碘对比剂,会引发一过性的大便次数增多或腹泻,无须处理,会自然缓解。较长时间的吞咽困难、不能进食,置入内支架后恢复进食,或经营养管注射食物,较大量饮食使低下的肠道功能难以承受,出现进食后腹泻;解除狭窄梗阻恢复进食后,开始要少量多餐、多次进食,逐渐训练,使胃肠道功能适应正常量的进食,正常发挥消化吸收作用。

10.3　胃肠造瘘管阻塞性病变介入放射学活检术

胃肠道属于消化系统的一部分,主要包括胃、小肠、大肠等。胃不仅具有受纳食物、分泌胃液的作用,还具有内分泌功能;而肠管是食物消化与吸收的主要场所。

胃肠道造瘘管是一种医用替代性管道通路,通过造瘘管能够使胃肠道空腔脏器与体表相连,依靠胃造瘘或空肠造瘘将食物注入胃腔或空肠维持肠道营养,通过回肠或结肠造瘘将粪便排出体外维持肠道正常排泄功能。胃肠道造瘘管包括胃造瘘管(图10-11)、空肠造瘘管、回肠造瘘管、结肠造瘘管(图10-12)等,以胃造瘘和结肠造瘘最常见。胃造瘘是将胃部与腹壁相连,形成一个通道,以便于经造瘘管注入肠内营养。结肠造瘘则是将结肠与腹壁相连,形成一个通道,使粪便等排泄物排出体外,可以姑息性解决结直肠梗阻问题。

由于食管与贲门介入放射学内支架技术的普及与应用,完全可以依靠内支架解除食管梗阻或贲门梗阻,恢复正常经口腔进食,多数因食管或贲门导致进食困难者可以避免胃造瘘。结肠梗阻导致的排便困难,几乎都可以置入肠道内支架缓解或者完全解除结直肠梗阻,邻近肛门的直肠癌也可通过局部动脉灌注化疗降级后,实现肿瘤切除和保肛,避免结肠造瘘。进行胃造瘘或者结肠造瘘前,应该让介入科医生评价一下有无内支架置入的可能,对于造瘘要慎重对待。

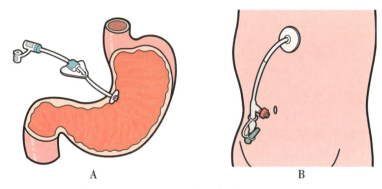

A.经皮胃造瘘解剖示意图;B.皮肤留置胃造瘘管。

图 10-11　经皮胃造瘘示意图

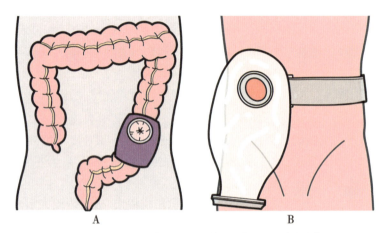

A.经皮结肠造瘘解剖示意图;B.腹壁结肠造瘘口留置粪袋收集器。

图 10-12　结肠造瘘示意

10.3.1　胃肠造瘘管阻塞的病因

胃肠造瘘管阻塞的病因可分为良性和恶性两类。

1）良性　主要见于局部缺血、炎性反应,肉芽组织过度增生瘢痕性狭窄;局部感染继发性肉芽组织增生瘢痕挛缩狭窄。

2）恶性　主要见于局部肿瘤复发或邻近肿瘤侵犯造瘘管,如胃癌、贲门癌、结直肠癌等恶性肿瘤复发或周围浸润,或造瘘口区域淋巴结转移肿大压迫。

10.3.2　胃肠造瘘管阻塞的诊断

1）临床表现　腹部不适,可有不同程度的腹胀、腹痛;部分患者可触及包块;胃造瘘管阻塞使流食经造瘘管注入不畅,或无法注入,病程长者可导致营养不良、消瘦、贫血等;肠造瘘管阻塞可引起排便频繁或者粪便变细,还会出现腹痛或者排便困难,严重时出现典型的肠梗阻症状如剧烈腹胀、腹痛,恶心、呕吐,造瘘管排出粪便减少或者持续几天无粪便排出。

2）实验室检查　可伴有营养失调和水、电解质紊乱,恶性肿瘤复发者肿瘤标志物（CEA、CA125、CA199）可升高,贫血时可见血红蛋白下降,肿瘤晚期亦可出现肝肾功能、凝血功能异常。

3）影像学表现　通常包括经皮造瘘管 X 线造影、增强 CT、MRI 等检查,可见造瘘管管腔和附近胃肠道不同程度狭窄,管壁不规则增厚、邻近肿瘤压迫等肿瘤复发、侵犯征象。

4）诊断　临床经造瘘管注入食物困难是胃或空肠造瘘管狭窄阻塞的直接征象,结肠皮肤造瘘管收集粪便减少或无粪便收集是回肠或结肠造瘘管狭窄阻塞的直接征象。经皮肤造瘘管直接注射碘对比剂造影,显示造瘘管狭窄如细线状或完全阻塞,结合 CT 或 MRI 显示局部肠管不规则增厚,易于做出造瘘管狭窄阻塞诊断。

10.3.3　胃肠造瘘管阻塞的介入放射学活检术

10.3.3.1　适应证与禁忌证

1）适应证　造瘘管狭窄或阻塞需明确病理诊断者,均可行 DSA 下钳夹病理活检术。

2）禁忌证　肿瘤恶病质状态、严重凝血机制障碍、严重脏器功能障碍危及生命者。

10.3.3.2　术前准备

胃造瘘管狭窄与空肠造瘘管狭窄的术前准备参见 6.4.3.2 相关内容。

结肠造瘘管狭窄的术前准备参见 6.8.3.2 相关内容。

10.3.3.3　活检操作

1）胃造瘘管狭窄钳夹活检操作　DSA 下亲水膜导丝与导管配合经造瘘口插管。无论肉芽组织增生还是肿瘤浸润复发,造瘘管内部几乎都有残留的缝隙或裂隙,多数与导管配合可以通过此裂隙进入胃腔。经导管注射 30% 碘对比剂行造瘘管和胃腔造影,以判断狭窄程度和病变范围与形态,并选择清晰的造影图作为活检操作的路径图。

若造瘘管和邻近胃腔都有狭窄或占位,导丝配合下导管通过阻塞段瘘管至胃腔内。交换引入加强导丝进入胃腔呈盘曲状,经加强导丝引入 8 ~ 9 F 血管鞘或单弯血管鞘至胃腔内占位病变处,调整胃腔内加强导丝方向,使血管鞘头端紧邻占位病变。退出血管鞘内扩张器,保留外鞘管和加强导丝,必要时经外鞘管侧臂注射对比剂证实外鞘管头端位居阻塞病变范围内。经外鞘管引入活检钳,当活检钳头端接近外鞘管头端时,缓慢前推使活检钳头端钳形部分暴露出外鞘管,张开活检钳并前推 2 ~ 3 mm 抵紧狭窄病变,收紧活检钳夹取组织块,并保持活检钳收紧状态将活检钳退出体外。将组织标本存放在标本瓶固定,送病理学检验。

若仅有胃造瘘管道狭窄或占位病变,交换引入加强导丝和血管鞘至胃腔一定深度后,退出血管鞘内扩张器。后退外鞘管至造瘘管狭窄区段内,让助手在患者体外牢靠固定外鞘管保持位置不变。DSA 监测下经外鞘管引入活检钳,同法钳取病变组织,重复活检操作夹取 2 ~ 3 块组织,置于标本瓶内送病理学检查。

2）结肠造瘘管狭窄钳夹活检操作　亲水膜导丝与导管配合经结肠造瘘口插管,造瘘管内部几乎都有潜在的裂隙,亲水膜导丝与导管配合可以通过此缝隙进入结肠管腔内。经导管注射 30% 的碘对比剂行造瘘管和结肠造影,判断造瘘管和结肠狭窄程度、病变范围和形态结构,选择清晰的造瘘管与结肠造影图作为活检操作的路径图。

交换引入加强导丝和血管鞘至结肠腔 30 ~ 50 cm 深度,退出血管鞘内扩张器。调整外鞘管头部位居造瘘管或结肠狭窄区段内。DSA 监测下经外鞘管引入活检钳出外鞘管头端 2 ~ 3 mm,张开活检钳并前推 2 ~ 3 mm 抵紧狭窄区组织,收紧活检钳切割夹取组织块,重复活检操作,在狭窄段的不同区域夹取 2 ~ 3 块组织,置于标本瓶内送病理学检查。

10.3.4　胃肠造瘘管阻塞的介入治疗

1）胃造瘘管狭窄阻塞　随着食管与贲门阻塞性病变介入治疗技术的进步,许多胃造瘘是可以避免的。经口腔自然进食是正常的生理需求,而经皮胃造瘘口注射流食的方式,完全失去了进食的幸福感。根据胃造瘘管狭窄性质,个体化确定治疗方案。对于恶性狭窄,可行营养管置入或支架置入解除梗阻并配合肿瘤介入治疗;对于良性狭窄,可行球囊扩张成形术或可回收内支架置入术等。

（1）空肠营养管置入　无论食管、贲门、胃腔狭窄阻塞,还是胃造瘘管阻塞,DSA 下可经鼻、食管、胃和十二指肠置入空肠营养管,恢复肠内营养。也可以经造瘘口置入胃腔或十二指肠、空肠营养管。肠内营养是维护生命、加速康复不可或缺的重要治疗手段。

（2）球囊扩张成形　对于造瘘管良性局限性瘢痕性狭窄，可行球囊扩张成形术，充分扩张阻塞段管腔，解除狭窄；较长的节段性瘢痕性狭窄，单纯性球囊扩张的中长期效果不佳，需要扩张后配合置入全覆膜内支架或顺应性更好的全覆膜分节内支架。

（3）内支架置入　食管、贲门、胃腔恶性阻塞，或是胃造瘘管恶性阻塞，一般范围比较长，内腔不规则狭窄，管壁增厚，可行覆膜内支架置入术，可以解除梗阻，提高患者生存质量。

（4）动脉灌注化疗与栓塞　复发性肿瘤均属于难治性肿瘤，常规全身化疗往往难以奏效，局部动脉灌注化疗及栓塞可以极大提高疗效，有效控制肿瘤。

（5）穿刺粒子植入　造瘘管局部肿瘤浸润，或者邻近转移淋巴结压迫，可以经皮直接穿刺植入放射性粒子通过内照射作用控制肿瘤。

2）空回肠与结肠造瘘管狭窄阻塞　处理方法与胃造瘘管狭窄阻塞类似，良性局限性瘢痕性狭窄球囊扩张成形，节段性瘢痕性狭窄扩张成形后置入覆膜内支架。恶性狭窄直接置入覆膜内支架或放射性内支架解除狭窄，再配合动脉灌注化疗与栓塞控制肿瘤。

10.3.5　并发症防治

1）疼痛　与钳夹活检局部损伤和炎症反应刺激有关，一般程度不重，可以忍受，无须处理。疼痛严重难以忍受者，给予止痛对症处理。

2）出血　一般由活检钳钳取局部组织可造成局部组织黏膜渗血，极少造成大出血。一般对症处理即可控制。

3）造瘘管再狭窄　如果恶性狭窄病变不能得到很好控制，肿瘤进展可导致造瘘管再狭窄；或者良性狭窄扩张后，因瘢痕挛缩可导致再狭窄。置入覆膜内支架。

10.4　胆管 T 管引流术后、PTCD 术后再狭窄介入放射学活检术

胆管系统包括肝内胆管和肝外胆管。肝内胆管是指肝门以上的胆管，肝外胆管包括胆囊与胆囊管、左右主肝管、肝总管、胆总管和肝胰壶腹。左右主肝管汇成肝总管，肝总管和胆囊管汇合成胆总管，胆总管在十二指肠内与胰管汇合成肝胰壶腹，又叫 Vater 壶腹。壶腹周围具有丰富的括约肌，称为 Oddi 括约肌，此括约肌具有单向阀门作用，只允许胆汁和胰液流向十二指肠，阻止十二指肠内容物逆流胆管和胰管（图 10-13）。

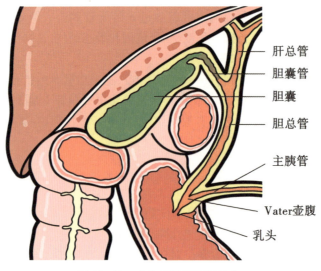

图 10-13　壶腹部局部解剖示意

外科与腹腔镜治疗胆管结石或胰胆管良恶性梗阻，多在手术后于肝总管或胆总管留置 T 管引流胆汁。经皮经肝穿刺胆管引流术（percutaneous transhepatic cholangial drainage，PTCD）介入治疗适应证如下：

急性胆管感染、肝外胆管结石(经皮经肝穿刺胆管介入排石,球囊扩张壶腹与球囊推出结石至十二指肠内后留置引流管)、良恶性胆管梗阻等。PTCD引流方式分为外引流、内外引流。此外,可携带粒子引流管及支架在发挥胆汁引流作用的同时可近距离治疗肿瘤等;根据胆管梗阻部位不同,介入术中可仅使用单根引流管如经左侧(右侧)胆管留置引流管,或使用两根(左肝管与右肝管)或多根(右肝前叶胆管与后叶胆管、左肝内叶胆管与外叶胆管等)引流管。对于弥漫性恶性胆管梗阻,即使置入多支胆管引流管有时也较难实现胆管完全引流。一般情况下当单支引流管引流效果欠佳时再考虑置入多支引流管。

外科或腹腔镜后留置的胆管T形引流管(简称"T管")、介入留置的胆管外引流管、内外引流管或可携带粒子引流管等(图10-14),因胆管自身病变、胆管切开与缝合过度修复反应或引流管异物刺激反应等原因,均可引起引流不畅,导致胆管再次狭窄。利用T管通路或PTCD建立的胆管通路进行胆管再狭窄钳夹活检,获得确切的病理结果,对于解除或缓解胆管再狭窄梗阻的治疗具有重要意义。

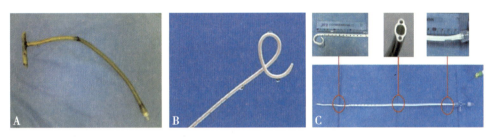

A.外科胆管引流用的T管;B.PTCD常用的引流管;C.可携带放射性粒子引流管。

图10-14 胆管常用引流管

10.4.1 胆管T管引流术后、PTCD术后再狭窄的病因

胆管引流管或支架置入后胆管再狭窄由多种病因引起,可分为良性和恶性两类。

1)良性胆管再狭窄 主要由炎性反应引起胆管壁局部纤维组织过度增生,瘢痕挛缩,使胆管再狭窄。常见于炎性狭窄(胆管结石合并感染、慢性胰腺炎、硬化性胆管炎等)、医源性胆管狭窄(胆囊切除术、胰十二指肠切除术、胆肠吻合术、肝移植术)。

2)恶性胆管再狭窄 因胆管癌、壶腹癌、胰腺癌、肝癌等原发肿瘤进展,阻塞引流管或支架,造成胆管再狭窄。胃肠道肿瘤等向肝门部、肝十二指肠韧带内淋巴结转移,广泛淋巴结肿大侵犯胆道,亦可导致胆管再狭窄。

10.4.2 胆管T管引流术后、PTCD术后胆管再狭窄的诊断

1)临床表现 全身皮肤黏膜及巩膜黄染,皮肤瘙痒,小便黄、大便白陶土样,伴厌食、恶心、乏力、消瘦等;继发胆管感染或脓毒血症时可伴寒战、高热等症状;胆汁引流量减少或无胆汁流出。

2)实验室检查 感染时,血常规提示白细胞计数、中性粒细胞百分比增多;胆红素增高,以直接胆红素升高为主;转氨酶不同程度升高。

3)影像学检查 直接经引流管胆管造影可显示胆管再狭窄部位、形态及范围(图10-15)。超声可见肝内胆管扩张,MRI和MRCP能够全面显示胆管树形态及胆管再狭窄的部位、程度与长度;显示原发病的进展程度,邻近区域有无肿瘤或肿大淋巴结(图10-16)。

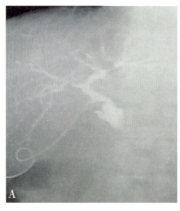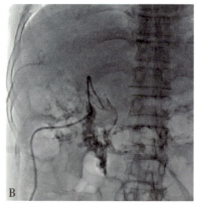

A.经留置 T 管造影显示 T 管区域及上方胆管扩张,远端严重狭窄;B. T 管造影显示 T 管上方胆管不显影,完全阻塞,T 管下方胆管通畅。

图 10-15　经胆管外科手术 T 管引流术后胆管狭窄造影

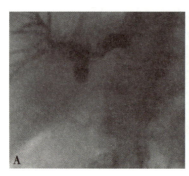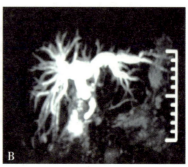

A.PTC 显示肝总管阻塞;B. MRCP 显示肝总管阻塞。

图 10-16　肝移植术后胆管吻合口狭窄

10.4.3　胆管 T 管引流术后、PTCD 术后再狭窄的介入放射学活检术

10.4.3.1　适应证与禁忌证

1)适应证　胆管引流术后再狭窄需明确病理诊断者,均可经 PTC 下行胆管钳夹病理活检术(percutaneous transhepatic cholangial biopsy,PTCB)。

2)禁忌证　肿瘤恶病质,严重的凝血机制障碍,预期生存期少于 3 个月,严重的重要脏器功能障碍者。

10.4.3.2　术前准备

参见 6.11.3.2 相关内容。

10.4.3.3　介入放射学活检操作

参见 6.11.3.3 相关内容。只不过多数患者不需要再行经皮经肝胆管穿刺和造影。

1)经留置的引流管完成胆管造影　可经 PTCD 引流管或 T 管注射对比剂行胆管造影,显示整个胆管树形态,明确胆管阻塞范围、程度,为下一步确定治疗方案提供依据。

2)经引流管引入亲水膜导丝　经引流管造影后,若是 PTCD 引流管,将亲水膜导丝经引流管引入胆总管及十二指肠远端。解开引流管外固定线,固定导丝,引流管头端解祥后将引流管完全撤出体外。

若是外科留置 T 管,T 管远端胆管狭窄时,可经 T 管引入亲水膜导丝进入胆总管、壶腹部及十二指

肠,而后拔除 T 管。

　　若是 T 管上方肝总管狭窄,此时需重新进行 PTCD 途径引流,开通狭窄实现内外引流后,拔除 T 管。

　　3)建立加强导丝和外鞘管活检通路　沿加强导丝送入 8 F/9 F×(20~45)cm 血管鞘,引入鞘管跨越胆管再狭窄区。固定导丝和外鞘管,退出鞘内扩张器。经外鞘管侧臂行胆管造影,进一步了解胆管再狭窄区域的结构形态与外鞘管头端的空间关系,确定钳夹活检的靶部位,同时在外鞘管内腔保留一定的对比剂增加其 X 线显影性,便于准确定位。

　　4)钳夹活检　体外固定加强导丝和外鞘管位置,X 线影像监测下经外鞘管送入 2.3 mm×(50~100)cm 活检钳,前推活检钳露出外鞘管头端 3~5 mm,操作活检钳后手柄张开活检钳,对准狭窄病变前推 3~5 mm,快速收紧钳头夹取组织,退出活检钳取出钳槽内组织块,通常钳夹活检 3~5 次,取得满意组织块 3~5 块,置入标本瓶内送病理学检查(图 10-17)。

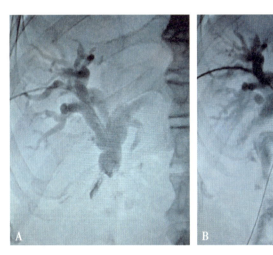

A. 置换出原引流管造影显示肝内胆管扩张明显,吻合口梗阻;B. 开通狭窄段,经鞘管引入加强导丝与活检钳于梗阻段行钳夹活检。

图 10-17　引流管置入后胆管再狭窄活检操作

10.4.4　胆管阻塞处病变的介入治疗

　　1)更换侧孔长度更长、直径更粗的引流管　最好跨越狭窄段进行内外混合引流,以内引流为主,减少胆汁损失。沿导丝引入 10~12 F 内外胆管引流管,远端成袢于十二指肠,有效引流解除黄疸,恢复肝功能和维持肠道内环境稳定,建立后续介入治疗操作的通路(图 10-18)。

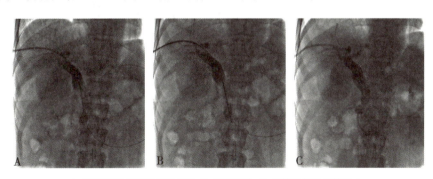

A. 鞘管造影显示胆总管梗阻;B. 钳夹活检;C. 胆管内外引流管置入。

图 10-18　PTCD 外引流后胆总管狭窄加重造影、活检和引流管置入

　　2)置入可携带粒子引流管或粒子内支架　若明确胆管恶性肿瘤复发或进展,推荐置入可携带粒子的多功能引流管,发挥引流胆汁和近距离放射控制肿瘤的双重作用(图 10-19)。近年来胆管粒子支架逐步应用于临床,在内引流胆汁同时对周围肿瘤病灶行近距离放射治疗,在有效延长支架通畅时间的同时,治疗原发病(图10-20)。

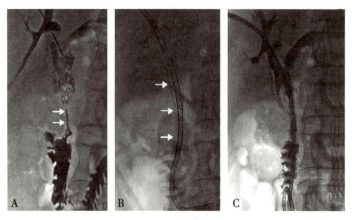

A. PTC 显示胆总管狭窄(箭头);B. 携带粒子引流管置入(箭头);C. 2 个月后肿瘤控制,取出粒子引流管,置入内支架。

图10-19　PTCD 术后胆管再狭窄,胆管造影+内支架置入+放射性粒子引流管置入

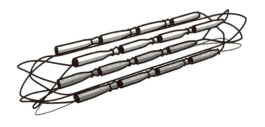

图10-20　胆管粒子支架示意

3)射频消融　对于胆管腔内生长的恶性肿瘤,可在 DSA 下经 PTCD 途径行腔道射频消融治疗,控制肿瘤,保持胆管引流通畅(图10-21)。

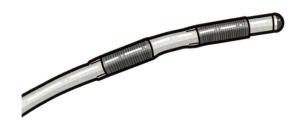

图10-21　射频消融导管头部示意图

10.4.5　并发症防治

1)胆管出血　钳夹活检操作损伤胆管内壁,如出血量较少,通常会自行停止,术中经引流管反复冲洗出血块,避免血块堵塞引流管侧孔。若出血量较大,可经引流管直接注入止血药物和暂时夹闭 PTCD 引流管,或经引流管造影查看有无血管显影;也可经肝动脉造影,寻找出血点栓塞止血。

2)胆汁过度分泌　如果患者肝功能差,术后肝胆汁浓缩功能受影响,可导致胆汁过度分泌。当外引

流量超过 1500 mL 时即提示存在胆汁过度分泌的情况。由于胆总管长期梗阻,胆汁淤积,术后胆管压力降低,肝细胞功能代偿性增加,导致胆汁分泌增多。可进行补液,纠正水电解质紊乱和酸碱失衡。

3)胆管感染 PTCB 属于侵入性操作,原有胆管狭窄继发感染或消毒不严格,可能会出现感染情况。胆管引流是治疗胆管感染最有效的方案。对于术前炎症感染指标高的患者,可术前应用抗生素,预防胆管感染的发生。

10.5 消化道病理性瘘介入放射学活检术

消化道瘘(gastrointestinal fistula,GIF)是指消化道之间,消化道与其他脏器间或者消化道与腹腔、腹壁外形成的异常通道,分外瘘(enternal fistula,EF)(即瘘管通向体表)、内瘘(internal fistula,IF)(即瘘管与另一空腔脏器相通),感染、炎性肠病、肠道溃疡、肿瘤、消化道手术等为其主要形成原因。根据瘘口位置,以距 Treitz 韧带远端 100 cm 为界,可将消化道瘘分为高位瘘(食管瘘、胃瘘、十二指肠瘘、高位小肠瘘、胰瘘和胆瘘)和低位瘘(低位小肠瘘、结肠瘘和直肠瘘)。消化道瘘是消化系统良恶性疾病的一种少见而严重的并发症,多发生在胸部、腹部和盆腔手术、创伤及放射治疗后,也可出现在炎症性肠病、重症胰腺炎、恶性肿瘤及憩室等疾病中。

消化道瘘发生后,它的症状和对全身的影响随瘘口的位置、大小、原有疾病而异,轻者仅有少量消化液流出,重者可引起一系列的全身性病理生理改变。高位瘘因消化液分泌量较大,造成的危害大。例如大量消化液丢失、进食受限、继发感染等,可能引起循环血量减少以及内环境的紊乱,加之原发病控制不佳与继发性顽固性感染的影响,甚至出现多脏器功能障碍综合征,使得消化道瘘的治疗极为重要而又困难。

20 世纪 70 年代以前,手术治疗被认为是消化道瘘治疗的"金标准"。病人出现消化道瘘后,外科医生总是首选手术切除瘘口邻近消化道,行消化道端端吻合术,但感染性创面和瘘区邻近器官感染消耗大、病人体质差在围手术期难以得到纠正,手术并发症发生率高,术后瘘的复发率高,死亡率高达 70%。如何快速封堵瘘口、促进瘘口愈合、减少并发症、缩短住院时间、减轻经济负担、挽救病人生命成为关注的重点。进入 21 世纪,随着微创介入放射学的进步,以内支架等技术及时封堵瘘口,控制感染、营养支持和重要脏器功能保护,可使多数患者获得良好的治疗效果,死亡率大幅度下降。因此,在介入治疗封堵瘘口时找出消化道瘘口形成原因,明确良恶性病理类型,对于促使瘘口愈合、有效控制原发病、提高患者长期生存率尤为关键。

10.5.1 消化道病理性瘘的病因

胸部、腹腔和盆腔内食管、胃、小肠、大肠、胆管和胰管的任何消化器官均可形成瘘。消化道瘘的原发病包括进展期肿瘤、感染、炎症性肠病、创伤、化学性腐蚀和肿瘤放射损伤及其他医源性损伤等。

1)良性病变 包括消化道溃疡穿孔腹腔感染、脓肿、重症胰腺炎、克罗恩病等。难以控制的腹盆腔感染、腹盆腔脓肿会腐蚀肠管,进而形成消化道瘘。其他自发性瘘的病因还包括憩室、缺血性结肠炎、放射性肠炎、重症胰腺炎、消化性溃疡穿孔、留置导管或内支架压迫腐蚀等。瘘还可能起源于钝性或锐性胸腹部创伤,尤其以上腹部损伤更易导致十二指肠瘘或胰瘘。枪伤、刀刺伤均可直接损伤食管或胃肠道,导致食管、胃、肠瘘的发生。腹部的闭合性损伤,可以通过损伤血管,引起胃肠道缺血性改变,从而导致胃肠瘘的发生。

在过去的 20 多年中,随着质子泵抑制剂的广泛应用,消化性溃疡穿孔所致的胃肠瘘发病率逐渐降低。而随着重症救护技术水平的提高,很多重症胰腺炎患者度过了危险期,继发性消化道瘘等并发症得以显现。

2)恶性病变 近年来,恶性肿瘤导致的消化道瘘比例增加。进展期肿瘤直接浸润食管、胃或肠壁溃破成瘘,肿瘤行手术、化疗、放疗后出现食管、胃、肠瘘等并发症。手术相关性瘘产生的原因可能有吻合不佳,术中误伤肠管,切缘缺血,术后局部感染或脓肿等。随着外科手术水平的提高和先进外科器械的出现,手术性消化道瘘的发生率明显下降。放射性瘘为肿瘤组织大块坏死、正常组织修复受限缓慢致组织缺失而形成;或者定位不准、病变区域位移幅度大,辐射不仅杀灭了肿瘤,还使肿瘤邻近正常组织受损,形成溃疡并进而穿孔导致瘘;或者复发性肿瘤接受第二次放射治疗,累计辐射剂量严重超过邻近组织的耐受剂量,消化道管壁糜烂、溃疡、穿孔而形成瘘;辐射性瘘几乎没有自然愈合的可能,需要终生依靠覆膜内支架封堵瘘口。

10.5.2 消化道病理性瘘的诊断

1)临床表现　不同消化道部位的瘘,产生不同的临床症状。食管气道瘘表现为吞咽唾液和食物后刺激性呛咳和肺部顽固性感染,食管纵隔瘘表现为胸骨后疼痛和感染症状,胆管支气管瘘表现为咳出金黄色痰液,膀胱阴道瘘出现持续性遗尿,膀胱直肠瘘小便中出现大便,直肠阴道瘘经阴道出现持续性粪便溢出。腹腔瘘患者常见的症状有发热,引流管中引流出胃肠液、胆汁样液、粪样物和腹痛。腹痛最强烈的部位多为瘘所在位置,常合并腹肌紧张,腹部压痛、反跳痛等腹膜刺激征。

2)实验室检查　①食管纵隔瘘、食管气道瘘、肠瘘等导致感染,白细胞计数及中性粒细胞百分比升高。②食管纵隔瘘、食管气道瘘、肠瘘等导致进食困难、消化液丢失,热能、水电解质多项指标降低,难以纠正。③食管纵隔瘘、食管气道瘘、肠瘘等导致机体应激状态,发热及分解代谢加强,可出现负氮平衡和低蛋白血症。④瘘口或胸、腹、盆腔脓液生化检查、细菌培养可出现胆红素、淀粉酶等异常。

3)影像学表现　影像学是消化道瘘定位诊断必不可少的检查,包括X线消化道造影和MSCT等。消化道造影是消化道瘘的重要检查方法,对比剂自消化道中溢出至胸腔、腹腔、盆腔或胃肠道间,异常通道显影是瘘存在的主要依据,同时可明确瘘的部位、大小,瘘管的长短、走行。可疑消化道瘘的消化道造影使用可吸收的碘对比剂(禁忌使用钡剂),浓度稀释至20%~30%,并且数字胃肠造影机或DSA高速(15~30帧/s)采集图像;MSCT要平扫和增强联合应用。消化道造影建议使用介入技术瘘口局部管腔插管造影,瘘道造影与MSCT是明确瘘部位与大小、形状和邻近结构形态的有效手段。

(1)食管纵隔瘘与食管胸膜腔瘘　多为进展期溃疡型或髓质型食管癌破坏食管壁全层,或浸润后纵隔组织,巨大肿瘤组织缺血、坏死溃破与纵隔沟通形成食管纵隔瘘;若纵隔组织继续溃破,进而又突破脏壁层胸膜,继发性出现食管纵隔胸膜腔瘘。食管纵隔瘘X线食管造影可见对比剂溢出食管外进入纵隔,或者食管局部局限性不规则膨大。CT可见食管局部管壁破裂,气体样物质进入纵隔内,伴随纵隔炎性反应与肿胀的软组织包裹(图10-22、图10-23)。

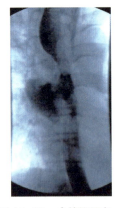

图 10-22　食管纵隔瘘 X 线食管造影

显示对比剂溢出食管进入纵隔形成囊腔。

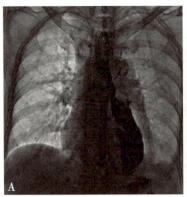
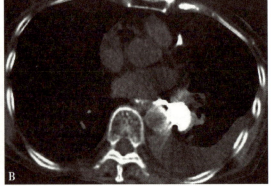

A. 食管造影可见大量对比剂经食管中段左侧破口溢入纵隔;B. CT 纵隔窗可见后纵隔、降主动脉周围高密度对比剂沉积。

图 10-23　食管纵隔瘘 X 线食管造影与胸部 CT

食管胸膜腔瘘X线食管造影可见对比剂溢出食管外进入纵隔,并经纵隔破入胸膜腔。CT可见食管局部管壁破裂,破裂口经过纵隔窦道与胸膜腔相互沟通,伴随纵隔炎性反应与肿胀增厚的软组织。

(2)食管气道瘘　多为进展期食管癌直接侵犯气道,或者食管癌放射治疗后继发性出现食管气道瘘。食管气道瘘 X 线食管造影可见对比剂溢出食管进入气道,气管支气管树显影。CT 可见食管前壁或前侧壁局部管壁缺失形成瘘口,瘘口直接与气管或支气管相互沟通,肺部可见肺段或肺叶性炎症渗出病变(图 10-24)。

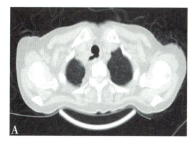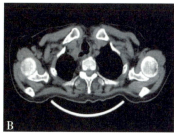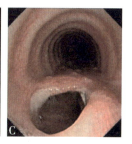

A.CT 肺窗图,显示食管前壁与气管后壁直接沟通;B.CT 纵隔窗图,显示食管前壁与气管后壁相互沟通;C.纤维支气管内镜图,显示气管后壁瘘口。

图 10-24　食管气管瘘 CT 与内镜图像

(3)胸腔胃气道瘘　食管癌行食管广泛切除,将胃上提至胸腔,走行于后纵隔原食管床区,与气道形成新的毗邻关系。因手术后肿瘤残留行放射治疗或肿瘤复发直接浸润破坏,导致胸腔内的胃壁与气道壁破坏,胸腔胃与气道相互沟通,形成胃气道瘘。X 线造影可见对比剂经胃腔溢出进入气道,气管支气管树显影。CT 可见胸腔胃前壁或前侧壁局部管壁缺失形成瘘口,瘘口直接与气管或支气管相互沟通,肺部可见肺段或肺叶性炎性渗出病变(图 10-25)。

(4)胃腹膜腔瘘　可见于胃溃疡、胃癌或外伤胃壁穿孔形成,胃腔与腹膜腔沟通,胃内容物包括气体、胃酸和食物进入腹腔,表现为突发剧烈腹痛的急腹症。X 线立位平片可见膈肌下游离气体影(图 10-26)。X 线 30% 碘对比剂胃腔造影,可见对比剂外溢至腹腔。CT 可见腹腔(前腹壁下)游离气体影,胃壁不规则性增厚(肿瘤)、变薄(良性溃疡),可见局限性胃壁组织缺失,与腹腔相通,或裂隙样的穿孔与腹腔相通;口服 300 ~ 500 mL 浓度 1% ~ 2% 的碘对比剂,再行 CT 腹部扫描,可见对比剂在瘘口处外溢至腹腔,也可更好地显示局部胃壁的不规则改变。

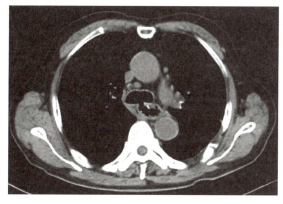

图 10-25　胸腔胃气管瘘 MSCT
显示脊柱前方的胸腔胃与气管隆突直接沟通。

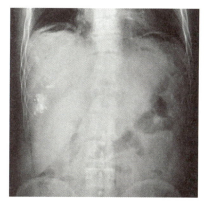

图 10-26　胃穿孔立位腹部平片
显示双侧膈肌下新月形透亮气体影。

(5)小肠腹膜腔瘘　可见于肠道克罗恩病、肠伤寒对肠管壁的炎性破坏,也见于腹腔肿瘤或肠道肿瘤局部侵犯破坏。临床表现为腹痛、压痛和反跳痛,腹肌紧张;影像学可见腹腔游离气体,可见局部肠管管壁不规则增厚,缺乏完整性,或局部肿瘤侵犯包裹邻近肠管;肠腔内容物溢入腹腔刺激产生腹水,抽吸腹水可见粪便样物质与气味。

(6)大肠腹膜腔瘘　盲肠、升结肠和降结肠等属于腹膜间位器官,即便管壁损伤破裂也罕见大肠腹膜腔瘘。若横结肠或乙状结肠管壁因肿瘤、炎症或外伤破裂,可形成结肠腹膜腔瘘,含有大量细菌(特别是产气的大肠杆菌)的粪便溢入腹膜腔,产生感染性腹膜炎。临床出现腹痛、压痛和反跳痛,20% ~ 30%

的碘对比剂灌肠造影可见对比剂溢出结肠进入腹腔;CT 显示腹膜腔结构不清,腹膜炎性反应增厚,大肠局部管壁不规则增厚,可见溃破或裂隙状低密度影与腹腔沟通,局部脂肪间隙密度增高,结构模糊不清,可合并肿块。

(7)小肠大肠瘘　可分为十二指肠大肠瘘、空肠大肠瘘或回肠大肠瘘等。可为腹腔肿瘤同时侵犯与破坏小肠和大肠,致使二者相互沟通形成瘘;也可能是小肠肿瘤侵犯破坏大肠,或大肠肿瘤侵犯破坏小肠形成瘘。进入小肠内的食糜营养物质与水分经过瘘口直接到达大肠,导致营养吸收障碍和腹泻。口服对比剂全消化道 X 线造影可见对比剂经十二指肠或空肠瘘口直接进入大肠,大肠提早显影;CT 显示腹膜腔结构紊乱,肠管壁局部不规则增厚,小肠与大肠相互粘连成团,可见溃破或裂隙状低密度影在其间沟通。

(8)胆管支气管瘘　多继发于肝脏顶部肿瘤局部治疗如手术、放疗、栓塞、消融等,肿瘤坏死与炎性反应,肝内与胆管相通,肝外突破肝包膜、膈肌和胸膜而与支气管相通,形成胆管支气管瘘;或者膈下感染脓肿,向足侧破坏肝包膜与肝实质和胆管相通,向头侧破坏膈肌、胸膜和肺组织与支气管相通,从而形成胆管支气管瘘。临床典型表现是咳出苦味的金黄色痰液,经皮肝穿刺胆管 X 线造影可见显影胆管与支气管相通,经支气管插管造影可见显影支气管与胆管相通。胸腹部联合 CT 可见肝顶、膈肌、胸膜粘连成团,低密度腔道或裂隙跨越膈肌连接胆管与支气管。

(9)直肠膀胱瘘　多源于宫颈癌放射治疗后,进展期宫颈肿瘤侵犯膀胱和直肠,或手术后复发性宫颈癌侵犯膀胱和直肠,化疗尤其放射治疗后肿瘤坏死,邻近结构增生修复能力受限,原肿瘤侵犯部位出现组织缺失而形成瘘。尿液中出现粪便,盆腔 MSCT 可见膀胱与直肠之间结构紊乱和相互沟通。

(10)直肠阴道瘘　可见于进展期宫颈癌或直肠癌,肿瘤侵犯破坏直肠和阴道,无论化疗或是放射治疗后肿瘤组织大块坏死,直肠组织修复缓慢或修复能力受限,形成直肠阴道瘘。经阴道溢出粪便,盆腔 MSCT 可见阴道与直肠之间结构紊乱并相互沟通。

4)内镜检查　纤维内镜可直接观察食管、胃、肠解剖结构与形态,是否有溃疡、瘘口,评估瘘口区原发病变部位、大小,必要时可活检定性。若管腔严重狭窄纤维内镜无法通过,或手术切除后再吻合正常解剖结构紊乱,则内镜检查困难,对瘘口定位诊断困难。

5)诊断　不同疾病的不同治疗史,不同解剖部位瘘,产生不同特征的临床症状,结合 X 线消化道造影,或 MSCT 的特异性征象,消化道瘘的诊断通常不难。

10.5.3　消化道病理性瘘的介入放射学活检术

10.5.3.1　术前准备

不同部位消化道瘘的术前准备,参见 6.1 相关内容。

器械准备,为对准消化道管壁瘘口钳夹活检,可调弯血管鞘必不可少。

10.5.3.2　介入放射学活检操作

不同部位消化道瘘的介入放射学活检操作,参见 6.1 相关内容。

需要注意的是,消化道瘘口区活检或者瘘口窦道活检,操作技术和消化道管腔内狭窄阻塞与占位病变活检不完全相同,需要建立跨越瘘口窦道的加强导丝轨道与指向瘘口或进入瘘口窦道的外鞘管活检通路。为达到这一目的,使用弯头或 J 形头鞘管,尤其是可调弯鞘管可极大地提高瘘口区病变的钳夹活检成功率。

1)食管纵隔瘘介入放射学活检操作　参见 6.1 相关内容。

操作技术要点在于经口腔食管插管造影定位瘘口部位,建立经口腔−咽腔−食管−瘘口−纵隔窦道的加强导丝轨道,经加强导丝引入可调弯鞘管至瘘口区,调整可调弯鞘管头端的弯度指向瘘口或进入瘘口。此后引入活检钳完成钳夹活检(图10-27)。

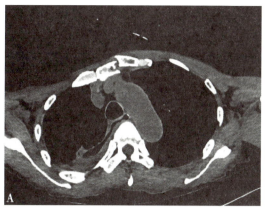
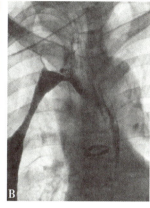
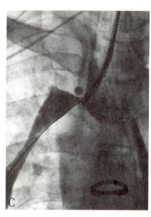

A.胸部 CT 可见食管瘘口与后纵隔和胸膜腔沟通;B.口服对比剂食管造影可见对比剂经瘘口进入纵隔和胸膜腔内;C.经加强导丝引入可调弯鞘,经鞘管引入活检钳,完成瘘口区钳夹活检。

图 10-27　食管纵隔胸膜腔瘘 CT 和钳夹活检操作

2)食管气道瘘介入放射学活检操作　参见 6.1 相关内容。

操作技术要点在于经口腔食管插管造影定位瘘口部位,建立经口腔-咽腔-食管-瘘口-气道-远端叶或段支气管的加强导丝轨道,经加强导丝引入可调弯鞘管至瘘口区,调整可调弯鞘管头端的弯度进入瘘口。此后引入活检钳完成钳夹活检(图 10-28)。

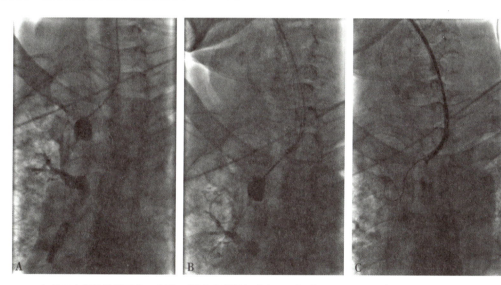

A.经口食管插导管至瘘口造影,可见食管纵隔气道瘘;B.引入加强导丝和可调弯鞘管,调整鞘管头端位于瘘口处,并再次造影证实瘘口;C.经可调弯鞘引入活检钳,完成瘘口区钳夹活检。

图 10-28　食管纵隔气道瘘钳夹活检操作

3)胸腔胃气道瘘介入放射学活检操作　参见 10.2 相关内容。

操作技术要点在于经口腔胸腔胃插管造影定位瘘口部位,建立经口腔-咽腔-食管-胸腔胃-瘘口-气道-远端叶或段支气管的加强导丝轨道,经加强导丝引入可调弯鞘管至胸腔胃瘘口区,调整可调弯鞘管头端的弯度进入瘘口。此后引入活检钳完成钳夹活检(图 10-29)。

4)其他消化道瘘介入放射学钳夹活检操作　不同部位消化道瘘,参见"6　消化道疾病介入放射学活检术"相关部位钳夹活检操作内容。钳夹活检的基本操作技术大同小异,不再赘述。

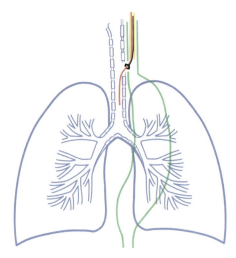

图 10-29 胸腔胃气道瘘介入放射学钳夹活检操作示意

10.5.4 消化道瘘的介入放射学治疗

1)食管纵隔瘘介入治疗 食管纵隔瘘的危害在于具有消化作用和含有细菌的唾液不断通过瘘口进入纵隔,感染和炎症反应继续损伤纵隔组织结构,致使瘘口不断扩大,纵隔窦道不断加深,严重者突破纵隔胸膜形成食管纵隔胸膜腔瘘,乃至于食管纵隔胸膜腔支气管瘘。其治疗原则是,先经鼻腔—咽腔—食管—瘘口向纵隔窦道内留置多侧孔引流管(直头多侧孔导管),再置入食管覆膜内支架封堵瘘口,阻断唾液与食物继续进入瘘口和窦道。纵隔内引流管外连接负压引流鼓,以负压持续性抽吸引流出窦道内感染物,促使窦道愈合;并定期经引流管造影监测窦道愈合情况,当窦道和瘘口完全愈合消失后,撤出引流管。引流管与内支架置入后口服食管对比剂,造影显示瘘口封堵完全者,恢复正常饮食,加强营养,维持正氮平衡,促使瘘口愈合和身体恢复。

2)食管气道瘘介入治疗 其危害是唾液和食物经瘘口直接进入气管、支气管,除了产生剧烈的刺激性呛咳外,还会继发肺部顽固性感染。直接置入食管覆膜内支架封堵瘘口,阻断唾液与食物进入气管、支气管,恢复正常饮食。良性食管气管瘘也可使用心脏的封堵伞进行封堵治疗,并促使瘘口愈合。

3)胸腔胃气道瘘介入治疗 不仅唾液和食物经瘘口进入气管支气管,胃内具有强大消化作用的胃酸等也会溢入气道,对气管、支气管内膜和肺泡造成腐蚀性损伤,进而继发肺部顽固性感染。因胃腔巨大,其内腔收缩舒张变化更大,即便手术时做过胃的管型化,也难以在胃腔内置入覆膜内支架封堵瘘口。可经气管或主支气管、叶支气管置入特殊类型的覆膜内支架,在气道一侧封堵瘘口,阻断胃内容物继续进入气道,减少肺部损伤,控制肺部顽固性感染。

4)其他部位消化道瘘的介入治疗 参见 6.1 相关内容。

10.5.5 并发症防治

1)口咽部出血 经口置入 10 F 长鞘时会损伤口咽部黏膜,出现痰中带血。观察病情变化,绝大多数都可以自行止血,无须特别处理。

2)消化道出血 出现血便或柏油样便,考虑是否置管或活检导致肠管壁划伤引起。出血量少时给予止血药物,必要时超选择性动脉插管介入栓塞治疗。

3)胆心反射(迷走神经反射) 是指进入胆管操作时由于牵扯或者扩张胆管所引起的心率减慢、血压下降,严重者可因反射性冠状动脉痉挛导致心肌缺血、心律失常,甚至心搏骤停等现象,已处于休克或低血压状态下的病人更易发生。应采取积极措施(静脉辅助用药如哌替啶、阿托品)加以预防和处理。

4)气胸与血胸 为导丝、导管操作或活检操作误伤胸膜所致。发生率较低,程度较轻,一般不需要临床处理。

10.6　呼吸道瘘介入放射学活检术

呼吸道瘘是由各种良恶性疾病造成呼吸道管壁的完整性破坏,管壁破裂出现瘘口,瘘口可与周边邻近结构如食管、纵隔和胸膜腔等相互交通,形成食管气管瘘、气管纵隔瘘和支气管胸膜腔瘘等,引起咳嗽、咳痰、发热等一系列呼吸道和肺部症状,是胸外科、放疗科、呼吸科、消化科、肿瘤科和介入科等相关科室共同面临的一组危重疾病和棘手问题,严重影响患者生存质量和威胁其生命。

呼吸道瘘的病因分为良性和恶性,恶性病因更为常见,其中食管癌占70%以上。瘘的病因不同,治疗方法完全不同。无效的治疗,大多导致患者短期内死于营养衰竭和肺部顽固性感染。治疗的关键是尽早明确瘘口形成原因,取得瘘口的组织完成病理学诊断对后续科学选择精准的治疗方案尤为重要。

10.6.1　呼吸道瘘的病因

引起呼吸道瘘的病因分为良性和恶性。恶性肿瘤性呼吸道瘘最常见,是非肿瘤性瘘的5倍以上。

1)良性　医源性操作如纤维胃镜或支气管镜检查、黏膜肿物剥脱、EBUS、气管切开等;长期使用气管插管或气管套管,局部气管黏膜感染、套管压迫、气囊压力过大、压迫时间过长等因素导致气管黏膜缺血、坏死,气管膜部形成瘘道;肿瘤手术如食管癌手术损伤食管壁组织结构和正常血液供应,术后发生食管或食管-胃吻合口呼吸道瘘,文献报道术后瘘发生率为3%~5%。

创伤性外伤如车祸胸部挤压伤、打击伤、钝器伤及气管内尖锐异物,或外部锐器如刀、子弹等贯通伤损伤气管,由于此种损伤多为复合伤,常常伴有肋骨骨折、血气胸等病情严重的复合伤,呼吸道瘘症状很少立即出现,多数患者可在伤后3~5 d,最长可于2周出现瘘的相关症状,所以初期诊断存在困难。

感染性疾病如食管憩室或气管憩室,憩室内壁薄弱,如果憩室有感染、异物、发炎等因素容易形成穿孔甚至形成呼吸道瘘。

2)恶性　进展期肿瘤直接侵犯破坏气管与食管。气管相邻部位或纵隔内肿瘤,包括食管癌、肺癌、淋巴瘤、胸腺癌等可导致食管气管瘘,肿瘤组织直接侵犯气管壁全层,肿瘤细胞代替正常平滑肌细胞并快速增殖,肿瘤组织生长过快缺血缺氧,导致肿瘤坏死穿孔形成瘘口。

肿瘤放射治疗损伤。放疗所致呼吸道瘘主要是由正常组织的修复速度赶不上肿瘤组织的坏死速度所致,或者使局部正常组织失去再生修复能力。放射性食管呼吸道瘘的影响因素有放射剂量、剂量分布、放疗方式、二次放疗等。食管癌术后对肿瘤残留进行放疗,食管耐受放疗剂量为60~70 Gy,而胃的耐受剂量仅为食管的一半,为30~40 Gy,位居食管床区的胸腔胃组织接受过量的射线易致放射性胃溃疡、穿孔和呼吸道损伤而形成瘘。

化疗导致食管呼吸道瘘,是由于药物导致食管黏膜损伤产生炎症反应而糜烂和溃破、血管内皮损伤使组织血运减少、消化道反应使消化液腐蚀病灶溃破区域及周围组织、剧烈呕吐使食管内压力增高等因素所导致。

10.6.2　呼吸道瘘的诊断

呼吸道瘘患者若未得到及时有效的治疗,不仅花费巨大、症状痛苦,而且大多数患者在短期内死于营养不良或反复呼吸道感染。文献报道恶性消化道呼吸道瘘从出现症状到确诊的平均时间为(7.3±4.2)个月。因此提高对本病的认识,早期发现、早期诊断、及时有效治疗至关重要。

1)临床表现　临床症状的严重程度主要取决于瘘口的大小和位置。瘘口较大时,可与周围组织器官交通,症状严重。食管气管瘘进食水后出现阵发性剧烈的、难以忍受的刺激性呛咳,可咳出食物残渣甚至药片;支气管胸膜瘘咳出大量胸水样唾液。食物、水或消化液经瘘口进入气管后刺激和化学腐蚀作用,导致肺部顽固性感染,感染反复出现、经久不愈。肺部感染常合并有胸膜炎,造成不同程度的不适感或胸背部疼痛。咯血较少见,瘘口与窦道腐蚀破坏血管可出现不同程度的咳血或呕血,如果损伤动脉将出现致死性大出血。体质消瘦。无论食管呼吸道瘘还是支气管胸膜瘘,患者一般长期呛咳影响进食,感染炎症大量消耗,患者出现极度消瘦、贫血、精神不振、低蛋白血症等消耗性表现。双下肺可闻及不同程度的干湿啰音。

2)实验室检查　不同程度的白细胞计数升高和电解质紊乱。

3)影像学检查　主要是 X 线造影和 MSCT。

(1)X 线造影　使用 30% 的碘对比剂进行消化道造影或/和呼吸道造影,消化道造影有口服造影和插管造影,呼吸道只有插管造影。食管气道瘘口服碘对比剂造影,可见对比剂进入食管经食管壁瘘口溢入气道,引起刺激性呛咳使支气管树显影;胸腔胃气道瘘口服碘对比剂造影,可见对比剂进入胸腔胃经胃壁瘘口溢入气道,引起剧烈的刺激性呛咳,并使支气管树显影。口服对比剂消化道造影,服用的对比剂量较大,并且混有唾液带有大量细菌,这些对比剂混合物进入支气管和肺泡内,刺激性大,易于并发多重感染。推荐使用经口腔食管插管造影。造影可直接显示消化道呼吸道瘘的瘘口和位置,但是由于剧烈呛咳,躯体躁动,难以准确显示瘘口大小、形状等信息。

支气管胸膜瘘患者经鼻腔或口腔气管或支气管插管造影,可见对比剂经支气管瘘口进入胸膜腔,和胸膜腔内的胸腔积液相互混合。

注意对比剂禁用钡剂。由于钡剂一旦进入呼吸道可沉积于肺泡,不易排出,不被吸收,成为顽固性的感染源而加重肺部感染。

(2)MSCT 检查　CT 可以准确测量气管支气管瘘口的大小及位置,明确瘘口区域原发病变的部位与范围。CT 三维重建技术的应用既可以提高瘘的诊断率,又能显示瘘口与窦道的空间解剖关系,为进一步的介入诊疗提供详细的参照资料;还能同时清楚显示肺部感染的部位及严重程度,显示肺部和纵隔有无恶性转移病灶及其他病变(图 10-30)。

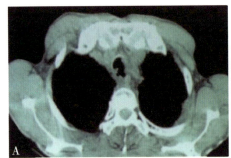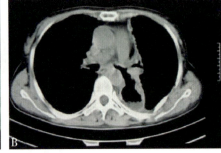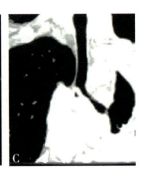

A. 食管气管瘘 CT;B. 胸腔胃左主支气管瘘 CT;C. 左主支气管胸膜瘘 CT 冠状位。

图 10-30　各类呼吸道瘘 CT

4)内镜检查　包括纤维支气管镜和胃镜检查,可以明确瘘口位置、大小,并且可以局部取组织活检。若合并气管支气管严重狭窄或食管、胸腔胃严重狭窄内镜通过困难,如强行通过内镜,会导致出血、溃破、穿孔等巨大风险,危及生命。体质虚弱或患有严重高血压、冠心病、心功能不全和心律失常等,内镜检查可能促使心脏病的发作甚至心搏呼吸骤停,内镜检查难以进行。

5)诊断　无论支气管胸膜瘘还是消化道呼吸道瘘,根据特殊的临床表现和 X 线造影与 MSCT 的影像学征象,易于做出诊断。

10.6.3　呼吸道瘘的介入放射学活检术

在 DSA 消化道造影或支气管造影图像导向下,在 X 线实时影像监测下,导丝、导管配合进入瘘口位置,引入单弯或可调弯血管鞘,经外鞘管引入活检钳,对准瘘口部位病变钳夹组织块完成活检操作,可以取到纤维内镜难以到达部位的组织,而且创伤小、费用低、成功率高,是瘘口伴有管腔严重狭窄患者取得病理学组织的有效操作技术。

10.6.3.1　适应证与禁忌证

1）适应证　严重狭窄纤维内镜无法通过的各类呼吸道瘘,心肺功能或者体质较差无法耐受纤维内镜检查和不愿接受内镜检查的呼吸道瘘患者。

2）禁忌证　肿瘤终末期患者或者合并消化道出血、咯血、凝血功能较差的患者,或者无法平躺、无法配合手术、呼吸衰竭的患者。

10.6.3.2　术前准备

1）辅助检查　完善血常规、肝功能、肾功能、心功能、电解质、凝血功能、传染病学等检查,以及心电图检查,消化道碘剂造影检查,颈胸部 MSCT 平扫与增强检查,了解瘘口及狭窄部位与周围器官之间的关系。

2）器械与药品准备　开口器、5 F×100 cm 椎动脉导管、0.035 inch×150 cm 亲水膜导丝、0.035 inch×180 cm 加强导丝、(9~12)F×(45~90)cm 弯头血管鞘或可调弯血管鞘、纤维内镜通用活检钳,必要时备用空肠营养管、食管全覆膜支架或呼吸道特殊类型的覆膜支架等。

奥布卡因凝胶和利多卡因等局麻药,碘对比剂,肾上腺素用于局部止血。

10.6.3.3　呼吸道瘘介入放射学钳夹活检操作

1）食管气道瘘　参见 6.1.5 相关内容。

2）胸腔胃气道瘘　参见 6.1.5 相关内容。

3）支气管胸膜瘘钳夹活检操作技术

(1)操作前准备　操作前 3~5 min 给予患者口腔和咽部利多卡因局部黏膜表面麻醉。患者平卧于 DSA 操作台上,铺巾,头偏向右侧 45°左右,DSA 摆放在左前斜位 30°~45°,将口咽、喉咽、喉部及气管的气体负影与脊椎分开,清晰显影。

(2)气管插管与造影　置入开口器,经口腔引入亲水膜导丝和导管,二者配合下依次经口腔、咽腔、喉腔进入气管至气管远端,退出导丝,经导管注射 30% 的碘对比剂 5~10 mL 行气管支气管造影,显示支气管瘘口位置和大小,支气管残端长度和形态。以支气管树和瘘口显示清晰的图像作为活检操作的路径图。

(3)建立活检通路　在路径图的指引下,导管与导丝配合前推至支气管残端并经瘘口进入胸膜腔,经导管交换引入加强导丝至胸膜腔,退出导管,经加强导丝引入单弯鞘管或可调弯鞘管进入支气管远端瘘口区。退出血管鞘内扩张器,保留外鞘管和加强导丝,经外鞘管侧臂注射碘对比剂造影,证实外鞘管位于支气管残端瘘口区,加强导丝与外鞘管活检通路建立完毕。

(4)活检操作　参照路径图在 X 线实时影像监测下经外鞘管引入活检钳,当活检钳头端接近外鞘管头端时,缓慢前推使活检钳的头端钳形部分暴露出外鞘管 3~5 mm。张开活检钳,并前推 2~3 mm 抵紧瘘口区病理组织,用力收紧活检钳钳取组织块。保持活检钳收紧状态将活检钳退出体外,张开活检钳头端,用细针挑出钳槽内的组织块;一般钳取 3~5 块组织,置入专用的福尔马林标本瓶固定,送常规病理、免疫组化和基因突变等检测(图 10-31)。

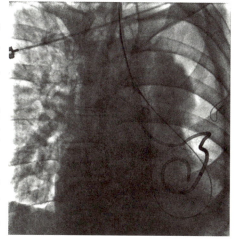

图 10-31　左肺全切后继发左主支气管胸膜瘘,在加强导丝和外鞘管引导下钳夹活检瘘口组织

左侧胸膜腔内留置有猪尾外引流管。

10.6.4　瘘口与原发病的介入治疗

1）瘘口封堵治疗　完成活检之后，以介入覆膜内支架技术同步封堵瘘口，恢复消化道、呼吸道的完整性，恢复正常进食和呼吸功能，控制感染，提高生活质量等。食管气管瘘经食管置入食管全覆膜内支架封堵瘘口，胸腔胃气道瘘经气管或支气管置入特殊类型气道覆膜内支架封堵瘘口，支气管胸膜瘘经气道置入特殊类型的子弹头覆膜内支架封堵瘘口。

2）原发病治疗　若为肿瘤，可置入携带放射性粒子的覆膜内支架，或进行局部动脉灌注化疗与栓塞治疗等。若合并肺部顽固性感染，可经支气管插管局部灌洗抗生素盐水，抽吸清除潴留的痰液。

10.6.5　并发症防治

钳夹活检操作一般创伤性很小，操作后罕见严重并发症。常见的并发症及其处理措施如下。

1）胸骨后疼痛　与钳夹活检局部损伤和炎症反应刺激有关，一般程度不重可以忍受，无须处理。疼痛严重难以忍受者，可给予止痛药物对症处理。

2）出血　一般由活检造成局部组织黏膜出血，出血量较少，很少造成大出血。出血量少（局部渗血）者，局部喷涂肾上腺素生理盐水即可止血。出血量大者，可急诊行相关动脉栓塞止血。

3）肺部感染　无论食管气管瘘、胸腔胃气道瘘还是支气管胸膜瘘，带有大量细菌的痰液或分泌物溢入支气管，可产生严重的顽固性肺部感染。活检过程中抽取痰液完成细菌培养和药物敏感试验，活检和瘘口封堵后，使用抗生素盐水灌洗支气管，尽量抽出、抽尽肺泡和支气管内聚集的感染性痰液。术后配合抗生素雾化吸入、静脉输注等控制感染。

4）其他　加强营养，必要时空肠插管，加强肠道营养，维持正氮平衡，促使身体恢复和感染控制。

10.6.6　展望

呼吸道瘘的瘘口病变性质诊断是提高治疗效果、改善预后的最有效措施。纤维内镜活检技术可以直视下较为直观地取得瘘口的病理组织，其活检准确率高，方法简单，大大提高了呼吸道瘘病变性质的诊断率。但由于纤维内镜镜体直径较为粗大，有较强的异物刺激反应，有部分年老体弱患者、心肺功能差的患者、合并严重狭窄的患者，会出现纤维内镜无法通过的情况，造成纤维内镜难以进行活检明确诊断。

DSA引导下进行食管造影或者气管造影，在影像监测下越过狭窄段病变，引进活检鞘管和活检钳对瘘口病变组织进行钳夹活检，可在一定程度上弥补内镜无法通过狭窄段获取瘘口病理组织的不足，可作为合并严重狭窄而内镜无法通过造成活检失败者的补充技术，也是介入内支架封堵瘘口操作过程中，可以同步完成一举两得的操作，值得向临床推荐的技术。

10.7　泌尿系造瘘管道狭窄阻塞介入放射学活检术

泌尿系统疾病较为常见的有肿瘤、结石、感染、外伤和血管病变等，临床诊断依据是临床症状、体征、实验室检查、影像学检查、病理学检查等。

结石可发生于泌尿系各部位，彩超和CT可做出快速、准确诊断，准确率高达97%以上。泌尿系感染中结核的发病率近年明显增加，中晚期出现尿路梗阻、肾积水，常难以与肾结石、肿瘤、非特异性炎症相鉴别，活检术可以作为诊断泌尿系结核的一种重要方法。

尿路上皮癌（urothelial carcinomas，UC）的发生率在逐年上升，多见于下尿路（膀胱和输尿管），膀胱肿瘤占UC的90%~95%，上尿路UC仅占UC的5%~10%，10%~20%的病例为多灶性肿瘤，手术等治疗后22%~47%的UC患者出现复发。肾盂或输尿管肿瘤切除保留肾者需要经皮肾造瘘引流、肾盂-膀胱双J形管引流或肾盂-皮下-膀胱双J形管引流，膀胱巨大肿瘤或膀胱三角区肿瘤侵犯输尿管者，进行膀胱全部切除手术后要双侧输尿管腹壁造瘘，尿道严重狭窄、前列腺疾病排尿困难，或者膀胱肿瘤累及尿道开口部手术后都需要经皮膀胱造瘘引流或经尿道置入引流管即导尿管（图10-32）。针对泌尿系造瘘（肾盂引流、输尿管造瘘和膀胱引流)管道或引流管道狭窄与梗阻的患者,利用介入技术完成钳夹活检病理学诊断,对科学选择治疗方案,解除狭窄梗阻至关重要。

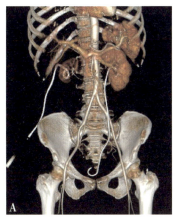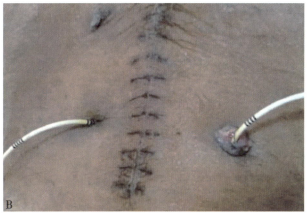

A.宫颈癌放疗后,行左侧肾盂-输尿管-膀胱双 J 形管内引流和右肾盂经皮穿刺置管外引流术;B.膀胱癌膀胱全切后双侧输尿管皮肤造瘘。

图 10-32　不同类型泌尿系引流与造瘘管置入

10.7.1　泌尿系造瘘与引流管道狭窄的病因

良性狭窄的原因见于引流管或造瘘管炎症反应肉芽组织过度增生,异物刺激肉芽组织过度增生,引流管留置时间过长未定期更换导致钙质沉着形成结石阻塞引流管内腔等。

恶性狭窄的原因主要是肾癌或尿路上皮癌复发广泛浸润或侵犯局部造瘘管,肿瘤组织阻塞造瘘管或引流通路。

10.7.2　泌尿系造瘘与引流管道狭窄的诊断

1)临床表现　造瘘管引流尿液量减少或无尿液引流出,可有血尿,肾盂造瘘管阻塞者腰背部肿胀、疼痛,膀胱造瘘管阻塞者腹盆腔肿胀疼痛。引流管连接注射器注入生理盐水或负压抽吸阻力加大或完全受阻是引流管阻塞的直接证据。

膀胱癌损害膀胱防御感染的功能,可出现尿路感染的膀胱刺激症状,甚至发生耻骨上区、阴茎及会阴部疼痛。晚期可发生下肢水肿、盆腔肿块、咳嗽、胸痛等症状及消瘦、贫血等恶病质表现。

2)实验室检查　尿液引流障碍易于继发感染,出现白细胞增多;较长期梗阻或完全性梗阻可引起血肌酐和尿素氮升高。尿中可见白细胞增多(继发感染时)、红细胞增多(血尿时)。

3)影像学表现　彩超、MSCT 尿路造影(CT urography,CTU)、MRI 水成像等均可显示泌尿系统造瘘管梗阻积水。①彩超,作为最为经济、简便及普及的影像学检查,是含有液体的泌尿系病变的首选检查。可显示膀胱、输尿管、肾盂的扩张积水,可显示输尿管造瘘口狭窄阻塞的范围与程度,可显示肾盂、输尿管、膀胱有无肿瘤侵犯、占位和邻近区域有无肿瘤压迫。②CT,随着 MSCT 和三维重建技术的发展如 CTU 的出现,可以更加直观地显示不同程度的肾盂输尿管积水扩张;显示腔内肿块、侵犯腔外的肿块和管壁不均匀性增厚等;增强扫描动脉期肿块或管壁可明显强化,延迟期密度减低;CT 表面重建对于肿瘤本身和继发梗阻积水可以全面直观显示。③MRI,多方位同质化成像、多参数成像,尤其是水成像 MRU 技术,在泌尿系病变的诊断中发挥着越来越重要的作用,既可显示管壁、管腔和周围结构,也可显示造瘘管和引流管内腔尿液及其通畅性,尤其对于对放射线或碘对比剂有禁忌证的患者更具优势。④X 线造影,直接经造瘘管或引流管注射 20%～30% 的碘对比剂,如造瘘管不显影证实完全阻塞,如造瘘管断续显影或纤细显影,反映造瘘管狭窄。

4)诊断　造瘘管或引流管排出尿液减少或无尿液排出,注射器注入冲洗或负压抽吸不畅或困难,注射对比剂造影造瘘管不显影或纤细显影,影像学显示引流或造瘘的腔道如膀胱、输尿管或肾盂扩张积水,即可做出造瘘管狭窄梗阻诊断。

10.7.3　泌尿系造瘘与引流管道狭窄的介入放射学活检术

10.7.3.1　适应证与禁忌证

1）适应证　各类泌尿系造瘘管(如经皮肾盂造瘘管道、肾盂–输尿管–膀胱引流管道、肾盂–皮下–膀胱引流管道、输尿管皮肤造瘘管道、经皮膀胱引流管道和经皮肤–尿道–膀胱引流管道)的狭窄阻塞,狭窄阻塞合并泌尿系感染,狭窄阻塞影响肾功能者,为解除狭窄并维持造瘘管的长期通畅和正常肾功能,均需要完成病理学活检,以明确病因,针对病因科学地选择治疗方案。

2）禁忌证　恶病质,严重凝血功能障碍者。

10.7.3.2　术前准备

1）辅助检查　完善血、尿、粪常规检查,肝、肾和凝血功能检查,以及心电图检查,涵盖肾、输尿管、膀胱和尿道的腹盆腔 MSCT 平扫与增强检查,或 MRI 平扫与增强检查。

2）器械准备　5 F×45 cm KMP 导管、5 F×80 cm 眼镜蛇导管或单弯导管,0.035 inch×150 cm 亲水膜导丝、0.035 inch×180 cm 加强导丝,9 F×20(45)cm 血管鞘,纤维内镜活检钳,福尔马林标本瓶,(8.5～10)F×25(45)cm 多功能外引流管或双 J 形头引流管等。

3）病人准备　术前 10～30 min 肌内注射地西泮使患者镇静,肌内注射 654-2 预防自主神经应激反应,避免泌尿道管腔痉挛。肾功能不全者,先进行血液透析恢复机体内环境稳定,而后再进行活检操作。凝血机制异常者,输注新鲜血浆等予以纠正。

10.7.3.3　介入活检操作

泌尿系不同部位造瘘管道狭窄阻塞,其介入钳夹活检的操作有所不同。

1）经皮肾盂造瘘管狭窄钳夹活检操作

(1)插管肾盂造影　一旦发现引流管排出尿液减少,同侧腰部胀痛,即应尽早处理。此时多数病例可以经引流管注射 20%～30% 碘对比剂完成肾盂造影,显示肾盂、肾盏结构、形态。适当加压注射可见对比剂逆流,显示肾盂至皮肤造瘘通道(窦道)。若引流管严重狭窄,乃至于完全阻塞,经引流管注射对比剂造影失败者,可先经引流管插入亲水膜导丝和导管,一般的肉芽组织增生或肿瘤组织浸润,都可以通过导丝和导管;经导管注射对比剂完成肾盂造影,选择理想的造影图作为活检操作路径图。

(2)建立活检通路　导丝与导管通过引流管进入肾盂后,交换引入加强导丝至肾盂盘曲固定并退出引流管,沿加强导丝引入(9～10)F×(20～45)cm 血管鞘至造瘘通道狭窄病变区域,固定导丝和外鞘管,退出血管鞘内扩张器,加强导丝和外鞘管共同构成钳夹活检通路。

(3)钳夹活检操作　X 线影像监测下,调整外鞘管头端位置于造瘘通道狭窄节段内,必要时经外鞘管侧臂注射碘对比剂证实外鞘管头端恰位于狭窄区,沿外鞘管引入活检钳,活检钳出外鞘管 3～5 mm,张开活检钳,对准狭窄区前推 3～5 mm,快速收紧活检钳,夹取病变组织;重复活检操作 3～5 次,夹取病理组织块 3～5 块,置于标本瓶中固定并送病理学检查。

2）经皮经肾盂输尿管造瘘通道狭窄钳夹活检操作　输尿管皮肤造瘘口或造瘘通道严重狭窄,不能经造瘘口逆行插管进入输尿管者,可经皮经肾盂穿刺进行顺行性输尿管造瘘口狭窄阻塞的钳夹活检。

若是肾盂–膀胱双 J 形内引流管狭窄阻塞,可先经尿道使用异物抓捕器,将引流管经尿道拔出体外,再进行经皮经肾盂穿刺输尿管狭窄区段钳夹活检。

具体操作参见 8.2.3.3 相关内容。

3）经皮输尿管造瘘管狭窄钳夹活检操作

(1)插管输尿管与肾盂造影　经输尿管造瘘管或引流管逆行注射 20%～30% 碘对比剂完成输尿管

和肾盂造影,显示输尿管狭窄阻塞段范围与形态,直至肾盂结构显影。若引流管严重狭窄,乃至于完全阻塞,经引流管注射对比剂造影失败者,可先经引流管插入亲水膜导丝或导丝和导管相互配合插入,一般的肉芽组织增生或肿瘤组织浸润,是能够通过亲水膜导丝和导管的;导丝与导管尽可能逆行插入腰$_{1-2}$椎体水平的肾盂内,退出导丝经导管注射对比剂完成肾盂和输尿管造影,选择显影清晰的输尿管和肾盂造影图作为活检操作路径图。

(2)建立活检通路 导丝与导管通过输尿管进入肾盂完成造影后,交换引入加强导丝至肾盂盘曲固定,并退出引流管,沿加强导丝引入(9～10)F×(20～45)cm血管鞘至输尿管造瘘通道狭窄区域,固定导丝和外鞘管退出血管鞘内扩张器,保留加强导丝和外鞘管作为输尿管狭窄阻塞的钳夹活检通路。

(3)钳夹活检操作 X线影像监测下,固定加强导丝位置不变,调整外鞘管头端位置于输尿管造瘘通道狭窄段内,必要时经外鞘管侧臂注射对比剂,再次证实外鞘管头端恰位于狭窄阻塞区,沿外鞘管引入活检钳,活检钳出外鞘管3～5 mm,操作活检钳后手柄张开活检钳,对准狭窄区前推3 mm左右,收紧活检钳夹取狭窄区病变组织;重复活检操作3～5次,夹取病理组织块3～5个,留置于标本瓶中固定,送病理学检查。

4)经皮膀胱造瘘管狭窄钳夹活检操作

(1)插管膀胱造影 先经膀胱引流管注射20%碘对比剂进行膀胱造影,显示膀胱结构和病变形态,适当加压注射,可见对比剂逆流,显示膀胱至皮肤造瘘通道。若造瘘管或引流管严重狭窄,经引流管注射对比剂膀胱造影失败者,可经引流管插入亲水膜导丝或导丝和导管配合插入,无论肉芽组织增生还是肿瘤组织浸润,导丝和导管基本都可以通过;导丝或/和导管进入膀胱后,经导管注射对比剂完成膀胱造影,选择理想的造影图作为膀胱活检操作的路径图。

(2)建立活检通路 导丝与导管通过引流管进入膀胱后,交换引入加强导丝至膀胱盘曲1～3周固定并退出引流管,沿加强导丝引入(9～10)F×20 cm血管鞘至造瘘通道狭窄区域,固定导丝和外鞘管,退出血管鞘内扩张器,加强导丝和外鞘管共同构成膀胱造瘘管钳夹活检通路。

(3)钳夹活检操作 X线影像监测下,调整外鞘管头端位置于膀胱皮肤造瘘通道狭窄节段内,沿外鞘管引入活检钳,活检钳出外鞘管3～5 mm,张开活检钳,对准狭窄区前推3～5 mm,快速收紧活检钳,夹取膀胱造瘘管狭窄病变组织;向前或后退轻微调整外鞘管头端位置,重复活检操作3～5次,夹取病理组织块3～5块,置于标本瓶中固定,送病理学检查。

10.7.4　造瘘管道或引流管狭窄阻塞的介入放射学治疗

1)经皮肾盂造瘘管狭窄阻塞的介入治疗 肾盂造瘘管阻塞导致肾积水必将损伤肾功能,阻塞的时间越长、阻塞的程度越重,肾功能损伤也越严重。及时诊断和解除造瘘管阻塞、消除肾积水是挽救肾功能的关键。

(1)解除造瘘管狭窄阻塞 发现引流管尿液引流不畅或引流中断,无论钙盐沉积形成结石还是肉芽组织增生或肿瘤浸润,都应及时发现并更换新的引流管,保证尿液引流通畅;必要时调整引流管在肾盂内的部位,加多、加长引流侧孔的数目和区段,或者更换更大直径型号的引流管(如从8～10 F更换至10～12 F)。若原引流通路完全梗阻,失效无法更换引流管,可再选择新的经皮肾盂路径行经皮肾盂穿刺置管引流,重新建立新的造瘘引流通路。

(2)原发病治疗 引流通路被肿瘤浸润,可置入携带放射性粒子的引流管,发挥引流和局部近距离放疗抗肿瘤的双重作用;肾盂被肿瘤侵犯,可行经动脉化疗性栓塞、穿刺消融或放射性粒子植入治疗,控制肿瘤。

2)经皮输尿管造瘘管狭窄阻塞的介入治疗 解除输尿管造瘘管狭窄梗阻的技术有3种:其一,经皮肤造瘘口逆行插入导丝、导管更换引流管;其二,经肾盂穿刺顺行插入导丝、导管更换引流管;其三,旷置输尿管,经皮经肾盂穿刺直接引流。

首选经皮肤输尿管造瘘口更换引流管,走原有造瘘通路不增加额外的创伤,病人易于接受。若原有皮肤造瘘口完全阻塞,导丝、导管逆行插入困难者,可经肾盂穿刺顺行插入导丝、导管更换引流管,顺行性操作易于打通阻塞的造瘘口,但是增加了经皮肾穿刺的操作创伤。若输尿管皮肤造瘘口节段性完全阻塞,经肾盂穿刺顺行插入导丝、导管无法打通阻塞的输尿管和造瘘口,只有放弃输尿管造瘘引流通路,重新建立肾盂引流造瘘通路。

3)肾盂–膀胱引流管狭窄阻塞的介入治疗 这是输尿管病变导致狭窄阻塞的肾盂–膀胱双J形管内引流通路。一般经尿道膀胱途径置换引流管,经尿道向膀胱内插入导丝与导管,交换引入鹅颈抓捕器,抓获膀胱内引流管的J形头,由膀胱内将引流管经尿道部分引出至体外(注意影像监测下,引流管内端勿脱出输尿管),经引流管引入亲水膜导丝直至肾盂内盘曲成袢,固定导丝,全部撤出引流管,沿亲水膜导丝引入单弯或猎人头导管至肾盂,交换引入加强导丝,沿加强导丝引入双J形引流管,两端J形头部分别置于肾盂和膀胱,退出加强导丝(图10-33)。

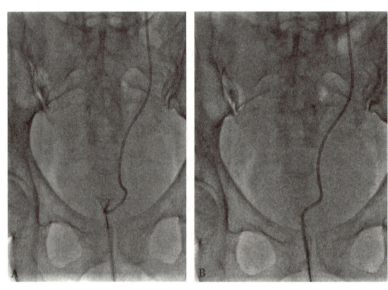

A.经尿道插导管、导丝进入膀胱,交换引入血管鞘,经外鞘管引入抓捕器;B.抓捕器抓捕膀胱内引流管J形头端,经尿道将引流管拉出体外。

图10-33 经尿道抓出膀胱与左肾盂的双J形管操作

4)经皮膀胱造瘘管狭窄阻塞的介入治疗 这里的造瘘管比较易于更换,可经引流管内腔引入导丝,依靠导丝和导管的交换技术更换引流管;也可拔出引流管,直接经引流道或造瘘管向膀胱内引入导丝,利用导丝和导管交换技术更换引流管。

10.7.5　并发症防治

1)出血 导丝、导管与引流管操作过程中损伤造瘘通道或泌尿道内膜,一般为少量渗血,表现为洗肉水样尿液,可自行停止,无须处理。出血量较大,如可见凝血块者,经引流管向泌尿道局部注射肾上腺素盐水,促使血管收缩以止血。

2)疼痛 局部导丝、导管和引流管的介入操作刺激,一般程度不重可以忍受,持续时间不长可以自行缓解,不需要处理。较为严重者,皮肤造瘘口疼痛可以局部涂抹利多卡因软膏,深部疼痛可以经引流管局部注射0.5%～1.0%的利多卡因液。

3)炎性刺激 局部瘙痒,引流不畅,引流尿液内混有絮状物等。多饮水,多排尿,随尿液增多自行冲洗后即可缓解。

参考文献

[1] LORENZO J G,MARTÍNEZ V M,QUERA A R,et al. Modifications in the treatment of advanced laryngeal cancer throughout the last 30 years[J]. Eur Arch Otorhinolaryngol,2017,274(9):3449-3455.

［2］　许凯豪,焦德超,韩新巍,等.透视下经皮经肾输尿管内钳夹活检诊断输尿管梗阻［J］.介入放射学杂志,2022,31(1):45-48.

［3］　BICK B L,SONG L M,BUTTAR N S,et al.Stent-associated esophagorespiratory fistulas:incidence and risk factors［J］.Gastrointestinal Endoscopy,2013,77(2):181-189.

［4］　BOTTONI E,BANZATTI B P,NOVELLIS P,et al.Endoscopic lipofilling for the treatment of bronchopleural fistulas after anatomic lung resection［J］.Ann Thorac Surg,2021,111(2):e143-e145.

［5］　CAMPBELL G,GLAZER T A,KIMPLE R J,et al.Advances in organ preservation for laryngeal cancer［J］.Curr Treat Options Oncol,2022,23(4):594-608.

［6］　DE MOURA E G H,TOMA K,GOH K L,et al.Stents for benign and malignant esophageal strictures［J］.Annals of the New York Academy of Sciences,2013,1300(1):119-143.

［7］　NAZARI H,NAEI V Y,TABASI A H,et al.Advanced regenerative medicine strategies for treatment of perianal fistula in Crohn's disease［J］.Inflamm Bowel Dis,2022,28(1):133-142.

［8］　SEBBAGH A C,ROSENBAUM B,PÉRÉ G,et al.Regenerative medicine for digestive fistulae therapy:benefits,challenges and promises of stem/stromal cells and emergent perspectives via their extracellular vesicles［J］.Adv Drug Deliv Rev,2021,179:113841.

［9］　SHIN J H,KIM J H,SONG H Y.Interventional management of esophagorespiratory fistula［J］.Korean J Radiol,2010,11(2):133-140.

［10］　李树栋,孟兴凯.胆管内瘘的诊疗现状［J］.医学综述,2016,22(4):743-745.

［11］　沈中林.食管癌贲门癌术后吻合口及胸胃瘘的临床治疗分析［J］.临床医药文献电子杂志,2018,5(39):50-51.

［12］　徐凌翔,涂兵.术后胰瘘的临床诊治研究进展［J］.中国继续医学教育,2020,12(2):91-93.

［13］　阎海萍,吴文明.胃结肠瘘诊断及治疗的研究进展［J］.中华胃肠内镜电子杂志,2019,6(1):22-26.

［14］　杨迪,马洪升,张雪梅,等.食管瘘治疗新进展［J］.华西医学,2015,30(10):1983-1985.

［15］　叶再元,吴芳.肠瘘诊治的现状与展望［J］.中国医师杂志,2020,22(6):801-804.

［16］　BI Y H,LI J D,CHEN H M,et al.Fluoroscopic guidance biopsy for severe anastomotic stricture after esophagogastrostomy of esophageal carcinoma:A STROBE-compliant article［J］.Medicine,2018,97(37):e12316.

［17］　BI Y H,YI M F,YU Z P,et al.Covered metallic stent for the treatment of malignant esophageal fistula combined with stricture［J］.BMC Gastroenterology,2020,20(1):248.

［18］　FLAIG T W,SPIESS P E,ABERN M,et al.NCCN guidelines® insights:bladder cancer,version 2.2022［J］.Journal of the National Comprehensive Cancer Network,2022,20(8):866-878.

［19］　KIM H S,KHEMASUWAN D,DIAZ-MENDOZA J,et al.Management of tracheo-oesophageal fistula in adults［J］.Eur Respir Rev,2020,29(158):200094.

［20］　ROUPRÊT M,BABJUK M,BURGER M,et al.European association of urology guidelines on upper urinary tract urothelial carcinoma:2020 update［J］.European Urology,2021,79(1):62-79.

［21］　SIEGEL R L,MILLER K D,FUCHS H E,et al.Cancer statistics,2022［J］.CA:a Cancer Journal For Clinicians,2022,72(1):7-33.

［22］　WATANABE M,SEKINE K,HORI Y,et al.Artificial esophagus with peristaltic movement［J］.ASAIO Journal,2005,51(2):158-161.

［23］　方冬,黄吉炜,鲍一歌,等.中国上尿路尿路上皮癌人群特征和地区差异:基于 CUDA-UTUC 协作组的多中心研究［J］.中华泌尿外科杂志,2017,38(12):885-890.

［24］　洪志鹏.人工食管的基础研究进展及食管重建术的临床现状［J］.昆明医学院学报,2010,31(11):1-3.

［25］　刘谦,王桂茹.再生食管在癌症治疗研究上的评价［J］.中国肿瘤临床,2014,41(4):219-221.

［26］ 王曙东.三维多孔生物可降解聚合物人工食管支架的结构与力学性能［J］.纺织学报,2022,43（12）:16-21.

［27］ 吴刚,韩新巍,水少锋,等.活检术诊断食管-胃吻合口重度狭窄的技术探讨［J］.中国介入影像与治疗学,2007,4（2）:136-138.

［28］ 曾维文.消化道瘘临床诊治特征分析［D］.南京:南京医科大学,2017.

［29］ 丛明华,金发光,柯明耀,等.继发性气道-消化道瘘介入诊治专家共识［J］.中华肺部疾病杂志(电子版),2018,11（2）:131-138.

［30］ 王洪武,邹珩,李闻,等.继发性消化道-呼吸道瘘介入诊治专家共识(第二版)［J］.临床内科杂志,2021,38（8）:573-576.

［31］ KOSZTYŁA-HOJNA B,MOSKAL D,KURYLISZYN-MOSKAL A,et al. Usefulness of high-speed digital imaging(HSDI) in the diagnosis of oedematous- hypertrophic changes of the larynx in people using voice occupationally［J］. Otolaryngol Pol,2017,71（4）:19-25.

［32］ MANINI C,ANGULO J C,LÓPEZ J I. Mimickers of urothelial carcinoma and the approach to differential diagnosis［J］. Clin Pract,2021,11（1）:110-123.

［33］ 袁锦锦,李大鹏,刘业海,等.带内套管外带套囊的气管套管在喉癌和下咽癌术后并发症治疗中的应用策略及效果［J］.中华肿瘤杂志,2020,42（11）:976-979.

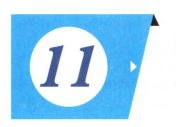

内分泌腺体功能亢进的引流静脉介入放射学取血液标本术

11.1　垂体功能亢进岩下窦介入放射学取血液标本术

垂体是位居大脑中心、颅中窝蝶鞍内的一个微小器官,虽然体积非常小,但是分泌的激素却非常多,是体内最复杂、功能最强大的内分泌腺,调控着人体重要的代谢和生理功能。脑垂体具有两种组织结构和功能,即腺垂体和神经垂体。腺垂体分泌7种激素,促甲状腺细胞分泌促甲状腺激素,促肾上腺皮质细胞分泌促肾上腺皮质激素和促黑色素细胞刺激素,促性腺细胞分泌卵泡刺激素和黄体生成素,催乳激素细胞分泌催乳素,生长激素细胞分泌生长激素等,几乎是全身各个内分泌腺体器官的控制中枢。各种激素的名称显示的就是它们的作用,如促甲状腺激素就是促进甲状腺激素释放的激素,生长激素就是促进身体生长发育的激素等。神经垂体不分泌激素,储存着由下丘脑分泌的催产素和血管升压素(也称抗利尿激素)。随身体需要释放催产素的作用是促进子宫收缩,使胎儿尽快娩出;释放血管升压素的作用是调节水盐平衡,减少尿液排出,增加循环血量,促进血压升高。

脑垂体分泌激素增多,必将引起相应的外周内分泌器官功能亢进,出现一系列对应的全身生理功能亢进症状与体征,如甲状腺功能亢进、肾上腺皮质功能亢进、性激素(雌激素)功能亢进、生长激素亢进、催乳激素亢进等综合征。这些内分泌功能亢进性疾病中,有不少病例实验室定性诊断困难,影像学定位诊断(仅仅是显微镜下才能发现的增生或微小腺瘤)也困难,无法准确诊断,也就难以有效治疗,患者痛苦,医生无奈。对激素分泌增多的脑垂体病变若能做出定性和定位诊断,可外科(现多采用经鼻腔经颅底的微创手术)切除或立体放射治疗而达到根治目的。

经脑垂体引流静脉岩下窦静脉内直接获取血液标本,实验室检测脑垂体异常分泌激素水平的技术应运而生。

11.1.1　垂体功能亢进的病因

1)腺体增生　分为肉眼不能明视的显微镜下微增生和肉眼可见与影像学可以显示的明显肥大增生。

2)功能性腺瘤　因具有强大的内分泌功能和明显的内分泌症状,易于早期发现和诊断。多数腺瘤直径小于10 mm,属于垂体微腺瘤,为良性肿瘤,占垂体肿瘤的20%~30%。常见的功能性腺瘤有催乳素腺瘤、生长激素腺瘤、促肾上腺皮质激素腺瘤、促甲状腺激素腺瘤、促性腺激素腺瘤、混合性激素腺瘤、嗜酸干细胞腺瘤和泌乳生长激素腺瘤等。

3)功能性腺癌　可为良性功能性腺瘤生长过程中恶性变,也可能是原发恶性肿瘤具有内分泌功能。一般体积较大,形态不规则,显示正常脑垂体结构破坏和周围神经受压迫的伴发症状等。

11.1.2　垂体功能亢进的诊断

1)临床表现　分泌增多的激素不同,产生不同的内分泌功能亢进临床表现。

(1)催乳素腺瘤或腺体增生　催乳素分泌增多引起女性闭经-泌乳综合征,即并未怀孕而正常的规律性月经停止,双侧乳头持续性分泌乳汁样液体,不孕。重者腋毛脱落、皮肤苍白细腻、皮下脂肪增多,甚至乏力、易倦、嗜睡、性功能减退等。男性患者占15%左右,表现为性欲减退、阳痿、乳腺增生变大、胡须稀少,重者外生殖器萎缩、精子数目减少、不育等。最常见于垂体微腺瘤,也可见于下丘脑肿瘤或垂体外肿瘤等。准确定位增多的催乳素激素来源,须进行岩下窦静脉取血(inferior petrosal sinus sampling,IPSS)化验。

(2)生长激素腺瘤或腺体增生　青少年骨骺闭合前生长激素增多产生巨人症(gigantism),表现为身材高大(超过2 m)、软组织肥厚增大、骨骼变粗、手足粗大、皮肤粗厚、面部粗糙、内脏增大等。成年人骨骺闭合后生长激素增多出现肢端肥大症(acromegaly),表现为颅骨增厚、头颅及面容宽大、颧骨高、鼻梁大、下颌突出、牙齿稀疏和咬合不良、手脚粗大(穿的鞋子号码越来越大)、驼背、皮肤粗糙、毛发增多、色素沉着、鼻唇和舌肥大、声带肥厚和音调低粗等。

(3)促肾上腺皮质激素腺瘤或腺体增生　多表现为库欣综合征(Cushing syndrome,CS),出现满月脸、水牛肩、向心性肥胖、痤疮、皮肤紫纹、多毛发(女性长出茂密的胡须)、高血压、继发性糖尿病和骨质疏松等症状。

CS患者90%为促肾上腺皮质激素(adrenocorticotropic hormone,ACTH)依赖性。ACTH依赖性CS患者中又有90%为垂体微腺瘤所致,少数为异位来源,见于小细胞肺癌、支气管类癌、胰岛细胞瘤和甲状腺类癌等,两者的治疗原则完全不同。临床上通过两者的临床表现、皮质醇水平和ACTH的检测、大小剂量地塞米松抑制试验以及影像学等手段并不能完全区分,IPSS成为诊断与鉴别诊断的关键检测技术。

(4)促甲状腺激素腺瘤或腺体增生　脑垂体分泌促甲状腺激素增多,致使甲状腺分泌过多的甲状腺素,出现一系列甲状腺功能亢进的高代谢症状,怕热、多汗、胃肠功能亢进、食量增多、氧化还原功能加强、体重下降、消瘦、心慌、心率加快甚至房颤等,称为中枢性甲亢。

(5)促性腺激素腺瘤或腺体增生　导致雌性激素或雄性激素分泌增多。若男性雄性激素增高,出现睾丸增大、性欲亢进、毛发浓密,如果幼年发病,可出现性早熟,外生殖器过早发育、过度发育,阴茎异常粗大;若女性雄性激素增高,将出现月经不调、停经、乳房萎缩、性欲减退等症状。若男性雌激素增高,将出现勃起困难、性欲下降、外生殖器萎缩和生殖能力降低等问题,乃至女性化、阴阳人等改变。

女性卵泡刺激素增多出现卵巢过度刺激(hyper-stimulation)综合征,临床表现多样,包括胃肠道症状、腹水、胸腔积液等。轻者出现恶心、呕吐、腹泻等症状,随着卵巢增大与腹水增多,腹胀加重难以平卧,同时伴有腹壁紧绷,形成张力性腹水。胸腔积液可单侧或双侧发生,胸腔积液加重时可致肺组织萎缩,出现呼吸困难。严重者可有肝肾功能异常、凝血功能异常等多脏器功能受损表现,危及生命。此外,还可伴有外阴水肿等症状。

(6)混合性激素腺瘤与腺体增生　临床表现以一种激素分泌显著增高为主,伴随其他激素增多症状。如生长激素和催乳素细胞混合腺瘤,血液生长激素和催乳素均增高,有轻度肢端肥大、月经紊乱、泌乳等症状。

(7)垂体腺瘤占位症状　垂体腺瘤体积增大将对邻近神经结构产生压迫,出现一系列诸如头痛、恶心呕吐、视力减退、视野缺损、眼睑下垂、复视、眼外肌麻痹和正常垂体结构受损(如尿崩)等症状。

2)实验室检查　检测外周血激素水平,包括中枢性内分泌腺脑垂体的各种激素水平和外周内分泌腺体如甲状腺、肾上腺、性腺等的激素水平。

(1)脑垂体激素　功能性垂体腺瘤的类型不同,外周血中异常的激素指标也有所不同,检测的主要激素包括催乳素(正常男性6.2~13.0 mg/L,女性9.0~14.0 mg/L)、生长激素(正常男性0.34±0.30 pg/L,女性0.83±0.98 pg/L)、促肾上腺皮质激素(正常10~52 pg/ml,也就是2~11 pmol/L)、促甲状腺激素(正常值范围0.3~4.5 mIU/L)、促性腺激素(女性促卵泡激素正常值随年龄不同有不同的变化,青春期<5 U/L,生育年龄5~20 U/L,绝经后>40 U/L)、促黑色素细胞激素(RIA法20~110 ng/L)等。

脑垂体分泌的有些激素在循环血液中含量极低,难以监测到的细微指标升高就会发挥十分强大的促外周内分泌腺体器官激素分泌功能。只有直接经脑垂体的回流静脉IPSS,才能准确测量垂体的激素异常分泌水平。

(2)外周内分泌器官激素　依据临床异常的内分泌症状,在脑垂体激素水平监测基础上,测量不同内分泌器官的激素水平。甲状腺功能亢进者测量其相关激素,肾上腺皮质功能亢进者测量其相关激素,卵巢功能异常者测量其相关激素,等等。

如肾上腺皮质功能亢进,测量血浆 ACTH 水平:ACTH 依赖性的 CS 及异位 ACTH 依赖性 CS 患者,其血浆 ACTH 水平均有不同程度的升高。但是,肾上腺皮质增生或功能性腺瘤不论良性还是恶性,其血浆 ACTH 水平都低于正常值。血浆 ACTH 水平测定对鉴别 ACTH 依赖性和非依赖性有决定性的诊断意义,但对鉴别是来源于垂体还是异位的 ACTH 分泌增多却仅能作为参考,进一步确诊需要直接经脑垂体的回流静脉 IPSS。

必要时还要测量尿液中的有关激素水平或激素代谢产物水平,如 24 h 尿液游离皮质醇测定等。

3)影像学表现　蝶鞍区 MRI 或 CT 扫描的冠状面成像与矢状面成像直接显示垂体大小,双侧结构的高度与宽度是否对称,垂体柄是否偏移,鞍底骨质是否受压变薄,以及有无腺瘤等征象。MRI 对于垂体病变的显示优于 CT,推荐对所有可疑垂体功能异常和腺瘤者进行 MRI 动态增强检查。

外周内分泌腺体影像学检查,如甲状腺、肾上腺或卵巢等影像学检查,包括超声、CT、MRI 等,显示腺体大小变化和有无占位病变。若有占位病变显示其良恶性特征。

4)诊断　根据典型的内分泌症状,实验室相关激素水平异常变化,结合影像学腺体肥大增生或占位病变多数可以做出诊断。但是,部分病例临床具有典型内分泌症状,却缺乏典型实验室激素指标变化和脑垂体等腺体的影像学改变,需要双侧岩下窦取血方能做出定性与定位诊断。

11.1.3　双侧岩下窦介入放射学取血液标本

11.1.3.1　适应证与禁忌证

1)适应证　可疑促甲状腺激素、促肾上腺皮质激素、促性腺激素、促黑色素细胞激素、生长激素、催乳素等脑垂体分泌的激素升高,而脑垂体影像学检查未能显示腺体肥大增生和明确的腺瘤者,为进一步定性和定位诊断,有必要进行岩下窦直接取血测量激素水平。

2)禁忌证　存在急性或慢性出凝血疾病,未控制稳定的重症感染和心脑血管疾病的急症状态;不能除外 ACTH 非依赖性 CS 的诊断和周期性 CS 患者的病情缓解期;相对禁忌证为妊娠期。

11.1.3.2　术前准备

1)辅助检查　完善血、尿、粪三大常规检查,肝、肾和凝血功能检查,以及心电图和影像学检查,准确评价颅内是否存在蝶鞍区占位,并根据临床异常的内分泌症状进行相关激素检测。

2)器械准备　外周介入器械,如 5 F 血管鞘、0.035 inch×150 cm 亲水膜导丝、5 F×100 cm 椎动脉导管或猎人头导管、≤3 F×150 cm 的微导管与配套微导丝;神经介入器械,如(5~6)F×90 cm 导引导管、≤2.4 F×150 cm 的微导管与≤0.018 inch×180 cm 的微导丝,Y 形阀与转换开关,加压袋,特殊的血液标本试管等。

11.1.3.3　岩下窦取血液标本操作

1)岩下窦的应用解剖　脑静脉分为浅静脉和深静脉 2 组。脑垂体位居大脑深部的中央,其静脉引流至深静脉的岩窦,经岩下窦和岩上窦回流至乙状窦或颈内静脉,岩上窦回流至乙状窦,岩下窦回流至乙状窦或直接回流至颈内静脉近端(图 11-1)。

2)选择经皮静脉穿刺途径　静脉穿刺途径有三:经皮股静脉穿刺、经上肢静脉穿刺和经颈内静脉穿刺。常用经皮股静脉穿刺途径,其操作空间大,易于一次完成双侧岩下窦取血。

3)选择性颈内静脉插管　右侧腹股沟区常规消毒铺无菌巾,局部麻醉,穿刺股静脉,导入血管鞘。沿血管鞘插入 5 F 猎人头导管在右髂静脉取血 3 mL,置入特殊的试管内。亲水膜导丝及导管配合依次经下腔静脉、右心房、上腔静脉进入右颈内静脉接近颅底部与乙状窦交界处,退出导丝,经导管推注碘对比剂 5~10 mL 进行颈内静脉造影,证实导管进入颈内静脉与乙状窦交界区的位置无误。高压注射对比剂还可能使岩下窦汇入颈内静脉的开口部逆行显影。

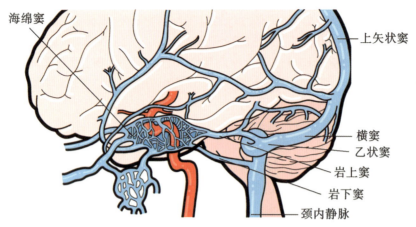

海绵窦
上矢状窦
横窦
乙状窦
岩上窦
岩下窦
颈内静脉

图 11-1 岩上窦和岩下窦与乙状窦和颈内静脉的解剖结构示意

4) 以外周介入器械取血液标本 右侧颈内静脉造影后,直接经 5 F 导管送入外周介入的微导管与微导丝,二者配合超选择插管经颈内静脉或乙状窦进入右侧岩下窦内(蝶鞍后下方区域),经微导管手推注射碘对比剂,以确定或调整微导管的位置在岩下窦无误,置换全新注射器取血 3 mL 注入相应冷藏试管(图 11-2)。

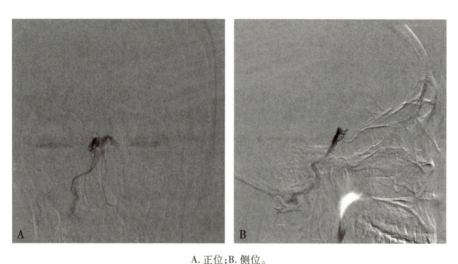

A. 正位;B. 侧位。
图 11-2 岩下窦插管取血液标本操作
经岩下窦内微导管注射对比剂正位及侧位造影图,显示微导管位于岩下窦内。

5) 以神经介入器械和操作方法取血液标本 右侧颈内静脉造影后,以导丝导管交换技术将 5~6 F 的单弯导引导管(尾端连接 Y 形阀和转换开关,转换开关与肝素盐水加压瓶连接)引入右侧颈内静脉,持续匀速地向导引导管内灌注肝素盐水。经 Y 形阀和导引导管引入神经微导丝和微导管,二者配合超选择插管经颈内静脉或乙状窦进入右侧岩下窦内(蝶鞍后下方区域),经微导管手推注射碘对比剂,以确定或调整微导管的位置在岩下窦无误,撤出微导丝,置换全新注射器取血 3 mL 注入相应冷藏试管。这种操作避免导管内腔血栓形成、避免导管尾端血液溢出。神经微导管和微导丝纤细柔软,易于进入岩下窦,而且更为安全,但是器械较为昂贵。

同法完成左侧颈内静脉插管与造影,导管与导丝配合经右心房到上腔静脉,向左上方探寻进入无名静脉、进入左侧颈内静脉接近颅底位置,经导管造影证实导管位置在颈内静脉与乙状窦交界区,经导管插入微导管和微导丝,二者配合进入岩下窦,经微导管造影证实微导管位置无误,负压抽出 3 mL 血液置于特殊的冷藏试管内。

6) 头颅平板 CT 扫描 现代 DSA 设备都具备旋转图像采集的 3D 成像和平板 CT 功能。颅内介入操作后要常规进行头颅平板 CT 扫描,判断有无颅内出血等并发症,以便及时处理,防止造成严重危害。

7)经皮静脉穿刺点压迫止血 完成双侧岩下窦插管取血液标本后,撤出微导管、导管和血管鞘,股静脉穿刺点局部压迫止血 10 min,加压包扎 4~6 h。

8)血液标本送检 将采集到的血液样本送往实验室进行分析,通过比较岩下窦与外周静脉血的激素水平,可以做出脑垂体异常分泌激素的精准病因学诊断。

11.1.4 并发症防治

需要处理的严重并发症不多见。

1)股静脉穿刺点并发症 股静脉加压包扎和下肢制动时间太长,出现下肢深静脉血栓及血栓脱落肺栓塞。股静脉内压力接近零水平,穿刺插管后无须加压包扎太久,即便静脉穿刺点出血,血管外血肿自身产生的张力足可以自行压迫止血;股静脉加压包扎期间,股部适当制动,而踝关节要多做屈伸活动,以使腓肠肌不断收缩,促使下肢静脉血液回流,防止下肢静脉血液淤滞而继发血栓形成。

2)蛛网膜下腔出血 经颈内静脉或经乙状窦向岩下窦插管,操作粗暴、岩下窦狭窄而硬性通过导管,或导管插入位置过深而导致海绵窦或岩下窦壁损伤出血。若颅内静脉插管过程中患者出现头疼,或取血后平板 CT 扫描发现颅底处蛛网膜下腔高密度影,要及时给予止血治疗。

局限性的岩下窦附近少量蛛网膜下腔出血,因静脉内压力几乎为零,出血具有自限性。若介入操作中做过肝素化,可使用药物中和肝素,配合使用止血药物。间隔 20~30 min 复查平板 CT,评价蛛网膜下腔出血量是否增加、范围是否扩大。若无出血量增加变化,即可结束介入操作。若出血量加大,岩下窦插入微导管造影,发现血管内对比剂外溢、静脉窦壁损伤者,交换引入球囊导管,充盈球囊局部封闭 5~10 min,必要时也可进行海绵窦或岩下窦钢圈栓塞以止血。

11.2 甲状旁腺功能亢进症颈内静脉与头臂静脉介入放射学取血液标本术

甲状旁腺位于甲状腺两侧叶背面(或埋在其中)的中部和下部,棕黄色,形似大豆,每侧各有 1 对 2 个腺体,一共有 2 对 4 个腺体(图 11-3)。分泌甲状旁腺激素,发挥调节体内钙磷代谢水平的作用。

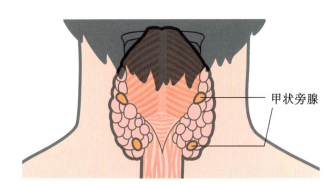

甲状旁腺

图 11-3 甲状旁腺解剖位置与形态大小示意(背面观)

原发性甲状旁腺功能亢进症(primary hyperparathyroidism,PHPT)是由一个或多个甲状旁腺合成和分泌甲状旁腺激素(parathyroid hormone,PTH)增多引起的临床综合征,是导致高钙血症的常见原因。高钙血症常引起多系统损害,如神经系统、消化系统、骨骼肌肉系统和泌尿系统等。

继发性甲状旁腺功能亢进症(secondary hyperparathyroidism,SHPT)是由于体内血钙过低、血镁过低和血磷过高等刺激甲状旁腺增生、肥大,分泌过多 PTH 的临床综合征。见于慢性肾功能不全、维生素 D 缺乏和肠道吸收不良等原因。

典型的 PHPT 临床表现包括肾结石、骨折等体征及高钙血症引起的多系统症状。但随着认识的加深及各种实验室检查技术的发展,PHPT 的流行病学特点发生了改变,由症状性 PHPT 为主向无症状性 PHPT 为主转变,由高钙血症 PHPT 为主向正常血钙 PHPT 为主转变。这种转变在发达国家表现得更为突出,在我国也呈现出这种趋势。PHPT 的发病率不断增高,由一个世纪以前认知的罕见病,到现在成为继糖尿病和骨质疏松症之后的第三大常见内分泌疾病。

11.2.1 甲状旁腺功能亢进症的病因

1)PHPT 的病因　可以是良性的甲状旁腺腺瘤或增生,也可以是恶性的甲状旁腺癌,少见原因还有其他脏器肿瘤异常分泌 PTH。

(1)甲状旁腺腺瘤　约占 PHPT 的 85%,常在 10 岁后起病,随着年龄的增长患病率也逐渐增高。大部分腺瘤单个存在,少数为多发。60% ~ 80% 的腺瘤发生在下甲状旁腺,20% ~ 30% 出现在上甲状旁腺,8% ~ 10% 则出现在异位甲状旁腺。甲状旁腺腺瘤包括主细胞腺瘤、透明细胞腺瘤和嗜酸细胞腺瘤,以主细胞腺瘤最常见,其次是主细胞和嗜酸细胞的混合腺瘤。

(2)遗传性甲状旁腺腺瘤综合征　包括两种疾病。其一为常染色体显性遗传性甲状旁腺功能亢进-颌肿瘤综合征,是一种罕见的遗传性疾病,同时出现甲状旁腺腺瘤和颌骨纤维骨性肿瘤;还常伴有多囊肾、肾错构瘤和 Wilms 肿瘤等病变,严重影响患者生命质量。其二为多发性内分泌腺瘤综合征,是一种罕见的家族性遗传性疾病,出现多个内分泌腺瘤、内分泌功能亢进表现及一些特定的皮肤病变;其中原发性甲状旁腺功能亢进症是其表现之一,其他病变包括垂体瘤、胰岛素瘤、肾上腺腺瘤等。

(3)甲状旁腺癌　多数由 PHPT 或 SHPT 长期误诊或治疗不及时而进行性发展而来。故而,无论是 PHPT 还是 SHPT 均应该早期做出诊断,早期诊断后及时进行穿刺消融或手术切除治疗。

(4)异位肿瘤分泌 PTH　肾、肝等部位的一些肿瘤可以分泌甲状旁腺激素样多肽或者溶骨性因子,出现和甲状旁腺功能亢进相似的症状。

(5)甲状旁腺增生　占 PHPT 的 10% 左右。增生通常为 4 个腺体均匀或不均匀增大,其中下甲状旁腺的增生往往更为明显。增生的腺体可为肉眼可见的明显腺体肥大,也可仅仅为显微镜下才可能识别的细胞性增生肥大。甲状旁腺腺体表面光滑,也可能呈结节状。原发性甲状旁腺增生的主要类型包括主细胞增生和透明细胞增生,以主细胞增生最常见。

2)SHPT 的病因　由于慢性肾功能不全、肠道吸收不良综合征、维生素 D 缺乏症等疾病,继发性导致甲状旁腺 PTH 分泌过多。这些情况下,血钙水平降低刺激甲状旁腺分泌更多的 PTH,以维持血钙在正常范围内。长期的刺激会导致甲状旁腺增生,进而发展为功能亢进。当病情达到慢性肾功能不全的终末期时,尽管甲状旁腺已经增生并分泌大量的 PTH,但由于肾功能严重受损,无法有效排出 PTH,导致 PTH 在血液中积累,PTH 水平进一步升高。

11.2.2 甲状旁腺功能亢进症的诊断

1)临床表现　PHPT 主要引起骨骼系统、泌尿系统和心血管系统症状。骨骼系统早期可出现骨痛,以腰背部、髋部、胸肋部和四肢为主,局部有压痛;严重时表现为纤维囊性骨炎,出现骨骼畸形和多发病理性骨折,身材变矮,四肢骨弯曲,髋内翻,活动受限,甚至卧床不起;若合并骨软化,加重骨畸形及活动障碍;部分患者出现牙槽骨吸收、牙松动易脱落等改变。泌尿系统因长期高钙血症影响肾小管的浓缩功能,出现多尿、夜尿和口渴等症状,可出现多发或复发性泌尿系结石和肾实质钙化。心血管系统为心肌、瓣膜及血管钙化,心血管死亡率增加。

常见乏力、易疲劳、食欲减退、体重减轻等,还有高钙血症引起的食欲缺乏、消化不良、便秘、皮肤瘙痒等表现。

2)实验室检查　PHPT 血液生化检查 PTH 升高、钙升高和磷降低,尿液高钙和高磷。血清 25-羟维生素 D 降低,肌酐和尿素氮升高。PHPT 须与维生素 D 缺乏和慢性肾功能不全等引起的 SHPT、家族性低尿钙高血钙血症(FHH)及 SHPT 相鉴别。

3)影像学表现　正常的甲状旁腺体积小,与甲状腺融合在一起,难以在影像学上分辨显示。PHPT 无论甲状旁腺增生、腺瘤还是腺癌,当甲状旁腺体积增大至 10 ~ 20 mm 及以上,并且内部出现变性坏死、钙化等异常变化时,可以在超声、MRI 或 CT 平扫与增强图像上显示。影像学还可以发现其他脏器并发的良恶性肿瘤征象。

　　4）诊断　根据典型的临床表现、实验室指标可以做出初步诊断。对于较大体积的单个或多个甲状旁腺增生、腺瘤或腺癌在影像学若能显示,可以确诊。若影像学不能发现甲状旁腺增大征象,无法做出准确的定位诊断,根治性治疗如穿刺消融或手术切除将无法进行,此时双侧甲状旁腺回流静脉-颈内静脉和头臂静脉取血液标本具有重要的诊断价值。

11.2.3　颈内静脉与头臂静脉介入放射学取血液标本

11.2.3.1　适应证与禁忌证

　　1）适应证　临床检验提示高钙血症、低磷血症、高钙尿症、高磷尿症和高 PTH 血症的患者,考虑甲状旁腺功能亢进症,临床和影像学没有发现甲状旁腺腺体异常增大者。

　　2）禁忌证　严重凝血机制障碍,颈内静脉和头臂静脉血栓形成或闭塞是相对禁忌证。

11.2.3.2　术前准备

　　1）辅助检查　完善血、尿、粪三大常规检查,肝、肾、凝血功能检查和心电图检查,测量血 PTH、血钙和血磷,尿钙和尿磷等电解质。影像学检查没有发现明显的甲状旁腺肿大和占位,或发现其他部位如肝、肾肿瘤。

　　2）器械准备　5 F 血管鞘、0.035 inch×150 cm 亲水膜导丝、5 F×(80～100)cm 椎动脉导管或猎人头导管,特殊的血液标本试管等。

11.2.3.3　颈内静脉与头臂静脉取血液标本操作

　　1）甲状腺与甲状旁腺血管应用解剖　上一对甲状旁腺由甲状腺上动脉或甲状腺下动脉或两者的吻合支供应血液,下一对甲状旁腺由甲状腺下动脉分支供血。甲状旁腺的回流静脉同甲状腺的静脉,甲状腺回流静脉有甲状腺上、中、下 3 支静脉,上、中静脉回流至同侧颈内静脉,颈内静脉与锁骨下静脉汇合后形成头臂静脉。甲状腺下静脉直接回流至头臂静脉,有两种解剖变异,可两侧下静脉都汇入左侧头臂静脉,或两侧下静脉分别汇入同侧头臂静脉(图 11-4)。左侧头臂静脉走行平直而且较长,右侧头臂静脉走行陡直而且较短。两侧头臂静脉汇合形成上腔静脉。

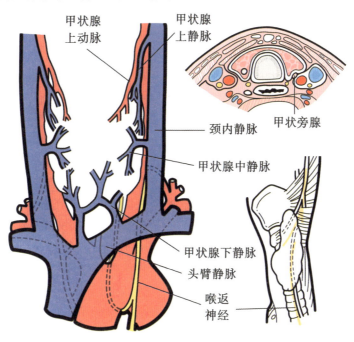

图 11-4　甲状腺与甲状旁腺动脉血供与静脉回流示意

2）选择经皮静脉穿刺途径　静脉穿刺途径有二：经皮股静脉穿刺和经皮上肢静脉穿刺。常用经皮股静脉穿刺途径，经皮股静脉穿刺插管操作空间大，易于完成双侧颈内静脉与头臂静脉和其他内脏回流静脉插管与取血液标本操作。

3）经髂静脉插管与取血　常规右侧腹股沟区消毒铺无菌巾，局部麻醉后穿刺股静脉，引入血管鞘建立经皮至静脉的操作通路。沿血管鞘插入 5 F 猎人头导管在右髂静脉取血 3 mL，置入特殊的试管内并标记。

4）经颈内静脉和头臂静脉取血　亲水膜导丝及导管配合依次经髂静脉、下腔静脉、右心房、上腔静脉进入左侧颈内静脉，退出导丝，经导管推注碘对比剂 5～10 mL 进行左侧颈内静脉和头臂静脉造影，可见左侧颈内静脉和头臂静脉显影。后撤并调整导管头端在左颈内静脉近心端，经导管先抽取 2～3 mL 血液弃去，再更换新注射器抽取颈内静脉血液 3 mL，置入特殊的试管内并做好取血部位标记。

缓慢后撤导管至左侧头臂静脉，造影证实导管头端位于左侧头臂静脉近心端。左侧头臂静脉造影确定导管位置无误后，注射器先经导管抽出 2～3 mL 血液废弃，再置换新注射器抽取血液 3 mL 注入相应试管内做好取血部位标记（图 11-5）。

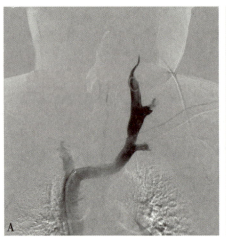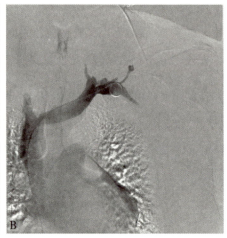

A. 左侧颈内静脉插管造影定位；B. 左侧头臂静脉插管造影定位。

图 11-5　左侧颈内静脉造影与头臂静脉造影

为减少颈内静脉抽取血液的干扰和增加头臂静脉抽取血液中甲状旁腺激素的含量，可在导管插入颈内静脉造影前，同侧上肢以血压计袖带加压暂时阻断上肢静脉回流，分别抽取颈内静脉和头臂静脉血液标本后再放松血压计袖带。

同法进行右侧颈内静脉和头臂静脉造影，调整导管头端位置于右侧颈内静脉近心端，抽取颈内静脉血液 3 mL，留置于特殊的试管内做好标记。后撤导管至右侧头臂静脉近心端，负压抽取右侧头臂静脉血液标本，分别置入不同的试管内并做好标记。

5）其他脏器肿瘤回流静脉插管取血　若怀疑其他脏器肿瘤具有分泌 PTH 作用，可在此脏器回流静脉插管，抽取血液标本以检测 PTH 水平。

6）将采集到的血液样本全部送实验室检测　定量检测双侧颈内静脉、双侧头臂静脉和髂静脉血液标本 PTH 值。单侧颈内静脉 PTH 明显增高者，提示此侧上甲状旁腺功能亢进；双侧颈内静脉 PTH 明显增高者，提示双侧上甲状旁腺功能亢进；单侧颈内静脉和头臂静脉 PTH 均明显增高者，提示此侧上、下甲状旁腺功能都亢进；双侧颈内静脉和头臂静脉 PTH 均明显增高者，提示双侧上、下甲状旁腺，即全部甲状旁腺功能都亢进。依此类推，诊断和具体定位功能亢进的甲状旁腺。

11.2.4　甲状旁腺功能亢进症的介入治疗

甲状旁腺是位于甲状腺背侧的类圆形小球体，无论肥大增生还是腺瘤依然是球状结构，局麻下经皮穿刺消融是极佳的治疗技术。可在彩超、CT 或 MRI 的导向下进行，可选择射频、微波、氩氦刀或纳米刀进行甲状旁腺消融治疗。

11.2.5 并发症防治

罕见严重并发症。主要防止出现一般的腹股沟区静脉穿刺并发症,适度的股静脉穿刺口压迫止血,防止出现局部血肿和下肢深静脉血栓等。

11.3 胰岛细胞功能亢进(胰岛细胞瘤)门静脉系统介入放射学取血液标本术

胰腺是人体仅次于肝的第二大腺体,是具有消化和内分泌功能的重要器官,具有内分泌和外分泌双重作用。内分泌功能通过胰岛内的多种细胞分泌不同的激素实现。这些具有内分泌功能的细胞在胰腺内成堆成簇零星分布形成小细胞团块,这些小细胞团块被称为胰岛。若把胰腺整体比作一个大海,胰岛就是大海中一个个孤立的岛屿。胰岛内含有的细胞种类包括 α 细胞、β 细胞、δ 细胞、PP 细胞等。

胰岛细胞中,β 细胞占的比例最大,主要功能是分泌胰岛素,调节人体血糖代谢。α 细胞分泌胰高血糖素,δ 细胞能分泌胃泌素和生长抑素,PP 细胞分泌胰多肽激素等,发挥不同的代谢作用。

胰岛细胞瘤(islet cell tumor, ICT)又称胰岛细胞腺瘤(islet cell adenoma),是起源于胰腺胰岛细胞的肿瘤,因可以合成和分泌多种激素,临床表现多样化。发病率为 0.43/10 000,好发部位依次为胰尾、胰体和胰头部,异位胰腺也可发生。根据 ICT 是否具有内分泌功能分为功能性和无功能性两大类,功能性腺瘤包括胰岛素瘤、胰高血糖素瘤、胃泌素瘤、生长抑素瘤和舒血管肠肽瘤。ICT 的根治方法有微创经皮穿刺消融和外科手术切除,功能性腺瘤的功能强大但直径一般较小,给影像学的定位诊断带来困难,也使消融或手术治疗无法进行。

多数功能性胰岛细胞瘤患者根据典型的特色临床表现可得到定性诊断,其难点在于准确的解剖定位诊断。80% 以上的胰岛细胞瘤直径<10 mm,一般不引起胰腺的外形轮廓改变,微小的腺瘤通过超声、CT 和 MRI 均不易发现,文献报道超声的发现率约 35.1%,CT 平扫发现率为 40.0% ~67.9%,而螺旋 CT 动态增强容积扫描的阳性率可达 90% 以上。

功能性胰岛细胞瘤影像学解剖定位诊断困难者,可进行功能性间接定位,即经胰腺回流静脉-脾静脉、肠系膜上静脉和门静脉分段取血测量激素,借此间接判断微小腺瘤在胰腺内的大概位置,是在胰腺尾部、体部、颈部或是头部,为穿刺消融或手术治疗提供依据。

11.3.1 胰岛细胞功能亢进的病因

临床上胰岛细胞功能亢进分为胰岛细胞增生症和功能性胰岛细胞瘤。

1)胰岛细胞增生症 分为弥漫性增生和腺瘤样增生(微腺瘤)。胰岛细胞增生症这个名词起源于 20 世纪前半叶,存在不少争议,就目前理解,胰岛细胞增生症是指胰岛 β 细胞在显微镜下呈现异常增生,同时合并过量胰岛素分泌,导致血糖水平减低,出现相应症状,产生器官功能或结构损害。

胰岛细胞增生症非常罕见,最终获得明确诊断的病人非常少,大多数情况下都属于偶然发现并确诊。近年来,随着部分胃切除等减重手术的开展和流行,接受胃旁路手术后发生继发性胰岛细胞增生症的患者增多,临床病例报告逐渐增加,值得关注。

2)功能性胰岛细胞瘤 包括胰岛素瘤、胃泌素瘤、胰高血糖素瘤、血管活性肠肽瘤(VIP 瘤)和生长抑素瘤等。胰岛素瘤占功能性胰岛细胞瘤的 35% ~40%。

胰岛细胞类癌属于低度恶性的肿瘤,肿瘤细胞分泌 5-羟色胺。5-羟色胺是人体重要的神经递质,也是一种自身调节物质,可以使人体产生愉悦或快乐等良好情绪。5-羟色胺分泌增多,可造成全身多个系统的病变,早期发现肿瘤手术切除的预后良好。

11.3.2 胰岛细胞功能亢进的诊断

1)临床表现 胰岛细胞功能亢进的临床表现决定于分泌增加的激素种类。

（1）胰岛 β 细胞增生与胰岛素瘤　胰岛素升高表现为低血糖"Whipple"三联征：①低血糖症状；②发作时血糖<2.8 mmol/L；③进食或静脉注射葡萄糖后症状可迅速缓解。但老年人因交感神经兴奋性下降，部分患者低血糖时仅表现为神经系统功能下降如嗜睡、意识淡漠等症状，易误诊。

（2）胃泌素瘤　是胰岛 δ 细胞瘤，分泌过多的胃泌素出现顽固性、多发性消化性溃疡和腹痛。常间歇性急性发作腹泻，严重的腹泻出现脱水和低血钾等水电解质紊乱。

（3）胰高血糖素瘤　是胰岛 α 细胞瘤，分泌过量的胰高血糖素，表现为皮肤黏膜游走性、坏死溶解性红斑，贫血，舌炎及口角炎，外阴阴道炎等，伴随糖尿病和低氨基酸血症等，称为高血糖皮肤病综合征。引起肾对葡萄糖的过滤能力下降出现排尿增多，甚至尿频、尿急等症状。导致体内的葡萄糖无法正常吸收和利用，引起过度饥饿，出现食欲增加。

（4）血管活性肠肽瘤　90% 原发于胰腺的胰岛 D1 细胞。血管活性肠肽瘤主要的表现就是分泌性腹泻，70% 以上的患者长期持续性严重腹泻，每天腹泻量超过 3 L，大便稀薄如水呈茶色。腹泻导致水电解质和酸碱平衡紊乱，循环血容量下降、脱水，甚至出现低钾、低氯血症和代谢性酸中毒。有 3/4 的患者会出现胃酸降低，甚至无胃酸。约 60% 的患者出现钙磷代谢障碍，表现低磷血症和高钙血症。还有 50% 的患者出现葡萄糖耐量降低，高血糖症。

（5）生长抑素瘤　生长抑素所抑制的激素（包括垂体、胃肠道及肾所分泌）和功能有 20 余项，其分泌增多所引起的综合征理应广泛而明显，但事实上生长抑素瘤的临床表现一般都较轻和缺乏特异性，依靠症状确诊的病例很少。临床提示诊断的有三联征，即轻度糖尿病、胆结石和消化不良（嗳气、腹泻、腹胀等）。生长抑素抑制生长激素、胰岛素、胰高糖素的释放，综合作用的结果呈轻度糖尿病或糖耐量下降。生长抑素抑制胆囊收缩素、胰泌素的释放，抑制胃酸、胃蛋白酶分泌，抑制肠道对糖、脂肪和氨基酸的吸收，抑制胃、肠平滑肌收缩，导致消化吸收不良及脂肪泻。患者常有显著消瘦，部分出现贫血。

（6）胰岛细胞类癌　临床上最多见的症状是皮肤潮红，以颜面部和前胸部的皮肤潮红为主。5-羟色胺可以扩张血管，导致病人低血压症状，同时伴随心动过速的发作，严重者发生心源性休克。5-羟色胺还可以引起支气管痉挛，导致呼吸困难和喘息症状。5-羟色胺作用于消化系统，可以导致水样便。

2）实验室检查　依据内分泌症状不同，选择检测血液不同激素水平，如低血糖发作时测血浆胰岛素水平，胰岛素>10 mU/L，胰岛素释放指数>0.3 或胰岛素释放修正指数>100 均高度提示胰岛素瘤。

3）影像学表现　超声因其无创、低费用、重复性强，常作为胰腺疾病的首选筛查，但由于瘤体较小、位置深在，邻近胃肠道气体伪影影响等因素，发现胰岛细胞瘤的阳性率低。高场强 MRI 的多参数成像阳性率增高，MSCT 容积扫描和动态增强阳性率更高，不同功能的胰岛细胞腺瘤，具有不同的影像学特征。定位诊断按照先易后难、先无创后有创的原则进行，常规腹部超声或 MRI、MSCT 等不能定位时，可考虑行脾静脉-门静脉分段取血进一步定位检查。

4）诊断　根据特异的内分泌临床表现，结合实验室相应的激素水平升高即可做出胰岛功能亢进的定性诊断；若影像学发现胰腺内占位病变，多数也可以做出定位诊断。但是，对于胰岛细胞增生和微腺瘤，多种影像学都难以显示。胰腺肿瘤和其他脏器肿瘤同时发生或多处发生者，影像学难以区分何处肿瘤为内分泌功能亢进的根源。

经皮经肝穿刺门静脉进行脾静脉-门静脉分段取血，对于影像学诊断困难的胰岛细胞功能亢进定位诊断具有重要价值。文献报道，经皮经肝门静脉置管、脾静脉-门静脉分段取血测定胰岛素对于胰岛素瘤的诊断敏感性达到 91.7%。

11.3.3　门静脉系统介入放射学取血液标本

11.3.3.1　适应证与禁忌证

1）适应证　临床表现为胰腺内分泌功能相关的亢进症状，如胰岛素瘤的"Whipple"三联征等，高度怀疑存在胰岛细胞瘤或胰岛细胞增生，而影像学未能在胰腺发现肿瘤征象的患者，都是脾静脉-门静脉分段取血、检测激素、进行间接定位诊断的适应证。

2）禁忌证　患者存在严重的凝血功能障碍，如血友病、弥散性血管内凝血等，经皮经肝门静脉穿刺脾静脉取血可导致出血不止。区域性门静脉高压、门静脉血栓、门静脉海绵样变和大量腹水是相对禁忌证。

11.3.3.2　术前准备

1）辅助检查　完善血、尿、粪三大常规检查，肝、肾、凝血功能检查和心电图检查，测量血液与临床内分泌症状密切相关的胰腺分泌激素水平、血糖、电解质等。影像学检查没有发现明显的胰腺肿大和占位，显示门静脉与脾静脉结构正常，或发现其他部位如肝、肾肿瘤或内分泌腺体肥大。

2）器械准备　经皮穿刺导入器套装，5 F 血管鞘、0.035 inch×150 cm 亲水膜导丝、5 F×80 cm 猎人头导管或单弯导管等，TIPS 穿刺套针，明胶海绵条或颗粒，(3~5)mm×(5~10)cm 栓塞钢圈；特殊的血液标本试管等。

11.3.3.3　门静脉分段取血液标本介入操作

1）胰腺回流静脉应用解剖　胰腺的静脉回流主要通过肠系膜上静脉和脾静脉，最后汇入门静脉（图11-6）。胰腺内静脉分支与胰动脉分支伴行，位于动脉前面胰管的后方。分为胰头的静脉，胰颈、胰体和胰尾的静脉。胰头的静脉汇入胰十二指肠静脉，胰头中下部汇入胰十二指肠下前(后)静脉再汇集于肠系膜上静脉，胰头上部汇入胰十二指肠上后(前)静脉直接汇集于门静脉，亦有一些小支直接注入肠系膜上静脉和肝门静脉的右侧支。胰体和胰尾的静脉注入脾静脉，少数胰尾支汇入胃网膜上静脉。

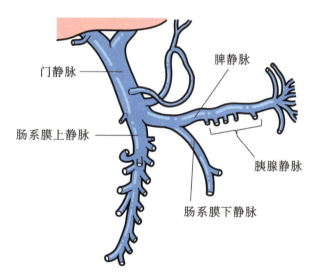

图 11-6　胰腺的回流静脉与脾静脉、肠系膜静脉和门静脉解剖关系示意

2）选择经皮门静脉穿刺途径　门静脉穿刺途径有 3 条：经皮经肝门静脉穿刺、经颈内静脉肝静脉门静脉穿刺(TIPS 途径)和经皮经脾脾静脉穿刺。常用经皮经肝门静脉穿刺途径，无论经皮经肝穿刺门静脉还是穿刺胆管，都是介入医生熟悉的穿刺插管操作路径，技术简单，易于准确完成脾静脉各段、肠系膜上静脉和门静脉主干的插管与取血操作。

3）经皮经肝门静脉穿刺脾静脉-门静脉造影

(1)选择皮肤穿刺点　患者仰卧于 DSA 检查台上，抬高右上肢枕于颈下，暴露右侧季肋部。训练患者呼吸幅度保持一致，在最小吸气状态下闭气确定肋膈角右侧腹壁的位置并标记。结合腹部 CT 或 MRI 影像，选择门静脉右主支和右前支延长线在胸腹壁的投影区，一般投影在腋前线走行方位或腋前线与腋中线之间走行方位，以腋前线走行或腋前线与腋中线之间走行方位、肋膈角下方 2 cm 以远的肋骨上缘为经皮穿刺点，做好局部标记。

(2)经皮经肝穿刺门静脉　右季肋部区域消毒、铺无菌巾，穿刺点局部皮肤、皮下组织和肌肉与腹膜壁层全程浸润麻醉，以尖刀片刺开穿刺点皮肤 2~3 mm。21 G×20 cm 千叶针缓慢刺入皮肤和腹壁全层，嘱患者吸气后闭气，在透视下朝向预定的门静脉分支走行方向快速穿刺达到肝实质内预定深度。固定千叶针外鞘、撤出针芯,注射器抽取 5~10 mL 碘对比剂连接千叶针外鞘,边后退千叶针外鞘边注射对比剂,至门静脉分支显影时固定千叶针外鞘,快速引入 0.018 inch×60 cm 的铂金微导丝至门静脉主干区域。固定微导丝,退出千叶针外鞘,沿微导丝送入 6 F×20 cm 的三件套导入器至门静脉右支或主干内。固定导入器外鞘,撤出内芯和微导丝,经外鞘管快速推注 5~10 mL 对比剂完成门静脉主干与肝内分支造影。

(3)脾静脉插管与造影　经导入器外鞘引入 0.035 inch×150 cm 亲水膜导丝至脾静脉的脾门部,固定导丝,撤出外鞘管,沿导丝送入 5 F 血管鞘至门静脉分支内,沿导丝和血管鞘送入猎人头导管至脾静脉远端直达脾门部。退出导丝,保留导管,在脾静脉的远端脾门部抽取 3~5 mL 血液标本,留置于特殊的血液试管内并标记。导管连接高压注射器,以 5~6 mL/s 的注射速率,注射总量 15~18 mL 对比剂进行脾静脉-门静脉造影。注射对比剂的速率和压力尽可能大一些,以使不同部位的胰腺静脉分支和肠系膜上静脉反流显影,全面了解胰腺静脉、脾静脉、肠系膜上静脉和门静脉的解剖结构走行(图 11-7)。结合腹部 CT 或 MRI 显示的胰腺解剖形态结构,判断胰腺头部(包括胰腺钩突部)、颈部、体部和尾部与脾静脉和门静脉的空间关系。

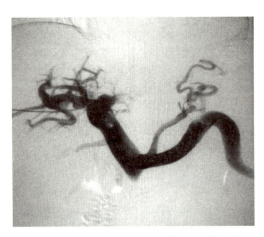

图 11-7　经脾静脉内导管注射对比剂的脾静脉-门静脉造影全景

4)建立取血操作路径图　选择脾静脉-门静脉造影的全景显影图像作为操作路径图,并在路径图上设计好分别反映胰腺尾部、体部、颈部和头部的取血位置。

5)抽取血液标本　分别在胰腺尾部、体部、颈部和头部回流静脉的对应位置,分段抽取血液标本。一般需要在脾静脉的远段 1/3、中段 1/3、近段 1/3 抽取脾静脉血液标本 3 份,分别置于不同的血液试管内并逐一做好取血位置标记,在肠系膜上静脉近心段和门静脉主干上段抽取血液标本 2 份,留置于不同的血液试管内,逐一做好取血位置标记。

根据测量的每份血液标本激素水平变化和升高的指标,间接推测和定位胰岛细胞增生或微小胰岛细胞瘤的位置,为进一步的影像学检查定位,或为外科手术切除治疗,提供参照资料。

6)封闭肝穿刺通道　完成脾静脉、肠系膜上静脉和门静脉抽取血液标本后,经导管复查脾静脉和门静脉造影,识别有无介入操作并发症如出血、血栓形成等,以便及时处理。退出导丝与导管,经外鞘管向肝实质的穿刺通道内推入直径 1~2 mm 的明胶海绵条、700~1000 μm 的明胶海绵颗粒以封堵肝实质内的穿刺通路,或使用栓塞钢圈封堵肝实质穿刺通路,以防肝门静脉穿刺插管介入操作后大出血。

7)其他门静脉穿刺途径　若患者合并大量腹水,可以 TIPS 穿刺套针,选择经右颈内静脉-肝静脉途径穿刺门静脉。若区域性门静脉高压或门静脉海绵样变,可选经皮经脾脾静脉穿刺途径。导管进入门静脉或脾静脉后的造影与抽取血液标本操作与经皮经肝门静脉穿刺插管类似。

11.3.4　并发症防治

经皮经肝、经皮经脾、经颈内静脉-肝静脉门静脉穿刺,并发症包括皮肤穿刺口出血、胆汁肿、腹腔内出血、血胸及气胸、门静脉血栓形成等。

1）皮肤穿刺口出血　穿刺过程中可能损伤肋间动脉,导致局部出血,腹壁血肿或胸膜腔、腹腔大量出血。预防措施包括精确定位、避开肋骨下缘以免误穿刺肋间动脉。若肋间动脉损伤出血,应及时进行损伤动脉的介入栓塞止血。

2）胆汁肿　胆汁肿(也称胆汁湖)是由于穿刺过程中损伤胆管,胆汁外渗在肝内或肝外引起的局部胆汁聚集。若继发感染可演变成肝脓肿。预防胆汁肿的关键是避免损伤胆管。一旦发现胆汁肿,应立即进行胆管负压引流,胆管局部或全身使用抗生素预防感染。

3）腹腔内出血　腹腔内出血是肝穿刺、脾穿刺操作的严重并发症,可能由于穿刺过程中损伤腹腔内血管或刺破肝包膜、刺破脾包膜引起。患者可出现血压下降、心率增快等休克症状。一旦发生腹腔内出血,应立即进行输血、补液等抗休克治疗,并考虑介入栓塞止血。

4）血胸及气胸　是由于穿刺过程中损伤肋间动脉、胸膜或肺组织引起的并发症。患者可能出现胸痛、呼吸困难等症状。预防血胸和气胸的关键是避免穿刺位置过高,穿刺针道经过肺组织造成肺损伤。一旦发现大量血胸,应立即进行介入栓塞治疗;一旦发现大量气胸,应立即进行胸腔负压引流治疗。

5）门静脉血栓形成　门静脉血栓形成是由于穿刺过程中损伤门静脉内膜或血液高凝状态引起的。血栓形成可能导致门静脉高压、肝功能损伤等严重后果。预防措施包括使用抗凝药物、保持门静脉通畅等。一旦发现门静脉血栓形成,应给予抗凝、溶栓治疗,必要时考虑介入导管局部接触溶栓或取栓治疗。

11.4　肾上腺功能亢进肾上腺静脉介入放射学取血液标本术

肾上腺是重要的内分泌器官之一,虽体积不大,却维持着人体正常生命活动。肾上腺的组织结构分为皮质和髓质两部分,皮质由外向内分为球状带、束状带和网状带;髓质位于肾上腺中央,与网状带呈相互交错状,主要由嗜铬细胞与交感神经节细胞组成,髓质中心有一条中央静脉汇合皮质和髓质的血液。

肾上腺皮质分泌盐皮质激素、糖皮质激素和性激素等。球状带所产生的盐皮质激素包括醛固酮、十一种脱氧皮质酮等,以醛固酮为主维持体内钠、钾和水的正常代谢。束状带产生糖皮质激素,调节脂肪、糖、蛋白质的生物合成及代谢,还具有抗过敏、抗炎、抑制免疫反应的作用。网状带产生性激素,包括雄激素和雌激素,肾上腺分泌的雄激素是女性雄激素的主要来源,而在男性仅占雄激素的很小部分。男女雄激素的作用不同:男性的雄激素既保证体内骨骼、肌肉、生殖器等组织正常发育生长,又在声带延长、毛发生长、精子发育等方面发挥显著作用;女性的雄激素促进体毛生长、卵子发育及释放,维持骨骼肌肉组织健康。女性的雌激素作用于子宫、输卵管、卵巢和乳腺等性器官,促使其发育成熟和发挥正常生理作用,还加速脂肪代谢和促进骨骼中钙质沉着;男性的雌激素对抗前列腺增生,延缓前列腺衰老,还参与睾丸产生精子和调节精子的释放。

肾上腺髓质是肾上腺中心部的组织,位于肾上腺头部,产生儿茶酚胺类激素,包括肾上腺素、去甲肾上腺素和多巴胺等。肾上腺素帮助提高机体反应速度,增加呼吸频率和幅度;去甲肾上腺素可以起到提高血糖浓度,为机体补充能量的作用;多巴胺具有收缩血管、改善情绪状态的作用。

肾上腺可因增生、腺瘤或腺癌出现激素分泌功能亢进,肾上腺分泌的激素过多,导致一系列症状和体征,严重者危及生命。及时诊断,消除功能亢进的肾上腺增生或肿瘤,对于疾病的预后至关重要。

11.4.1　肾上腺功能亢进的病因

1）肾上腺皮质功能亢进　由于肾上腺分泌过多的皮质激素或垂体及有内分泌功能的肿瘤分泌过多促肾上腺皮质激素而引起。功能亢进可能是肾上腺功能性增生或肿瘤,糖皮质激素分泌增多以肾上腺增生居多,也见于垂体瘤分泌促肾上腺皮质激素增多继发性肾上腺增生,较少见于腺瘤。醛固酮激素分泌增多,多见于微小腺瘤,较少见于肾上腺增生。性激素分泌增多的发病率不高,既可见于增生,也可见于腺瘤。

2）肾上腺髓质功能亢进　体内儿茶酚胺水平升高,引发高血压、心悸和多器官功能紊乱。见于嗜铬细胞瘤和肾上腺髓质增生,瘤细胞较正常肾上腺髓质细胞大,因遇铬酸盐后细胞内的胞质颗粒可着色,因此称为嗜铬细胞瘤。瘤具有完整包膜,血供丰富。嗜铬细胞瘤90%发生于肾上腺,10%双侧肾上腺同时发生,10%异位发生于肾上腺以外,可发生于从颅底斜坡至盆腔(男性附睾)具有副神经节分布的头颈、躯干各个区域。

肾上腺髓质增生较少见,形态上增生的髓质细胞与正常髓质细胞无明显区别,多表现为肉眼可见的肾上腺体积增大,腺体饱满,也可能仅仅是显微镜下才能识别的髓质层增宽。病变多为双侧性,但两侧增生的程度可不同。

11.4.2　肾上腺功能亢进的诊断

1)临床表现　肾上腺功能亢进的症状因分泌的激素种类和水平不同而表现各异,但通常与分泌的激素作用相一致。

(1)糖皮质激素过高　导致库欣综合征(Cushing syndrome,CS),外观满月脸、水牛背、向心性肥胖、皮肤紫纹、痤疮和多毛发(女性长出茂密的胡须),出现高血压、继发性糖尿病和骨质疏松等症状。

(2)盐皮质激素过高　主要为醛固酮过多,导致原发性醛固酮增多症(又称Conn综合征),表现为高血压、低血钾和周期性瘫痪(俗称"周期性麻痹"),可伴有多尿,尤其夜尿多,继发口渴、多饮等。血液醛固酮增多,血钾降低,尿液醛固酮排出增多。

(3)性皮质激素过高　主要为雄激素过多,产生肾上腺性变综合征:雄激素增多使男女少年出现早期的阴毛和腋毛,婴幼儿期女孩发育成阴阳人(二性人)、男孩性早熟外生殖器超前发育;成年期女性第二性征退化,出现胡须、毛发茂密生长,喉结突出,声音变粗,乳腺萎缩,阴蒂肥大等变化。

(4)肾上腺素过高　肾上腺素升高可引起脸色苍白、心跳加速、血压升高,情绪反应敏感,易怒、易激动,胃肠蠕动及张力降低出现便秘等。

(5)去甲肾上腺素过高　去甲肾上腺素升高可使交感神经兴奋,导致心率加快、血压升高,出现胸闷、头晕、恶心呕吐等症状。

(6)多巴胺过高　多巴胺分泌增多可出现情绪波动,例如从兴奋、激动到烦躁、抑郁等;多巴胺收缩血管使血压升高导致头晕、头痛,多巴胺刺激心脏,使心跳加快、心肌收缩力增强导致心慌、心动过速;多巴胺可刺激汗腺,使出汗增多,特别是手心、脚心等部位;多巴胺分泌增多会影响睡眠,导致失眠等。

2)实验室检查　血液与尿液生化检查是诊断肾上腺分泌功能亢进的重要定性指标。不同的肾上腺内分泌功能亢进症状,必定具有血液中相应激素水平的升高、尿液激素水平或激素代谢产物升高,许多激素升高伴随着血液和尿液电解质异常等。

3)影像学表现　肾上腺影像学检查是肾上腺功能亢进定位诊断的关键。常用影像学检查包括超声、CT和MRI等。超声是首选的筛查技术,当发现肾上腺异常肥大或结节,或难以显示正常肾上腺(往往左侧肾上腺受前方胃腔内气体影响)时,再行肾上腺MSCT或MRI检查,可以直观地显示双侧肾上腺的形态、大小和是否存在肿瘤或增生肥大,增生多为双侧肾上腺普遍性肥大,肿瘤多为单侧肾上腺局限性肿块。

4)诊断　根据内分泌亢进的典型临床症状,实验室血与尿的肾上腺分泌激素指标升高即可做出肾上腺功能亢进的定性诊断;若影像学发现肾上腺肥大或局部肿瘤,则可做出准确的定位诊断。但是,一些肾上腺增生仅仅是显微镜才可见的肾上腺皮质或髓质细胞增生,一些微小腺瘤也难以在现有的影像学上发现,这就为定位诊断带来困难。双侧肾上腺回流静脉取血液标本(adrenal venous sampling,AVS)测量激素水平,对于影像学难以发现的病变,具有定性和定位诊断的重要价值。

11.4.3　肾上腺静脉介入放射学取血液标本

11.4.3.1　适应证与禁忌证

1)适应证　肾上腺功能亢进患者考虑手术治疗或微创消融治疗,均应接受AVS检查,做出进一步的定性与定位诊断。

2）禁忌证　严重心、肺、肝和凝血功能不全,合并其他严重的全身性疾病。影像学怀疑肾上腺恶性肿瘤、提示单侧腺瘤者为相对禁忌证。

11.4.3.2　术前准备

1）辅助检查　完善血、尿、粪三大常规检查,肝、肾和凝血功能检查,以及心电图和影像学检查,准确评价双侧肾上腺是否存在肥大和占位,并根据临床内分泌症状进行相关血液和尿液激素检测。

2）器械与药物准备　5 F血管鞘、0.035 inch×150 cm亲水膜导丝、5 F×100 cm眼镜蛇导管、肾动脉导管、胃左动脉导管、西蒙导管等,≤3 F×135(150)cm的微导管与配套微导丝。

肾上腺功能亢进者,肾上腺的局部操作(如穿刺、插管、消融、手术等)刺激均可能导致激素分泌突然增加,出现肾上腺功能极度亢进(难以控制的高血压、快心率,或低血压、慢心率等)的危象。应提前准备对抗肾上腺分泌激素的药物,最好在麻醉师的密切配合下进行介入操作。

3）患者准备　禁食水4~6 h,AVS检查应于晨起空腹,平卧位至少2 h以上进行。药物会对醛固酮的分泌产生影响,术前4周应停用盐皮质受体阻滞剂、排钾利尿剂、β受体阻滞剂、中枢α_2受体拮抗剂、非甾体抗炎药、血管紧张素转换酶抑制剂、血管紧张素受体拮抗剂、肾素抑制剂和二氢吡啶类钙拮抗剂等。

由于停药后血压未控制会给患者带来极大的风险,因此多数患者在进行检查时还使用着抗高血压药物,应选择对肾素-血管紧张素系统影响较小的药物如维拉帕米缓释剂、外周α受体阻滞剂(多沙唑嗪、特拉唑嗪、哌唑嗪)。低血钾会抑制醛固酮分泌,故术前应纠正低钾血症。

11.4.3.3　肾上腺静脉取血液标本操作

1）肾上腺静脉应用解剖　肾上腺静脉不同于肾上腺动脉,每侧肾上腺动脉一般有上、中、下3支,分别起源于膈肌动脉、腹主动脉和肾动脉,而且变异大。

每侧肾上腺静脉基本都是1支,左侧肾上腺静脉几乎呈直角汇入左肾静脉,右侧肾上腺静脉呈锐角直接汇入下腔静脉。右侧肾上腺静脉较左侧短,约在第1腰椎水平处,向内下走行开口于下腔静脉的侧后壁;左侧肾上腺静脉从肾上腺门穿出,向内下方斜行与膈下静脉汇合,经肾上腺前方由外斜向内侧注入左肾静脉中远段的上壁(图11-8)。

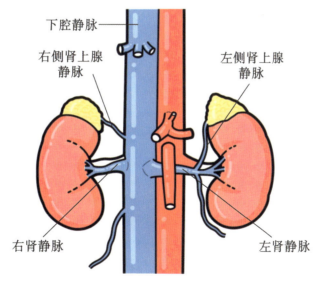

图11-8　双侧肾上腺静脉与肾静脉和下腔静脉关系解剖示意

少数肾上腺静脉存在变异,左侧肾上腺静脉通常为1支,少数为2支,汇入左肾静脉;右侧肾上腺静脉通常只有1支,汇入下腔静脉,少数汇入右膈下静脉、右肾静脉、副肝静脉或肝右静脉。

2）经皮静脉穿刺入路选择　经皮静脉穿刺肾上腺静脉插管的途径有3条:经皮穿刺股静脉-下腔静

脉途径、经皮穿刺上肢静脉或经皮穿刺颈内静脉-上腔静脉途径。

3）经皮穿刺股静脉-下腔静脉途径　患者平卧于DSA检查床，予吸氧、连接心电监护；腹股沟区消毒铺无菌巾，局麻下以改良Seldinger法穿刺右侧股静脉，置入5 F血管鞘，建立经皮静脉介入操作通道。

（1）右侧肾上腺静脉取血　经血管鞘引入5 F胃左动脉导管（或西蒙导管），在膈肌以下水平下腔静脉右侧后壁寻找并插管至可疑的右侧肾上腺静脉（right adrenal vein，RAV）开口部，以5 mL容量注射器抽取碘对比剂3~5 mL，适当压力推注对比剂进行肾上腺静脉逆行造影，证实血管走行方位与右侧肾上腺静脉相符后，再引进≤3 F的同轴微导管进入可疑RAV的深部进行造影，根据血管形态和位置判断确认为RAV，经微导管取血。先抽取2~3 mL血液弃去，再更换新注射器抽取3~5 mL血液标本，注入专用的试管内并标记取血部位。

（2）左侧肾上腺静脉取血　经血管鞘引入5 F西蒙导管进入左肾静脉，在肾静脉中远段上壁寻找左侧肾上腺静脉（left adrenal vein，LAV），推注5 mL左右对比剂造影确认血管走行方位与左侧肾上腺静脉相符后，再引进≤3 F的同轴微导管进入可疑LAV的深部进行造影，根据血管形态和位置判断确认为LAV，经微导管取血置入试管内并标记取血部位。

因右侧肾上腺静脉存在一些变异取血相对困难，而左侧肾上腺静脉变异较少容易取血，为减少取血间隔时间，建议先取右侧再取左侧。

4）经皮穿刺上肢静脉或颈内静脉-上腔静脉途径　经上肢静脉穿刺一般选择右侧上肢的肘正中静脉或贵要静脉，右上肢掌心向上平放于身体右侧DSA检查台或外展放于臂托上，右前臂消毒铺无菌巾，局麻后穿刺引入5 F血管鞘。经颈内静脉穿刺一般选择右侧颈内静脉，将患者枕头下移至肩部，头后仰斜向左前方，颈部消毒铺无菌巾，局麻后穿刺引入5 F血管鞘。

（1）右侧肾上腺静脉取血　5 F眼镜蛇导管与亲水膜导丝经血管鞘引入，二者配合依次经头臂静脉干、上腔静脉、右心房至下腔静脉第1~2腰椎水平。撤出导丝，调整导管头端朝向下腔静脉右侧后壁，缓慢回拉导管寻找并插管至RAV开口部，以5 mL容量注射器抽取碘对比剂3~5 mL，适当压力推注对比剂进行肾上腺静脉逆行造影，证实血管走行方位与右侧肾上腺静脉相符后，经导管引进≤3 F的同轴微导管进入RAV的深部进行造影，证实RAV血管形态和导管位置无误，经微导管取血液标本，置于试管内并做好取血部位标记。

（2）左侧肾上腺静脉取血　5 F眼镜蛇导管与亲水膜导丝配合经血管鞘引入，依次经头臂静脉干、上腔静脉、右心房至下腔静脉第2~3腰椎水平。调整导管与导丝方向朝向下腔静脉左侧壁，逐渐回撤导管至左肾静脉开口部，导丝、导管配合进入左肾静脉深部直达肾门区，撤出导丝、回拉导管在左肾静脉外中段上壁寻找LAV开口，推注5 mL左右对比剂造影确认血管走行方位与左侧肾上腺静脉一致后，引进≤3 F的同轴微导管进入LAV的深部并造影，判断导管位置在LAV无误后，经微导管取血留置于试管内并做好取血部位标记（图11-9）。

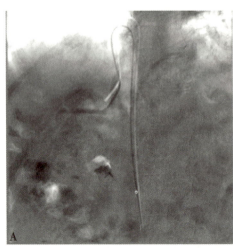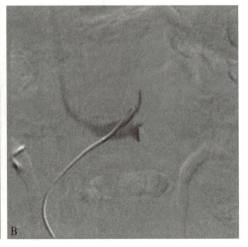

A. 右侧肾上腺静脉插管造影；B. 左侧肾上腺静脉插管造影。

图11-9　双侧肾上腺静脉插管造影与取血操作

文献报道,由于传统右股静脉入路 AVS,右侧肾上腺静脉比左侧肾上腺静脉细而短,并且以锐角汇入下腔静脉,因此经股静脉入路右侧肾上腺静脉插管失败的概率较大,且股静脉入路使用反弧导管插管过深易于导致肾上腺静脉破裂等并发症。近年来有不少学者采用经肘静脉或贵要静脉入路 AVS,提高了插管成功率。

另外还有报道显示,C 臂 CT 辅助 DSA 引导 AVS 可提高插管成功率,尤其有助于准确定位异位的 RAV 及插管。

11.4.4　肾上腺增生与腺瘤的介入治疗

对于位置深在的肾上腺占位病变,无论增生还是腺瘤的治疗,都已经从开放性手术过渡到微创治疗,这包括内腔镜切除治疗和介入治疗,如动脉栓塞或经皮穿刺消融。

1)栓塞治疗　肾上腺的供养动脉多源,分别有来自膈肌动脉、腹主动脉和肾动脉的肾上腺动脉分支,不易于全部超选择插管进行完全栓塞治疗。有作者建议肾上腺增生肥大经单一的肾上腺静脉途径逆行栓塞,栓塞肾上腺回流静脉,肾上腺静脉回流障碍,肾上腺因淤血变性而坏死。

2)消融治疗　肾上腺腺瘤经皮穿刺消融,可在彩超、CT 或 MRI 导向下,选用微波、射频、氩氦刀、纳米刀等消融技术。消融治疗创伤小、康复快、操作简单、价格低廉。

11.4.5　并发症防治

AVS 是微创操作,多数研究机构报道并发症出现率仅为 1% 或更低。

1)肾上腺静脉破裂出血　多为粗暴插管操作,尤其是将 5 F 的普通导管插入肾上腺静脉过深所致。肾上腺为腹膜后器官,肾上腺静脉周围有腹膜等纤维结缔组织覆盖包绕,静脉内的压力接近零,出血形成的血管外血肿对肾上腺静脉破裂具有压迫止血作用。多数肾上腺静脉出血为自限性,一般不需要处理。

2)肾上腺静脉血栓　插管操作粗暴或反复多次插管操作损伤静脉内皮细胞,继发血栓形成。在肾上腺静脉插管操作过程中,保持全身肝素化可以有效预防血栓形成。

3)高血压危象　在导管插入肾上腺静脉的过程中刺激肾上腺,导致激素大量分泌释放入血液而致血压突然高升。密切检测血压变化,发现血压升高,及时静脉给予扩血管降压药物。

4)肾上腺功能不足　可能由于肾上腺静脉血栓形成,导致肾上腺淤血变性、坏死,相应激素分泌不足。这是迟发型并发症,一旦出现,则无法挽救,只能体外长期补充激素。

11.5　肾动脉狭窄性高血压肾静脉介入放射学取血液标本术

肾性高血压属于继发性高血压,分为两种类型,即由肾动脉狭窄或阻塞引起的高血压和肾实质性病变引起的高血压。肾动脉性高血压占肾性高血压的 5% ~ 15%,而肾实质性高血压占肾性高血压的 90% 左右,后者在成年人高血压中仅次于原发性高血压。

肾性高血压按照发病机制又分为容量依赖性和肾素依赖性。容量依赖性占肾性高血压的 80%,多见于慢性肾炎或肾功能不全;肾实质病变导致肾排泄障碍,引起水钠潴留,并且对利尿剂反应差。肾素依赖性较少见,占肾性高血压的 10% 左右,见于肾动脉狭窄与阻塞病变;肾血管狭窄导致肾血流灌注减少,使肾持续性分泌和排出的肾素-血管紧张素增多,外周血管收缩阻力增加,血压增高,并且降压治疗效果差。

肾动脉狭窄引起肾灌注血流量减少,进行性加重的重度肾动脉狭窄可导致肾严重缺血,引起肾实质缺血变性萎缩、肾体积缩小和肾功能降低等肾结构和功能的损伤。肾动脉狭窄多为不规则性,有些病例仅凭动脉造影所见肾动脉狭窄尚不能确定其为高血压的病因,只有当患者肾动脉狭窄达到一定程度,肾血流量明显减少,肾素-血管紧张素系统激活,肾素分泌过量时,才会引起肾素依赖性高血压。因此判断血压升高是否与肾动脉狭窄直接相关,判断体积缩小的肾是肾动脉狭窄、肾血流灌注减少而引起,还是肾实质自身病变所致,在进行介入治疗(扩张或内支架置入)前尤为重要,分侧肾静脉插管取血测量肾素、血管紧张素等在肾动脉狭窄和高血压患者的诊断及预测治愈率中起着重要作用。

11.5.1 肾动脉狭窄性高血压的病因

1）肾动脉狭窄病因

（1）动脉粥样硬化 这是中老年患者肾动脉狭窄最常见的病因。高血压、糖尿病、高血脂、高同型半胱氨酸血症、长期抽烟出现动脉粥样硬化斑块在血管壁上积聚，这些斑块导致血管壁增厚和变硬，累及肾动脉时，导致肾动脉狭窄。

（2）大动脉炎 这是主要影响年轻女性的自身免疫性疾病，易于波及头颈动脉和肾动脉等大动脉。当大动脉炎累及肾动脉时，可以出现肾动脉狭窄，导致顽固性高血压或合并肾功能损伤。

（3）纤维肌性发育不良 这是一种原因不明的非炎症性、非动脉粥样硬化性血管病，主要累及中小动脉。该疾病好发于年轻女性，可以引起肾动脉狭窄，表现为顽固性高血压及肾功能受损。

（4）外伤血肿或肾内外肿瘤压迫 如神经纤维瘤、嗜铬细胞瘤等，可能会压迫肾动脉及其分支，造成肾动脉狭窄。肿瘤压迫导致邻近静脉狭窄多见，导致邻近动脉狭窄极为罕见。

（5）肾动脉血栓 肾动脉内血栓形成或其他部位的栓子脱落堵塞肾动脉，都可能导致急性肾动脉狭窄、缺血，从而引发突发肾性高血压或肾功能减退。

2）肾实质病变原因 包括急性或慢性肾小球肾炎、急进性肾炎、糖尿病肾病等各种急慢性肾小球疾病，还有慢性肾盂肾炎，以及各种间质性肾病等。

11.5.2 肾动脉狭窄性高血压的诊断

1）临床表现 肾动脉狭窄的典型表现是难以控制的持续性、顽固性高血压，血压居高不下可出现头痛、头晕、视物模糊、胸闷、心悸等症状。高血压往往难以用常规降压药物控制。即使患者按时按量服用降压药物，血压仍然难以降至正常范围。在上腹部肚脐与剑突之间可听到收缩期血管杂音。长期肾动脉狭窄可导致缺血性肾病，表现为肾功能损害、蛋白尿、血尿等症状和肾实质萎缩变薄；严重时导致肾功能衰竭或肾梗死。

2）实验室检查 肾小球滤过率、血肌酐及尿素氮等有关肾功能指标，外周血肾素、血管紧张素、醛固酮检测。

3）影像学表现 彩超、CTA、MRA 和 DSA 肾动脉造影，使肾动脉狭窄的诊断率越来越高。首选彩超，操作水平高超者可直接显示肾动脉管壁厚度、管腔狭窄范围与程度，肾动脉血流速度，肾实质血流灌注程度与阻力指数等。CTA 可以显示肾动脉主干及分支管腔、管壁与肾实质，对偏心性狭窄或不规则狭窄显示更为全面，三维成像显示开口起源于腹主动脉前后、前后位投照时难以充分暴露的病变部位具有优势。MRA 无电离辐射，三维血管成像可以直观显示肾动脉病变，并可进行肾功能评估。DSA 肾动脉造影属于有创操作，已极少单纯用于诊断肾动脉狭窄。

4）诊断 临床顽固性高血压表现，实验室肾素、血管紧张素增高或/和肾功能损伤，肾动脉影像学显示不同程度狭窄易于做出肾性高血压诊断。

但对于双侧肾动脉不同程度狭窄、肾动脉狭窄合并肾体积缩小、肾动脉狭窄合并肾功能损伤，选择性肾静脉或超选择性节段性肾静脉取血进行血浆肾素活性的检测，可以发现一侧肾静脉或其分支血液中血浆肾素活性比对侧静脉、外周静脉血标本中的肾素活性增高，对定性和定位诊断肾动脉狭窄有重要意义。

11.5.3 肾静脉介入放射学取血液标本

11.5.3.1 适应证与禁忌证

1）适应证 顽固性高血压经实验室及影像学检查考虑肾动脉狭窄，但是尚不能做出准确的定性和定位诊断者；高血压合并一侧或两侧肾体积缩小，难以区分是肾动脉血流灌注减少和肾实质病变者，不规则的肾动脉狭窄血管成形术术前，肾动脉血管成形术术后持续性血压不降者。

2）禁忌证　因高血压继发的严重心、肝、肾功能不全是相对禁忌证。极度衰弱和严重凝血功能障碍难以纠正者。

11.5.3.2　术前准备

1）辅助检查　完善血、尿、粪三大常规检查,肝、肾和凝血功能检查,外周血肾素、血管紧张素和醛固酮检验,心电图、心脏和肾影像学检查,客观评价双侧肾动脉走行、管径和有无解剖变异,肾实质结构形态等,并排除有无肾上腺增生与腺瘤。

2）器械与药物准备　5 F 血管鞘、0.035 inch×150 cm 亲水膜导丝、5 F×80 cm 肾动脉导管、胃左动脉导管、牧羊拐导管等。

控制顽固性高血压的肌内注射或静脉用药,以防介入抽取血液标本操作过程中,患者精神紧张加剧血压升高。

11.5.3.3　肾静脉取血液标本操作

1）肾静脉应用解剖　肾静脉是一对粗大静脉,在第 1~2 腰椎体平面近于直角汇入下腔静脉。左肾静脉较长(约 7.5 cm),右肾静脉较短(约 2.5 cm)(图 11-10)。左肾静脉自肾门汇合后向右行经肠系膜上动脉起始处下方越过腹主动脉前方汇入下腔静脉,汇入处略高于右侧,左睾丸(卵巢)静脉自下方汇入左肾静脉,左侧肾上腺静脉则在稍内侧处自上方汇入左肾静脉,还接受肾囊静脉、输尿管静脉。左肾静脉侧支吻合较丰富,可借以建立与腰静脉、门腔静脉间的侧支循环。

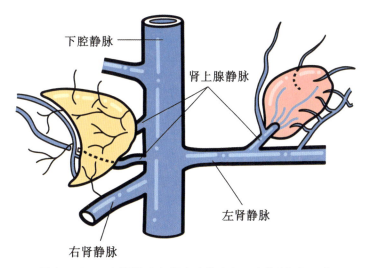

图 11-10　双侧肾静脉与肾上腺静脉和下腔静脉解剖示意

肾静脉多数为一支(88.3%),但可能有 2 支或 2 支以上。当左肾静脉有 2 支时,可分别行经腹主动脉的前方和后方,形成一个静脉环,称为肾环。

2）肾静脉取血操作　参照 11.4.3.3 相关内容。

(1)患者体位　无论是抽取外周静脉血还是肾静脉内血液,用以检查肾素、血管紧张素和醛固酮等激素水平,均需要在保持平卧位 1~2 h 后进行。当人平卧时,肾素的分泌量会减少约一半;而在立位可促进肾素的分泌,肾素的分泌量会增加 1 倍以上。因此,卧位 10~30 min 后,肾素的分泌量才会恢复到正常水平。

肾素是由肾球旁细胞分泌释放的一种蛋白水解酶,也被称为血管紧张素原酶,是肾素-血管紧张素系统的组成部分,作用于血浆内的血管紧张素原,产生无活性的血管紧张素 I。血管紧张素 I 在血管紧张素转换酶的作用下水解为有活性的血管紧张素 II。血管紧张素 II 可引起小动脉血管收缩,促进肾上腺皮质合成和分泌醛固酮,共同发挥收缩血管、促进肾对钠水重吸收等作用而导致血压升高。

(2)抽取血液的时期　最好在早上或上午进行。醛固酮的分泌受肾素-血管紧张素调节,肾的球旁细胞感受到血压下降和钠量减少时分泌肾素增多。肾素作用于血管紧张素原,生成有活性的血管紧张素。血管紧张素可刺激肾上腺皮质球状带合成和分泌醛固酮,使钠和水的重吸收增强,以此维持水电解质平衡。

正常饮食状态下空腹卧床休息10 h以上,早上测量醛固酮水平最高,到中午逐渐降低至最低水平。早上平卧位在60~174 ng/L,站立位正常值多在65~296 ng/L,应尽可能在早晨7~8点保持卧位进行抽血检测。

(3)评价标准　正常人群双侧肾静脉血浆肾素活性相近,如单侧血浆肾素活性明显增高,另一侧肾素分泌将受抑制,两侧比值>1.5~2.0时则提示肾动脉狭窄促进肾素-血管紧张素系统激活,与高血压直接相关,介入治疗有效率可达93%。早期有文献研究刺激肾素分泌条件下两侧比值>1.3能有效预测高血压的治愈及改善情况;如果两侧的肾素活性比值>1.5则提示高值侧的肾异常是高血压的原因,解除狭窄血管重建术可有效控制高血压。

对于双侧肾动脉均狭窄患者,其两侧血浆肾素活性均有可能升高,比值可能受到干扰,因此在这种情况下,校正一个肾动脉损伤情况后重新评估血浆肾素活性可能会更加准确。同时为了避免肾素测定的假阳性,目前有多种比值测量方案,主要通过测定两侧肾静脉肾素活性的比值以及外周循环血肾素的水平,或对侧肾与外周循环血肾素的比值。当外周循环血肾素活性增高时,两侧肾静脉肾素活性比值>2提示介入解除肾动脉狭窄的治疗效果好,而两侧肾静脉肾素活性比值<1.4则提示效果不佳;当外周循环血肾素活性正常时,两侧肾素活性比值>1.5,对侧肾与外周循环血肾素比值<1.3时介入术后血压恢复明显。

11.5.4　肾动脉狭窄的介入治疗

随着医学科学的发展进步,尤其是血管介入技术的日趋成熟,引起顽固性高血压的症状性肾动脉狭窄的临床治疗已经从20世纪的外科自体肾移植,完全过渡到微创介入治疗,介入治疗技术有球囊扩张成形与内支架置入。解除肾动脉严重狭窄既可缓解高血压症状,也可一定程度恢复肾功能,乃至使缺血萎缩的肾逐渐恢复正常形态。

1)球囊扩张成形术(PTA)　对纤维肌结构发育不良、大动脉炎、支架内再狭窄等原因引起的肾动脉狭窄,以球囊扩张成形为主。只有球囊扩张后疗效不好或多次扩张后依然复发再狭窄者,才考虑置入内支架。

2)内支架置入术　对动脉硬化性肾动脉狭窄,多次扩张后复发性大动脉炎性狭窄等置入内支架。

11.5.5　并发症防治

经皮股静脉穿刺,肾静脉插管抽取血液标本,极少见需要临床处理的严重并发症。

具体可参照11.4.5相关内容。

11.6　肾球旁细胞瘤肾静脉介入放射学取血液标本术

肾球旁细胞瘤(juxtaglomerular cell tumor,JGCT)亦称肾素瘤(reninoma),是分泌大量肾素的肾小球旁器血管外皮细胞瘤,为罕见的分泌肾素的良性肿瘤,多起源于肾球旁细胞,好发于青年女性。发现肿瘤后手术切除,各种症状可完全消除,达到根治。1967年Robertson首先报道后,Kihara等在观察其肾素性高血压患者的临床特点后将其命名为JGCT,因此本病也被称为Robertson-Kihara综合征。最初,本症仅在病理检查时得到证实,后来,随着肾素尤其是分侧肾静脉肾素测定技术的发展,检出率得到提高。JGCT起源于肾球旁器中肾小球输入小动脉的特殊平滑肌细胞,通过分泌过量的肾素作用于血浆内的血管紧张素原,产生无活性的血管紧张素Ⅰ,血管紧张素Ⅰ在血管紧张素转换酶的作用下水解为有活性的血管紧张素Ⅱ。血管紧张素Ⅱ引起小动脉收缩,促进肾上腺皮质合成和分泌醛固酮,引起特征性的"三高一低"症候群,即高血压、高肾素活性、继发性醛固酮增多和低血钾。

11.6.1　肾球旁细胞瘤的病因

JGCT 的来源一直存在争议,目前大多数学者认为其由肾小球入球小动脉血管平滑肌细胞分化而来,或称为肾小球旁复合体的球旁细胞,位于肾小球小动脉距肾小体血管极 2.0 ~ 5.0 μm 处。研究发现后肾的间叶细胞产生成血管细胞、平滑肌细胞和肾素前体细胞。肾素前体细胞有能力产生肾球旁细胞和小动脉平滑肌细胞。在衰老或糖尿病等疾病过程中,肾小球旁细胞可能转化为平滑肌细胞。而当身体需要更多的肾素维持内环境稳定时,平滑肌细胞可能转化为肾素前体细胞。肾小动脉平滑肌细胞与肾素细胞相似。所以 JGCT 显示了有限的平滑肌分化表达,因它可分泌肾素,故有人称其为肌分泌细胞,以合成、分泌肾素为主要特征。

JGCT 缺乏影像学特征,因内分泌功能强大,临床症状明显,故而就诊和发现较早,肿瘤体积较小,多数直径在 20 mm 左右,与肾分界清楚,具有包膜。

11.6.2　肾球旁细胞瘤的诊断

1）临床表现　JGCT 常以顽固性、持续性高血压,甚至高血压危象为首发症状,合并头痛、多尿和夜尿,可伴视力模糊和高血压视网膜病变、左心室肥大、高肾素血症、继发性醛固酮增多和低血钾。

根据血压和血钾水平不同,分为 3 类:同时具备高血压和低钾血症者称为典型 JGCT,最常见;只具有二者之一的称为非典型 JGCT;二者均不具备但病理证实为肾素瘤者称为无功能或静止型 JGCT,最少见。但也有研究发现患者服用血管紧张素受体拮抗剂或血管紧张素转换酶抑制剂控制血压,可能会掩盖所引起的低钾血症而导致误诊或漏诊。

2）实验室检查　血电解质检测了解有无低钾血症,进行血肾素、醛固酮激素检查了解其水平有无增高。

3）影像学表现　肾占位多位于肾皮质,具备良性肿瘤特点,但缺乏特异性影像学表现。彩超可见肾实质内回声均匀的低回声球形肿块,边界清晰,有包膜,周边可见弱回声声晕。彩色多普勒显示肿块周围有不完整的细条状彩色血流环绕及内部细条分支状动脉血供。CT 平扫表现为肾皮质单个类圆形低密度或等密度影,增强扫描可轻度强化,一般与正常的肾组织边界清晰。肿瘤体积较小,CT 平扫可能漏诊,CT动态增强的轻度强化表现与正常肾形成鲜明对比,可做出最有价值的定位诊断。MRI 检查特征为 T2 加权像高信号软组织肿块,MR 增强肿瘤的轻度强化表现与正常肾的明显强化形成鲜明对比,增强扫描是诊断 JGCT 的主要手段（图 11-11）。

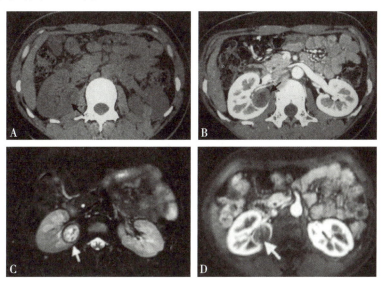

A. CT 平扫显示右肾门内侧偏低密度结节（黑箭头）;B. CT 增强显示右肾门内侧结节病灶轻度强化、边界清楚,与明显强化的正常肾实质形成鲜明对比;C. MRI 平扫T2 加权图显示右肾门内侧高信号结节,分界清晰有包膜（白箭头）;D. MRI 增强显示结节病灶轻度强化（白箭头）,与明显强化的正常肾实质形成鲜明对比。

图 11-11　右侧肾球旁细胞瘤 CT 与 MRI 图像

影像学上与肾细胞癌及其他囊实性肿瘤难以鉴别,术前易误诊,其鉴别诊断或定性诊断需要进行深静脉插管取血测量激素。

4)诊断　根据顽固性高血压的临床表现,实验室血液高肾素、高醛固酮和低钾,结合影像学发现肾占位可对本病做出大致诊断。选择性或节段性肾静脉取血进行肾素活性检测,可以发现一侧肾静脉或其分支血液中血浆肾素活性比对侧肾静脉血和外周血标本中的肾素活性增高,做出准确的 JGCT 定性、定位诊断。

11.6.3　肾静脉介入放射学取血液标本

11.6.3.1　适应证与禁忌证

1)适应证　经实验室及影像学检查考虑肾球旁细胞瘤,需要做出准确的定性和定位诊断,以进行介入栓塞治疗、消融治疗或外科手术治疗的患者。

2)禁忌证　严重心、肝、肾功能不全及其他严重的全身性疾病,极度衰弱和严重凝血功能障碍者。

11.6.3.2　术前准备

参见 11.5.3.2 相关内容。

11.6.3.3　肾静脉取血液标本操作

参见 11.5.3.3 相关内容。

分别行左、右肾静脉,下腔静脉肾上、肾下水平插管分段取血,两侧肾静脉血肾素活性比值>1.5∶1.0 即可诊断,但假阴性率较高,国外报道阳性率为 62.5% 。阳性率有限可能和腺瘤位置多接近皮质表面,腺瘤静脉血多经肾包膜周围静脉回流有关。

11.6.4　肾球旁细胞瘤的介入治疗

肾球旁细胞瘤是肾实质内边界清楚的良性内分泌肿瘤,具有较为丰富的病理血管床,可进行肾动脉超选择性肿瘤栓塞治疗,或直接经皮穿刺消融治疗,或栓塞与消融联合治疗。

介入治疗过程中注意,腺瘤具有强大的肾素分泌功能,无论动脉栓塞还是穿刺消融刺激,都可能激发其分泌功能,导致瞬间大量肾素分泌入血液,出现高血压危象。故而在介入操作全过程中要做好控制高血压的应急准备,最好在麻醉师的密切配合下进行介入操作。

11.6.5　并发症防治

其并发症主要为相关股静脉穿刺并发症,参照 11.1.4 相关内容。

参考文献

[1] 马翔宇,张鑫,李卫国,等. 神经内镜下经鼻蝶窦入路垂体 ACTH 腺瘤切除术 47 例临床分析[J]. 中华神经外科杂志,2014,30(10):1012-1015.

[2] MEHTA G U,LONSER R R,OLDFIELD E H. The history of pituitary surgery for Cushing disease[J]. J Neurosurg,2012,116(2):261-268.

[3] DEIPOLYI A,BAILIN A,HIRSCH J A,et al. Bilateral inferior petrosal sinus sampling:experience in 327 patients[J]. J Neurointerv Surg,2017,9(2):196-199.

[4] SHI X H,SUN Q F,BIAN L G,et al. Assessment of bilateral inferior petrosal sinus sampling in the diagnosis and surgical treatment of the ACTH-dependent Cushing's syndrome:a comparison with other tests

［J］. Neuro Endocrinol Lett,2011,32(6):865-873.

［5］ 范长燕,何新尧,施秀华,等. 双侧岩下窦采血方法对难治性库欣病的诊治疗效［J］.中华内分泌外科杂志,2013,7(3):250-252.

［6］ TOWNSEND K L,HAM K M. Current concepts in parathyroid/thyroid surgery［J］. Vet Clin North Am Small Anim Pract,2022,52(2):455-471.

［7］ BILEZIKIAN J,BANDEIRA L,KHAN A A,et al. Hyperparathyroidism［J］. Lancet,2018,391(10116):168-178.

［8］ 中华医学会内分泌分会代谢性骨病学组. 原发性甲状旁腺功能亢进症诊疗指南［J］.中华骨质疏松和骨矿盐疾病杂志,2014,7(3):187-198.

［9］ AFFLECK B D,SWARTZ K,BRENNAN J. Surgical considerations and controversies in thyroid and parathyroid surgery［J］. Otolaryngol Clin North Am,2003,36(1):159-187.

［10］ 任明,高国宇,郭嵩. 纳米碳对甲状腺癌手术中甲状旁腺的保护作用［J］.中国普通外科杂志,2017,26(11):1489-1493.

［11］ ITANI M,MIDDLETON W D. Parathyroid imaging［J］. Radiol Clin North Am,2020,58(6):1071-1083.

［12］ MORRIS M A,SABOURY B,AHLMAN M,et al. Parathyroid imaging:past,present,and future［J］. Front Endocrinol(Lausanne),2022,12:760419.

［13］ 李文奇,张梦瑶,仝麟龙,等. 吲哚菁绿荧光定位在腔镜甲状旁腺全切除术中的应用［J］.中国微创外科杂志,2021,21(4):309-312.

［14］ 谢天皓,刘洋,刘雅涵,等. 腔镜甲状腺癌手术中应用纳米碳对甲状旁腺功能保护的应用分析［J］.临床外科杂志,2022,30(9):865-868.

［15］ 路聪哲,南国珍. IGF-1 与 IGFBP-1 在 Graves 病糖代谢中的作用［J］.国外医学(内分泌学分册),2001(4):212-213.

［16］ 王冬梅. 甲状腺素对大鼠胰岛 β 细胞形态的影响［J］.泰山医学院学报,2009,30(9):685-687.

［17］ DIMITRIADIS G,MITROU P,LAMBADIARI V,et al. Insulin-stimulated rates of glucose uptake in muscle in hyperthyroidism:The importance of blood flow［J］. J Clin Endocrinol Metab,2008,93(6):2413-2415.

［18］ 张秀薇,孙晓玲,陈伟坤,等. 甲状腺功能亢进症患者糖耐量及胰岛素抵抗的研究分析［J］.广东医学,2005,26(6):809-811.

［19］ 黄东瑾,谢培文,陈维婵,等. 甲状腺功能亢进患者胰岛素抵抗和胰岛素分泌功能的变化［J］.广东医学杂志,2008,29(9):1533-1534.

［20］ JR Y W F. Minireview:Primary aldosteronism:changing concepts in diagnosis and treatment［J］. Endocrinology,2003,144(6):2208-2213.

［21］ CALHOUN D A,NISHIZAKA M K,ZAMAN M A,et al. Hyperaldosteronism among black and white subjects with resistant hypertension［J］. Hypertension,2002,40(6):892-896.

［22］ YOUNG W F,STANSON A W,THOMPSON G B,et al. Role for adrenal venous sampling in primary aldosteronism［J］. Surgery,2004,136(6):1227-1235.

［23］ CONN J W. Presidential address Ⅰ painting background Ⅱ primary aldosteronism,a new clinical syndrome［J］. J Lab Clin Med,1955,45(1):3-17.

［24］ 曾龙驿,穆攀伟. 原发性醛固酮增多症的诊断与治疗现状［J］.新医学,2004,35(6):325-327.

［25］ FUNDER J W,CAREY R M,FARDELLA C,et al. Case detection,diagnosis,and treatment of patients with primary aldosteronism:an endocrine society clinical practice guideline［J］. J Clin Endocrinol and Metab,2008,93(9):3266-3281.

［26］ YOUNG W F,KLEE G G. Primary aldosteronism. Diagnostic evaluation［J］. Endocrinol Metab Clin North Am,1988,17(2):367-395.

[27] SOSA J A,UDELSMAN R. Imaging of the adrenal gland[J]. Surg Oncol Clin N Am,1998,8（1）:109-127.

[28] MULATERO P,STOWASSER M,LOH K C,et al. Increased diagnosis of primary aldosteronism,including surgically correctable forms,in centers from five continents[J]. J Clin Endocrinol Metab,2004,83（3）:1045-1050.

[29] ROSSI G P,SACCHETTO A,CHIESURA-CORONA M,et al. Identification of the etiology of primary aldosteronism with adrenal vein sampling in patients with equivocal computed tomography and magnetic resonance findings:results in 104 consecutive cases[J]. J Clin Endocrinol Metab,2001,86（3）:1083-1090.

[30] GORDON R D,STOWASSER M,KLEMM S A,et al. Primary aldosteronism and other forms of mineralocorticoid hypertension[M]. London:Blackwell Scientific publication,1994:865-892.

[31] WEBER B R,DIETER R S. Renal artery stenosis:epidemiology and treatment[J]. Int J Nephrol Renovasc Dis,2014,17:169-181.

[32] CAMELLI S,BOBRIE G,POSTEL-VINAY N,et al. lB01.11:prevalence of secondary hypertension in young hyper-tensive adults[J]. J Hypertens,2015,33（Suppl 1）:e47.

[33] ODUDU A,VASSALLO D,KALRA P A. From anatomy to function:diagnosis of atherosclerotic renal artery stenosis[J]. Expert Rev Cardiovasc Ther,2015,13（12）:1357-1375.

[34] RALAPANAWA D M,JAYAWICKREME K P,EKANAYAKE E M. A case of treatable hypertension:fibromuscular dysplasia of renal arteries[J]. BMC Res Notes,2016,9（1）:1-4.

[35] YANG L R,ZHANG H M,JIANG X J,et al. Clinical manifestations and long term outcome for patients with Takayasu arteritis in China[J]. J Rheumatol,2014,41（12）:2439-2446.

[36] PENG M,JIANG X J,DONG H,et al. Etiology of renal artery stenosis in 2047 patients:a single-center retrospective analysis during a 15-year period in China[J]. J Hum Hypertens,2016,30（2）:124-128.

[37] LU X F,ROKSNOER L C W,DANSER A H. The intrarenal renin-angiotensin system:Does it exist? Implications from a recent study in renal angiotensin-converting enzyme knockout mice[J]. Nephrol Dial Transplantn,2013,28（12）:2977-2982.

[38] MESSERLI F H,BANGALORE S,MAKANI H,et al. Flash pulmonary oedema and bilateral renal artery stenosis:the Pickering syndrome[J]. Eur Heart J,2011,32（18）:2231-2235.

[39] GRUNTZIG A,KUHLMANN U,VETTER W,et al. Treatment of renovascular hypertension with percutaneous transluminal dilatation of a renal artery stenosis[J]. Lancet,1978,1（8068）:801-802.

[40] MOUSA A Y,ABURAHMA A F,BOZZAY J,et al. Update on intervention versus medical therapy for atherosclerotic renal artery stenosis[J]. J Vasc Surgy,2015,61（6）:1613-1623.

[41] JAFF M R,BATES M,SULLIVAN T,et al. Significant reduction in systolic blood pressure following renal artery stenting in patients with uncontrolled hypertension:results from the HERCULES trial[J]. Catheter Cardiovasc Interve,2012,80（3）:343-350.

[42] 赵佳慧,程庆砾,张晓英. 支架重建血运治疗老年粥样硬化性肾动脉狭窄的远期临床结果[J]. 中华医学杂志,2011,91（24）:1673-1676.

[43] GRAY B H,OLIN J W,CHILDS M B,et al. Clinical benefit of renal artery angioplasty with stenting for the control of recurrent and refractory congestive heart failure[J]. Vasc Med,2002,7（4）:275-279.

[44] TRNKA P,ORELLANA L,WALSH M,et al. Reninoma:an uncommon cause of renin-mediated hypertension[J]. Front Pediatr,2014,2:89.

[45] CAPOVILLA M,COUTURIER J,MOLINIÉ V,et al. Loss of chromosomes 9 and 11 may be recurrent chromosome imbalances in juxtaglomerular cell tumors[J]. Hum Pathol,2008,39（3）:459-462.

[46] KURODA N,MARIS S,MONZON F A,et al. Juxtaglomerular cell tumor:a morphological,immunohistochemical and genetic study of six cases[J]. Hum Pathology,2013,44（1）:47-54.

［47］ DUAN X Z,BRUNEVAL P,HAMMADEH R,et al. Metastatic juxtaglomerular cell tumor in a 52-year-old man［J］. Am J Surg Pathol,2004,28(8):1098-1102.

［48］ WANG F,SHI C,CUI Y Y,et al. Juxtaglomerular cell tumor:clinical and immunohistochemical features［J］. J Clin Hypertens(Greenwich),2017,19(8):807-812.

［49］ 任国平,余心如,黎永祥,等. 肾球旁细胞瘤五例临床病理分析［J］. 中华病理学杂志,2003,32(6):511-515.

［50］ PIADITIS G,MARKOU A,PAPANASTASIOU L,et al. Progress in aldosteronism:a review of the prevalence of primary aldosteronism in pre-hypertension and hypertension［J］. Eur J Endocrinol,2015,172(5):R191-R203.

［51］ RAJAGOPALAN S,BAKRIS G L,ABRAHAM W T,et al. Complete renin-angiotensin-aldosterone system(RAAS) blockade in high-risk patients:recent insights from renin blockade studies［J］. Hypertension,2013,62(3):444-449.